Wolfgang Hensel

Kräuter- und Heilpflanzenbuch

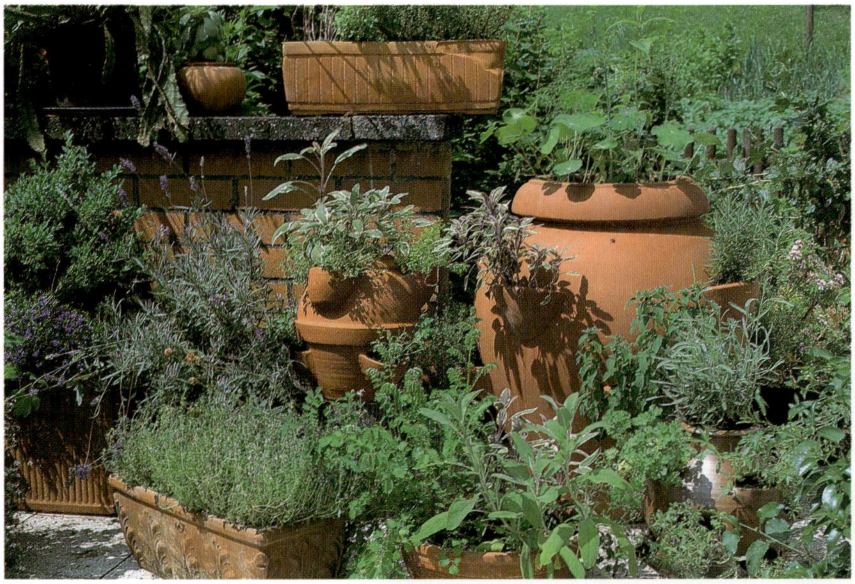

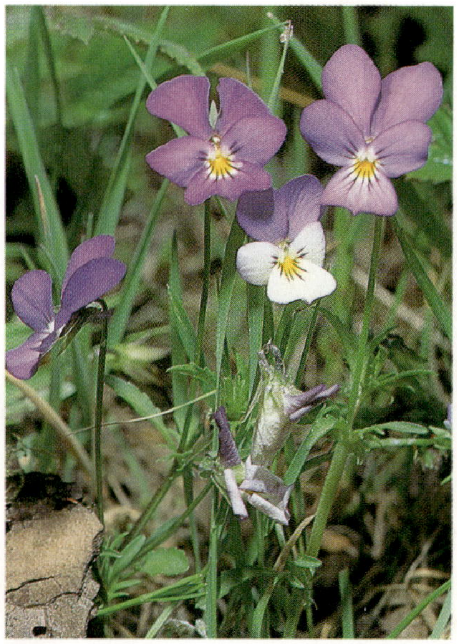

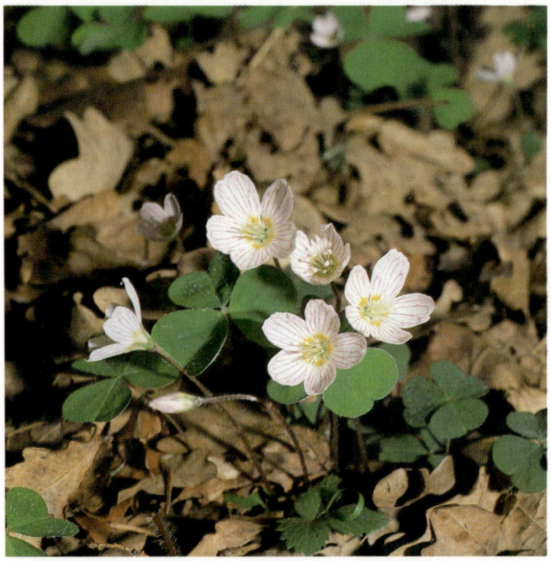

Bechtermünz Verlag

Mit 197 Farbfotos, 53 Farbzeichnungen, 22 Schwarzweißabbildungen, 74 historischen Holzschnitten und 2 Tabellen.

Alle Angaben in diesem Buch sind sorgfältig geprüft und geben den neuesten Wissensstand bei der Veröffentlichung wieder. Da sich das Wissen aber laufend weiterentwickelt und vergrößert, muß jeder Anwender prüfen, ob die Angaben nicht durch neuere Erkenntnisse überholt sind. Dazu muß er zum Beispiel Gebrauchsanweisungen und Gesetze beachten.

In diesem Buch werden Hinweise zum Bereiten von Heilpflanzentees gegeben. Nur auf die beschriebenen Arten trifft die angegebene Verwendung zu; ihr Gebrauch setzt daher ihre sichere Kenntnis voraus. Heilpflanzentees sollten immer nur beschränkte Zeit und nicht länger als nötig eingenommen werden; auch Hausteemischungen sollte man öfter wechseln. Behandelt werden dürfen nur leichtere Gesundheitsstörungen, die keine ärztliche Behandlung erfordern. Den Arztbesuch kann diese Buch auf keinen Fall ersetzen.

Genehmigte Lizenzausgabe für
Weltbild Verlag GmbH, Augsburg 1999

Umschlaggestaltung: Eisele & Bulach, Augsburg
Umschlagmotiv: Reinhard-Tierfoto, Heiligkreuzsteinach
Gesamtherstellung: Neue Stalling, Oldenburg
Printed in Germany
ISBN 3-8289-1546-9

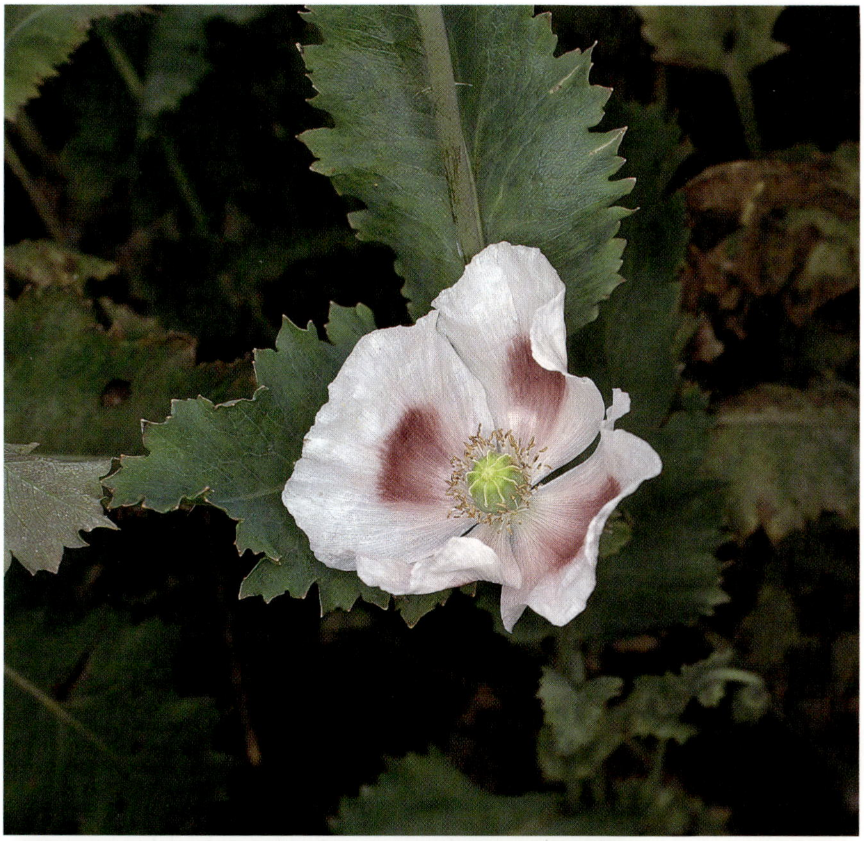

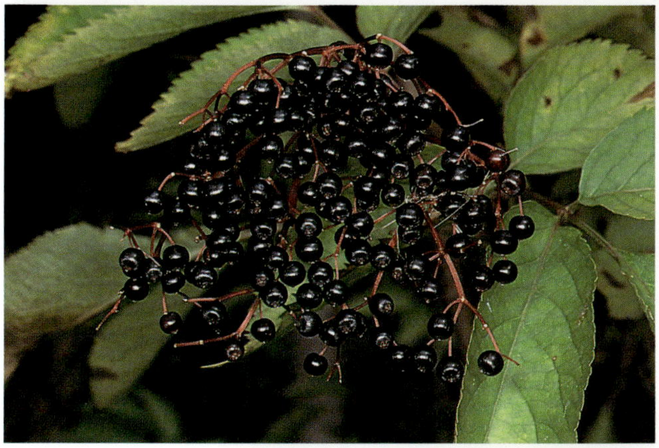

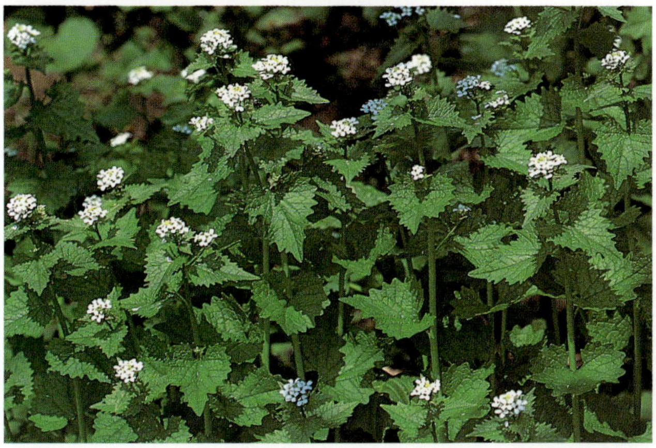

Vorwort 4

Was die Alten wußten 5

Die „graue" Vorzeit 5
Die klassische Antike 5

Vom Messingmörser zur Biochemie 6–7

Das gar nicht so „finstere" Mittelalter 8
Kräuterwissen schwarz auf weiß 8

Kräuterweiblein, Bauerngarten und moderner Anbau 11

Sammeln aus der Natur 11
Natur im Garten 11

Bauerngarten statt Rasen 12–13

Schwindende Ressourcen 14

Kräutersammeln heute 15

Heilpflanzen 15
Küchenkräuter 16
Naturschutz 16

Giftpflanzen 17

Der Flug auf dem Hexenbesen 20–21

Pflanzen suchen, finden und konservieren 22

Kräuter finden und erkennen 22
Kräuter sammeln 22
- Nicht zuviel auf einmal! 22
- Standorte 22
- Sammelzeit 23
- Transport 23

Kräuter konservieren 23
- Trocknen 23
- Essig, Öl und Kräuterpaste 24
- Einfrieren 25

Pflanzenporträts 26

Marmeladen, Gelees und geistige Getränke 42–43
Kräuterbeet auf der Fensterbank 82–83
Salate aus der Blumenwiese 108–109
Kräuterkissen und feine Parfüms 128–129

Anhang

Sammelkalender 150–153
Literaturverzeichnis 154
Bildnachweis 154
Register 155

Vorwort

„Mega-in" oder „mega-out" – der Zeitgeist ist erbarmungslos. Wie paßt ein neues Kräuterbuch in eine Zeit der Schnellimbisse, Tiefkühltruhen und Mikrowellen, eine Zeit der modernen Chemie, die uns mit synthetischen Medikamenten, Kosmetika und Farben versorgt?
Gerade heute, da immer mehr Flächen asphaltiert, zugebaut oder intensiv landwirtschaftlich genutzt, da immer mehr natürliche Wälder zu sauber aufgereihten „Holzfabriken" degradiert werden, lohnt sich die Beschäftigung mit unseren natürlichen Ressourcen. Noch gibt es Flächen, auf denen wildwachsende Pflanzen betrachtet und – in Maßen – gesammelt werden können. Hinter der poetischen Aussage des Paracelsus (1493–1541), »Alle Wiesen und Matten, alle Berge und Hügel sind Apotheken«, steckt eine tiefe, noch heute gültige Wahrheit. Selbst die moderne Medizin hat inzwischen erkannt, daß viele Krankheiten mit natürlichen Wirkstoffen schonend kuriert werden können.

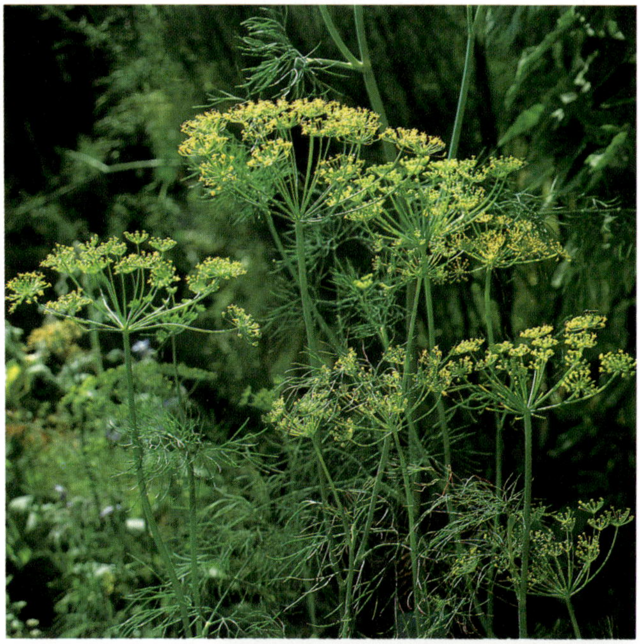

Ein weites Feld tut sich dem Pflanzenkenner in der Küche auf. Muß es denn wirklich die „praktische und schnelle" Kräutermischung aus der Tüte sein, um einen Salat oder ein Gericht zu würzen? Wildwachsende oder Kräuter aus dem eigenen Garten fordern geradezu zu Kreativität und Experimentierlust auf. Kreieren Sie Ihre ganz persönliche, aromatische Kräutersoße oder bereiten Sie einmal einen Salat aus Wildkräutern zu.
Bei aller Sammelleidenschaft sollte jedoch stets der Schutz der Natur obenan stehen. In ausgewiesenen Naturschutzgebieten darf ohnehin nichts gesammelt werden, und viele klassische Heilpflanzen sind heute so selten geworden, daß sie grundsätzlich nicht entnommen werden dürfen. Einen Ausweg aus diesem Dilemma bieten Fertigpräparate aus natürlichem Anbau in Apotheken und Reformhäusern. Dieses Buch möchte Sie daher anregen, über den Gebrauch eines Teebeutels hinaus auch seltene Heilpflanzen in ihrer natürlichen Umgebung zu suchen und zu erkennen.

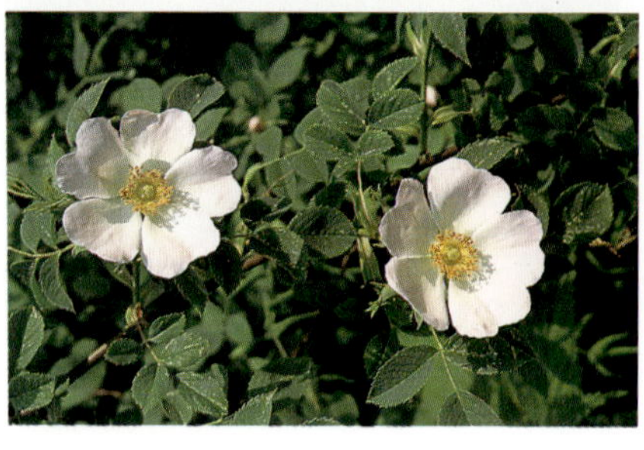

Die einleitenden Kapitel informieren allgemein über die Geschichte der Pflanzennutzung und geben praktische Tips: Wie erkennt man eine Pflanze, was wird gesammelt, wie wird das Material aufbereitet und aufbewahrt, und wie stellt man selbst Säfte, Tees, Kosmetika und anderes mehr her? Manche Heil- oder Gewürzpflanzen lassen sich problemlos auf kleinstem Raum im Garten oder sogar auf der Fensterbank kultivieren. Nicht alle Pflanzen sind ungefährlich, einige enthalten gefährliche Gifte und sollten unbedingt gemieden werden; daher werden sie im Kapitel „Giftpflanzen" gesondert vorgestellt.
Den breitesten Raum nehmen jedoch die „Pflanzenporträts" ein. Historische Anekdoten und die Verwendung der Pflanzen im Volksbrauchtum erlauben verblüffende Einblicke in die Geschichte der Pflanzennutzung. Neben Heilpflanzen enthält dieses Kapitel auch eine Reihe von Gewürz-, Färbe- und Duftpflanzen. Es soll nicht verschwiegen werden, daß bei der Auswahl manchmal ein wenig gemogelt wurde. Einige der Kräuter stammen nicht aus der heimischen, sondern aus der Mittelmeerflora. Sie lassen sich jedoch leicht kultivieren und sind mit ihrem aromatischen Geschmack ein unverzichtbarer Bestandteil vieler Rezepte.

Dieses Buch möchte Sie zu einer Entdeckungsreise einladen, denn ein verantwortungsvoller Umgang mit der Natur bereichert auch heute noch auf abwechslungsreiche und überraschende Weise sowohl den Speisezettel als auch die Hausapotheke.

Wolfgang Hensel

Was die Alten wußten

Die „graue" Vorzeit

Pflanzensamen in 60 000 Jahre alten, irakischen Gräbern, in ägyptischen Pyramiden und in den Pfahlbausiedlungen des Bodensees sprechen eine deutliche Sprache: Seit jeher versucht der Mensch, seine Nahrung durch Gewürze schmackhafter zu machen, seine Gesundheit zu erhalten und sich mit Düften aus der Natur zu schmücken.
Bereits die ältesten schriftlichen Quellen nennen Heilpflanzen. Das Gesetzbuch des Hammurabi (1728–1686 v. Chr.) legt nicht zuletzt auch Zeugnis über die babylonische Medizin ab. Dort werden Heilpflanzen und ihre Anwendung vorgestellt. Noch präziser in dieser Hinsicht ist der Papyrus Ebers, der etwa 1550 v. Chr. entstand, im Kern aber auf weit älteres Wissen zurückgreift. In 877 Rezepten werden mediterrane und andere Heilpflanzen aufgelistet und ihre medizinische Verwendung beschrieben.

Die klassische Antike

Prägender für die europäische Medizin des Mittelalters waren jedoch die Schriften der griechischen Philosophen und Ärzte. Hippokrates (460–377 v. Chr.) kannte 300 bis 400 Heilpflanzen. Er glaubte an die Selbstheilungskräfte des Körpers und setzte Heilpflanzen und Diät nur ein, um die Genesung zu unterstützen. Seine Bedeutung für die Medizin äußert sich im Eid des Hippokrates, dem selbst moderne Mediziner noch verpflichtet sind.
Sein Schwiegersohn Polybos stellte die Lehre von den vier Körpersäften auf, die beim gesunden Menschen im Gleichgewicht stehen müssen und den vier Grundelementen entsprechen: cholè (gelbe Galle; Feuer), melanos cholè (schwarze Galle; Erde), sanguis (Blut; Luft) und phlegma (Schleim; Wasser). Geriet einer dieser Säfte außer Kontrolle, mußte der Arzt durch Abführen, Aderlaß, Erbrechen oder Schröpfen das natürliche Gleichgewicht wiederherstellen.

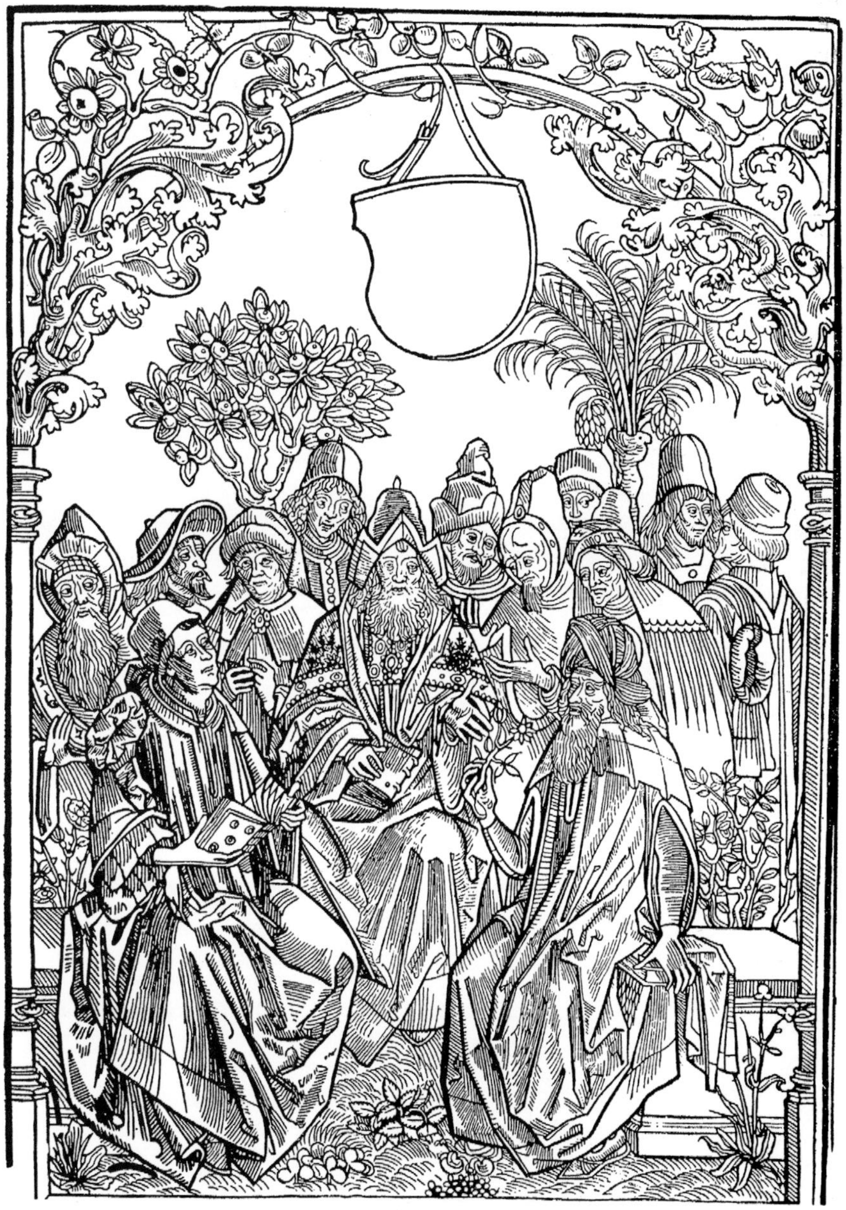

Auf dieser Darstellung aus dem 15. Jahrhundert hat der Künstler alle Heilkundigen versammelt, die damals Rang und Namen hatten. Um Dioskurides im Zentrum hat er im Vordergrund links Plinius, rechts einen arabischen Arzt dargestellt.

Vom Messingmörser zur Biochemie

Allzuoft gehen wir beim ersten Anzeichen eines Wehwehchens zum Arzt oder Apotheker und verlangen nach einem Medikament. Sauber abgepackt – und in der Regel wirksam – lindern Pillen oder Säfte die Beschwerden. Die oft geschmähte pharmazeutische Industrie ist nur allzu bereit, der Nachfrage zu entsprechen. Damit werden unsere Apotheker, die jahrhundertelang große Heilpflanzenkenner waren, viel zu oft zu reinen Verkäufern degradiert.

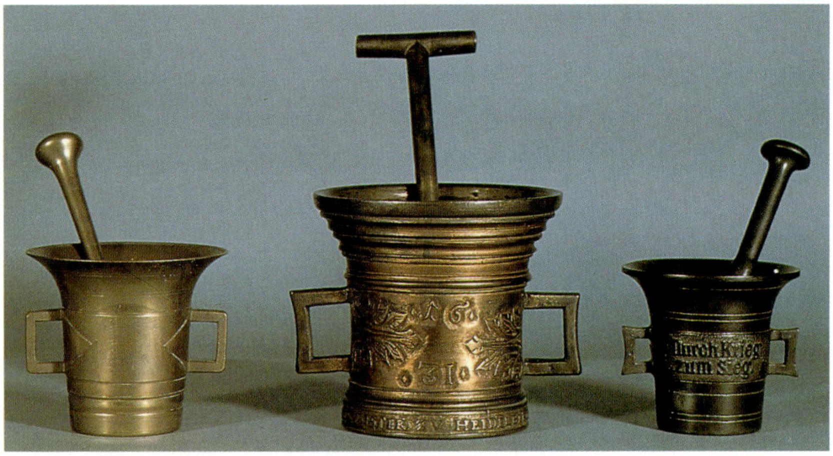

„Kräuter fein im Mörser zerstoßen", damit begannen viele der alten Apothekerrezepte. Noch heute leistet ein stabiler Mörser (z. B. aus Marmor oder Keramik) gute Dienste zur Herstellung von Pasten.

Magier, Medizinmänner und Schamanen

Aus archäologischen Funden wissen wir, daß auch den Menschen der Urzeit Krankheiten quälten. Wie bei den heute noch lebenden Naturvölkern dürfte es auch in der Urzeit Magier, Medizinmänner und Schamanen gegeben haben. Naturkatastrophen und Krankheiten sahen sie als Werk übernatürlicher Kräfte oder Dämonen an. Nur magische Rituale und Beschwörungen konnten da Abhilfe schaffen. Rauschdrogen und Heilpflanzen waren zwar Bestandteil der Zeremonien, wurden aber nicht als wirksames Prinzip verstanden. In manchen Praktiken der Volksmedizin haben sich ähnliche abergläubische Pflanzenbräuche bis in unsere Zeit erhalten.

Philosphenmedizin

Die Ärzte des klassischen Griechenlands waren immer auch Philosophen. Lehren von den körpereigenen Säften oder kosmologische Theorien bestimmten ihr Handeln. Aus den schriftlichen Quellen wissen wir jedoch, daß griechische und später römische Ärzte Heilpflanzentherapien empfahlen. Allerdings vermischten sie „echte" Heilkräuter mit anderen, wirkungslosen Pflanzen.

Klostermedizin im Mittelalter

Christus als Apotheker – dieses Bild bestimmte die heilende Tätigkeit vieler Mönche des Mittelalters. Vor allem die Benediktiner sorgten sich um Seele und Leib ihrer „Schäfchen". Die Franziskaner richteten Hospitäler, Siechen- und Altenheime ein. Schriftkundige Mönche griffen nicht allein auf das Wissen der Klassiker zurück, sondern sammelten ihre Heilpflanzen direkt aus der Natur. Wichtige Kräuter kultivierten sie im Klostergarten. Diese Laienärzte kurierten mit Hilfe von Pflanzendrogen die mannigfachen Wunden und Krankheiten der Bevölkerung. Dabei spielte die Erfahrung eine wichtige Rolle, so daß viele der damaligen Heilpflanzen noch heute in Gebrauch sind. Zusammen mit den Pflanzen fand nach und nach die Kräutermedizin Eingang in Burgen und Dörfer. Manch eine auf dem Scheiterhaufen verbrannte Hexe dürfte wohl in Wahrheit eine kräuterkundige „weise Frau" gewesen sein.

Vom Alchimisten zum Apotheker

Parallel zu dieser Entwicklung bildeten sich die Berufsstände der Ärzte und Apotheker heraus. Der letzte Stauferkaiser Friedrich II. schrieb in seinen „Constitutiones medicinales" (1231–41) erstmals die Unterschiede von Ärzten und Apothekern fest. Anders als Ärzte waren Apotheker nicht akademisch ausgebildet, sondern traten als Lehrling in die Apotheke eines Meisters ein. Im Baseler Apothekereid (1280) hat sich ihre älteste standesethische Verpflichtung erhalten. Da man neben Heil- auch Giftpflanzen verwendete und sich mit allerlei Liebes- und Zaubertränken ein Zubrot verdiente, schritt der Rat der Stadt Nürnberg im Jahre 1350 ein. Er schrieb den

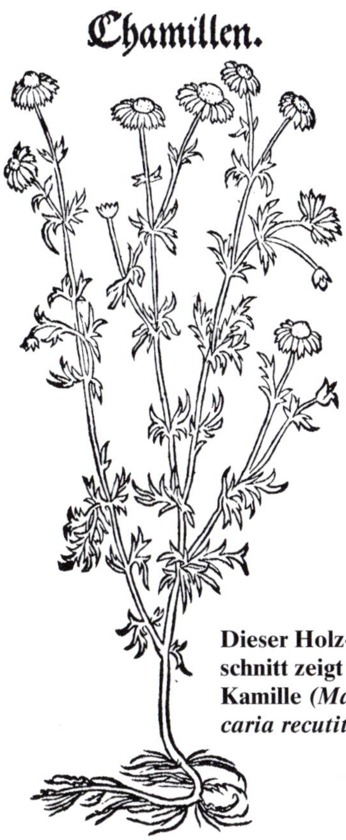

Dieser Holzschnitt zeigt die Kamille *(Matricaria recutita)*.

Apothekern vor, ihren Patienten zu helfen, »ohne sie zu gefährden«.

Wie sah die Arbeit des Apothekers aus? Heilpflanzen wuchsen im angrenzenden Kräutergarten, hinzu kamen in der Natur gesammelte Pflanzen und bald – zumindest in den großen Städten – auch exotische Arzneien aus dem Nahen und Fernen Osten. Noch immer jedoch bestand die Pflanzentherapie aus einer Symbiose aus Erfahrung und kosmologischen Theorien. Der Apothekerlehrling lernte, wie man Pflanzen erkennt, sammelt, trocknet, reinigt und im Mörser zu Pulver zerstößt. Zur Aufbewahrung der Drogen dienten zunächst einfache Holz- oder Tongefäße, bald kamen Majolika- und Fayencebüchsen hinzu. Ornamente und die lateinische Bezeichnung der Droge zierten seit dem 16. Jahrhundert die Gefäße im Verkaufsraum, dem Offizin. Krüge, Mörser, Becken und Waagen in oft prachtvoller Gestaltung gehörten wie kostbare Arzneischränke bald zur Standardausstattung jeder Apotheke. Die Baseler Arzneitaxe (1404) nennt bereits 336 Rezepte, und das „Compendium aromatariorum“ (1488) des italienischen Arztes Saladin von Ascali listet als erstes Apothekerlehrbuch 42 Früchte, 54 Samen, 16 Blüten und – neben anderem – 122 Blätter und Kräuter auf.

Moderne Apotheken und pharmazeutische Industrie

Mit dem Aufschwung der Chemie verschwanden auch die letzten Al-

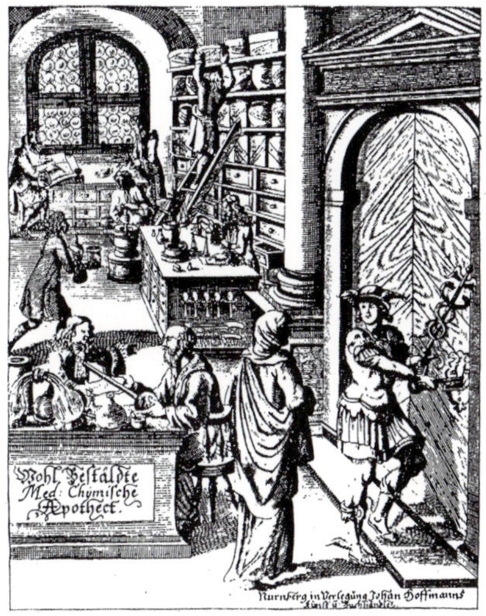

Eine „chymische“ Apotheke aus dem 17. Jahrhundert. Obwohl die Chemie nach und nach ihren Platz in Naturwissenschaft und Medizin fand, mochte der Künstler nicht auf Allegorien verzichten. Der Äskulapstab wird hier von Hermes getragen, der nicht nur Götterbote, sondern seit der Römerzeit auch Gott der Kaufleute war.

chimisten. 1725 wurde in Preußen erstmals die akademische Ausbildung der Apotheker gefordert. Immer neue Substanzen und Naturstoffe wurden isoliert, charakterisiert und fanden Eingang in immer spezifischer wirkende Arzneien. Nicht mehr die Pflanzendroge stand nun im Vordergrund, sondern der einzelne Wirkstoff. Die pharmazeutische Industrie versorgte bald darauf die Apotheken mit den ersten synthetisch hergestellten Medikamenten. Erst in jüngster Zeit hat ein Umdenken eingesetzt. Zwar können wir nicht mehr völlig auf die modernen Wirkstoffe verzichten, doch baut eine Reihe großer pharmazeutischer Betriebe wieder feldmäßig Heilpflanzen an und stellt daraus naturgemäße Medikamente her. Wissenschaftler besinnen sich auf die Wirkstoffe alter Pflanzendrogen, und pharmazeutische Firmen suchen in den Tropen nach medizinisch verwendbaren Pflanzen, etwa Reserpin (blutdrucksenkend) aus Rauwolfia oder Physostigmin (Behandlung von Grünem Star) aus der Kalabar-Bohne.

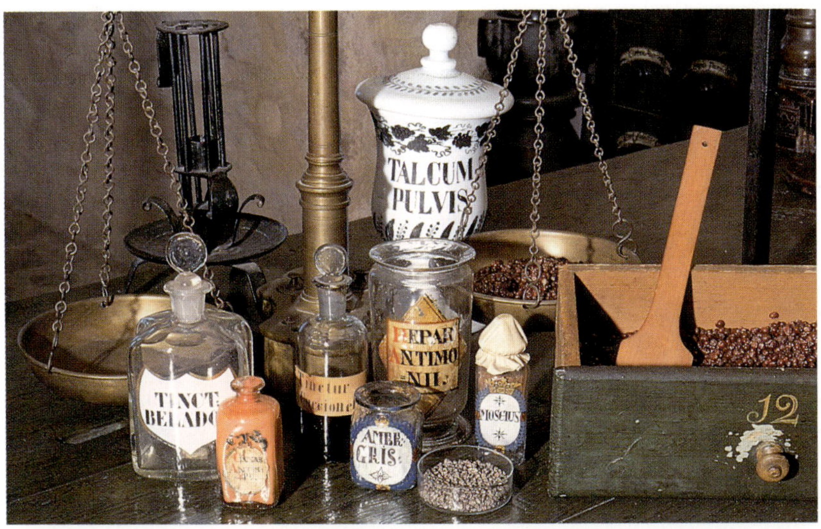

Die Einrichtung historischer Apotheken war gänzlich auf die eigene Zubereitung der Rezepte ausgerichtet. Waage, Gläser, Porzellangefäße und hölzerne Schränke gehörten zum festen Inventar.

Aristoteles (384–322 v. Chr.) beeinflußte durch seine Philosophie grundlegend das mittelalterliche Denken. Eben deshalb waren seine Schriften zur Medizin und Pflanzenkunde lange Zeit fast ein Dogma. Sein Zeitgenosse Theophrastus von Eresos (um 372–287 v. Chr.) stellte dank morphologischer Kennzeichen erstmals die Pflanzenbeschreibung in den Vordergrund.
Bis in die Renaissance hinein war der römische Militärarzt Dioskurides (1. Jahrhundert n. Chr.) – ein Grieche – die medizinische Autorität schlechthin. Seine „De Materia Medica" ist immer wieder abgeschrieben und kopiert worden. Er nennt dort etwa 1000 Heilmittel, davon 600 pflanzlichen Ursprungs, unterscheidet zwischen wilden und angebauten Kräutern und gibt Hinweise auf Ernte und Lagerung. Im „Wiener Dioscurides" ist eine besonders prachtvoll illustrierte, byzantinische Abschrift erhalten. Sie wurde 512/13 für die Prinzessin Anicia Juliana angefertigt. Eine Fundgrube für die mittelalterlichen Schriftsteller waren auch die Werke von Plinius d. Ä. (23–79 n. Chr.). Er faßte das bis dahin bekannte Wissen in einer 37bändigen Naturgeschichte zusammen. Viele seiner Hinweise und Anekdoten – aus heutiger Sicht – fanden festen Eingang in den Volksglauben und die sogenannte sympathetische Medizin (Heilung durch Wunder oder Suggestion). Plinius ging davon aus, daß die Natur dem Menschen diene und somit die Pflanzen geschaffen wurden, ihm zu nutzen. Folglich mußten alle, nicht für andere Zwecke verwendbare Pflanzen (Nahrung, Baumaterial, Färbepflanzen usw.) der Heilung dienen.
Mit dem Fachgebiet Galenik (Arzneimittelherstellung aus pflanzlichen Drogen) wird der Arzt Galen (130–201) geehrt. Er erkannte, daß die Wirksamkeit eines Arzneimittels von seiner Zusammensetzung und Konzentration abhängt. Seine auf Polybos basierende Einteilung der Menschen in Melancholiker, Sanguiniker, Phlegmatiker und Choleriker wird noch heute verwendet.

Das gar nicht so „finstere" Mittelalter

Über Spanien gelangte das profunde Wissen arabischer Ärzte in den europäischen Kulturkreis. Abu Bakr Muhammad ibn Zahariya ar Razi (= Rhazes, 865–925), der sich im wesentlichen auf Dioskurides bezieht, und der noch berühmtere Avicenna (980–1037) sind die bekanntesten Vertreter.
Die Medizin des deutschen Mittelalters wurde – neben dem theoretischen Unterbau griechischer und römischer Klassiker – stark durch Klostergärten und schreibende Mönche beeinflußt. Der „Codex Casinensis" (9. Jahrhundert) eines unbekannten Autors ist ein illustrierter „Herbarius" aus dem Benediktinerkloster des Monte Cassino. Aus Deutschland stammt der „Hortulus" („Liber de cultura hortorum") des Walahfrid Strabo (809–849). Walahfrid war Abt des Klosters Reichenau im Bodensee. In dem Lehrgedicht schildert er wichtige Heilpflanzen, wobei er sich nicht nur auf die klassischen Schriften bezieht – die er sicher kannte –, sondern auch aus eigener Erfahrung schöpft. Im Klosterplan von St. Gallen (um 820) ist sogar ein Lageplan der Kräuterbeete und ihre Bepflanzung überliefert. Eine ähnlich detaillierte Anweisung an die Verwalter der kaiserlichen Gärten ließ Karl der Große von dem Benediktinermönch Ansegis verfassen. Dieses „Capitulare Caroli Magni de villis vel curtis imperialibus" (meist kürzer „Capitulare de Villis") aus dem Jahre 812 legte nicht nur fest, welche Nutzpflanzen anzubauen seien, sondern enthielt auch eine Reihe klassischer Heilpflanzen. Aus kaiserlichen und klösterlichen Gärten dürften sich nach und nach die Pflanzen in die einfachen Bauerngärten ausgebreitet haben.
In derselben Tradition steht auch Hildegard von Bingen (1098–1179), die Äbtissin des Klosters Rupertsberg bei Bingen. In ihrer „Physica" („Liber simplicis medicinae") vereint sie das Schriftwissen über die Heilkraft von Kräutern, Bäumen, Steinen, Tieren und Metallen mit offensichtlich eigenen Erfahrungen und der Volksmedizin. Deutlich akademischer sind dagegen die Schriften des hochgelehrten Dominikaners Albertus Magnus (1193–1280), der neben vielen scholastischen Abhandlungen auch Bücher über Heilpflanzen verfaßte.

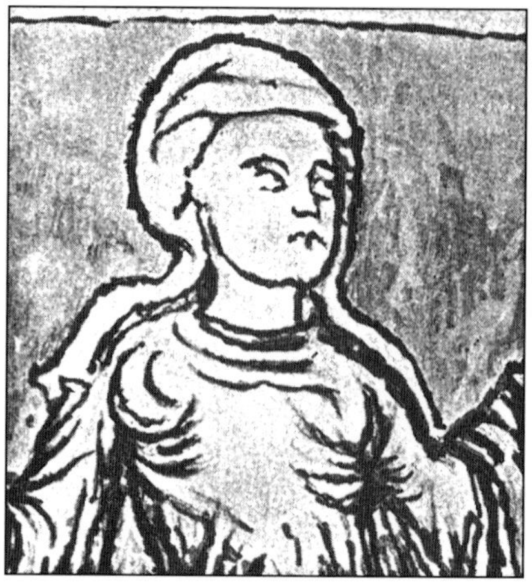

Heute würde man sagen, Hildegard von Bingen (1098–1179), die Äbtissin des Klosters Rupertsberg bei Bingen, war eine emanzipierte Frau in einer Männerwelt. Ihre Schriften zur Verwendung von Heilpflanzen lassen auf genaue Kenntnis der lokalen Volksüberlieferungen schließen.

Kräuterwissen schwarz auf weiß

Da die Schriften bis dato noch per Hand abgeschrieben und illustriert werden mußten, konnten sich nur Fürsten und reiche Klöster Bücher leisten. Die Erfindung des Buchdrucks sorgte für eine sprunghafte Verbreitung von Kräuterbüchern bis ins gebildete Volk hinein. Im Jahr 1484 brachte der Drucker Peter Schöffer in Mainz den ersten „Herbarius" eines unbekannten Verfassers heraus, in dem die Schriften der Klassiker aufgearbeitet wurden. Das 15. und 16. Jahrhundert wurden dann zur großen Zeit der Kräuterbücher und der „Väter der Botanik".
Otto Brunfels (1489–1534) schrieb sein lateinisches „Herbarium vivae

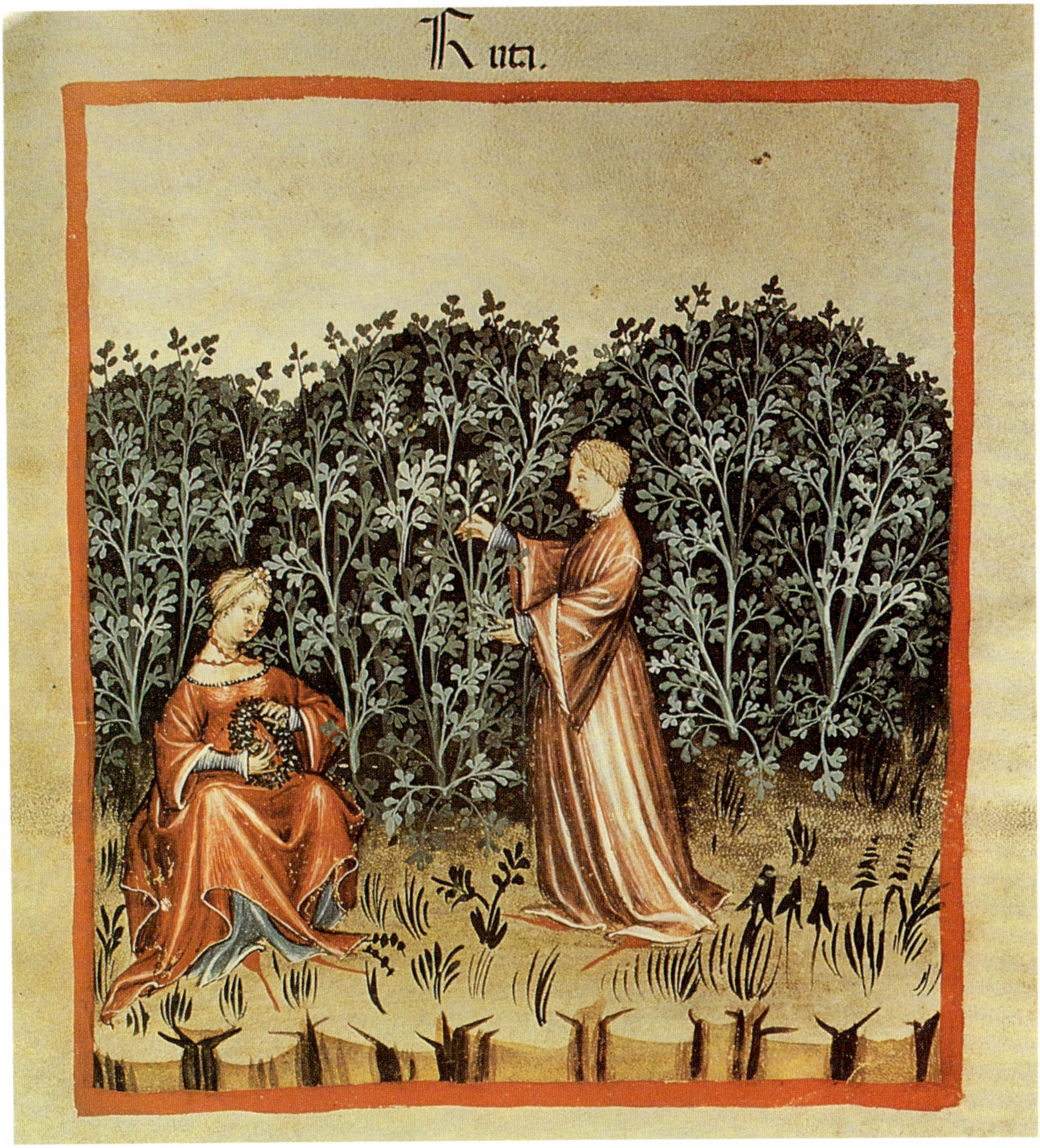

Die Weinraute *(Ruta graveolens)*, hier aus dem Wiener Codex Tacuinum Sanitatis (um 1410), wurde im Mittelalter als Abwehr gegen allerlei Zauber hoch geschätzt.

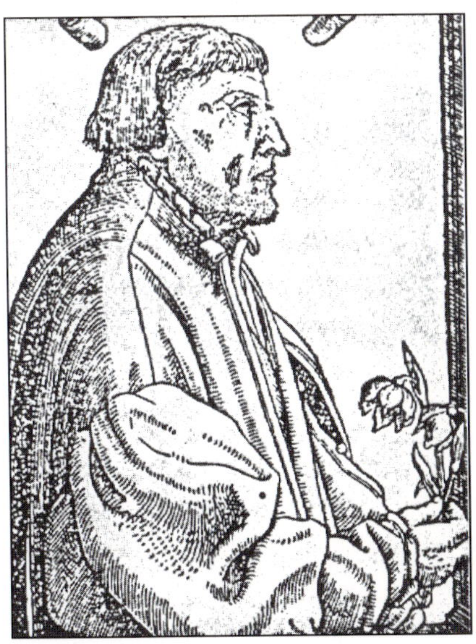

Hieronymus Bock (1498–1544) gehört zu den „Vätern der Botanik". Seine Texte zeichnen sich nicht nur durch genaue Pflanzenbeschreibung, sondern mitunter durch recht drastische Sprache aus.

eicones", ein Kräuterbuch mit naturgetreuen Abbildungen. Damit verließ er bewußt die alte Tradition, Informationen nur aus den Klassikern zu übernehmen, und bezog sich auf die Natur. Daß kurz nach seinem Tode das „Contrafayt Kreutterbuch" (1537) in deutscher Sprache herauskam, trug noch mehr zu seinem Einfluß bei. Auch Hieronymus Bock (1498–1554), dessen „New Kreutterbuch" 1539 zunächst ohne Abbildungen, wenig später aber mit Holzschnitten gedruckt wurde, ging diesen Weg. Seine „Teütsche Speszkammer" (1555) stellte sogar einheimische und exotische Würzkräuter vor. Der dritte in dieser Tradition ist Leonhart Fuchs (1501–1566), ein Medizinprofessor in Ingolstadt und Tübingen, dessen „New Kreuterbuch" (1543) über 500 Abbildungen enthielt.

Eine Art Enfant terrible unter den Ärzten der Zeit war Aureolus Theo-

phrastus Bombastus von Hohenheim (1493–1541), besser bekannt unter dem Namen Paracelsus. Er ging davon aus, daß sich jedes Naturobjekt aus den vier Elementen Feuer, Wasser, Erde und Luft zusammensetzt und okkultische Qualitäten besitzt. Seine Signaturenlehre fand Eingang in die Medizin, vor allem aber in den Volksglauben.
Ein wichtiger Schriftsteller des späten Mittelalters und der Renaissance war Pietro Andrea Mattioli (1500–1577), der Leibarzt der Kaiser Ferdinand I. und Maximilian II. Er übersetzte und kommentierte den Dioskurides und machte ihn damit einer breiteren Öffentlichkeit zugänglich. Adam Lonitzer (Lonicerus) schrieb 1557 ein verbreitetes Kräuterbuch mit medizinischen Anwendungen, und Jakob Dietrich von Bergzabern (um 1520–1607), besser bekannt als Tabernaemontanus, war als Autor so erfolgreich, daß sein 1588 erstmals gedrucktes „Neu vollkommen Kräuter-Buch" (1600 Seiten mit mehr als 3000 Kräutern) noch 1731, also fast 150 Jahre nach seinem Tode, aufgelegt wurde.
Spätestens zu der Zeit, als dem Apotheker Friedrich Wilhelm Sertürner (1783–1841) die Isolierung eines wirksamen Prinzips – Opium aus dem Schlafmohn – gelang, setzt die „moderne" Pharmazie und Medizin ein. Mit dem 1817 getauften Morphium war nun nicht mehr die gesamte Pflanze, sondern ein ganz bestimmter Wirkstoff verfügbar.

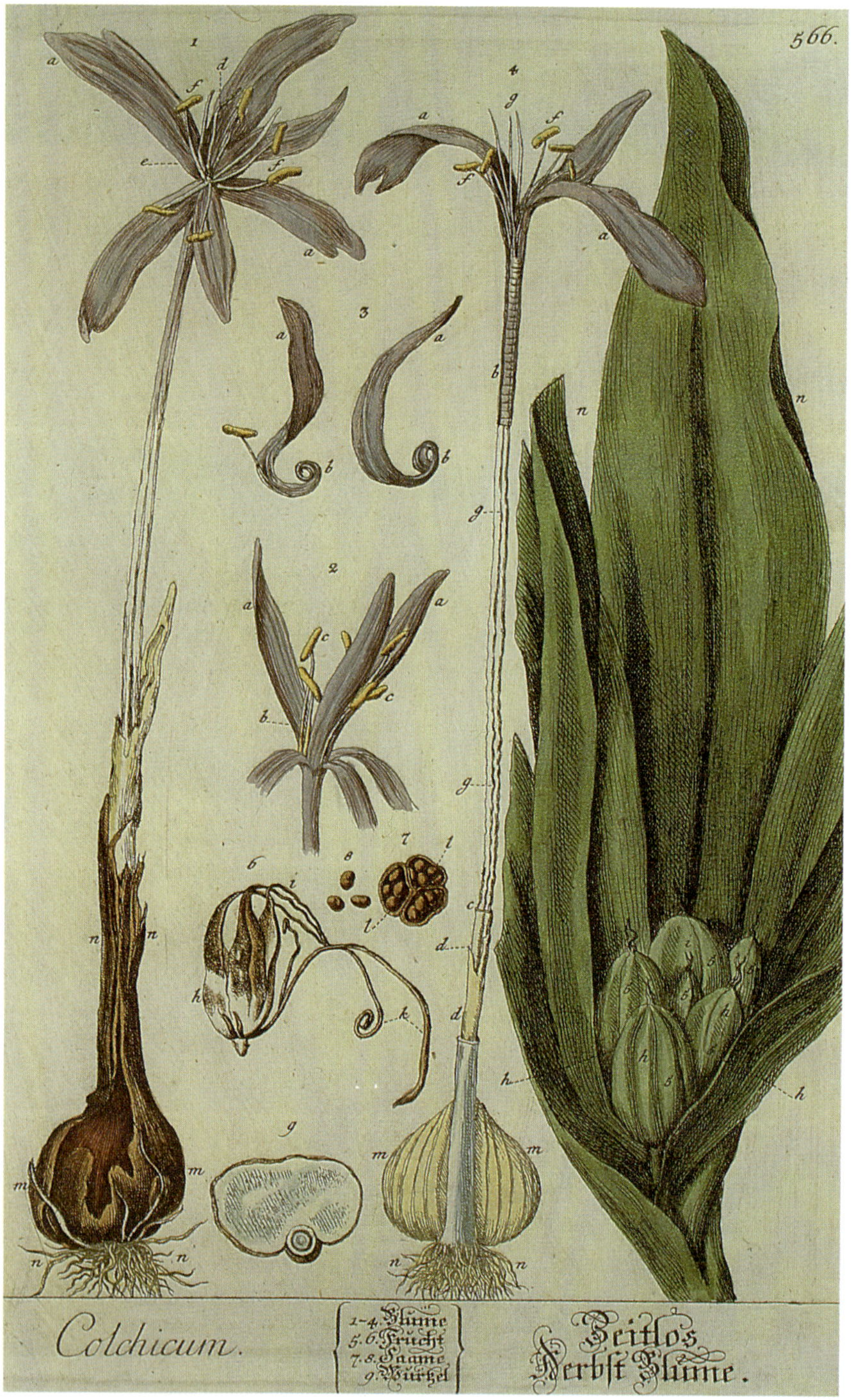

Die Tradition der spätmittelalterlichen Kräuterbücher reicht bis weit in die Neuzeit hinein. Hier ist die Herbst-Zeitlose *(Colchicum autumnale)* aus dem „Vermehrten und verbesserten Kräuterbuch" von Blackwell (1754–1773) dargestellt.

Kräuterweiblein, Bauerngarten und moderner Anbau

Sammeln aus der Natur

Sanft gewellte Hügel, blühende Wiesen, Hecken, ein Wald am Horizont und vielleicht noch ein Bachlauf, der sich durch ein Tal schlängelt – dieses Bild empfinden wir als gesunde, natürliche Landschaft. Tatsächlich jedoch ist solch ein Garten Eden die Folge jahrtausendelangen menschlichen Wirkens – eine echte Kulturlandschaft.
Als Tacitus um 100 n. Chr. schrieb, »Das Land … ist … schaurig durch seine Urwälder oder häßlich durch seine Moore«, berichtete er noch über die wahre Naturlandschaft. Je nach Standort bedeckten Eichen-, Buchen- oder Eichen-Hainbuchenwälder, im Norden oder auf den Höhen Nadelwälder den Boden Mitteleuropas. Schon zu Tacitus Zeiten war Germanien jedoch bereits ein seit der Steinzeit bewirtschaftetes Gebiet, was der römische Autor mit der Erwähnung der germanischen Viehzucht kurz darauf selber feststellt.
Mit dem Übergang zur bäuerlichen Lebensweise begannen die ehemaligen Jäger und Sammler in der Jüngeren Steinzeit, aktiv in den Naturhaushalt einzugreifen. Nützliche Pflanzen, Knollen und Früchte entnahmen sie nun nicht mehr allein am natürlichen Standort. Sie rodeten die Wälder, legten Felder an und bauten feste Siedlungen. Zusammen mit den eingeführten ersten Getreidearten vermehrten sich die Getreidewildkräuter wie Kornblume, Klatsch-Mohn, Kornrade und Feld-Rittersporn. Immer wieder mit dem Getreide ausgesät, sorgten sie für bunt gefleckte Felder und prägten die Ackerlandschaft auch des Mittelalters bis weit in die Neuzeit hinein.
Der dorfnahe Wald des Mittelalters war fester Bestandteil der bäuerlichen Wirtschaft. Die Waldweide ernährte die Schweine (Eichelmast) und lieferte in Form von Eichen-Niederwäldern (Schneitelwälder) die begehrte Gerberlohe. Eine reich gegliederte Feldflur mit Waldrändern, Gebüschen, Hecken und Wegrainen bot mit ihrer Vielzahl von Saumbiotopen den Wildpflanzen mannigfache Lebensräume. Noch vor Beginn der Neuzeit siedelten sich hier unter anderem Echter Steinklee, Gänsemalve, Eisenkraut und Große Klette an. Auf nährstoffarmen Standorten schuf der Mensch sogar eine gänzlich neue Pflanzengesellschaft. Extensive Mähwirtschaft und Schafbeweidung ließen die heute meist unter Naturschutz stehenden Halbtrockenrasen mit Wacholder, Hauhechel, Orchideen, Deutschem Enzian und vielen anderen Pflanzen entstehen.
Innerhalb der Dörfer fanden Brennnessel, Schöllkraut, Knoblauchsrauke, Beifuß, Herzgespann und Rainfarn optimale Wuchsbedingungen vor. Bis zur Jahrtausendwende suchten und

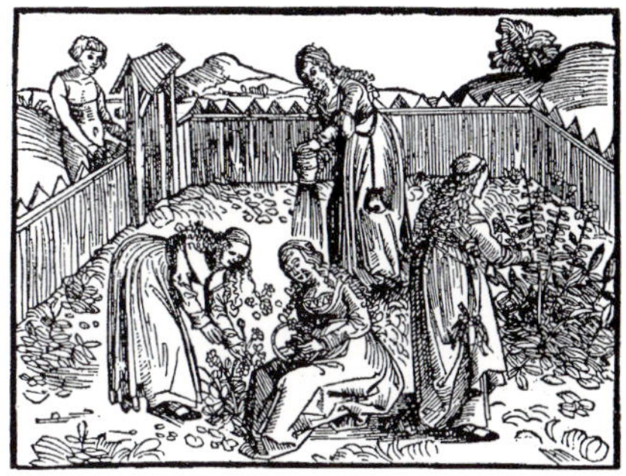

Heilpflanzen auf kleinstem Raum hat der mittelalterliche Künstler in diesem umfangreichen Kräutergarten dargestellt. Daß der Bauerngarten das Reich der Frauen war, dürfte wohl eine historische Tatsache sein.

fanden heilkundige Kräuterweiblein ihre Heil-, Färbe- und Nutzpflanzen fast ausschließlich in der Natur.

Natur im Garten

Das „Capitulare de Villis" Karls des Großen, der Klosterplan von St. Gal-

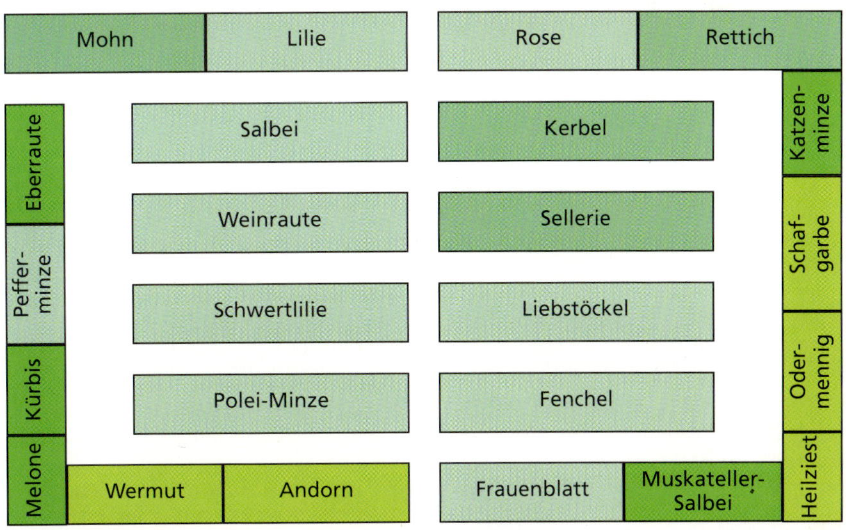

- Pflanzen identisch mit St. Gallener Kräutergarten
- Pflanzen aus dem St. Gallener Gemüsegarten
- Pflanzen aus dem „Capitulare de Villis"
- Pflanzen neu im Hortulus

Rekonstruierter Kräutergarten (Hortulus) des Klosters Reichenau (827)

Bauerngarten statt Rasen

»Ein Bauerngarten in meinem Hintergarten? Dafür habe ich keinen Platz.« Solche oder ähnliche Antworten kennt wohl jeder, der einem Bekannten vom eigenen Kräutergarten vorschwärmt. Dabei braucht man weder eine riesige Fläche noch besonderen Sachverstand, um einen klassischen Bauerngarten in moderner Form neu entstehen zu lassen.

Ein Blick zurück in die Geschichte lehrt, daß es *den* Bauerngarten überhaupt nicht gibt. Wahrscheinlich umgaben bereits die bäuerlichen Siedler der Jungsteinzeit ihre Nutzpflanzen mit einem Zaun aus Flechtwerk und „erfanden" damit den Bauerngarten. Schriftliche Quellen des Mittelalters informieren uns erstaunlich genau über die damaligen Gärten. Das „Capitulare de Villis" Karls des Großen begnügt sich zwar mit einer Pflanzenliste, doch der Klosterplan von St. Gallen und der „Hortulus" des Walahfrid Strabo zeigen auch, wie die Gärten aussahen. Die Pflanzen wuchsen in rechteckigen, geometrisch angeordneten Beeten. Diese Nutzgärten der Benediktiner waren Prototyp und Vorbild für alles, was später kam: Gärten auf Burgen – wahrliche „Klein"gärten – und Bauerngärten.

Anlage

Wer einen Bauerngarten sein eigen nennen möchte, muß nicht grundsätzlich auf Staudenbeet und Rasen verzichten, obwohl auch ein gänzlich zum Bauerngarten umgestalteter Vor- oder Hintergarten einen zauberhaften Anblick bietet. Gerade die üppige Mischung aus blühenden Stauden, Heil- und Küchenkräutern macht den Bauerngarten gleichzeitig zum Ziergarten. Der Autor hat eine 4 × 8 m große, sonnige Fläche neben dem Haus in ein Bauerngärtchen verwandelt, das alle Merkmale der Vorbilder aufnimmt und in kleiner Form realisiert.

Rückgrat eines jeden vollständigen Bauerngartens ist ein rechtwinkliges Wegekreuz, das auf die klösterliche Tradition zurückgreift. Wird der Bauerngarten als Vorgarten angelegt, kann eine Wegachse auf die Haustür zuführen. Im obigen Beispiel entstanden vier, jeweils 1,75 × 3,75 m große Einzelbeete. Das Wegekreuz kann mit Kies belegt oder mit Natursteinplatten (keine Betonplatten!) oder Ziegelsteinen gepflastert werden. Besonders attraktiv – und authentisch – wirkt das Wegekreuz, wenn an der Schnittstelle ein Rundbeet angelegt oder ein Pflanzkübel plaziert wird. Die formale Strenge des Wegekreuzes kann gesteigert werden, wenn man die vier Beete mit Zwergbuchs (*Buxus sempervirens* „Suffruticosa") einfaßt.

Wer noch weniger Raum zur Verfügung hat, kann auch auf das Wegekreuz verzichten. Als Reminiszenz an die klassische Form wirkt dann ein zentral, etwas erhöht plazierter Pflanzkübel besonders attraktiv.

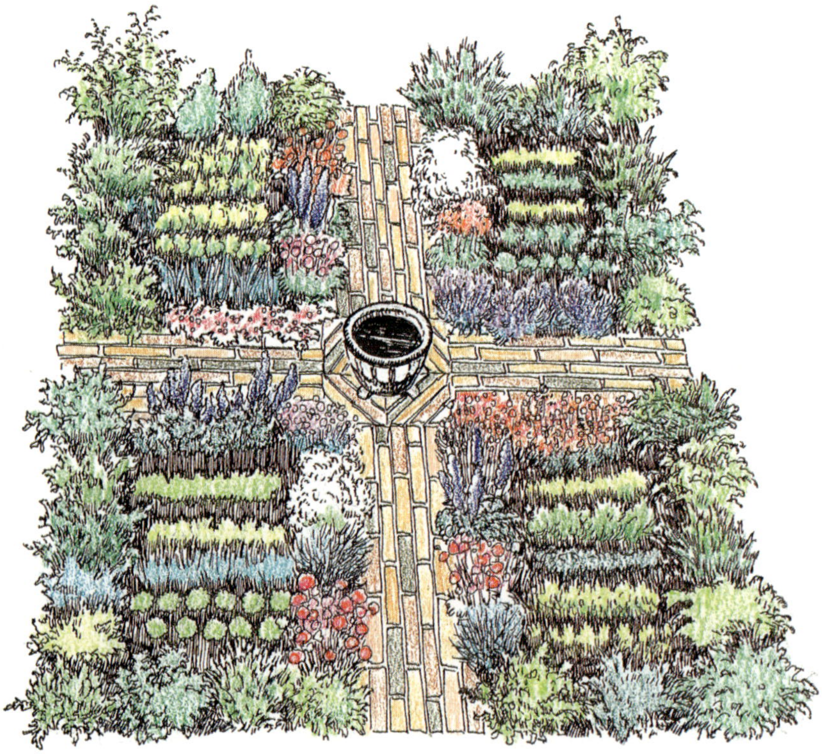

Ein klassischer Bauerngarten mit Wegekreuz, auferstanden in neuer Form.

Bepflanzung

Vor der Bepflanzung wird der Boden gründlich umgestochen und mit Kompost angereichert. Auf Torf sollte man verzichten. Er säuert den Boden an, und jeder Sack Torf vernichtet ein Stück Lebensraum im Moor. In den Folgejahren reicht Mulchen und das Aufbringen von Kompost (vorzugsweise aus eigener Herstellung). Zum Auflockern des Bodens ist dann eine Grabgabel oder der sogenannte Sauzahn völlig ausreichend.

Bei der Bepflanzung sind der Phantasie kaum Grenzen gesetzt. Zwar hat auch ein Ton in Ton grün gehaltener Garten seine Reize, Leitfaden für den Bauerngarten sollte jedoch die pralle Farbigkeit blühender Stauden wie Akelei *(Aquilegia vulgaris)*, Flammenblume *(Phlox paniculata)*, Goldlack *(Cheriranthus cheiri)*, Klatsch-Mohn *(Papaver rhoeas)*, Königskerze *(Verbascum)*, Malve *(Malva sylvestris)*, Madonnenlilie *(Lilium candidum)*, Rittersporn *(Delphinium* x *cultorum)*, Stockrose *(Alcea rosea)* und anderer mehr sein. Für die Frühjahrsblüte bieten sich alle Arten von Zwiebelgewächsen an.

Dazwischen bleibt genügend Raum für Küchen- und Heilkräuter und – sofern der Platz ausreicht – für Gemüse. Welche Kräuter angebaut werden, hängt von den eigenen Würzvorlieben ab. So gut wie alle in den „Pflanzenporträts" vorgestellten Pflanzen lassen sich im Garten kultivieren.

Auf keinen Fall dürfen jedoch jene klassischen Heil- und Würzkräuter fehlen, die den Gang durch den Bauerngarten zu einem alle Sinne betörenden Erlebnis machen: Lavendel *(Lavandula)*, Liebstöckel (*Levisticum officinale;* nur bei genügend Platz), Rosmarin (*Rosmarinus officinalis;* erfriert in strengen Wintern), Salbei *(Salvia officinalis)*, Thymian *(Thymus vulgaris)*, Ysop *(Hyssopus officinalis)* und Zitronenmelisse *(Melissa officinalis)*.

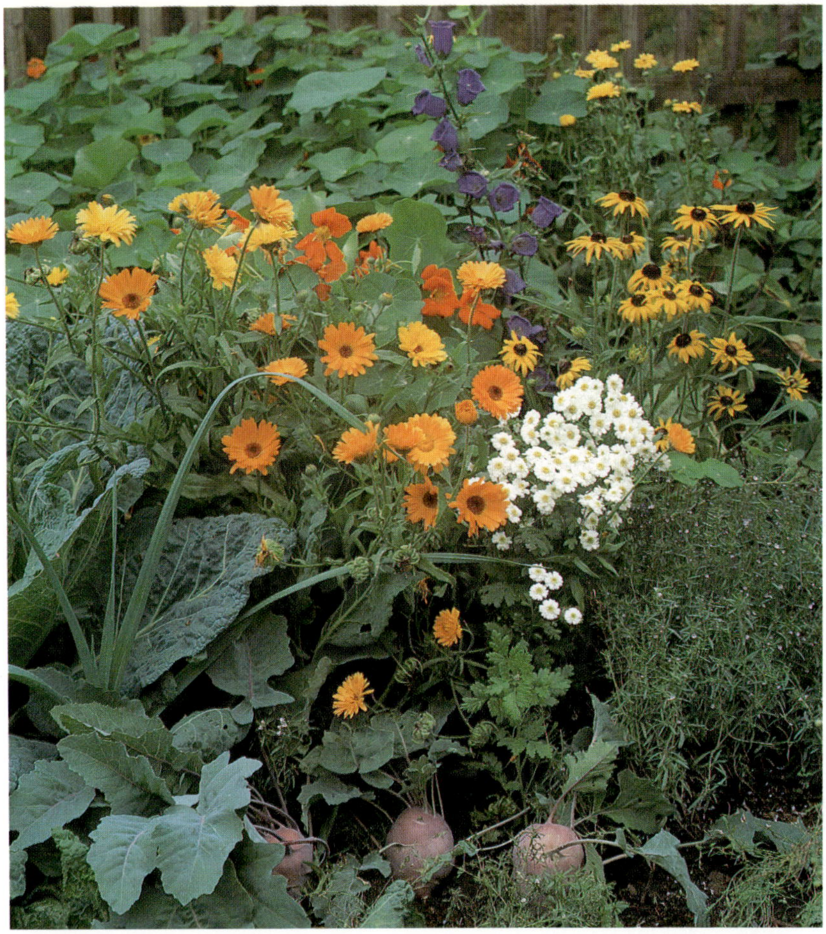

Nützlich und schön zugleich ist dieser Bauerngarten mit Kohlrabi, Ringelblumen und Kapuzinerkresse.

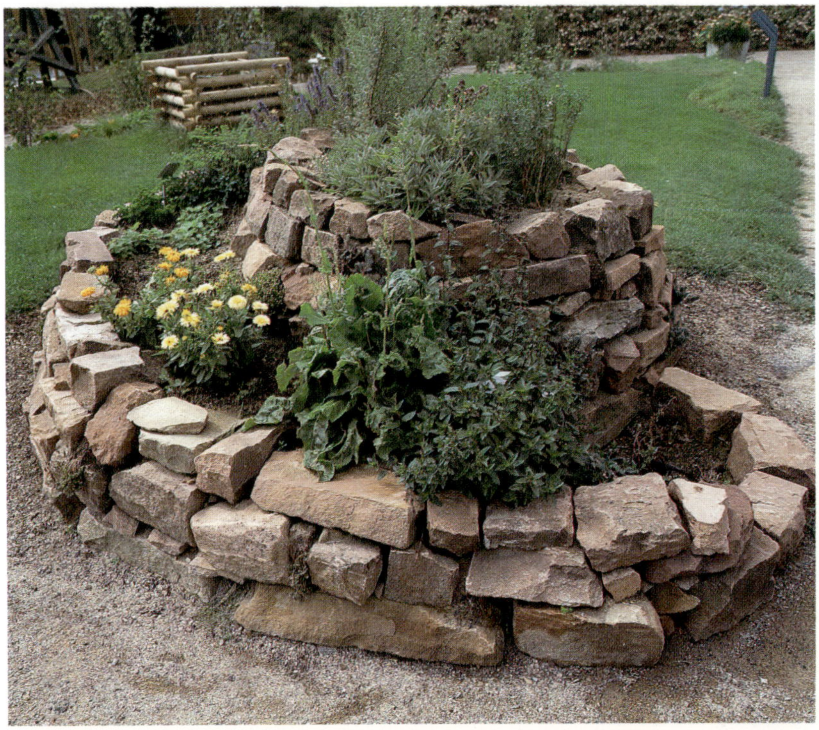

In einer Kräuterspirale lassen sich auf kleinstem Raum verschiedenste Pflanzen unterbringen. Ein schneckenartig aufgeschichteter Kern aus Ziegel- oder Natursteinen wird mit Erde aufgefüllt und von oben nach unten mit zunehmend feuchteliebenden Kräutern bepflanzt. Den unteren Abschluß bildet ein Wasserbottich mit Brunnenkresse *(Nasturtium officinale)*.

len und das Lehrgedicht des kräuterkundigen Abtes Walahfrid Strabo markieren einen Wendepunkt in der Geschichte der Heil- und Würzpflanzen. Von nun an wurden in den Gärten der Klöster und kaiserlichen Domänen Kräuter gezielt angebaut. Das Repertoire heimischer Pflanzen reichte nicht mehr aus. Pflanzen aus dem Mittelmeergebiet wie Lavendel, Rosmarin oder Echter Salbei bereicherten Speisezettel und Kräuterapotheke. Es dauerte nicht lange, bis diese Pflanzen Eingang in die bäuerlichen Hausgärten fanden. Meist in der Verantwortung der Bauersfrau wuchsen dort nicht nur allerlei Gemüsearten, sondern auch Würzkräuter, Heil- und Zierpflanzen (zumindest aus heutiger Sicht) nebeneinander. Echte Engelwurz und Alant, Balsamkraut und Großblütige Königskerze, Echter Eibisch und Madonnenlilie setzten prachtvolle Akzente. Noch heute bestechen rekonstruierte Bauerngärten durch ihre ungewöhnliche Kombination aus Nützlichkeit und Schönheit.
Eine kräuterkundige Äbtissin wie Hildegard von Bingen bezeugte durch die deutschen Namen, die sie den Pflanzen zuordnete, daß die bäuerliche Bevölkerung über profunde Pflanzenkenntnis verfügte. Dies blieb so bis zum Beginn der Neuzeit, auch wenn Paracelsus abfällig über seine „modernen" Ärztekollegen herzieht, die lieber auf exotische denn heimische Kräuter zurückgriffen: »Sie sehen hundert Meil ein Kraut und das vor den Füßen nit.«

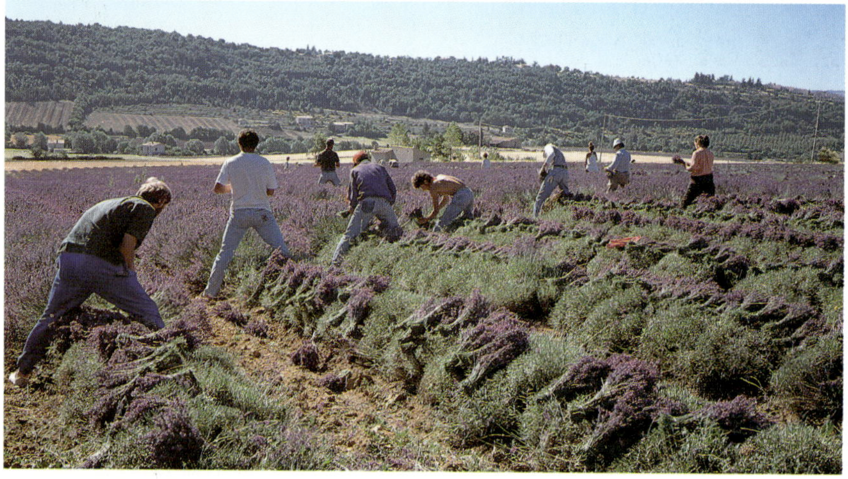

Lavendelernte in der Provence – ein Rausch von Farben und Duft.

Schwindende Ressourcen

Bis in die Neuzeit hinein reichten die natürlichen Pflanzenbestände aus, um den Bedarf an Heilkräutern zu decken. Seit den letzten 100 Jahren fallen jedoch immer mehr Standorte dem intensiven Ackerbau mit Überdüngung und „chemischen Keulen" gegen Pilze, Unkraut und Insekten zum Opfer. Mehr als 50 Pflanzenarten sind in dieser Zeit bereits ausgestorben, über 150 vom Aussterben bedroht und fast 200 weitere stark gefährdet. In Deutschland sind kaum noch ausreichende, natürliche Bestände erhalten, um den Bedarf der pharmazeutischen Industrie zu decken. Gerade in den letzten Jahren hat jedoch die „sanfte" Phytotherapie zunehmend an Boden gewonnen. Als Ausweg aus diesem Dilemma muß die Arzneimittelproduktion daher auf feldmäßig angebaute Pflanzen (etwa Echte Engelwurz, Eibisch und Sonnenhut) zurückgreifen.
Der weitaus größte Anteil pflanzlicher Rohstoffe stammt jedoch aus dem Ausland. Dort sind teilweise noch (!) genügend Pflanzen am natürlichen Standort vorhanden, vielfach sind aber auch ost- und südosteuropäische Länder zum Anbau von Heilpflanzen übergegangen. Das gleiche gilt in noch stärkerem Maße für Gewürz- und Duftpflanzen für die kosmetische Industrie – man denke etwa an die riesigen Lavendelfelder der Provence.
Auch der private Sammler muß sich dem Problem der schwindenden Ressourcen stellen. Im Zweifelsfall sollte daher die Entscheidung des verantwortungsbewußten Kräutersammlers stets zugunsten der wildwachsenden Pflanzen fallen.
Ein Großteil der hier vorgestellten Kräuter sind gleichzeitig attraktive Schmuckstücke für den eigenen Garten. Daher kann Pflanzensammeln in unserer Zeit auch bedeuten: Erkennen und anschauen in der Natur, kultivieren und nutzen zu Hause. Es wäre keine schlechte Entscheidung für den zeitgemäßen Kräuterkenner, sich wieder auf die Kräuterweiblein und -männlein zu besinnen und im heimischen Kräutergärtchen zu wirken.

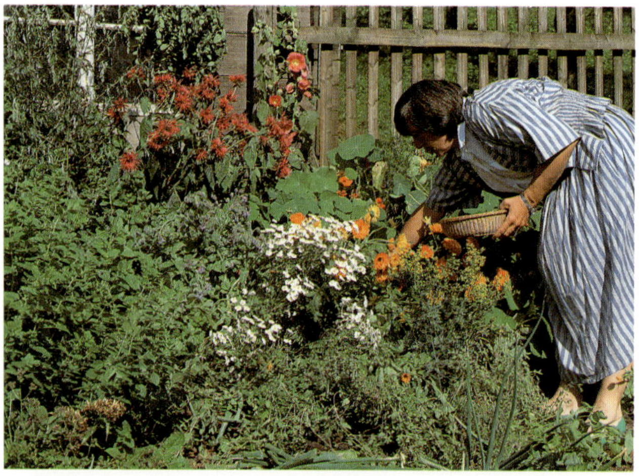

In vielen modernen Bauerngärten lebt die historische Tradition weiter. Neben Gemüse und Gewürzpflanzen enthält solch ein Garten eine breite Auswahl von Heilpflanzen.

Kräutersammeln heute

Wer kann von sich behaupten, noch nie von der einsamen Insel geträumt zu haben? Vom Leben abseits von Hektik und Streß im Einklang mit der Natur? Inzwischen hat die Realität vielfach solche Träume sogar überholt. Nicht nur Manager bezahlen teures Geld für ein Survival-Training in der Wildnis.
Dieses Buch will selbstverständlich keine Überlebenshilfe bieten, aber es propagiert eine Art „Survival im Kleinen". Jeder kann – etwas Mühe und viel Begeisterung vorausgesetzt – einen Teil seiner Nahrung und Heilmittel aus der Natur gewinnen. Dabei kann ruhig der heimische Garten oder die Fensterbank ein Stück Natur ersetzen.

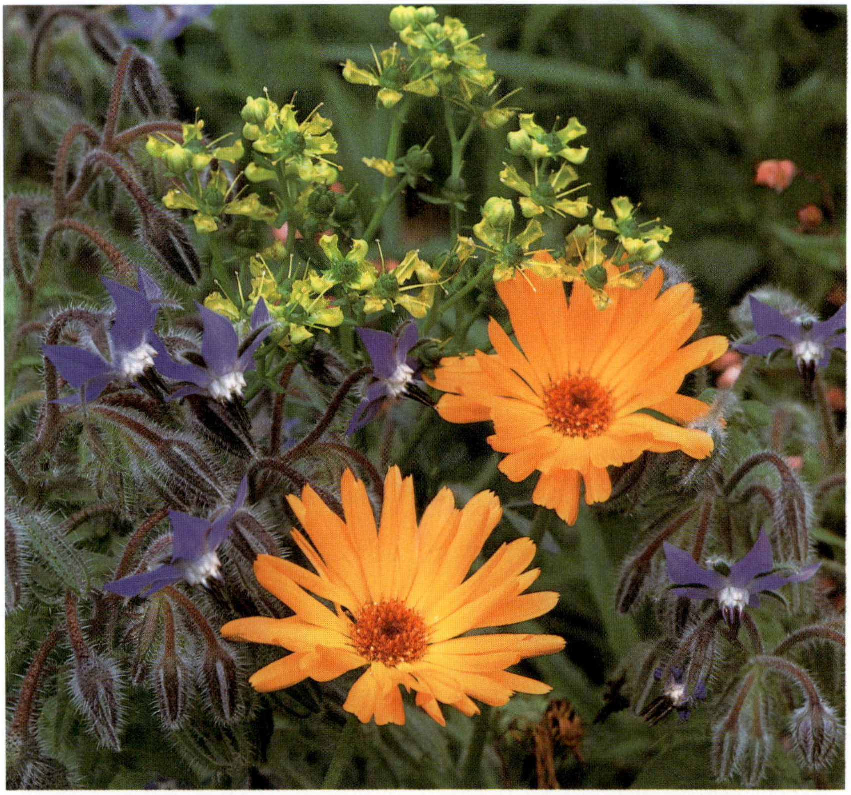

Ringelblume *(Calendula officinalis)* und Boretsch *(Borago officinalis)* wachsen hier neben anderen Pflanzen im Kräutergarten.

Heilpflanzen

Die meisten Heilpflanzen sind seit Jahrhunderten in Gebrauch, einige haben sich sogar schon in der griechischen und römischen Antike bewährt. Von diesem reichen Erfahrungsschatz profitiert die pharmazeutische Industrie noch heute. Der Markt bietet über 90 000 pflanzliche Präparate an. Die biochemische Forschung konnte inzwischen die Inhaltsstoffe zahlreicher Pflanzendrogen analysieren, und medizinische Untersuchungen haben deren Heilwirkung zweifelsfrei erwiesen. Während pflanzliche Medikamente oft nur einzelne Wirkstoffe enthalten, nutzt die Volksmedizin seit alters die komplette Pflanzendroge. Häufig bedingt gerade das Zusammenspiel mehrerer chemischer Komponenten die Wirksamkeit einer Heilpflanze, selbst wenn nicht in jedem Einzelfall geklärt werden konnte, worauf diese Wirkung eigentlich beruht. Neben der Volksmedizin basiert die Homöopathie auf pflanzlichen Drogen. Sie geht auf den Arzt Samuel Hahnemann (1755–1843) zurück. Er ging davon aus, daß eine Droge, die im gesunden Organismus ein oder mehrere Symptome hervorruft, dieselben Symptome im kranken Menschen heilen könne (»Similia similibus curatur«, Ähnliches wird durch Ähnliches geheilt). In aufeinanderfolgenden Verdünnungsschritten wird die Droge geschüttelt und damit deren Wirkung potenziert. War die Homöopathie lange Zeit eine Domäne der Heilpraktiker, erkennen heute immer mehr „klassische" Mediziner diese Heilmethode an. Pflanzliche Wirkstoffe gehören in der Regel zu den sogenannten „sekundären Pflanzenstoffen". Im Stoffwechsel einer Pflanze fallen regelmäßig bestimmte Nebenprodukte an, die in den Zellen gespeichert werden. Manche stellen echte Abfallprodukte dar. Andere werden umgebaut oder mobilisiert und fließen erneut in den Stoffwechsel ein. Von wieder anderen schließlich ist noch unbekannt, welche Funktionen sie im Leben einer Pflanze spielen. Seien Sie jedoch vor blindem Vertrauen in Heilpflanzen gewarnt. Gerade eine Reihe von Heilpflanzen enthalten gefährliche Giftstoffe (siehe Kapitel „Giftpflanzen" und „Pflanzenporträts"). Sie gehören allein in die Hand des Arztes. Nicht zuletzt machen Presseberichte immer wieder auf neue Nebenwirkungen von Pflanzendrogen aufmerksam. Außerdem kann am natürlichen Standort der Wirkstoffgehalt einer Pflanze durchaus schwanken.

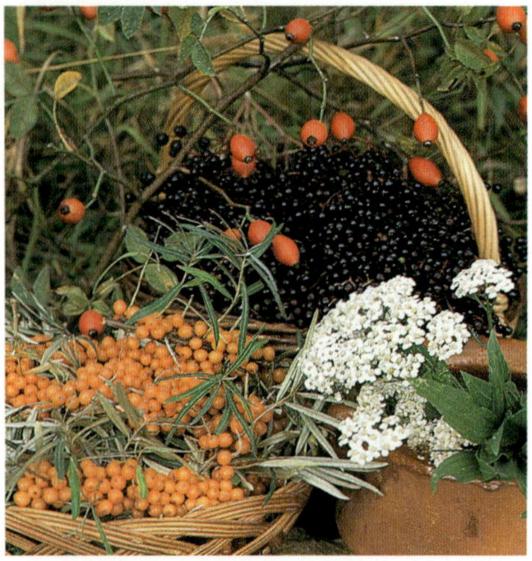

Fast schon eine kleine Hausapotheke: Hagebutten, Sanddorn, Schafgarbe und Holunderbeeren warten auf ihre Verwendung als Vitaminstoß oder linderndes Getränk.

Küchenkräuter

Ist bei den Heilpflanzen daher eine gewisse Vorsicht angebracht, so gilt für die Küchenkräuter ganz das Gegenteil: Wagen Sie Experimente! Seien Sie kreativ! Wildkräuter, sofern nicht gerade neben einer vielbefahrenen Straße gesammelt, wachsen auf ungedüngten und relativ (!) schadstoffarmen Standorten. Eine Nitratbelastung, wie sie viele grüne Pflanzen aus kommerziellem Anbau aufweisen, ist daher auszuschließen. Wildkräuter sind reich an Mineralien und Vitaminen und nicht zuletzt von angenehmem Geschmack, charakteristischem Aroma und guter Bekömmlichkeit. In Notzeiten griffen noch die Menschen unserer nahen Vergangenheit immer wieder auf Wildpflanzen für ihre Ernährung zurück. Gerade weil heute unsere Grundernährung gesichert ist, lohnt sich das Experimentieren mit Wildkräutern.
In den Pflanzenporträts finden Sie zwar immer einige Verwendungsmöglichkeiten für Küchen- und Würzkräuter, doch sind diese Hinweise nur als Vorschläge zu verstehen. Welches Kraut zu welchem Gericht schmeckt, ist vor allem eine Frage des persönlichen Geschmacks und muß von jedem selbst entschieden werden. Drei einfache Rezepte erleichtern den „geschmacklichen Zugang" zu Wildkräutern:

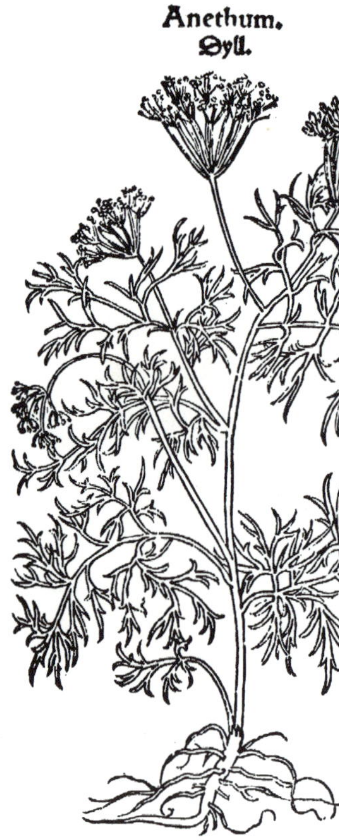

Der Dill *(Anethum graveolens)*, hier in einem historischen Holzschnitt, gehört zu den typischen Pflanzen der Bauerngärten. Seine Blätter geben nicht nur ein beliebtes Gewürz ab, die Früchte eignen sich zudem als Tee gegen Blähungen und Verdauungsbeschwerden.

- Gemüsekräuter werden in Salzwasser gekocht oder in wenig Butter weich geschmort.
- Das Aroma von Würzkräutern erschließt sich besonders gut, wenn sie feingehackt auf einer Scheibe gebutterten Brotes gegessen werden.
- Bereiten Sie ein einfaches Püree aus weichgekochten, zerdrückten Kartoffeln zu. Geben Sie Milch oder Hühnerbrühe bis zur gewünschten Konsistenz zu und würzen Sie mit feingehackten Kräutern.

Naturschutz

Wer Wildkräuter sammeln möchte, sollte dies verantwortungsbewußt tun. Einzelne oder wenige Pflanzenexemplare deuten auf Restbestände oder Vorposten hin. Nur wenn die Pflanzen ausreifen und Samen bilden können, haben sie eine Überlebenschance. Das gleiche gilt für größere Bestände. Einige Exemplare müssen stehenbleiben, um den Fortbestand der Art zu sichern. Sammeln Sie daher nur das, was Sie wirklich verbrauchen können (abschneiden, nicht mitsamt Wurzel ausreißen); dann werden Sie noch nach Jahren an „Ihrem" Standort ernten können.
Im Unterschied zu uns sind Tiere auf ihre natürlichen Ressourcen angewiesen. Insbesondere Früchte, die an einigen Sträuchern bis in den Winter stehenbleiben, sind wichtige Nahrungsquellen für Vögel und dürfen nicht vollständig geerntet werden. Daß sich das Sammeln geschützter Arten (Bundesartenschutzgesetz) bzw. in geschützten Landschaftsteilen (Bundesnaturschutzgesetz) von vornherein verbietet, dürfte jedem Naturfreund ohnehin geläufig sein. Wer ganz sicher gehen möchte, kann seine Lieblingspflanzen auch im Garten oder auf der Fensterbank ziehen.

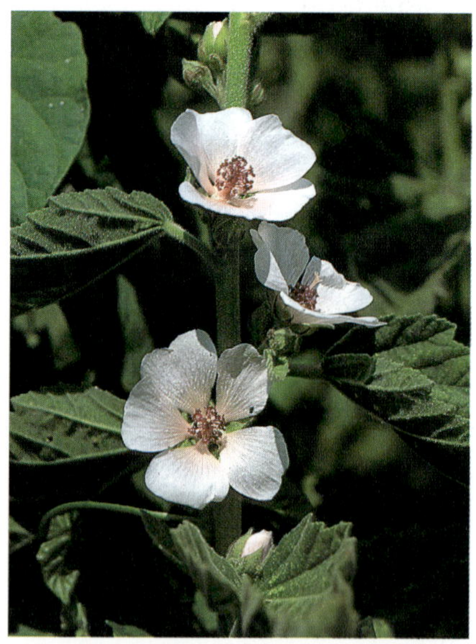

Der Echte Eibisch *(Althaea officinalis)* ist geschützt und darf nicht gesammelt werden. Wer nicht auf seine segensreiche Heilkraft verzichten mag, sollte diese ausnehmend hübsche Pflanze im eigenen Garten ziehen.

Giftpflanzen

Leider tragen Giftpflanzen keine allgemeingültigen Merkmale. Sie haben weder Warnfarben noch ein auffallendes Verhalten, an dem man etwa giftige Tiere erkennen kann. Daher hilft gegen Mißbrauch und Vergiftung nur die genaue Kenntnis der gefährlichen Vertreter. Unsere Tabelle listet nur die in diesem Buch behandelten Giftpflanzen auf, erhebt damit also keinesfalls den Anspruch auf Vollständigkeit. Die wichtigste Regel im Umgang mit nicht einwandfrei identifizierten Pflanzen muß daher immer lauten: Im Zweifelsfall Hände weg!

Neben den wildwachsenden Giftpflanzen, zu denen etwa noch die Waldrebe (*Clematis vitalba,* alle Teile giftig) gehört, gibt es in Parks und Gärten vielerlei giftige Zierpflanzen. Der Goldregen (*Laburnum anagyroides,* alle Teile) mit seinen attraktiven Kaskaden gelber Blüten, Liguster (*Ligustrum vulgare,* alle Teile), Giftsumach (*Rhus toxicdendron,* alle Teile) oder der Wunderbaum (*Ricinus communis,* Samen) wären hier neben vielen anderen zu nennen.

Bisher kennt man etwa 750 verschiedene Giftstoffe, die sich auf über 1000 Pflanzenarten verteilen. Sie gehören fast ausschließlich zu den sekundären Pflanzenstoffen, deren Funktion im pflanzlichen Stoffwechsel häufig ungeklärt ist. Für alle gilt noch immer uneingeschränkt der fast 500 Jahre alte Spruch des Paracelsus:

»Was ist das nit gifft ist?
Alle ding sind gifft
und nichts ist ohn gifft.
Allein die dosis macht das ein ding
kein gifft ist.«

Gift ist nicht gleich Gift. Manche ätherischen Öle wirken etwa bei Allergikern als heftige Kontaktgifte und können schwere Hautreizungen (Dermatitis) hervorrufen. Besonders

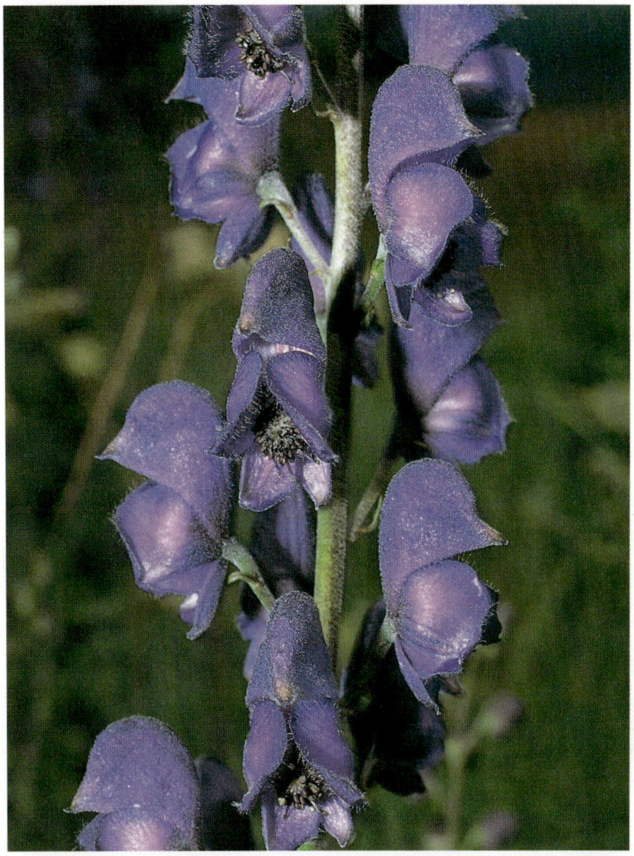

Der Blaue Eisenhut *(Aconitum napellus)* dürfte eine der giftigsten Pflanzen Europas sein. Kräutersammler sollten diese geschützte Pflanze unbedingt meiden.

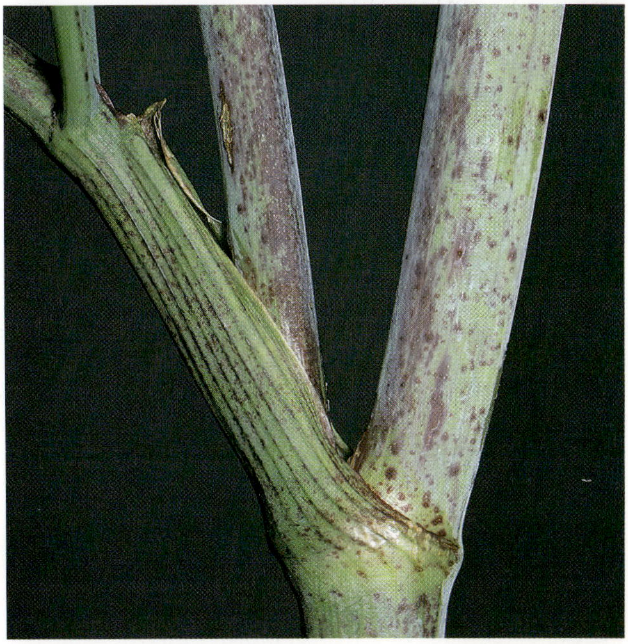

Der mit roten Flecken überlaufene Stengel ist ein sicheres Kennzeichen des Gefleckten Schierlings *(Conium maculatum).*

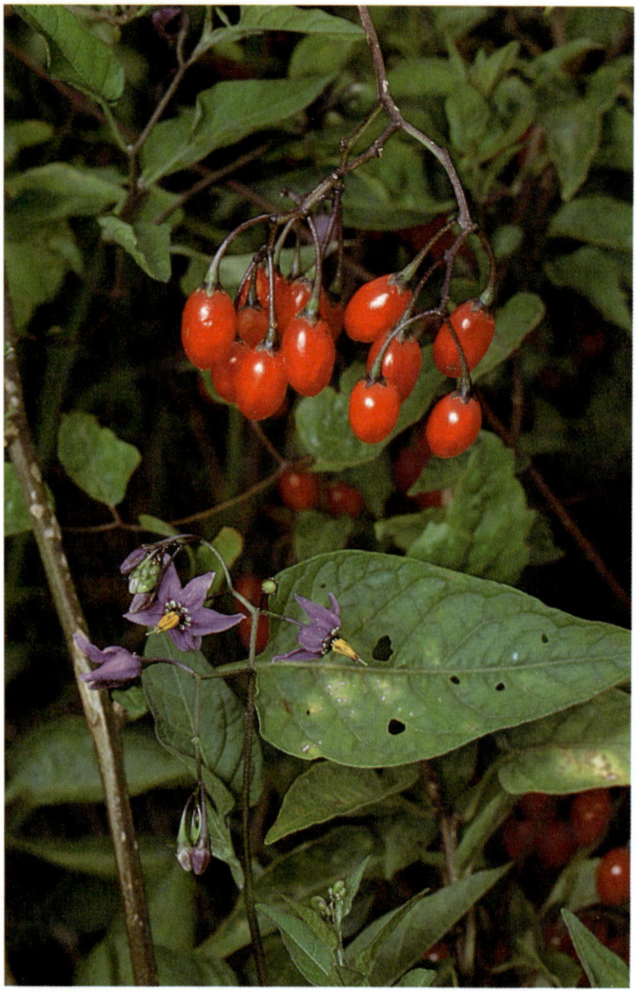

Erst bitter, dann süß schmecken die Beeren des Bittersüßen Nachtschattens *(Solanum dulcamara).* Man sollte sich jedoch davor hüten, diesen Test selbst durchzuführen, denn die Pflanze ist giftig.

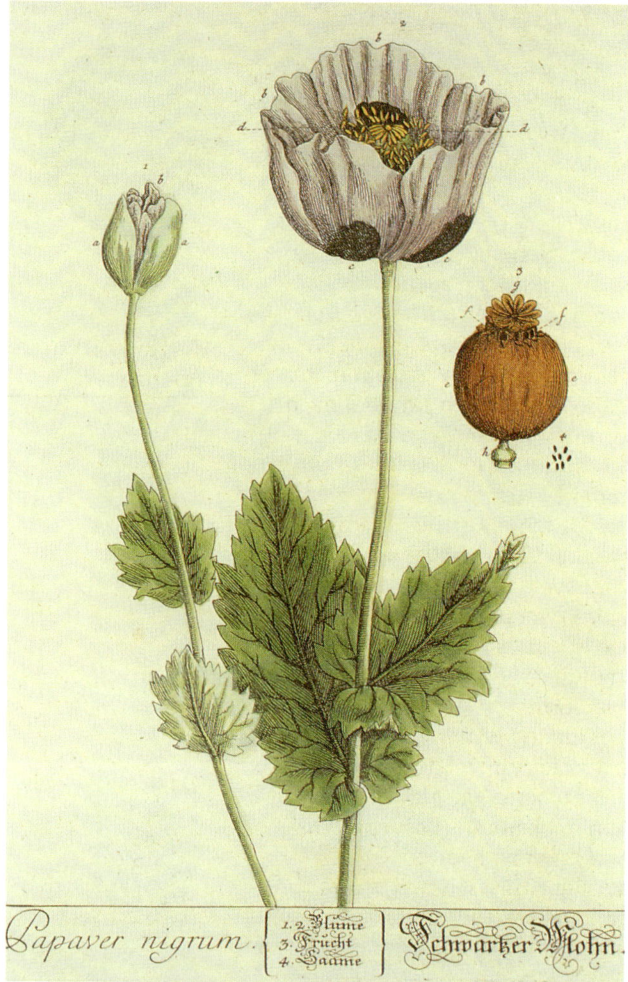

Nichts gegen Mohngebäck – die schwarzen Samen des Schlaf-Mohns *(Papaver somniferum)* sind gänzlich ungiftig. Die opiumhaltigen Alkaloide werden aus dem Milchsaft der Samenkapsel gewonnen (Wiener Codex Tacuinum Sanitatis, um 1410).

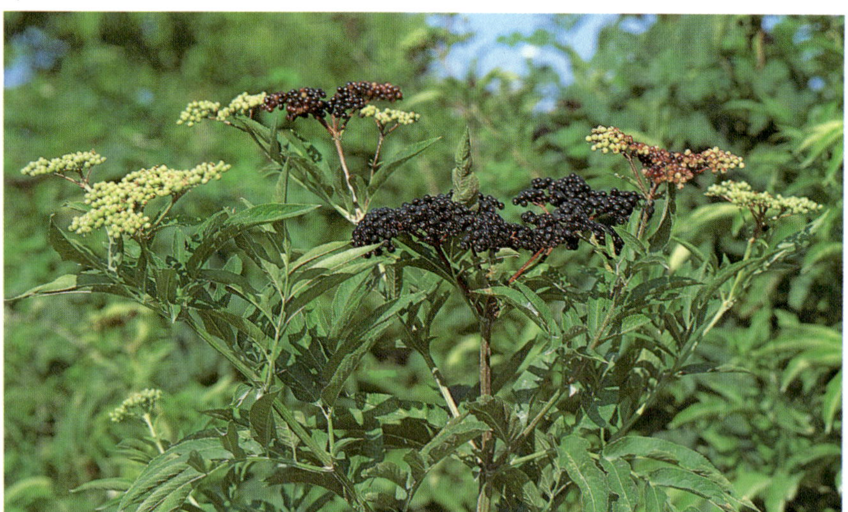

Einladend wie die Früchte des Schwarzen Holunders und dennoch giftig sind die Beeren des Attichs *(Sambucus ebulus)*, einer krautigen Pflanze.

gefährliche Giftstoffe sind die Alkaloide, die im Falle der Nachtschattengewächse durch Atemlähmung bis zum Tode führen können. Cyanogene Glykoside setzen im Magen-Darmtrakt zwar die giftige Blausäure frei, doch wird deren Gefährlichkeit oftmals überschätzt. So müßte ein Erwachsener mehr als 60 Bittermandeln in kurzer Zeit gut zerkaut essen, um eine tödliche Dosis aufzunehmen (Kinder etwa zehn) – beim unangenehm bitteren Geschmack kaum vorstellbar. Ähnlich ist es mit den sogenannten herzwirksamen Glykosiden, die nicht nur im Fingerhut (*Digitalis*-Arten), sondern auch im Maiglöckchen *(Convallaria majalis),* in

den Früchten des Pfaffenhütchens *(Euonymus europaea)*, des Goldlacks *(Cheiranthus cheiri)* oder der Kronwicke *(Coronilla varia)* enthalten sind. Der bittere Geschmack und häufig spontanes Erbrechen verhindern jedoch meist das Schlimmste. Besonders unangenehme Gifte sind bestimmte Eiweiße wie das Ricin im Samen der Rizinusfrüchte oder das Phasin in rohen Gartenbohnen *(Phaseolus vulgaris)*. Diese Eiweiße werden im Magen-Darmtrakt nicht zersetzt und machen sich erst nach einer Inkubationszeit von ein bis drei Tagen bemerkbar. Sie können in der Blutbahn die roten Blutkörperchen verklumpen und mit tödlicher Wirkung in den Körperzellen die Eiweißsynthese hemmen.
Neben Art und Menge des verzehrten Pflanzenmaterials spielt für den Verlauf der Vergiftung der individuelle Zustand des Patienten eine entscheidende Rolle. Sollte es einmal aus Unkenntnis oder durch Versehen zu einer Vergiftung gekommen sein, hilft nur der sofortige Besuch eines Arztes, oder besser noch einer der Beratungsstellen für Vergiftungen, die vielen Universitätskliniken und Krankenhäusern angeschlossen sind. Die für Sie nächste Adresse können Sie – möglichst vorbeugend – bei Ihrem Arzt erfragen (einige der wichtigsten Vergiftungs-Informationszentralen sind im Anhang abgedruckt). Um eine effektive Therapie sicherzustellen, sollten Sie auf folgende Fragen eine Antwort wissen:

- Was wurde gegessen (Früchte, Blätter) und wie sah es aus?
- Wie sah die Pflanze aus (Wuchsform, Form und Größe der Blätter, Farbe und Größe der Blüten oder Früchte)?
- Welche Menge wurde aufgenommen?

Wenn möglich, sollten Sie verzehrte Pflanzenteile, ggf. auch Erbrochenes, mitnehmen.
Es hat immer wieder Bestrebungen gegeben, Giftpflanzen gänzlich auszurotten, so etwa per Polizeigesetz in Preußen, das die Vernichtung des Wasserschierlings *(Cicuta virosa)* vorsah. Niemals trägt jedoch eine Pflanze die „Schuld" daran, wenn es zu einer Vergiftung kommt, sondern immer der Leichtsinn oder die Unkenntnis der Menschen. Giftpflanzen sind ein Bestandteil unserer heimischen Flora und sollten – mit gebührendem Respekt – überleben dürfen. Nicht zuletzt verdankt ihnen die Medizin eine Vielzahl wirksamer und segensreicher Medikamente.
Alle giftigen Pflanzen sind in den Pflanzenporträts durch ein Totenkopf-Symbol (☠) besonders hervorgehoben.

Tödlich giftige Pflanzen (bei entsprechender Dosis)

Pflanzenart	Giftige Teile
Bilsenkraut *(Hyoscyamus niger)*	alle Teile
Blauer Eisenhut *(Aconitum napellus)*	alle Teile
Gefleckter Schierling *(Conium maculatum)*	alle Teile
Herbst-Zeitlose *(Colchicum autumnale)*	alle Teile, Samen!
Hundspetersilie *(Aethusa cynapium)*	alle Teile
Roter Fingerhut *(Digitalis purpurea)*	alle Teile
Stechapfel *(Datura stramonium)*	alle Teile
Tollkirsche *(Atropa belladonna)*	alle Teile, Früchte!

Gefährlich giftige Pflanzen (bei entsprechender Dosis)

Pflanzenart	Giftige Teile
Arnika *(Arnica montana)*	alle Teile
Bittersüßer Nachtschatten *(Solanum dulcamara)*	alle Teile
Maiglöckchen *(Convallaria majalis)*	alle Teile
Schlaf-Mohn *(Papaver somniferum)*	Milchsaft (Samen nicht!)
Schöllkraut *(Chelidonium majus)*	Milchsaft

Schwach giftige Pflanzen

Pflanzenart	Giftige Teile
Attich *(Sambucus ebulus)*	alle Teile, Früchte!
Besenginster *(Sarothamnus scoparius)*	alle Teile
Mistel *(Viscum album)*	Zweige, Blätter, Früchte (?)
Purgier-Kreuzdorn *(Rhamnus cathartica)*	Rinde, Früchte
Sauerdorn *(Berberis vulgaris)*	alle Teile, nicht die Früchte
Sumpf-Porst *(Ledum palustre)*	Blätter, Blüten

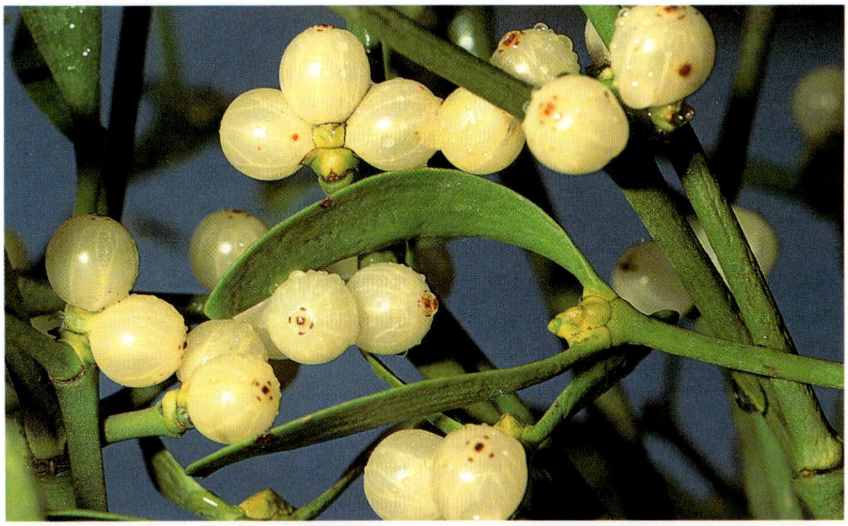

Aus den giftigen (?) Beeren der Mistel *(Viscum album)* stellte man im Mittelalter einen klebrigen Vogelleim her.

Der Flug auf dem Hexenbesen

»Es trägt der Besen, trägt der Stock
Die Gabel trägt, es trägt der Bock…
Die Salbe gibt den Hexen Mut.«

Noch Goethe spielt in seinem Drama „Faust" mit dem alten Klischee, Hexen seien in der Lage, mit Hilfe einer besonderen Hexensalbe zu fliegen. In den Hexenprozessen stand dieser Vorwurf im Mittelpunkt der „peinlichen Verhöre", wie die brutale Folter umschrieben wurde.

Die Hexen haben die Zutaten für ihre Flugsalben zwar nicht selber aufgeschrieben, doch gibt es eine Reihe von Rezepten, die vom Hörensagen erstellt wurden. Neben den „üblichen", magischen Zutaten wie Hände ungeborener Kinder, Fledermausblut, Menschenfett oder anderen Ingredienzien aus der Zauberküche tauchen immer wieder die vier Giftpflanzen Bilsenkraut, Tollkirsche, Stechapfel und Blauer Eisenhut auf.

Für die Inquisitoren stand außer Frage, daß Menschen mit Hilfe des Teufels fliegen könnten, lieferte doch die Bibel den Beweis: Im Matthäus-Evangelium wird Jesus vom Teufel »auf die Zinne des Tempels« und später »auf einen sehr hohen Berg« getragen. Wenn sogar Jesus außerstande war, sich gegen die Macht des Teufels zur Wehr zu setzen, wie sollte dies einem Menschen gelingen? Man glaubte fest daran, daß sich mit Hexensalbe bestrichene Besen, Bänke oder Ofengabeln wie ein Reittier in die Luft erheben könnten.

Ein frühes Zeugnis des angeblichen Hexenfluges hat der Naturforscher Giambattista della Porta in seinem 1558 erschienenen Buch „Magia naturalis sive de miraculis rerum naturalium" (Natürliche Magie oder von den Wundern der Natur) überliefert. In seinem Beisein schmierte sich eine alte Frau mit einer unbekannten Hexensalbe ein. Trotz gegenteiliger Aussage der Zeugen war sie nicht davon abzubringen, sie sei »uber Berg und Thal gefahren«. Zu Beginn unseres Jahrhunderts haben mutige Pharmakologen sogar Hexensalben nach alten Rezepten hergestellt (selbstverständlich nur mit den pflanzlichen Bestandteilen!). Ihre Eindrücke könnten fast dem Protokoll einer Hexenbefragung entstammen. Sie sahen fratzenhafte Gesichter, Dämonen und hatten das Gefühl, ihnen würde ein Pelz wachsen. Andere beschrieben Flüge über Land oder orgiastische Hexensabatte.

Offensichtlich wirkten die Hexensalben wie ein Rauschgift, und die Geständnisse der Hexen legen nahe, daß sie sich in einem tranceartigen Drogenrausch befanden. Sie schilderten also eine sub-

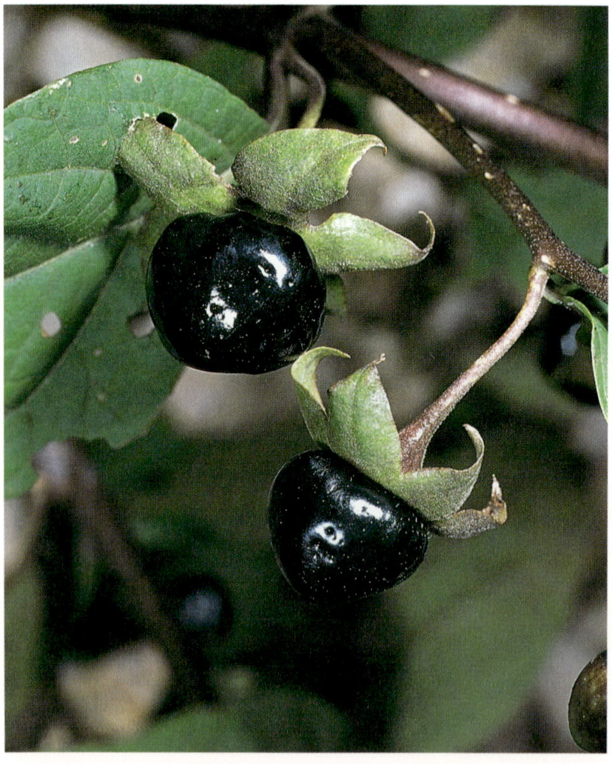

Als Hildegard von Bingen die Tollkirsche *(Atropa belladonna)* beschrieb, war von Hexen noch keine Rede. Bereits sie weist jedoch auf die Gefährlichkeit der Droge hin.

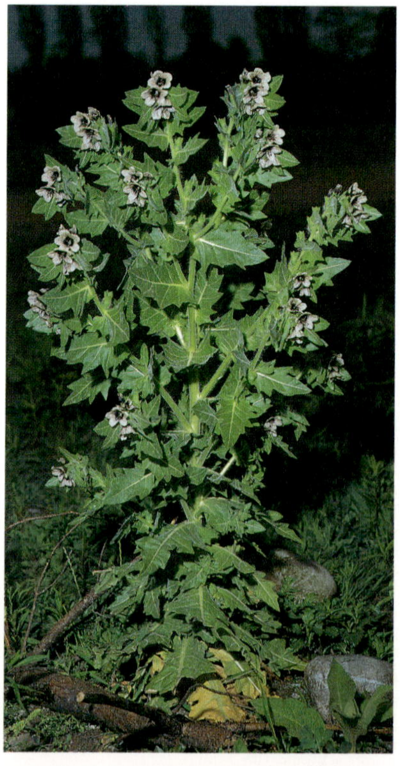

Die Verwendung des Bilsenkrautes *(Hyoscyamus niger)* als Rauschdroge reicht weit in die Vergangenheit zurück.

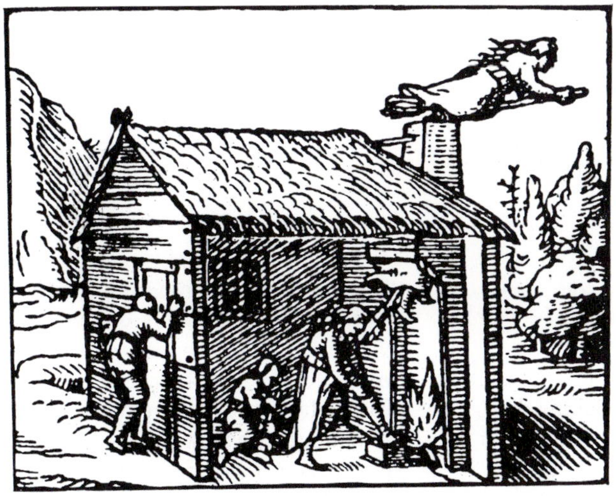

Dieser Holzschnitt aus dem 16. Jahrhundert illustriert die abergläubischen (Männer?)Phantasien des Hexenfluges. Zwei sind noch mit dem Einsalben beschäftigt, eine dritte verschwindet eben im Kamin, und die vierte erhebt sich auf ihrem Besen in die Lüfte.

Halb Pflanze, halb Mensch – die Alraune

Die Menschen des Mittelalters waren nur allzu bereit, bei Krankheiten, Geldnöten und Liebesangelegenheiten auf Zauberpflanzen zurückzugreifen. Neben der Mistel (siehe S. 54f.) war die Alraune, die Wurzel von *Mandragora officinarum,* die berühmteste aller magischen Pflanzen. Um das Ausgraben der Pflanze ranken sich vielerlei Sagen, denn angeblich mußte jeder sterben, der dies ohne Vorkehrungen versuchte. Man grub die Wurzel bis auf einen kleinen Rest aus und band einen Hund daran fest. Sobald der die Pflanze aus dem Boden riß, kam er ums Leben. Auf Holzschnitten ist neben dem Hund oft auch ein Mensch abgebildet, der kräftig in ein Horn stößt, um den todbringenden Schrei der Alraune zu übertönen. Mit dem Schnitzmesser halfen die Händler noch etwas nach, der Wurzel eine menschenähnliche Gestalt – angeblich gab es männliche und weibliche Alraunen – zu verleihen, dann wurde sie für teures Geld verkauft. Fahrende Händler in Deutschland betrogen ihre Kunden mit der Wurzel der Zaunrübe, eine Unsitte, die in vielen Städten mit hohen Strafen belegt wurde.

jektiv erlebte Wirklichkeit, die auch von den Inquisitoren als wahr empfunden wurde. Vor allem zur Zeit der stärksten Hexenverfolgung im 16. Jahrhundert dürften allerdings die meisten der Gefolterten diese Erlebnisse nur vom Hörensagen gekannt haben. Sie gestanden, um der Folter zu entgehen.

Die moderne medizinische Forschung hat nachgewiesen, daß alle vier oben genannten Pflanzen Nervengifte enthalten, die durch Kontakt der nackten Schleimhäute mit den beschmierten „Reittieren" durch die Haut aufgenommen werden. Das Aconitin des Blauen Eisenhutes lähmt die Hautnerven und ruft ein pelziges Gefühl hervor – die Hexe glaubte, sich in ein Tier zu verwandeln. Die Alkaloide der Nachtschattengewächse lähmen die Nervenendigungen der Hautnerven; in höheren Dosen wirken sie direkt auf das Gehirn. Dort blockieren sie bestimmte Bindungsstellen für die Botenstoffe des Gehirns und stören die normale Signalübertragung an den Kontaktstellen zwischen den Nervenzellen. Wie LSD oder Opiate rufen sie Halluzinationen hervor – die Hexe war „high".

Es spricht für die ausgezeichnete Pflanzenkenntnis der Hexen, daß sie diese Drogen in der richtigen Konzentration anwandten, denn bei zu hoher Dosierung führen alle unweigerlich zum Tode.

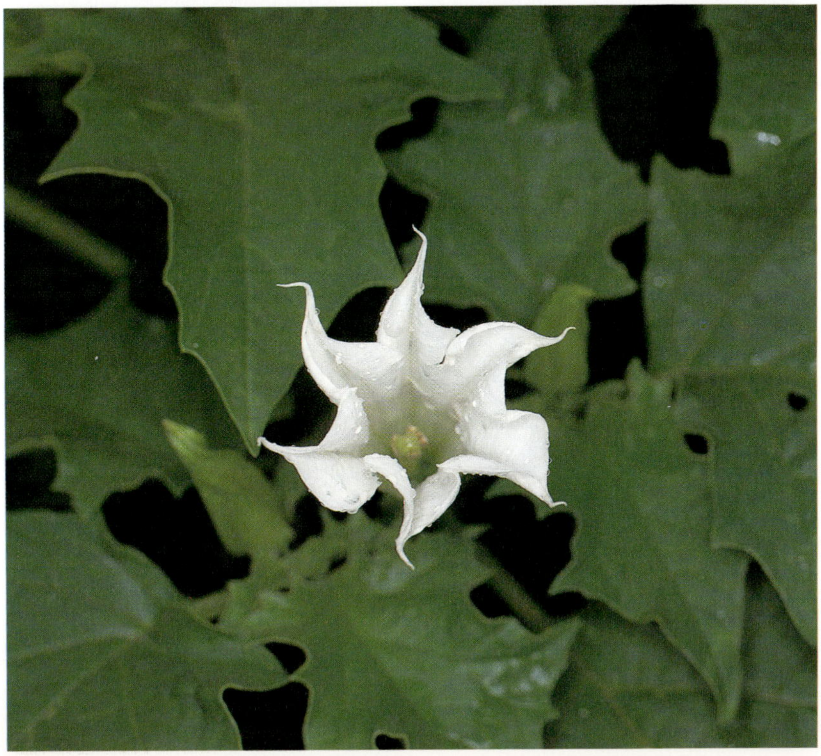

Der Stechapfel *(Datura stramonium)* ist nicht in Mitteleuropa heimisch. Schon bald nach seiner Einführung wurde er jedoch vielerorts als Rauschpflanze angebaut.

Pflanzen suchen, finden und konservieren

Um seinen eigenen Kräuterschnaps genießen zu können, muß man erst die geeigneten Kräuter gesucht und vor allem gefunden haben. Wer jedoch mit dem Vorsatz „heute suche ich mal ..." ins Gelände geht, dürfte nur in den seltensten Fällen Erfolg haben.

Kräuter finden und erkennen

Die beste Voraussetzung für einen erfolgreichen Kräutersammler ist die genaue Kenntnis seiner näheren Umgebung. Erkunden Sie auf Spaziergängen durch die Natur, welche Pflanzen wo zu finden sind. Legen Sie ruhig ein kleines Tagebuch an, in dem Sie Standorte, Blühperioden und andere Faktoren notieren. Erfahrungsgemäß werden Sie an diesen Stellen immer wieder fündig. Die Pflanzenporträts sollen Ihnen den Zugang zu den wildwachsenden Pflanzen erleichtern, sind aber kein Ersatz für ein Bestimmungsbuch. Fotos und die Beschreibung von Merkmalen und Standort reichen zwar vielfach aus, eine Pflanzenart sicher anzusprechen, oftmals ist jedoch eine genauere Rückversicherung in einem Bestimmungsbuch erforderlich, um Verwechslungen auszuschließen. Wohl niemand wird alle vorgestellten Pflanzen in seiner engeren Umgebung finden, daher ist der eigene Garten oder eine Fensterbank als stets verfügbarer Standort für die „Lieblingskräuter" eine gute Alternative.
Unverzichtbar für den Kräutersammler ist eine genaue Kenntnis der Pflanzen. Beginnen Sie mit wenigen, typischen Pflanzen und prägen Sie sich die Details genau ein. Im Laufe der Zeit werden Sie diese Pflanzen immer wieder sicher erkennen und können Ihr Repertoire nach und nach erweitern. Gehen Sie, gewissermaßen als Negativauswahl, die Liste der giftigen Pflanzen durch – sie gehören nicht in die häusliche Anwendungspraxis. Experimentierfreude gehört zwar für Kräuterfreunde „zum Geschäft", aber bitte nur mit bekannten Pflanzenarten!

Intybum ſylueſtre cœruleum,
ſiue Cichorium.
Blaw Wegwart.

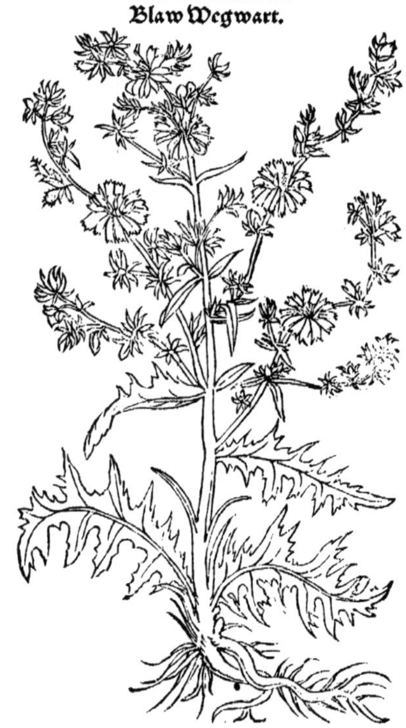

Auf diesem Holzschnitt ist die Wegwarte *(Cichorium intybus)* dargestellt.

Kräuter sammeln

Nicht zuviel auf einmal!

Erst auf das sichere Erkennen folgt das Sammeln. Probieren Sie zunächst einige wenige Pflanzen aus – etwa Brennesselblätter als Gemüse oder Löwenzahnblätter als Salat –, und nehmen Sie nur so viel mit nach Hause, wie Sie frisch verarbeiten können. Vertrocknete Wildkräuter (außer Gewürzpflanzen) schmecken nicht; es macht daher keinen Sinn, einen ganzen Wochenvorrat nach Hause zu schleppen. Es ist ohnehin weitaus spannender, den normalen Speisezettel ab und zu durch ein Wildkräutergericht zu bereichern, als seine gesamte Ernährung umstellen zu wollen. Je nach Jahreszeit – der Sammelkalender und die Pflanzenporträts sagen Ihnen wann – können so die unterschiedlichsten Gerichte Ihre Menüs auflockern.
Es ist nicht nötig, die gesamte Pflanze auszureißen, wenn Sie nur ein paar Blätter oder Blüten brauchen. Schneiden Sie mit einer Schere oder einem scharfen Messer nur das Notwendigste ab; die Pflanzen haben dann eine gute Chance, neu auszutreiben und sich zu regenerieren.

Standorte

Achten Sie auf die Standorte. Pflanzen neben befahrenen Straßen oder in der Nähe von Industrieanlagen sind in der Regel mit Schadstoffen belastet und sollten ebenso gemieden werden wie solche neben Eisenbahnlinien. Auch in landwirtschaftlich genutzten Gebieten ist das Sammeln von Wildpflanzen nicht zu empfehlen. Es wäre nichts Ungewöhnliches, wenn noch am gleichen Morgen der Landwirt beim Wenden seines Traktors eine ordentliche Menge von Herbiziden oder Fungiziden über die Wildpflanzen ausgesprüht hätte. Das Sammeln in Naturschutzgebieten ist verboten und wird bestraft. Auf privatem Gelände gebietet schon die Höflichkeit, den Besitzer um Erlaubnis zu fragen.

Sammelzeit

Die beste Zeit zum Sammeln ist ein sonniger Spätvormittag. Dann ist der Tau verdunstet, und der Wasserverlust der Pflanzen ist noch nicht so hoch wie zur heißen Mittagszeit. Ein Spaziergang im Regen hat zwar seine Reize, ist aber für das Sammeln von Pflanzen kaum geeignet, denn feucht gelagerte Pflanzen bieten allgegenwärtigen Schimmelpilzen einen hervorragenden Nährboden.

Transport

Sorgfalt sollte man auch beim Transport von Wildpflanzen walten lassen. Kurze Spaziergänge, speziell um einige Pflanzen zu suchen, stellen den Idealfall dar. Versuchen Sie nicht, von einem Wochenendausflug – womöglich mit Übernachtung – möglichst viele Pflanzen mitzubringen. Fast immer werden Sie zu Hause feststellen, daß sich Ihre Ausbeute im Kofferraum in unansehnlich braune Stengel und Blätter verwandelt hat. Kräutersammler auf alten Fotos oder Stichen tragen meist einen offenen Weidenkorb mit sich – halten Sie es genauso. Feste Jutebeutel, die nur locker mit Kräutern „beladen" werden dürfen, erfüllen denselben Zweck. Auf keinen Fall dürfen Sie Plastiktüten verwenden. Darin nehmen nicht nur Ihre Pflanzen Schaden, sondern sie passen auch einfach nicht in die Natur.

Kräuter konservieren

Mit dem erfolgreichen Sammeln ist die Arbeit jedoch keineswegs beendet. Man kann zwar die – durchaus berechtigte – Ansicht vertreten, nur frische Kräuter seien das Non-plus-ultra, oftmals ist es jedoch weitaus praktischer, bei Heilpflanzen und Gewürzen auf konserviertes Material zurückzugreifen. Nur wenn Sie Pflanzen als dekorative Elemente für Salate oder Suppen verwenden möchten, bleibt Ihnen nichts übrig, als frische Blätter oder Blüten aus der Natur, dem Garten oder von der Fensterbank zu nehmen.

Trocknen

Damit Sie beim Trocknen von Wildpflanzen keine Enttäuschung erleben, gilt es einige Regeln zu beachten. Gut durchlüftete Dachböden haben im Sommer genau die richtige Temperatur; an sonnigen Plätzen dörren die Pflanzen zu rasch aus. Beschriften Sie Ihr Sammelgut von

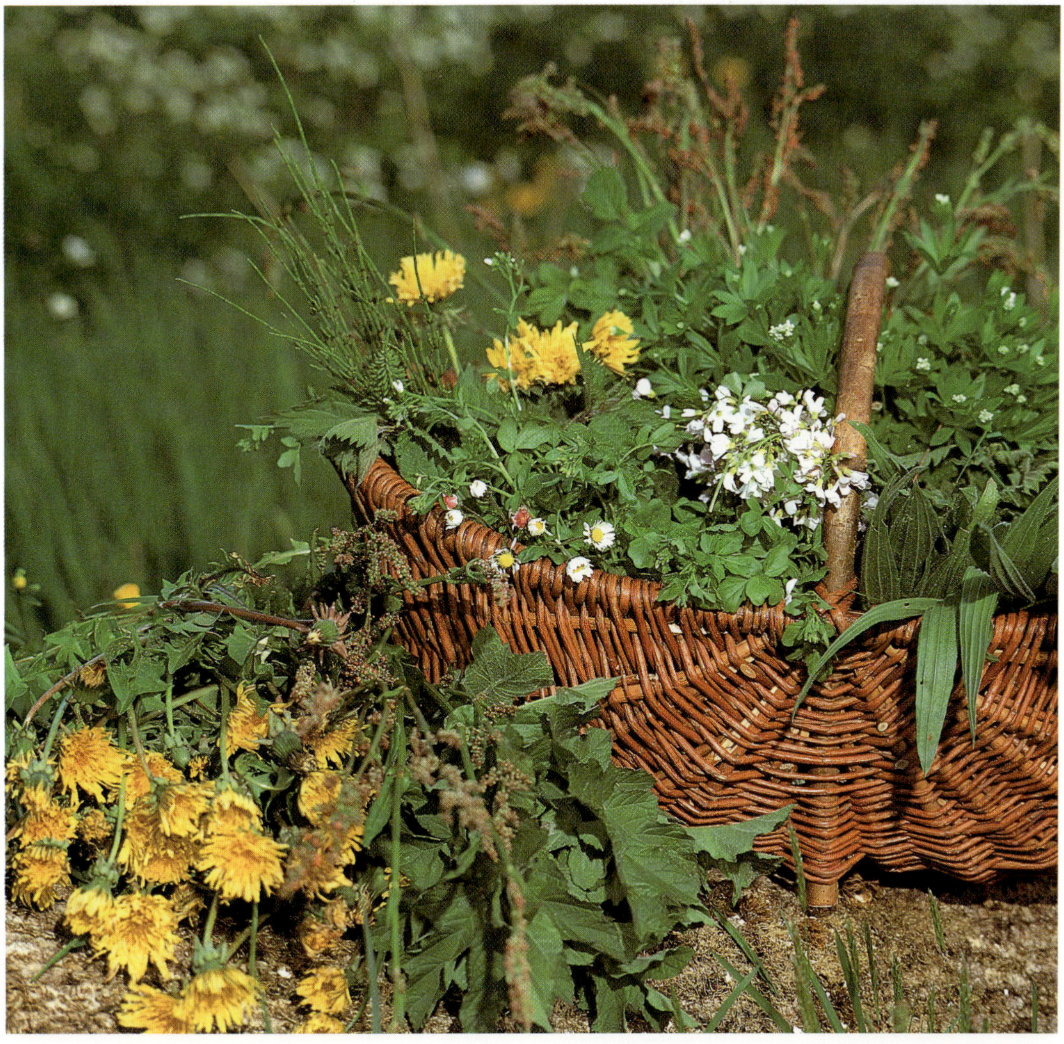

Vorrat für die „grüne Küche". Selbst gesammelte, frische oder getrocknete Kräuter bereichern vielerlei Gerichte mit ihrem aromatischen Geschmack.

Anfang an. Kleine Zettel mit dem Namen der Pflanze, vielleicht noch mit Datum und Fundort versehen, werden dem Trockengut beigefügt oder mit einem Zwirnfaden angebunden. Das Trockengut darf nicht vermischt werden, sondern jede Pflanzenart muß für sich trocknen. Sammeln Sie daher nur die Mengen, die Sie verarbeiten können. Binden Sie größere Pflanzen zu Sträußchen zusammen und hängen Sie diese mit den Stielen nach oben auf. Blätter oder Blüten werden in einfacher Lage locker zum Trocknen ausgebreitet. Feine Drahtsiebe oder dünne Stoffe, die in einem Rahmen aufgespannt werden, eignen sich am besten, während Zeitungspapier wegen der Druckfarben unbedingt vermieden werden sollte. Pflanzen mit ätherischen Ölen dürfen möglichst nicht bewegt werden, damit sich diese Bestandteile nicht verflüchtigen. Nun brauchen Sie nur noch etwas Geduld. Nach ein bis zwei Wochen ist der Trocknungsprozeß beendet.

Wer sich dieses Geduldsspiel nicht zutraut, kann die meisten Gewürzpflanzen im Mikrowellenherd, Beeren (Wacholder) auch im Umluftherd (bei 50 °C) trocknen. Während des Trocknungsprozesses sinkt der Wassergehalt der Pflanzen von bis zu 85% auf weniger als 15% ab. Damit geht eine Intensivierung des Aromas einher. Getrocknete Gewürze müssen daher sparsamer dosiert werden.

Samen, auch für die Aussaat im eigenen Garten, werden komplett mit dem Fruchtstand in eine Papiertüte abgeschnitten und zu Hause über weißem Papier nachgetrocknet, so daß kein Samen verloren geht.

Die getrockneten Pflanzen werden von groben Teilen befreit und mit der Hand in gebrauchsfertige Stückchen zerbröselt. Sowohl Heil- wie Gewürzpflanzen müssen gut geschützt aufbewahrt werden, um Licht, Luft, Feuchtigkeit und Staub abzuhalten. Sorgen Sie rechtzeitig für hübsche Glas-, Keramik- oder Metallgefäße (etwa Keksdosen im „alten“ Stil), um ihre Trockenpflanzen aufzunehmen; Plastik ist ungeeignet. Auf Flohmärkten oder im Fachhandel finden Sie dunkle Glasflaschen mit geschliffenen Verschlußkolben; darin bewahrten schon die Apotheker des Mittelalters ihre Drogen auf. Alle Gefäße müssen beschriftet werden. Suchen Sie in Schreibwarengeschäften nach attraktiven Klebeetiketten. Wem das Talent für solche kalligraphischen Schmuckstücke fehlt, kann die Gefäße auch auf dem Boden beschriften.

Das attraktive Aussehen vieler Gewürz- und Heilpflanzen prädestiniert sie geradezu als Dekoration für Ihre Küche. Trockensträuße mit einigen Blütenständen als Blickfang sehen in rustikalen Keramikvasen, an einem Regal oder der Decke aufgehängt, ungemein dekorativ aus. Sie eignen sich dann allerdings nicht mehr für die Weiterverarbeitung.

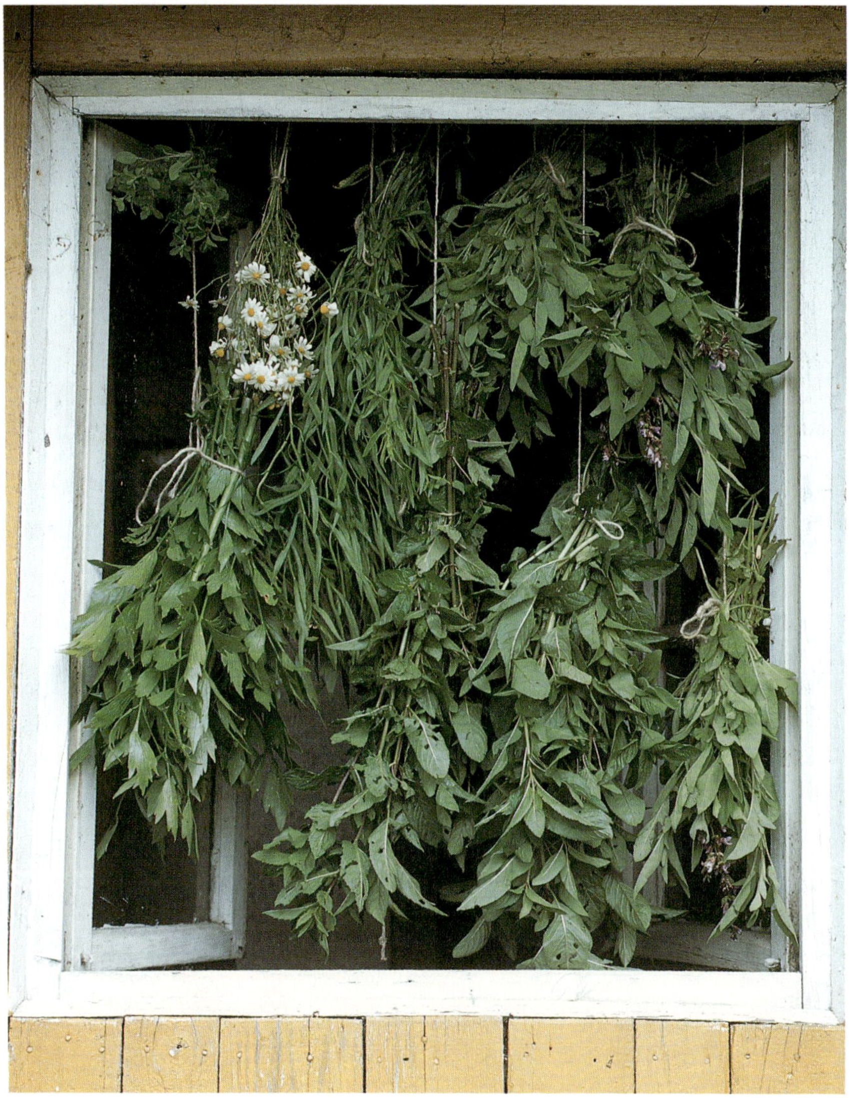

Kräutersträuße lassen sich z.B. auch am Fenster einer Gartenlaube trocknen.

Essig, Öl und Kräuterpaste

Eine sehr gute Möglichkeit, die Aromen von Würzpflanzen zu konservieren, ist die Herstellung von Kräuteröl und -essig (siehe „Salate aus der Blumenwiese“, S. 108f.) oder eine Paste aus Kräutern. Dazu werden etwa 100 g frische Pflanzen sehr fein zerhackt oder gewiegt und mit 10 g Salz und einem $^1/_8$ Liter Olivenöl gut verrührt. Sie können Bärlauch, Kerbel, Oregano, Petersi-

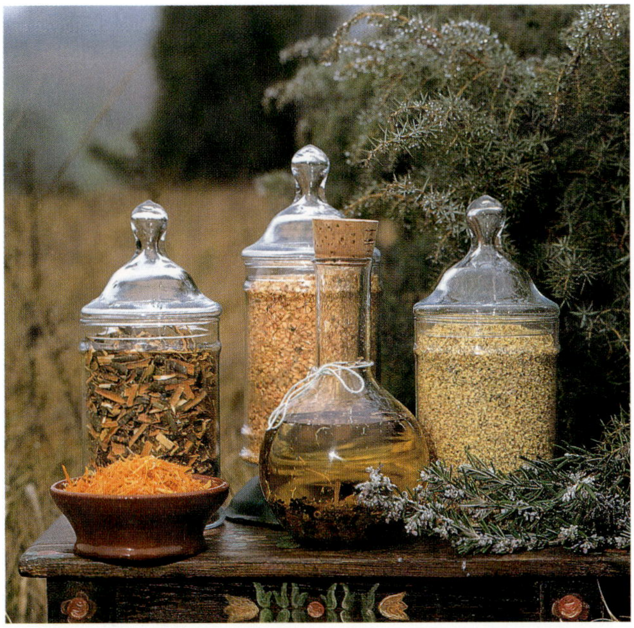

Schöne Glasgefäße halten nicht nur ihren Inhalt frei von Staub und Feuchtigkeit, sie bieten außerdem einen hübschen Anblick. Für viele Heilkräuter empfiehlt sich jedoch die Aufbewahrung in lichtgeschützten Gefäßen.

lie, Ringelblumen (Blüten), Salbei, Schafgarbe oder Thymian einzeln oder in Kombination (nicht zu „bunt" mischen) verwenden. Die Paste wird in ein Glas gefüllt und mit Öl überschichtet. Ein Löffel dieser würzigen Mischung vervollkommnet den Geschmack von Nudel- und Kartoffelgerichten sowie Suppen.

Einfrieren

Oftmals ist es praktisch, auf tiefgefrorene Gewürze zurückzugreifen. Dazu werden die Kräuter gut gewaschen, durch vorsichtiges Drücken zwischen Küchenkrepp getrocknet und portionsweise eingefroren (Beschriftung). Mit dieser Methode bleibt zwar das Aroma erhalten, die aufgetauten Pflanzen sehen jedoch schlaff und unansehnlich aus, eignen sich also nicht mehr zur Dekoration. Gut dosierbar sind Kräuter, die mit etwas Wasser in Eiswürfelbehältern eingefroren werden. Ein im heißen Sommer genossener Eistee, in dem ein Eiswürfel mit einem Minzenblatt schwimmt, spricht nicht nur die Geschmacksnerven an.

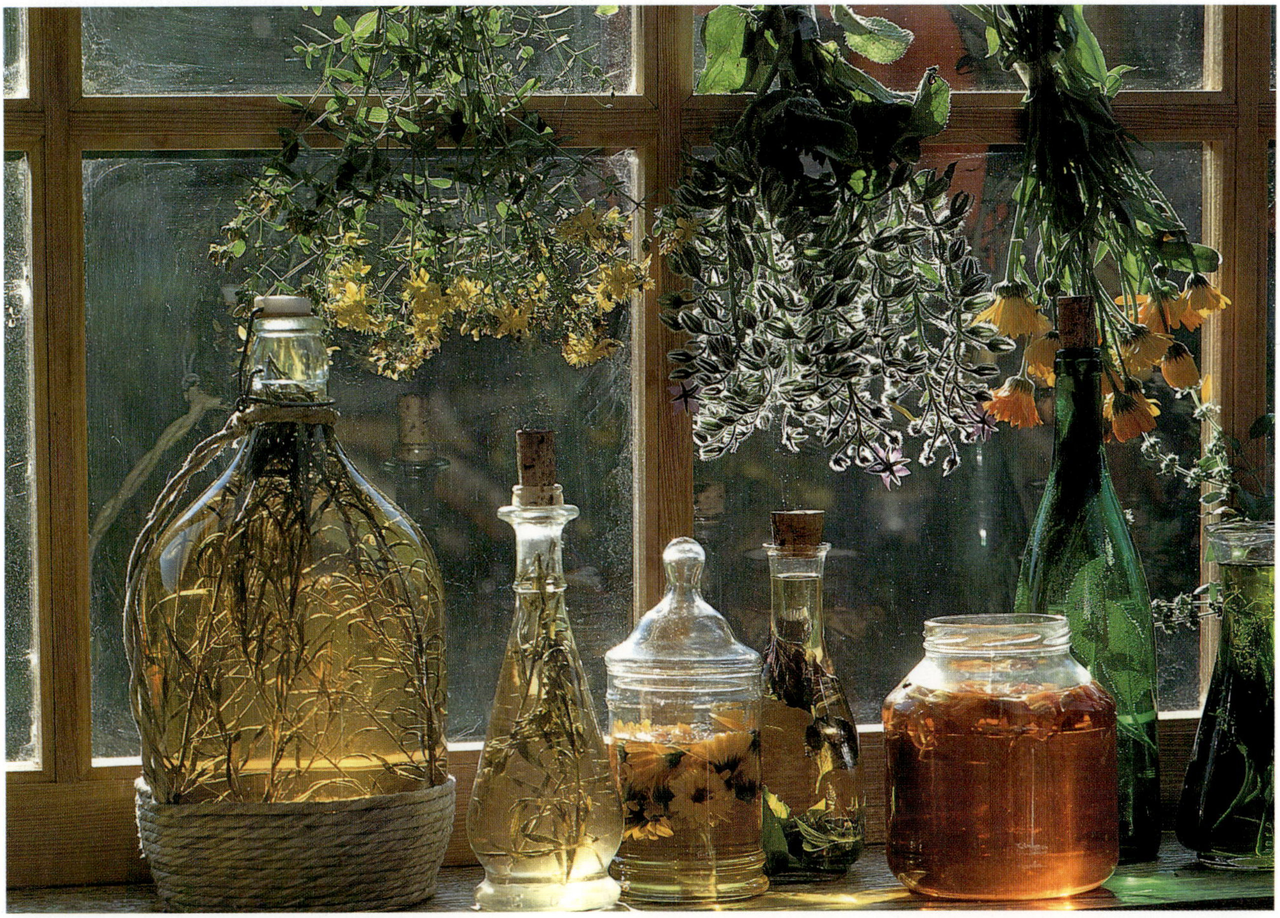

Wer diesen Ausblick aus seinem Küchenfenster genießen kann, dem dürften wohl kaum die Ideen für ungewöhnliche, aromatische Rezepte ausgehen.

Pflanzenporträts

Was sind eigentlich...?

Ätherische Öle: Flüchtige, duftende Moleküle, die sich in Fett lösen und in der Regel als umfangreiches Stoffgemisch auftreten.
Alkaloide: Ringförmige Moleküle, die neben Kohlenstoffatomen mindestens ein Stickstoffatom enthalten. Substanzen mit starker physiologischer Wirksamkeit.
Cumarine: Doppelringmoleküle mit einem Sauerstoffatom im Ring und einem weiteren am benachbarten Kohlenstoffatom.
Flavonoide: Gehören zu den Phenolen und bestehen aus mehreren Kohlenstoffringsystemen unterschiedlicher Zusammensetzung. Gemeinsam ist ihnen die gelbliche Farbe.
Gerbstoffe: Verdanken ihren Namen der Wirkung auf tierische Hautproteine, die ihre Quellbarkeit verlieren und zu Leder gegerbt werden.
Glykoside: Chemisch recht uneinheitliche Gruppe; allen ist der Besitz von Zuckermolekülen gemeinsam. Medizinisch von Bedeutung sind die herzwirksamen *Digitalis*-Glykoside, deren Zuckerkomponente an ein Steroidmolekül gebunden ist. Kreuzblütler enthalten Senföl-Glykoside mit schwefelhaltigen Anteilen.
Saponine: Setzen die Oberflächenspannung des Wassers herab und können in der Blutbahn die Hülle roter Blutkörperchen auflösen.

Ordnung muß sein – auch in einem Wildkräuterbuch. Die Pflanzenporträts wurden systematisch nach Familien zusammengestellt und innerhalb der Familien alphabetisch nach ihren wissenschaftlichen Namen geordnet. Die Reihenfolge der Familien richtet sich in etwa nach der verwandtschaftlichen Stellung im botanischen System (es soll nicht verschwiegen werden, daß auch andere Gliederungen möglich wären). Zunächst werden daher recht ursprüngliche Pflanzen vorgestellt; die stärker abgeleiteten, höher entwickelten Pflanzenfamilien stehen am Ende dieses Kapitels. Wenn Sie Genaueres zu bestimmten Pflanzen erfahren wollen, ziehen Sie das Register zu Rate. Die Giftpflanzen-Tabelle (Seite 19) und der Sammelkalender (Seite 150) fassen die Pflanzen unter jeweils anderen Gesichtspunkten zusammen. In manchen Pflanzengruppen ist die systematische Zuordnung einzelner Vertreter noch im Fluß, daher kommt es von Fall zu Fall zu Umstellungen und Änderungen in der Namensgebung. Die hier verwendeten Namen richten sich größtenteils nach der 89. Auflage der „Flora von Deutschland" (1993).
Unter dem Stichwort **„Beschreibung"** werden die wichtigsten und auffälligsten botanischen Merkmale sowie Blütezeit und Standorte der Pflanzen genannt. Historische Anekdoten und Einzelheiten über die Verwendung der Pflanzen im Volksbrauchtum finden Sie unter **„Wissenswertes".** In der Rubrik **„Inhaltsstoffe"** werden nur die wichtigsten und für die Anwendung wesentlichen Substanzen aufgeführt. Der Begriff „Droge" wird hier im pharmakologischen Sinn verstanden und bezeichnet die medizinisch nutzbaren Teile einer Heilpflanze. Nicht alle der genannten Pflanzendrogen sind noch offizinell, d. h. als Medikament zugelassen; das Deutsche Arzneibuch (DAB) listet den jeweils aktuellen Bestand auf (in Apotheken vorhanden). Falls erforderlich, wird in den **„Anwendungen"** zwischen den pharmakologisch belegten und volksmedizinisch überlieferten Indikationen unterschieden, um Ihnen eine Entscheidungshilfe zu geben. Alle dortigen Mengenangaben zur Teebereitung beziehen sich auf eine Tasse (mit der fein zerkleinerten Droge zubereiten).
Bei jedem Pflanzenporträt ist angegeben, ob die Pflanze unter Schutz steht (Artenschutz). Bevor Sie jedoch mit dem Sammeln beginnen, erkundigen Sie sich bei den Behörden nach den jeweiligen Bestimmungen des Landschaftsschutzes.

1 Acker-Schachtelhalm

Equisetum arvense
Schachtelhalmgewächse
Equisetatae

Beschreibung: Gelblich-braune, 20 cm hohe, schwach gefurchte, unverzweigte fertile Sprosse (Blattscheiden mit 6–16 spitzen Zähnchen) tragen an ihren Enden zapfenartige Gebilde, in denen die Sporangien stehen; sterile Sprosse sind grün, bis

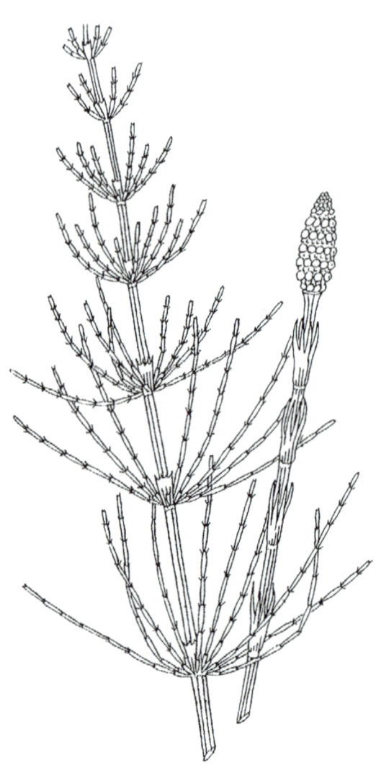

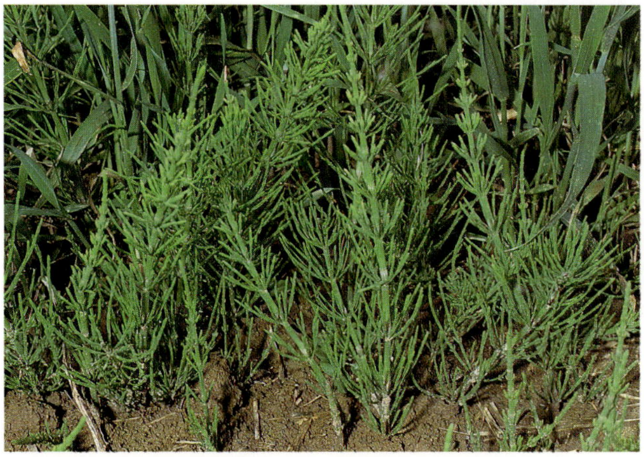

1 **Acker-Schachtelhalm** ***Equisetum arvense***

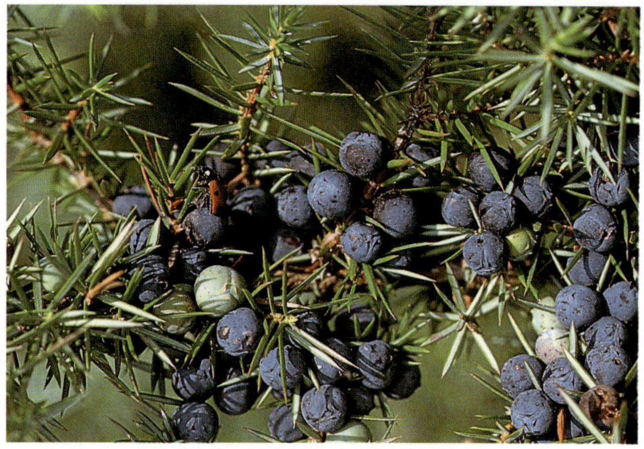

2 **Heide-Wacholder** ***Juniperus communis***

50 cm hoch, mit wirtelig stehenden Seitensprossen; tiefreichendes Rhizom; Äcker, Wegränder.
Wissenswertes: Wegen des hohen Kieselsäuregehaltes war der Schachtelhalm lange als Putzmittel („Zinnkraut") in Gebrauch: »Brauchen die mägd zum kuchengeschirr … von zyn oder ander metal.« Die Empfehlung von Dioskurides, Schachtelhalm bei Nasenbluten zu verwenden, zieht sich durch die Kräuterbücher des Mittelalters und weitete sich später auf die Nutzung als Wundkraut aus.
Inhaltsstoffe: Hoher Kieselsäuregehalt, Kaliumsalze, Flavonoide (Quercetin, Kämpferolglykoside), Spuren von Alkaloiden (Nicotin).
Anwendung: Das Kraut (Herba Equiseti) wird von Juni bis August gesammelt und im Schatten getrocknet. Nur die grünen Teile sind medizinisch brauchbar. Die Droge hilft bei Nierenbeckenentzündung, wird als Abkochung in der Volksmedizin aber auch gegen innere Blutungen, Tuberkulose, Arterienverkalkung und Wassersucht eingesetzt. Für einen Tee übergießt man 2–4 Teelöffel mit kochendem Wasser, kocht 5 Minuten auf und seiht nach 10–15 Minuten ab. (Fertigteemischungen sind erhältlich.) Der nahe verwandte Sumpf-Schachtelhalm *(E. palustre)* ist giftig (Alkaloid Palustrin) und darf nicht verwendet werden! Bei ihm sind sowohl fertile wie sterile Sprosse grün gefärbt und erscheinen gleichzeitig.

2 Heide-Wacholder

Juniperus communis
Zypressengewächse
Cupressaceae

Beschreibung: Bis 3 m hoher, immergrüner Strauch oder kleiner Baum mit säulenförmigem Wuchs; Nadeln in 3blättrigen Quirlen, unterseits stumpf gekielt; Blütezeit IV–V, aus den Samenschuppen der weiblichen Blüte bildet sich ein Beerenzapfen; Heiden, offener Nadelwald, beweidete Magerrasen.
Wissenswertes: In Ausgrabungen auf dem Peloponnes fand man Rezepte für Wacholderparfüm, die aus dem 13. Jahrhundert v. Chr.

Iuniperus minor.
Klein Weckholder.

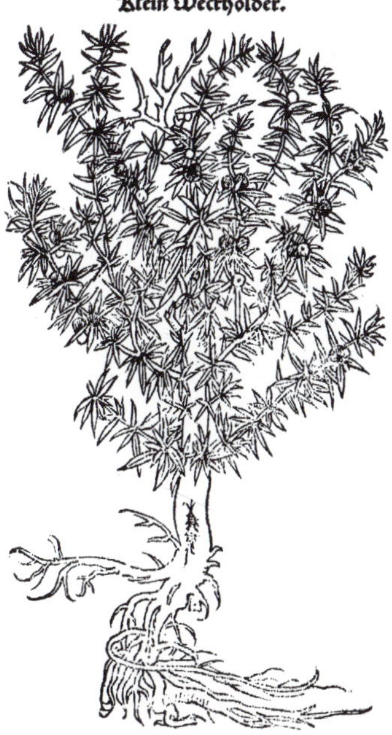

stammen. Im deutschen Kulturraum galt der Wacholder als Zauberpflanze. Germanen verbrannten ihre Toten auf Wacholderholz, Wacholderrauch vertrieb Hexen, Zauberer und die Pest, und mit einem Wacholderknüppel glaubte man sogar den Teufel erschlagen zu können. Wie der Holunder wurde auch der Wacholder von der Landbevölkerung regelrecht verehrt. Da die Beweidung magerer Viehweiden heutzutage wirtschaftlich nicht mehr rentabel ist, sind die Bestände leider vielerorts auf die Naturschutzgebiete zurückgedrängt worden.
Inhaltsstoffe: Ätherisches Öl (Pinen, Terpinen, Terpineol), Invertzucker, Gerbstoffe, Flavonoide.
Anwendung: Reife Wacholderbeeren (Fructus Juniperi) werden im Oktober und November geerntet. Die Droge wirkt harntreibend, ruft aber bei hoher Dosierung Nierenschäden hervor (Tee: 1 Teelöffel gequetschte Beeren mit kochendem Wasser übergießen, nach 10 Minuten abseihen). Schwangere und Nierenkranke dürfen daher keine Wacholdertees trinken. Die Volksmedizin kennt kleingeschnittenes Wacholderholz als blutreinigenden Tee. In der Küche können die verdauungsfördernden Wacholderbeeren ohne Bedenken zum Würzen von Wild, fettem Fleisch und Sauerkraut verwendet werden. Sie sind auch Bestandteil klarer Schnäpse (Gin, Genever, Steinhäger). Wacholder setzt in einem Heidegarten spannende vertikale Akzente.

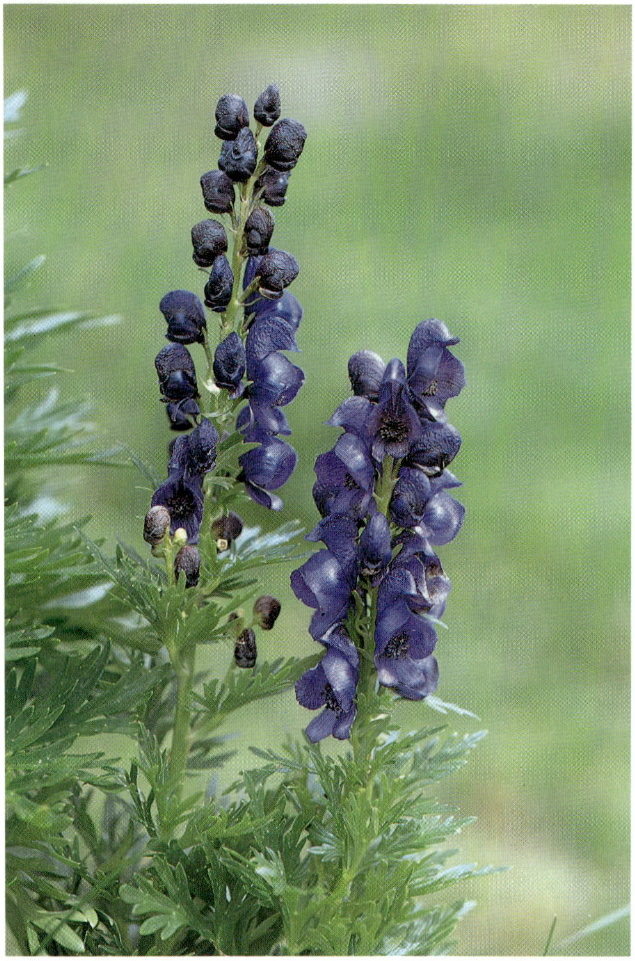

1 **Blauer Eisenhut** ***Aconitum napellus***

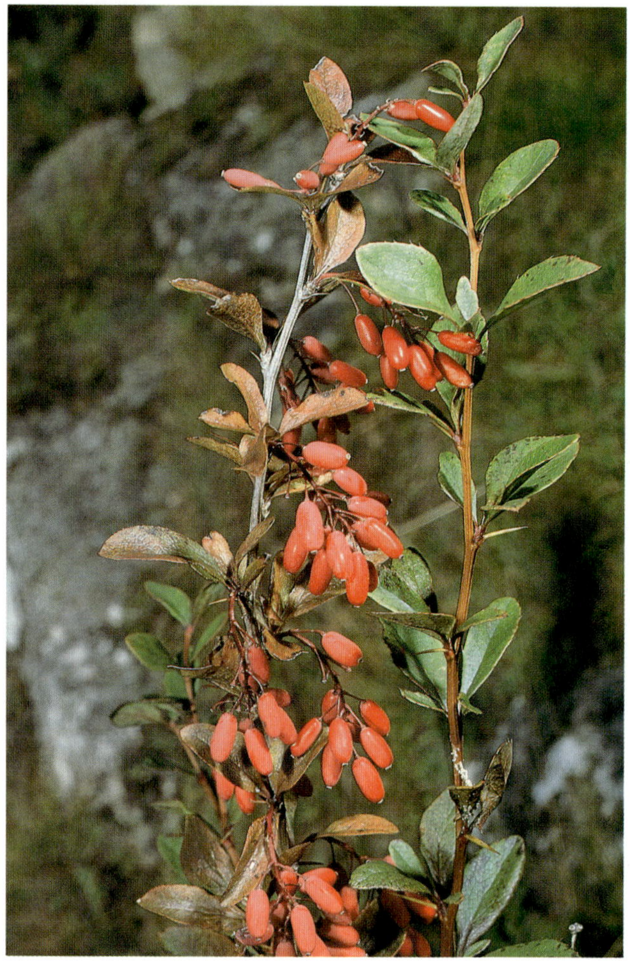

2 **Berberitze** ***Berberis vulgaris***

1 Blauer Eisenhut ☠

Aconitum napellus
Hahnenfußgewächse
Ranunculaceae

Beschreibung: Ausdauernde, 50–180 cm hohe Staude; Blätter handförmig gelappt; blauviolette Blüten in dichter Traube, die sichtbare Blüte wird von den Kelchblättern gebildet, Helm meist breiter als hoch, Kronblätter als Honigblätter im Helm versteckt, Blütezeit VII–VIII; Gebirgslagen, lockerer, humusreicher Boden, Stickstoffzeiger. Geschützt!
Wissenswertes: Der Blaue Eisenhut gehört zu den gefährlichsten Giftpflanzen Europas. Das Gift dringt durch Haut und Schleimhaut in den Körper ein, lähmt die Nervenendigungen und führt zu Atemlähmung und Herzstillstand. Bereits 2–5 g der Blätter sind für einen Erwachsenen tödlich. Seit der Antike gehört der Eisenhut zum Standardrepertoire der Giftmörder.
Nach Ovid entstand die Pflanze, als Herakles den Höllenhund Zerberus ans Tageslicht zerrte und dessen Geifer auf die Erde spritzte. Angeblich pflanzten die Senner in den Alpen die Pflanze an, um Wölfe zu vergiften. Eisenhut war Bestandteil der Hexensalben.

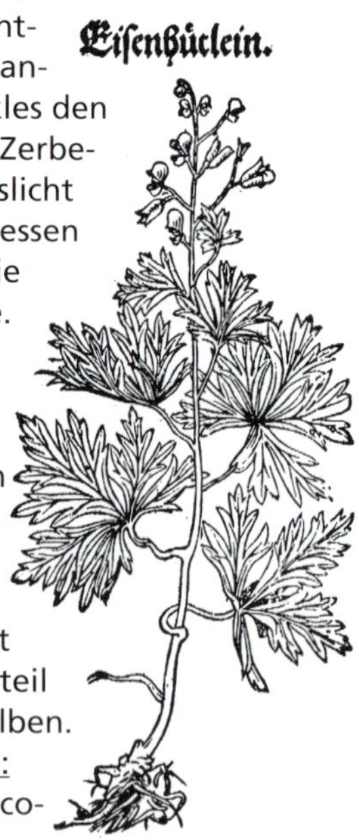

Inhaltsstoffe: Alkaloide (Aconitin).
Anwendung: Die Wurzel (Tubera Aconiti) wird heute medizinisch nicht mehr verwendet. Kräutersammler sollten den Eisenhut unbedingt meiden.

2 Sauerdorn, Berberitze

Berberis vulgaris
Sauerdorngewächse
Berberidaceae

Beschreibung: Bis 3 m hoher, laubabwerfender Strauch; 3teilige Sproßdornen; Blüten gelb in hängenden Trauben, Blütezeit V–VII; Frucht eine längliche, scharlachrote Beere (IX–X); sonnige Hügel, Gebüsche, Wälder auf kalkreichem, trockenem Boden.
Wissenswertes: Die Blätter dienen dem Getreideschwarzrost als Zwischenwirt; daher wurde die Berberitze in der Nähe von Feldern weit-

gehend ausgerottet. Sie hat reizbare Staubbeutel. Spielt man mit einer Nadel Insekt und berührt die ausgebreiteten Staubblätter, schlagen sie nach innen. Die säuerlich schmeckenden Beeren sind ungiftig.

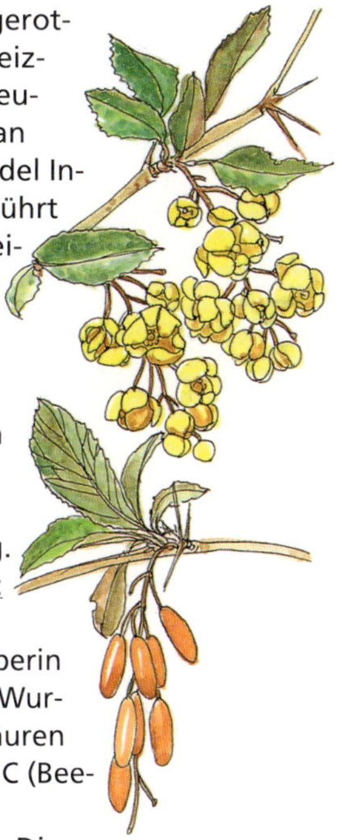

Inhaltsstoffe: Isochinolin-Alkaloid Berberin (Blätter und Wurzel), Fruchtsäuren und Vitamin C (Beeren).
Anwendung: Die Wurzel wird im Frühjahr ausgegraben, die Rinde (Cortex Radicis Berberis) abgeschält und getrocknet. Medizinisch hat die Droge keine Bedeutung mehr, wird aber in der Volksmedizin bei Störungen von Leber- und Gallefunktionen, bei Fieber und Verstopfung verordnet. Aus den Beeren macht man Fruchtgelees oder zerdrückt sie über Grillfleisch. Das kleingeschnittene Holz färbt Stoffe hellgrün, die Wurzelrinde gelblich ein.

3 Schöllkraut ☠

Chelidonium majus
Mohngewächse
Papaveraceae

Beschreibung: Ausdauernde, 30–70 cm hohe, behaarte Staude mit gelbem Milchsaft; gefiederte Blätter, Fiedern gekerbt oder gelappt; Blüten gelb, Blütezeit IV–X; Frucht eine 5 cm lange Schote; dicker Wurzelstock; Ödland, Wegränder, Gebüsche an schattigen, nährstoffreichen Stellen.
Wissenswertes: Der ätzende Milchsaft ist schleimhautreizend und giftig. Dennoch empfahlen ihn die alten Kräuterärzte als Augenmittel, hatte doch Plinius berichtet, daß blinde Schwalben durch den Saft sehend wurden. Eine wichtige Rolle spielte der gelbe Milchsaft in der Volksmedizin, denn man glaubte, damit Warzen bekämpfen zu können (vor allem, wenn die Pflanze auf einem Friedhof stand). Die zellteilungshemmenden und hautreizenden Alkaloide können in der Tat zum Verschwinden von Warzen beitragen. Viel höher zielten da die Alchimisten. Sie sahen im Schöllkraut ein Mittel, den Stein der Weisen zu erlangen.
Inhaltsstoffe: Benzylisochinolin-Alkaloide (Chelidonin, Sanguinarin, Chelerythrin), Chelidonsäure, Flavonoide, Saponin.
Anwendung: Kraut (Herba Chelidoni) und Wurzel (Radix C.) enthalten die Droge. Sie ist Bestandteil von Galle- und Lebertees, findet aber auch in hautwirksamen Präparaten Anwendung. Da die unkontrollierte innerliche Anwendung zum Tode führen kann, greift man am besten auf Teemischungen zurück. Insbesondere Allergiker sollten jeglichen Kontakt mit der Pflanze meiden.

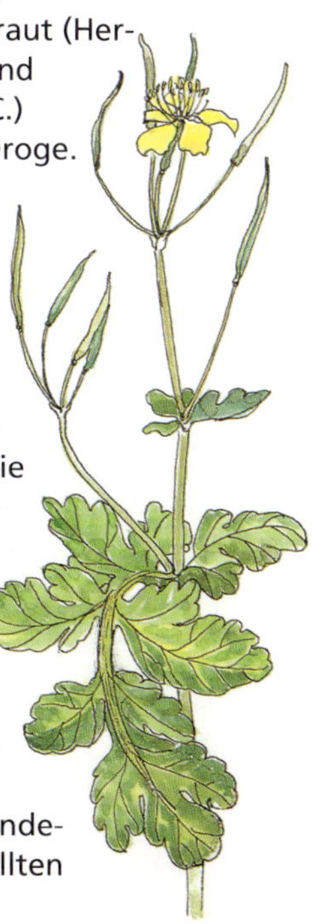

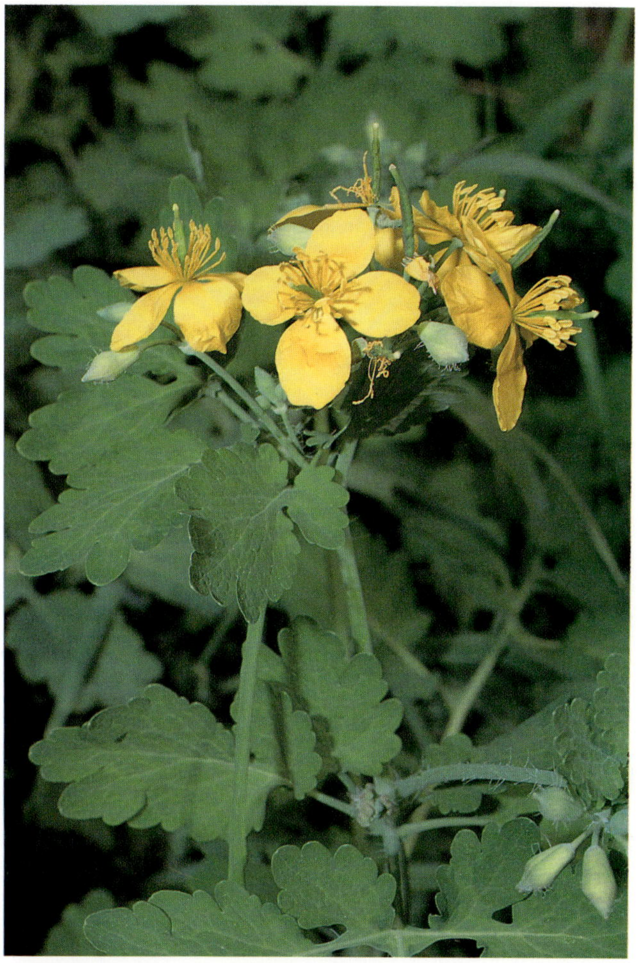

3 **Schöllkraut** ***Chelidonium majus***

4 Schlaf-Mohn ☠

Papaver somniferum
Mohngewächse
Papaveraceae

Beschreibung: Einjährige, 50–150 cm hohe Pflanze; verzweigter, beblätterter Stengel; etwas geteilte, halb stengelumfassende Blätter; Blüte bis 10 cm breit, weiß, rosa bis violett mit dunklen Malen am Blattgrund, Blütezeit VI–VIII; Frucht eine große Kapsel; Gärten, teilweise verwildert.
Wissenswertes: Der Schlaf-Mohn stammt aus dem westlichen Mittelmeergebiet, kam aber schon um 4000 v. Chr. als Exportprodukt bis an den Niederrhein. Im Griechenland und Zypern des 12. und 13. Jahrhunderts v. Chr. kannte man bereits die

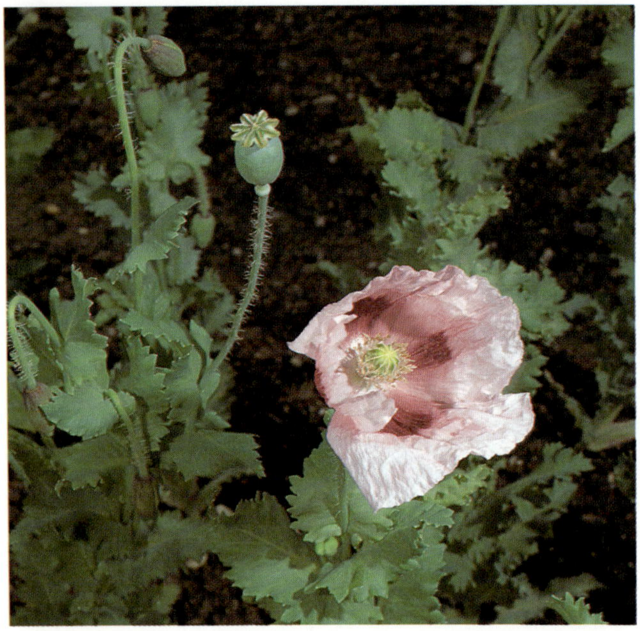

4 **Schlaf-Mohn** *Papaver somniferum*

berauschende Wirkung der Droge, und im Mittelalter war sie als Schmerzmittel verbreitet (etwa das Laudanum von Paracelsus). Seit dem 17. Jahrhundert setzten sich Opiumrauchen und -anbau in China durch. 1840–42 erkämpften die Engländer im Opiumkrieg den Zugang zu diesem lukrativen Markt.

Inhaltsstoffe: Etwa 40 Isochinolin-Alkaloide (Morphin, Codein, Thebain, Papaverin, Laudanosolin, Protopin).

Anwendung: Obwohl man bei Schlaf-Mohn vor allem an Rauschgift (Heroin) denkt, ist er eine sehr alte Ölpflanze. Noch heute wird der – ungiftige – Mohnsamen in der Lebensmittelindustrie und Bäckerei vielfältig verwendet. Zur Gewinnung von Rohopium wird die unreife

Papauer satiuũ purpureũ & album.
Zamer Magsomen.

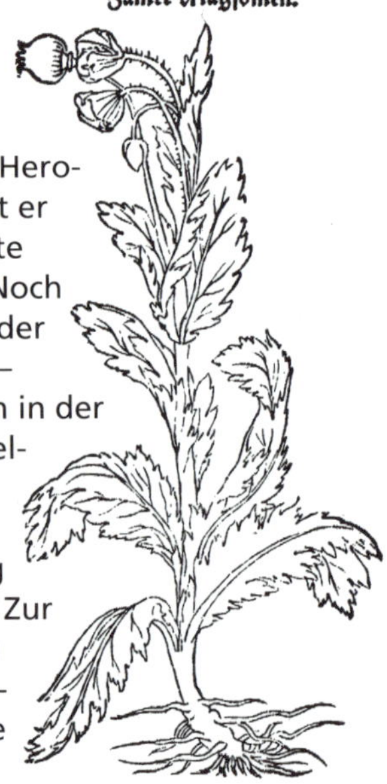

Kapsel angeschnitten, der austretende Milchsaft aufgefangen und weiterverarbeitet. Wegen der Sucht- und Lebensgefahr gehört die Droge allein in die Hand des Arztes. Morphiumpräparate werden heute nur noch in schweren Fällen als Schmerzmittel verordnet. Codein ist allerdings in einigen Hustensäften enthalten. Der verwandte Klatsch-Mohn *(P. rhoeas)* ist ungiftig. Seine Blüten sind manchmal Bestandteil von sogenannten Stoffwechseltees und dienten früher zum Färben.

1
Gewöhnlicher Erdrauch

Fumaria officinalis
Erdrauchgewächse
Fumariaceae

Beschreibung: Einjährige, 15–30 cm hohe Pflanze; aufrechter Stengel; doppelt fiederteilige Blätter; purpurrote, an der Spitze dunklere Blüten, 8 mm lang, in Trauben, Blütezeit IV–X; Äcker, Schuttplätze auf lehmigen, etwas feuchten Böden.

Wissenswertes: Der Erdrauch ist ein Kulturbegleiter, der sich seit der Steinzeit zusammen mit dem Ackerbau ausbreitete.

Erdrauch.

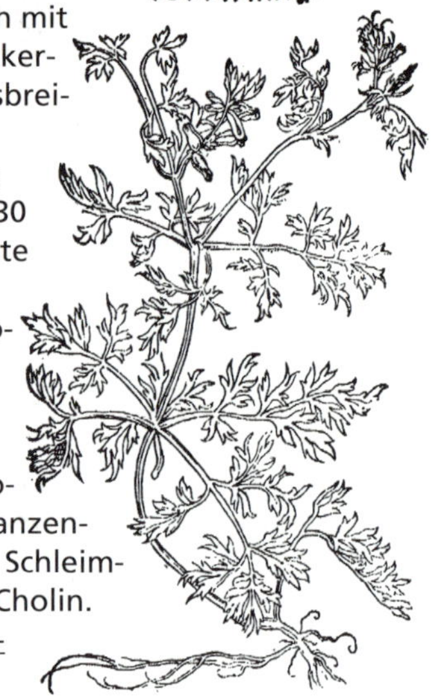

Inhaltsstoffe: 30 bekannte Alkaloide (Protopin, Fumarilin), Flavonoide, Pflanzensäuren, Schleimstoffe, Cholin.

Anwendung: Das Kraut (Herba Fumariae) wird von Juni bis September gesammelt und getrocknet. Die Droge fördert den Gallefluß, wird aber in der Volksmedizin auch als harntreibendes und Mittel bei Hautleiden, Migräne und Verstopfung angewandt (Tee: 1 gehäuf-

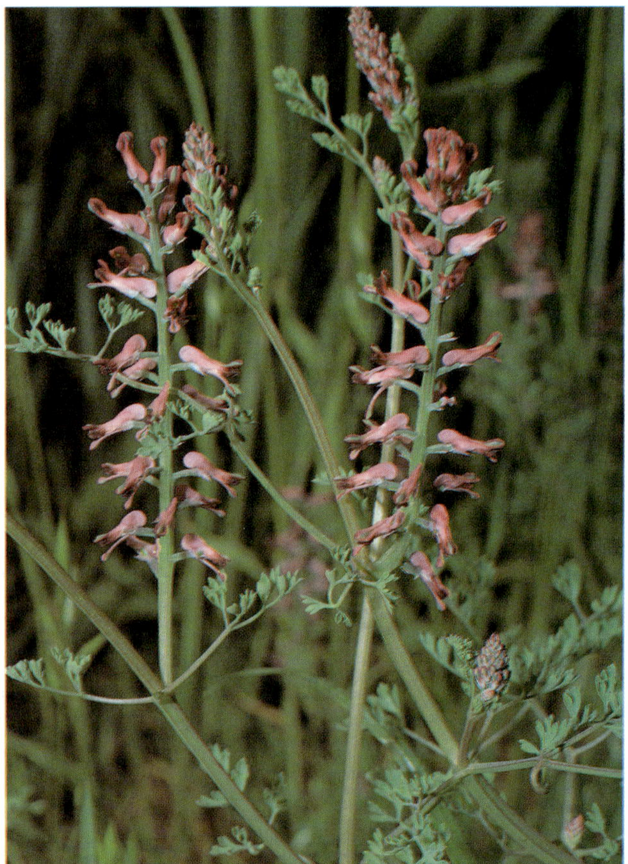

1 **Gewöhnlicher Erdrauch** *Fumaria officinalis*

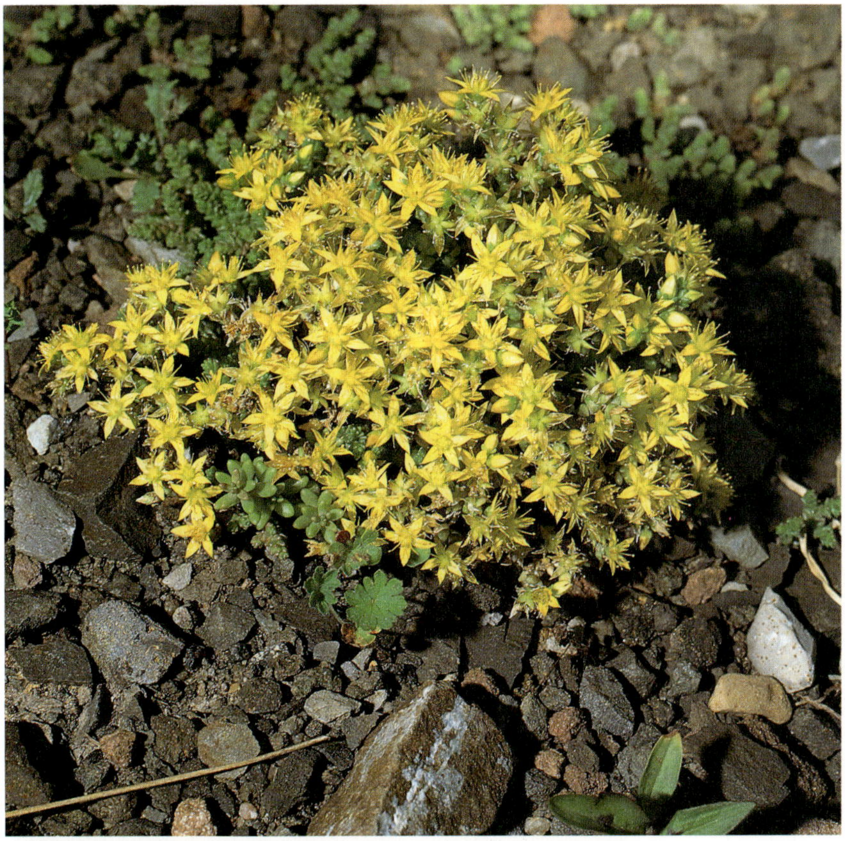

2 **Scharfer Mauerpfeffer** ***Sedum acre***

ten Teelöffel mit kochendem Wasser übergießen, 10 Minuten ziehen lassen und abseihen; 1 Tasse vor den Mahlzeiten). Eine Abkochung aus Erdrauch und Walnußblättern soll als Badezusatz bei Hämorrhoiden helfen.

2 Scharfer Mauerpfeffer

Sedum acre
Dickblattgewächse
Crassulaceae

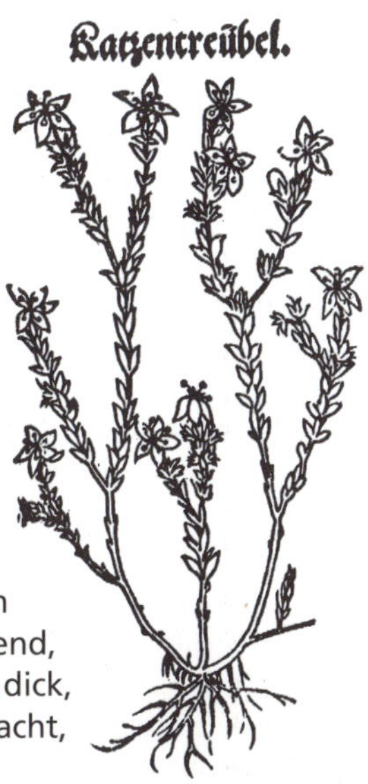

Beschreibung: Ausdauernde, 10–15 cm hohe Pflanze mit kriechendem Sproß; Blätter (bis 4 mm lang) anliegend, ohne Sporn, dick, oben abgeflacht, eiförmig, schmecken beim vorsichtigen Zerbeißen scharf (ausspucken!); Blüte goldgelb, waagerecht abstehende Kronblätter, Blütezeit VI–VIII; trockene, sonnige Plätze, auch auf Sand und Mauerwerk.
Wissenswertes: Der Scharfe Mauerpfeffer ist eine alte Heilpflanze, die wohl wegen ihrer leicht brennenden und kühlenden Inhaltsstoffe vorwiegend bei Wunden und Knochenbrüchen eingesetzt wurde. Unter das Kopfkissen gelegt, soll er die Schlaflosigkeit verscheuchen.
Inhaltsstoffe: Rutin, Gerbstoffe, Alkaloide (Sedinin, Sedamin), organische Säuren, Schleim.
Anwendung: Das blühende Kraut wird im Sommer gesammelt und an der Sonne getrocknet. Die Volksmedizin verwendet es bei schlecht heilenden Wunden und Hämorrhoiden. Zur innerlichen „Anwendung" kann es kommen, wenn der Scharfe Mauerpfeffer mit Tripmadam verwechselt wird (siehe unten). Die Alkaloide rufen in zu hoher Dosierung Brechreiz und Kopfschmerz hervor. Eine sichere Unterscheidung ist durch die genaue Betrachtung der Blätter möglich.

3 Tripmadam, Felsen-Fetthenne

Sedum reflexum
Dickblattgewächse
Crassulaceae

Beschreibung: Ausdauernde Pflanze mit niederliegendem Sproß; Blätter stielrund, spitz zulaufend, an ihrer Basis gespornt (!); Blüte goldgelb, spitze, 6–7 mm lange Kronblätter, Blütezeit VI–VIII; trockene, sonnige Plätze, Felsen, Mauern.
Wissenswertes: Die Familie der Dickblattgewächse zeichnet sich durch eine besondere Anpassung an Trockenstandorte aus. In der kühlen Nacht, wenn der Wasserverlust

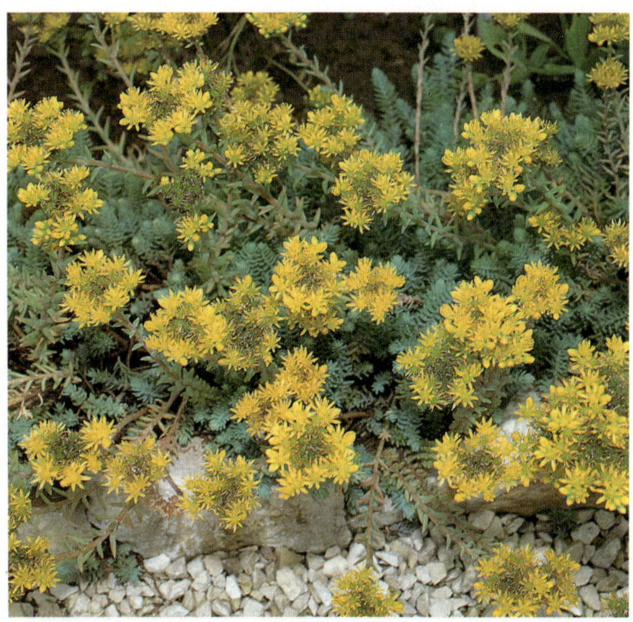

3 **Felsen-Fetthenne** ***Sedum reflexum***

gering ist, nehmen sie Kohlendioxid auf und speichern es als Apfelsäure. Am Tage steht daher trotz geschlossener Spaltöffnungen genügend Kohlendioxid zur Verfügung, um Photosynthese zu betreiben. Andere Pflanzen sind dagegen auf tagsüber geöffnete Spaltöffnungen angewiesen, denn bei ihnen laufen Gasaustausch (Photosynthese) und Wasserabgabe gleichzeitig ab.
Inhaltsstoffe: Schleime, Gerbstoffe, organische Säuren.
Anwendung: Tripmadam ist keine Heilpflanze, aber eine angenehm säuerlich schmeckende Zutat zu Salaten, Mixed Pickles, Kräutersuppen und -essig. Das Kraut muß frisch sein und sollte vor Gebrauch leicht zerquetscht werden. Wer lange Wege scheut, kann zwei Fliegen mit einer Klappe schlagen: Da sich die Felsen-Fetthenne im eigenen Steingarten leicht ausbreitet, steht sie als frischer Vorrat ständig zur Verfügung und sieht – insbesondere zur Blütezeit – hübsch aus.

1 **Schwarze Johannisbeere**
Ribes nigrum

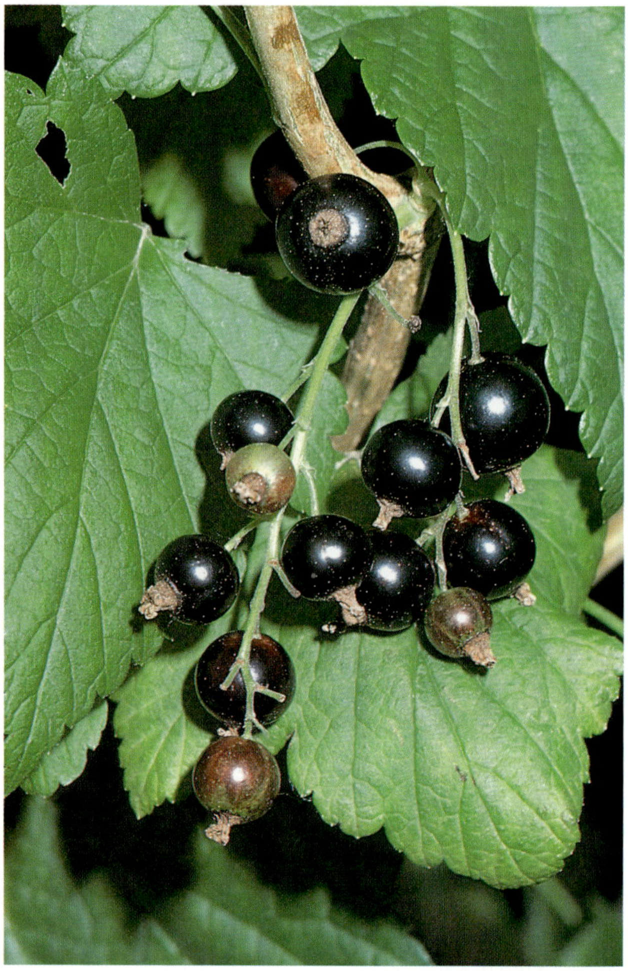

1 Schwarze Johannisbeere

Ribes nigrum
Stachelbeergewächse
Grossulariaceae

Beschreibung: Sommergrüner, bis 150 cm hoher Strauch; große 3- bis 5lappige, unangenehm riechende Blätter, Unterseite mit gelblichen Harzdrüsen; grünliche Blüten in hängenden Trauben, Kelchblätter dicht behaart, Blütezeit IV–V; kugelige, schwarze Beeren (ab VI); Auwälder, Gebüsche, meist angepflanzt, selten wild.

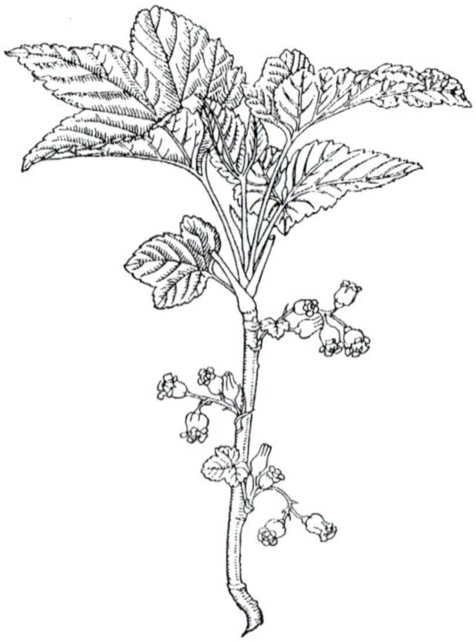

Wissenswertes: Die Johannisbeere wird seit dem 16. Jahrhundert kultiviert. Nach einem alten Brauch kann man mit ihr die Gicht kurieren, allerdings nur dann, wenn sie schweigend gepflanzt und vom Kranken gepflegt wird. Davon hat sich in der Volksmedizin nur die gichtlindernde Wirkung erhalten – ein gutes Beispiel für die Zählebigkeit alten Aberglaubens. Selbst im Namen schwingt altes Brauchtum mit. Der Johannistag (24. Juni) ist ja nicht nur ein christliches Fest, sondern wurde lange vorher bereits als Sonnwendfeier begangen.
Inhaltsstoffe: Blätter mit Flavonoiden (Kämpferol, Quercetin), ätherischem Öl, Säuren; Beeren mit Vitamin C, Fruchtsäuren, Pektinen.
Anwendung: Die Blätter (Folia Ribes nigri) werden nach der Blütezeit ohne Stengel gesammelt und getrocknet. Die Droge wird fast ausschließlich in der Volksmedizin als harntreibender Tee, bei Blasenleiden, Durchfall und Halsentzündungen (Gurgeln) verwendet. Für einen Tee werden 2–3 Teelöffel pro Tasse mit kochendem Wasser übergossen; 5–10 Minuten stehen lassen und abseihen. Die Beeren sollten nur frisch verwendet werden, etwa zu Gelees und Marmeladen.

2 Gewöhnlicher Odermennig

Agrimonia eupatoria
Rosengewächse
Rosaceae

Beschreibung: Ausdauernde, 30–100 cm hohe Staude mit behaartem Stengel; große Nebenblätter, Blätter unterbrochen unpaarig gefiedert,

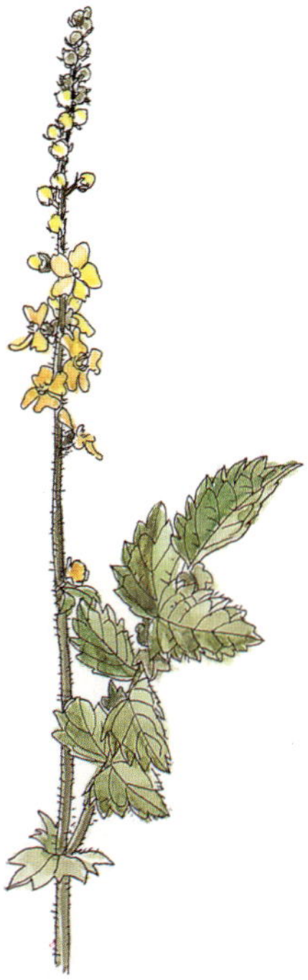

Allerlei Zaubertränke

Der Glaube an die Heilkraft von Zaubertränken zieht sich durch die gesamte Antike bis in die frühe Neuzeit (wenn man allerdings manchen modernen Anzeigen glauben soll...?). Drei der bekanntesten seien hier vorgestellt.

Der **Theriak** als Mittel gegen Vergiftungen geht nach Plinius auf König Antiochus den Großen von Syrien (224–187 v. Chr.) zurück. Er wurde von fahrenden Theriakkrämern in wechselnden Zusammensetzungen (bis 100 pflanzliche und tierische Zutaten) verkauft.

Fast noch berühmter war das **Mithridat.** Diesen Trank soll Mithridates VI. Eupator von Pontus (gestorben 63 v. Chr.) aus 54 Zutaten erstmals gemischt haben. Die Alchimisten versuchten immer wieder, dieses Gegengift nachzukochen. Im wissenschaftlichen Namen des Odermennigs *(Agrimonia eupatoria)* hat C. von Linné den sagenhaften König verewigt.

Im „Großen Albertus", einem Lehrbuch der Magie (um 1500), wird mit dem **Jugendtrank der Königin von Ungarn** ein Jungbrunnen vorgestellt. Angeblich soll mit Hilfe dieses Zaubertrankes die 72 Jahre alte Königin Elisabeth wieder so jugendfrisch geworden sein, daß der König von Polen um ihre Hand anhielt.

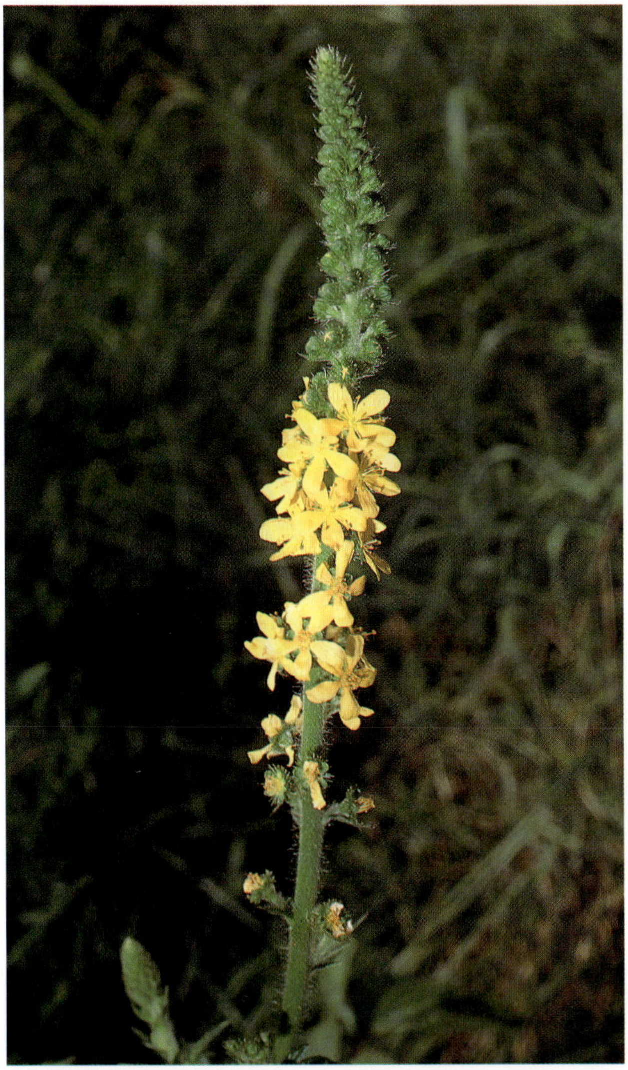

Fiedern gesägt, Endfieder gestielt; gelbe Blüten in langen, reichblütigen Trauben; äußere Kelchborsten abstehend, Kelch gefurcht, Blütezeit VI–VIII; Wegränder, Magerweiden, lockere Böden, sonnige Standorte.

Wissenswertes: Der Name ist eine Reminiszenz an den sagenhaften König Mithridates Eupator, der die Heilkräfte der Pflanze entdeckt haben soll. Nach seinem Mithridat, einem Heiltrank gegen Gifte aller Art, suchten alle Alchimisten des Mittelalters. Im Hortulus des Walahfrid Strabo klingt dies noch an, wenn er schreibt: »mannigfach ehrt ihn der Ruf seiner heilsamen Kräfte«. Daß sich der Odermennig in vielen Hexenprotokollen wiederfindet, spricht nur für die Heilkunst der Angeklagten, wenn auch das Graben mit einem Goldwerkzeug nicht ganz unseren Vorstellungen entspricht. Selbst die pragmatische Hildegard von Bingen gibt in ihrem Kapitel über den Odermennig weit mehr Zauberanweisungen als sonst üblich.

Inhaltsstoffe: Catechingerbstoffe, Gallotannine, Flavonoide.

Anwendung: Das Kraut (Herba Agrimoniae) sammelt man am besten noch vor der Blüte und trocknet es ohne dicke Stengelteile. Die Droge wird bei innerlichen und äußerlichen Entzündungen mit Erfolg als Tee oder zum Gurgeln eingesetzt. Die Volksmedizin nutzt sie darüber hinaus noch bei Darm-, Galle- und Leberbeschwerden. Für die wundheilenden Qualitäten dürften die Gerbstoffe verantwortlich sein. Die Blüten eignen sich zum Gelbfärben.

2 **Gewöhnlicher Odermennig** ***Agrimonia eupatoria***

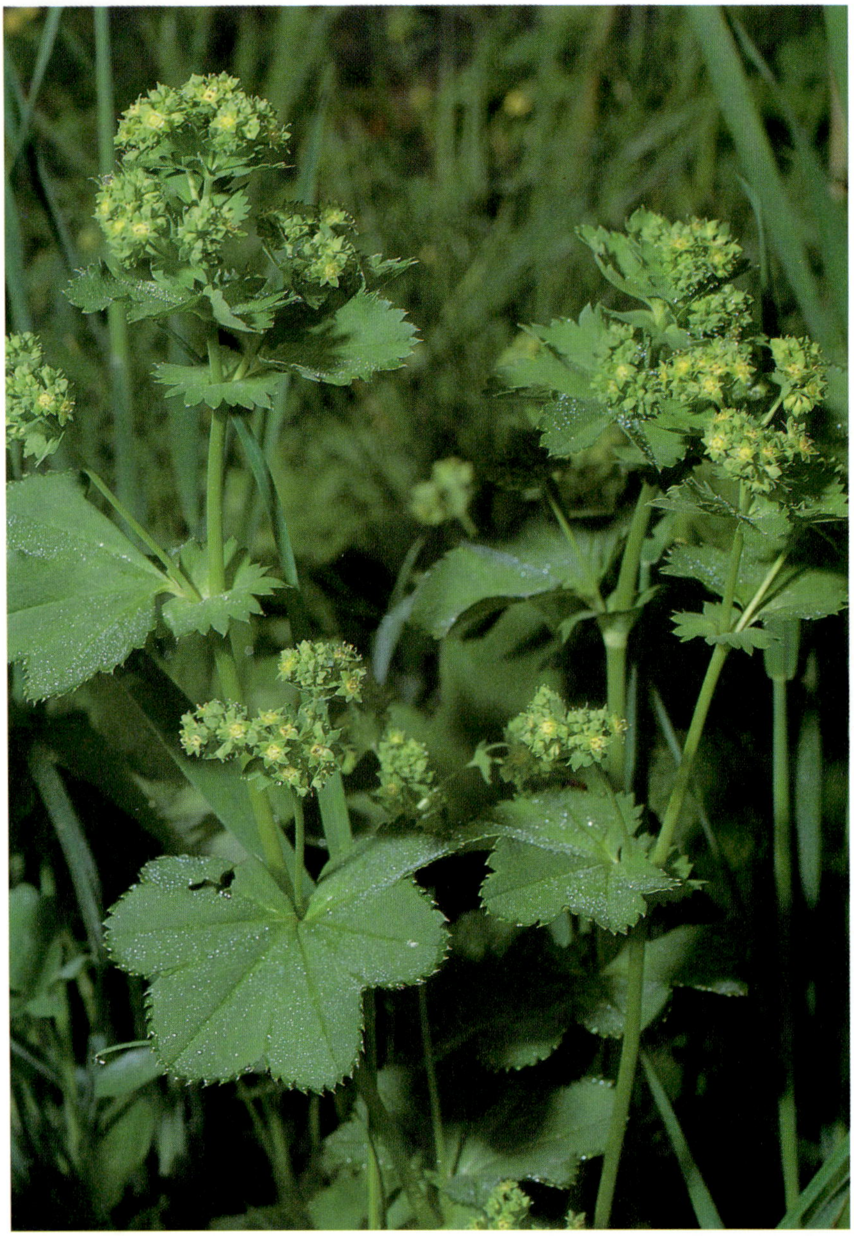

1 **Gewöhnlicher Frauenmantel** ***Alchemilla vulgaris***

1 Gewöhnlicher Frauenmantel

Alchemilla vulgaris
Rosengewächse
Rosaceae

Beschreibung: Ausdauernde Staude mit kriechendem bis aufsteigendem, 10–50 cm langem Stengel; Blattstiele länger als 5 cm, Blätter gefaltet, Spitzen mit gezähnten Abschnitten; Blüten limonengrün in endständiger Rispe, nur Kelchblätter, Blütezeit V–IX; Wälder, Gebüsche, Wiesen, feuchte Böden.

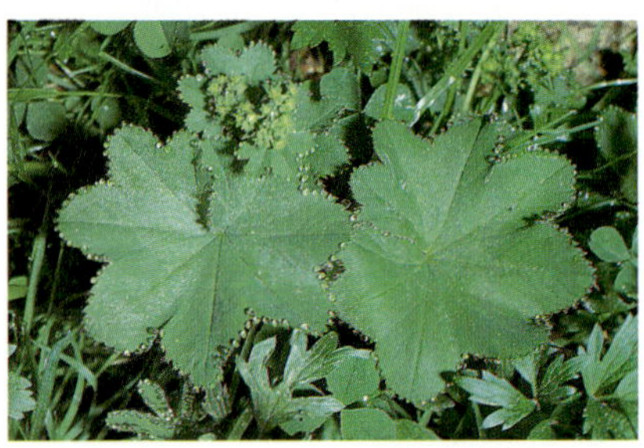

Alchemilla vulgaris, **Guttation**

Wissenswertes: Der Frauenmantel gehört zu den Gattungen, bei denen die Evolution noch keine stabilen Arten hervorgebracht hat. Die Botaniker fassen in solchen Fällen den Artbegriff etwas weiter und sprechen von Sammelarten. Als physiologische Besonderheit scheidet der Frauenmantel in kühlen Nächten aktiv Wasser durch seine Blattspalten aus (Guttation). Diesen „himmlischen Tau" sammelten die Alchimisten als einen der vielen Rohstoffe für ihre – vergeblichen – Versuche, Gold zu machen (Alchemilla = kleine Alchimistin). Die Ähnlichkeit der Blätter mit dem Umhängemantel Mariens (»Unser lieben Frau Mantelkraut ist ein Kraut über alle Kräuter«, hieß es noch in einem Spruch um 1880) machte den Frauenmantel bevorzugt zu einem „Frauenkraut". Die mittelalterlichen Ärzte verordneten ihn bei Frauenleiden und Menstruationsbeschwerden. Wesentlich pikanter sind die Waschungen, von denen Tabernaemontanus berichtet. Danach sind die Frauen wieder »als wann sie Jungfrawen werend«.
Inhaltsstoffe: Gerbstoffe, Flavonoide, Spuren von Salicylsäure.
Anwendung: Das Kraut (Herba Alchemillae) wird vor der Blütezeit gesammelt und getrocknet. Die Droge kann bei Magen- und Darmstörungen (Durchfall) eingesetzt

Pesleonis.
Synnaw.

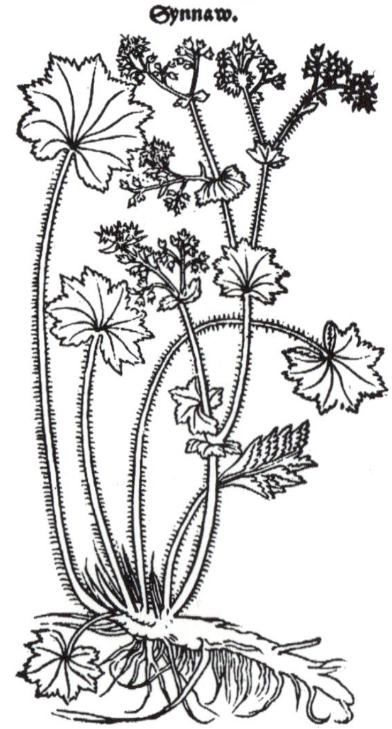

werden. Für einen Tee braucht man 1 gehäuften Teelöffel pro Tasse (mit heißem Wasser übergießen und durch ein Teesieb abgießen). Da die Gerbstoffe eine zusammenziehende Wirkung haben, ist wohl auch die alte volksmedizinische Anwendung bei äußerlichen Wunden gerechtfertigt.

2 **Eingriffeliger Weißdorn**

Crataegus monogyna
Rosengewächse
Rosaceae

Beschreibung: Strauch oder Baum, 5–10 m hoch, Zweige und Triebe mit Sproßdornen; Blätter gelappt; zahlreiche weiße Blüten in Doldenrispen, ein Griffel, stark duftend, Kelchblätter dreieckig, Blütezeit V–VI; Früchte rote Apfelfrüchte, IX–X; Gebüsche, Laubwälder, oft angepflanzt. Der recht ähnliche Zweigriffelige Weißdorn *(C. laevigata)* hat schmalere Blätter und Blüten mit zwei Griffeln.
Wissenswertes: Über den Weißdorn gibt es nicht viel aus alter Zeit zu berichten, denn seine Heilwirkung wurde erst Ende des 17. Jahrhunderts erkannt. Die Drechsler schätzen jedoch seit alters sein hartes Holz.

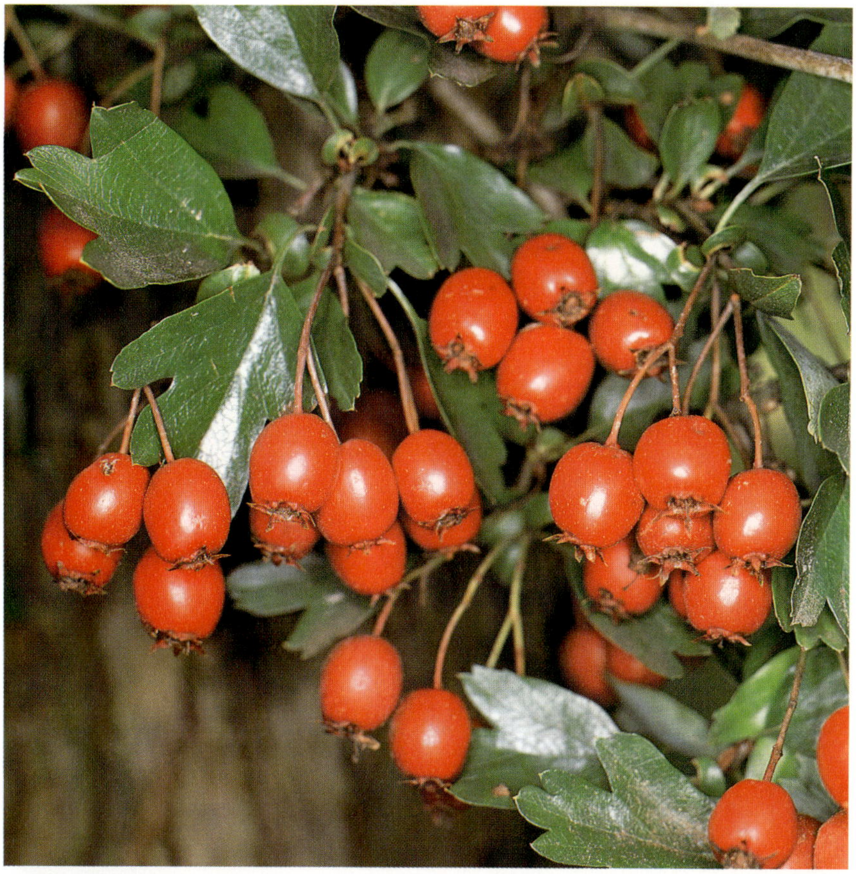

2 **Eingriffeliger Weißdorn** ***Crataegus monogyna***

Zweigriffeliger Weißdorn *Crataegus laevigata*

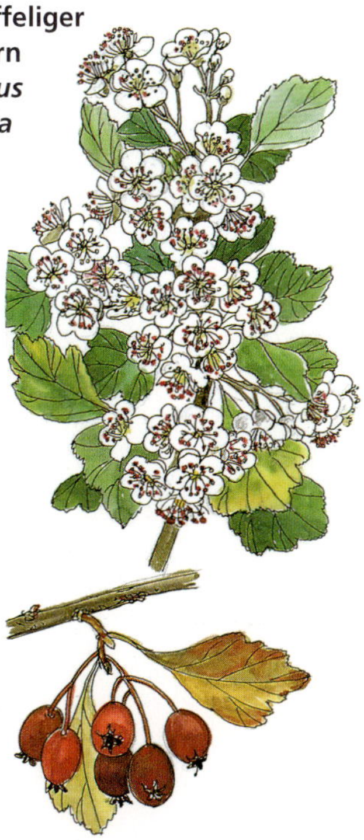

Inhaltsstoffe: Procyanidine, Flavonoide, Amine, Catechine, Phenolcarbonsäuren, Triterpensäuren, Sterole.
Anwendung: Blätter und Blüten (Crataegi folium cum flore) werden von Mai bis Juli gesammelt und im Schatten getrocknet. Die Droge stabilisiert den Kreislauf und hilft bei nervös bedingter Herzinsuffizienz und Rhythmusstörungen. Im Unterschied zu den *Digitalis*-Glykosiden ist sie nicht giftig. Vor einer Selbstmedikation sollte allerdings der Arzt aufgesucht werden, um auszuschließen, daß organische Schäden vorliegen (Tee: 1 Teelöffel mit kochendem Wasser übergießen, nach 15 Minuten abseihen). Weißdorn ist in einer Reihe von Arzneimitteln enthalten. Die getrockneten Früchte enthalten deutlich weniger Wirkstoffe, eignen sich aber in frischer Form als Zusatz zu Gelees und Marmeladen.

3 **Echtes Mädesüß**

Filipendula ulmaria
Rosengewächse
Rosaceae

Beschreibung: Ausdauernde, 100–150 cm hohe Staude mit kantigem Stengel; knotig verdickter Wurzelstock; Blätter gefiedert mit gesägten, abwechselnd großen und winzigen Fiederpaaren; kleine, gelblich-weiße, duftende Blüten in vielstrahligen Trugdolden, Blütezeit VI–VIII; Naßwiesen, Gräben.
Wissenswertes: Der deutsche Name bezieht sich keineswegs auf „Mädchen", sondern auf den Honigwein „Met", dem die Blüten zugesetzt wurden. Das Mädesüß steht am Beginn der Karriere eines weltweit vertriebenen Medikaments. Im Jahre 1835 isolierte K. J. Löwig daraus eine Substanz, die er Spirsäure nannte (nach *Spiraea,* alter Name des Mädesüß). Wenig vorher war

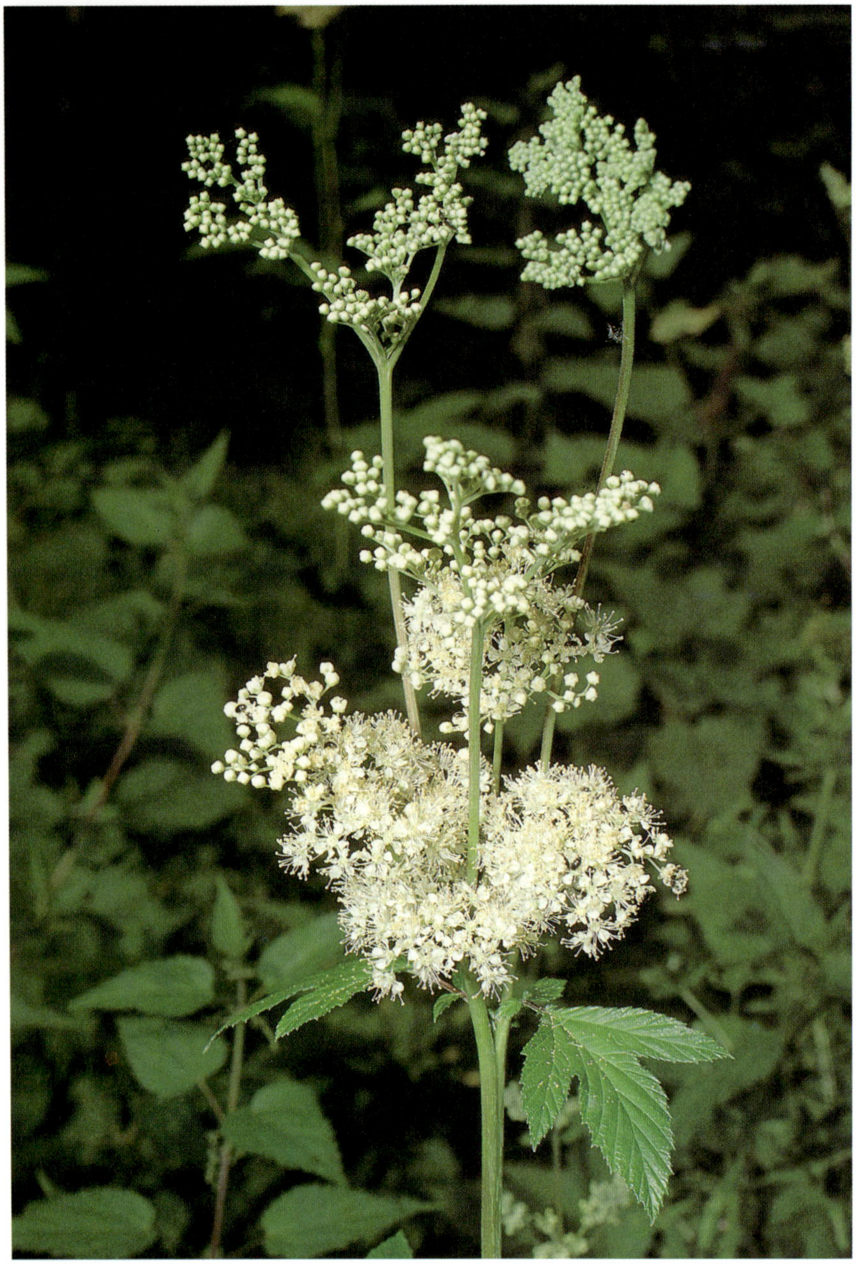

3 **Echtes Mädesüß** ***Filipendula ulmaria***

mit Salicylsäure in der Weidenrinde genau dieselbe Substanz gefunden worden. Als Medikament hatte sie aber eine Reihe von Nebenwirkungen. Erst in modifizierter Form blieben diese weitgehend aus: Das *A*(cetyl)*spir*(säure)-*in* war geboren. Als Schmerzmittel unterdrückt Aspirin die Synthese von Schmerzstoffen (Prostaglandine).
Inhaltsstoffe: Flavonoide (Spiraeosid, Quercetin, Kämpferol), Gerbstoffe, ätherisches Öl (Salicylaldehyd, Phenylethylalkohol), Duftstoffe.

Anwendung: Die Blüten (Flores Spiraeae) werden von Juni bis August nur aus völlig aufgeblühten Trugdolden gesammelt, mit der Hand abgestreift und im Schatten getrocknet. Die Droge hilft bei fiebrigen Erkältungskrankheiten, wird aber in der Volksmedizin auch bei Muskel- und Gelenkrheumatismus sowie als harntreibendes Mittel eingesetzt. Für einen Tee übergießt man 2–3 Teelöffel mit kochendem Wasser; nach 10 Minuten durch ein Teesieb abgießen. Zu große Mengen des Tees können die Magenschleimhaut reizen. Mit getrockneten Blüten lassen sich Gelees, Säfte und Fruchtwein (auch Bowlen) aromatisieren, sie passen in Potpourris, Kräuterkissen, in Aroma- und Duftsträuße.

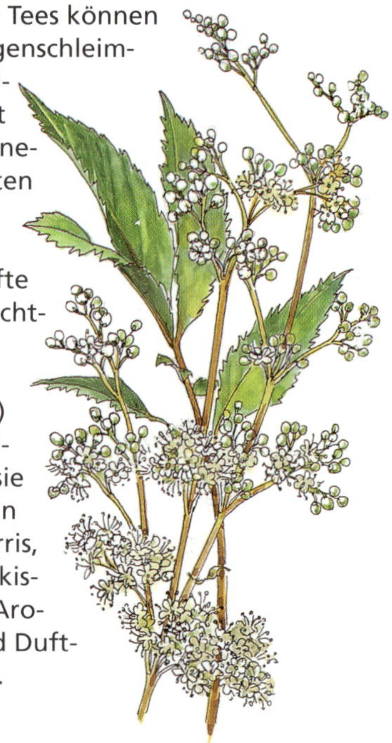

1 Wald-Erdbeere

Fragaria vesca
Rosengewächse
Rosaceae

Beschreibung: Ausdauernde, 5–20 cm hohe Staude mit langen Ausläufern; Blätter 3zählig gefiedert, gesägt, unterseits seidig behaart; weiße Blüten, Blütezeit V–VI; Fruchtkelch waagerecht abstehend oder zurückgeschlagen, die „Beere" ist eine Sammelnußfrucht; Wälder und Gebüsche.
Wissenswertes: Um die schmackhaft aromatischen Früchte ranken sich mancherlei Sagen. So sollen Frauen, die ein Kind verloren haben, Erdbeeren erst nach dem Johannistag

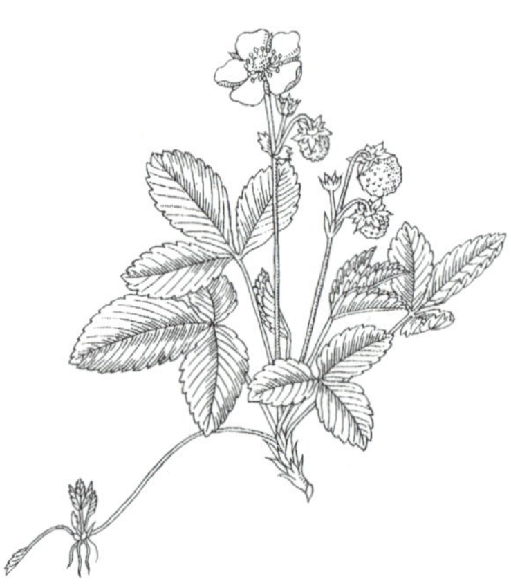

essen. An diesem Tag nämlich begleitet Maria die Seelen der toten Kinder zum Erdbeerpflücken ins Paradies. Für die Mystiker waren Erdbeeren sogar eine Speise der Engel, und auf vielen Gemälden wird die Madonna zusammen mit Erdbeeren abgebildet. Ganz anders sah es der Maler H. Bosch. Für ihn ist die Erdbeere das Sinnbild sündhafter, weltlicher Verlockung. In den klassischen Arzneibüchern fehlt die Wald-Erdbeere. Selbst Hildegard von Bingen hält sie noch für nutzlos – sie soll sogar die Gicht hervorrufen.
Inhaltsstoffe: Blätter mit Gerbstoffen (Ellagitannine), Flavonoiden, Ascorbinsäure, ätherischem Öl; Beeren mit Zucker, Pektin, Vitamin C, Pflanzensäuren.
Anwendung: Nur junge Blätter (Folia Fragariae) werden von Mai bis Juni gesammelt und getrocknet. In medizinischen Präparaten taucht die Droge nicht auf, wird aber in der Volksmedizin als Mittel gegen Durchfall geschätzt. Dann nimmt man mehrmals täglich eine Tasse Tee zu sich (1 Teelöffel mit kochendem Wasser übergießen, nach 5–10 Minuten abseihen). Die Früchte ißt man am besten gleich an Ort und Stelle oder sammelt sie für eine Bowle.

2 Echte Nelkenwurz

Geum urbanum
Rosengewächse
Rosaceae

Beschreibung: Ausdauernde, 30–60 cm hohe Pflanze; große Nebenblätter, Grundblätter 3zählig gefiedert, Stengelblätter (obere fast sitzend) eher 3zählig gelappt; kleine, hellgelbe Blüten in lockeren Rispen, 5 Kronblätter, die 5 Kelchblätter sind dazwischen gut sichtbar, Blütezeit V–X; Früchte kugelig zusammenstehend, Griffel hakig gekrümmt; feuchte Wälder, Wegränder.
Wissenswertes: Als die Gewürznelken – die Knospen eines hinterindischen Myrtengewächses – noch ein Vermögen kosteten, war der Wurzelstock der Nelkenwurz ein beliebter Ersatz, denn beide enthalten das geschmacksbestimmende Eugenol. Auch die Bierbrauer schätzten die Nelkenwurz, denn sie half dabei, das Bier haltbarer zu machen.
Inhaltsstoffe: Gerbstoffe (Gallotannine), Pflanzensäuren, Heterosid-Zucker Gein (beim Trocknen wird daraus Eugenol freigesetzt), ätherisches Öl.
Anwendung: Der Wurzelstock (Radix Gei urbani) wird von April bis

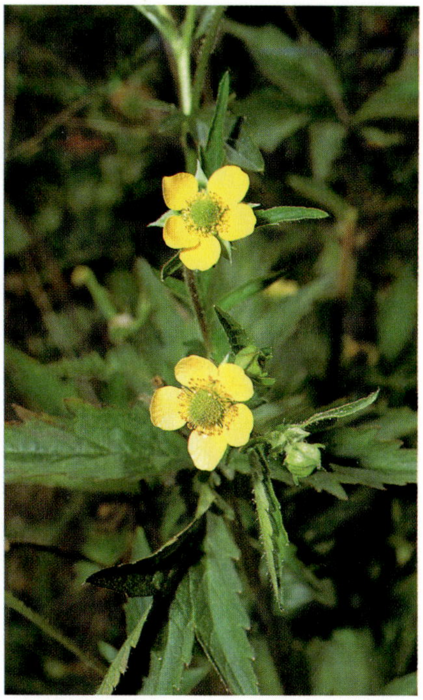

2 Echte Nelkenwurz ***Geum urbanum***

Mai ausgegraben und im Schatten getrocknet. Die Droge wird in der Volksmedizin seit langem als Schmerzmittel bei Zahn- und Zahnfleischentzündungen, bei Verdauungsbeschwerden, Durchfall und in der Homöopathie bei starker Schweißabsonderung verwendet. Tee: $^1/_2$–1 Teelöffel mit siedendem Wasser übergießen, 10 Minuten ziehen lassen und abseihen. Bei Durchfall wird davon mehrmals täglich eine Tasse lauwarm getrunken. Etwa 2–3 g der zerkleinerten Wurzel sind zusammen mit wenig Zimt ein gutes Glühweingewürz. Junge Blätter und Stengelteile können einem Wildkräutersalat zugesetzt werden.

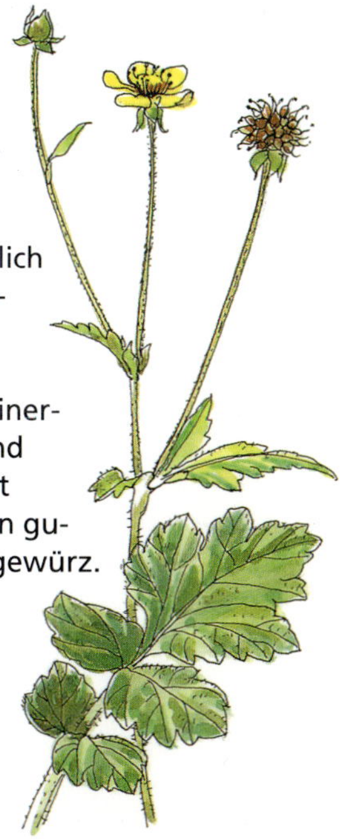

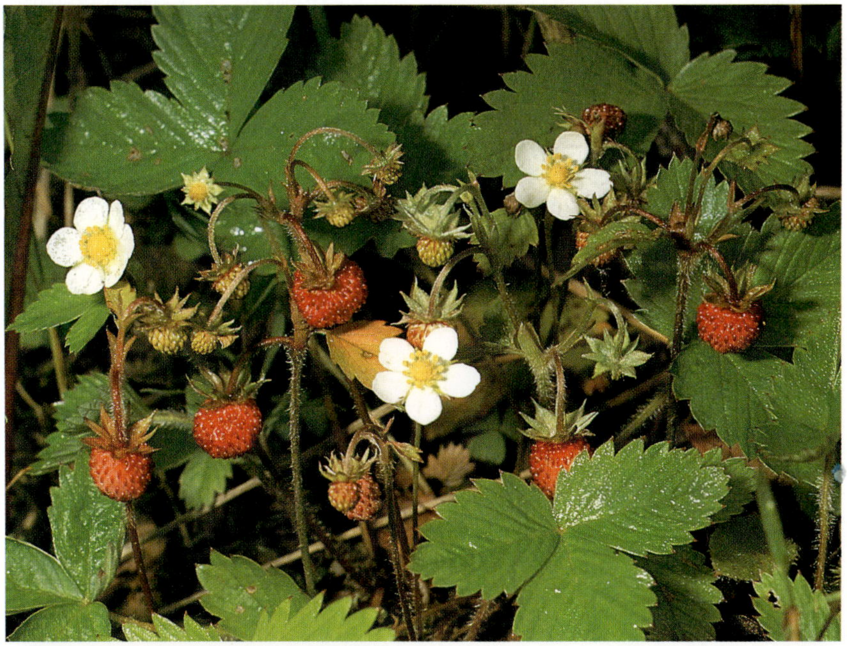

1 **Wald-Erdbeere** ***Fragaria vesca***

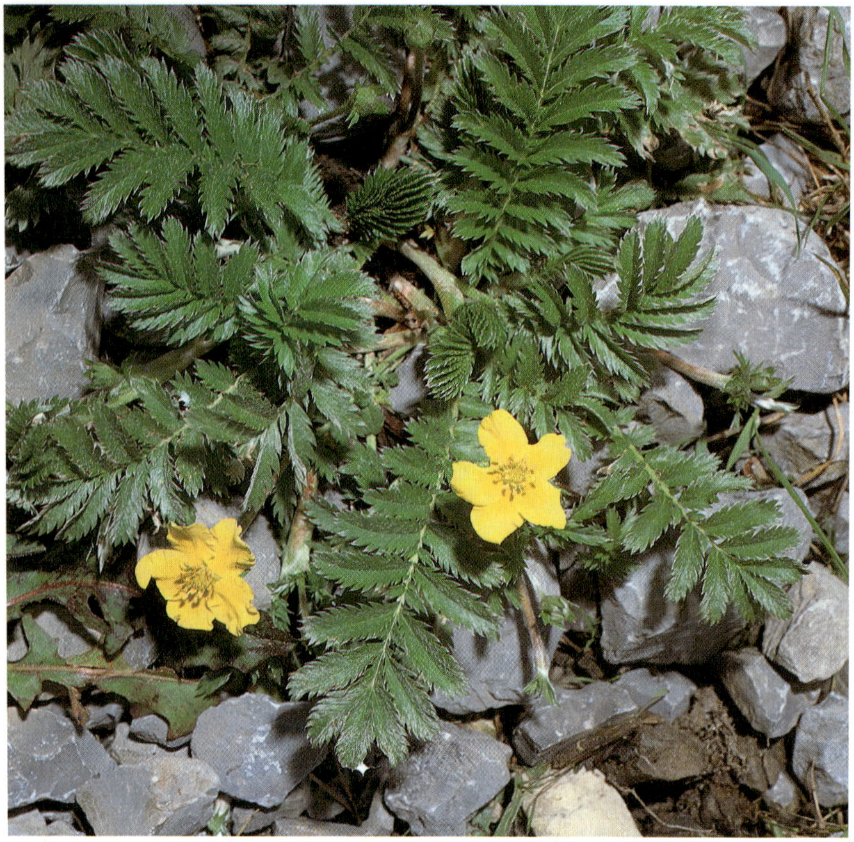

1 **Gänse-Fingerkraut** ***Potentilla anserina***

1 Gänse-Fingerkraut

Potentilla anserina
Rosengewächse
Rosaceae

Beschreibung: Ausdauernde Staude mit dünnem, kriechendem Sproß; Grundblätter bis 20 cm lang, unterbrochen gefiedert, Fiedern tief gesägt, Unterseite weiß seidenhaarig; goldgelbe Blüten auf langen, blattlosen Stielen, Blütezeit V–VIII; Wege, Äcker, Ödland, nährstoffreiche Böden, Stickstoffzeiger.
Wissenswertes: Nach dem Gänse-Fingerkraut wird man in den Schriften der griechischen Antike vergeblich suchen, denn die Pflanze kommt im Mittelmeergebiet nicht vor. Hildegard von Bingen nennt das Gänse-Fingerkraut sogar noch Unkraut. In den alten Kräuterbüchern finden sich dann die gleichen Anwendungsgebiete, die dem Kraut noch heute zugeschrieben werden. Vor allem in skandinavischen Ländern mußte der Wurzelstock als Nahrung in Notzeiten herhalten, eine Sitte, die sich auch bei den Indianern in British Columbia findet.

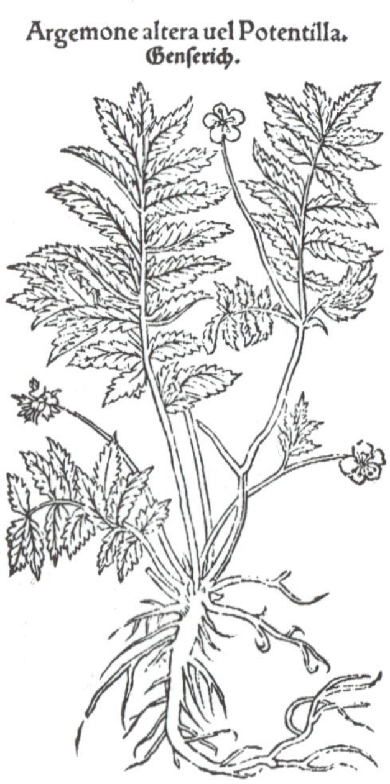

Inhaltsstoffe: Gerbstoffe, Flavonoide, Cholin und unbekannte, krampflösende Substanzen.
Anwendung: Das Kraut (Herba Anserinae) wird im Mai oder Juni gesammelt und im Schatten getrocknet. Die Droge löst Krämpfe im Magen-Darmbereich, hilft bei Durchfall und Menstruationsbeschwerden und wird äußerlich bei Entzündungen im Mund-Rachenraum (Gurgeln) und bei Wunden angewandt. Sie ist Bestandteil von Fertigtees und Arzneimitteln. Für einen Tee werden 3 Teelöffel mit kochendem Wasser übergossen; 10 Minuten ziehen lassen und abseihen. Frische Blätter sind ein gutes Wildgemüse (weich kochen und zerhackt in eine helle Einbrenne mit Zwiebeln und Muskat geben).

2 Schlehe, Schwarzdorn

Prunus spinosa
Rosengewächse
Rosaceae

Beschreibung: Strauch von 3 m Höhe, sehr dornige Äste, schwarzbraune Rinde; Blätter länglich bis verkehrt-eiförmig, 2–5 cm lang, doppelt gesägt; Blüten weiß, Blütezeit III–IV (vor dem Laubaustrieb); Frucht kugelig, schwarzblau mit einem Steinkern, Fruchtzeit IX; sonnige Hügel, Laubwälder.
Wissenswertes: Auf die langen Dornen spießt der Neuntöter seine Beute auf. Erst kürzlich fand man heraus, daß die Wachsschicht auf den Beeren den UV-Anteil des Sonnenlichtes stark reflektiert, so daß diese von den UV-sichtigen Vögeln auch zwischen den Blättern gut wahrgenommen werden. Die Früchte sind außerordentlich sauer und eigentlich erst nach dem ersten Frost genießbar, doch hilft das Tiefkühlfach hier leicht nach. Als Nutzpflanze war die Schlehe schon den Menschen der jüngeren Steinzeit bekannt, taucht als Heilpflanze aber erst recht spät auf. Nur Hildegard von Bingen empfiehlt die Schlehe in Honigwein als Mittel bei Gicht und die gekochten Beeren als Mittel zur Magenreinigung. In den gedruckten

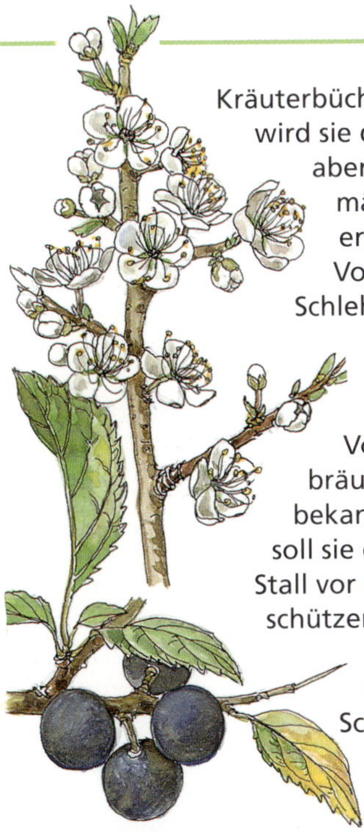

Kräuterbüchern wird sie dann aber regelmäßig erwähnt. Von der Schlehe sind mannigfache Volksbräuche bekannt. So soll sie den Stall vor Hexerei schützen, und eine reiche Schlehenblüte soll eine gute Weinlese verheißen. Wer die ersten drei Schlehenblüten des Jahres ißt, ist vor dem Fieber und der Gicht geschützt. Wird aus einem nach Osten geneigten Schlehenbusch unter Gebeten ein Holzstück herausgeschnitten und als Amulett getragen, so ist man vor eiternden Wunden sicher, die von Holzsplittern gerissen werden. Zwei Spruchweisheiten zum Abschluß: »Blüht der Schledorn stark, dann gibt es in diesem Jahr wenig Jungfrauen« (Lechrain) bzw. »... gibt es viele uneheliche Kinder« (Rothenburg o. d. T.).

Inhaltsstoffe: Blüte mit Quercetin- und Kämpferol-Glykosiden (Quercitrin, Rutin); Früchte mit Vitamin C, Gerbstoffen, Fruchtsäuren.

Anwendung: Die Blüten (Flores Pruni spinosae) gelten in der Volksmedizin als harntreibend, schleimlösend und hilfreich bei Blasenleiden und Verstopfung (in Kneipp-Abführtees ist Schlehenblüte enthalten). Einen Tee bereitet man aus 1–2 gehäuften Teelöffeln der Droge, übergießt mit kochendem Wasser, läßt 5–10 Minuten ziehen und seiht ab. Die Homöopathie verordnet Schlehenblüten bei Herz- und Kopfschmerzen. Da die Droge Spuren eines Blausäureglykosids enthält, darf sie nicht im Übermaß genossen werden. Schlehenlikör oder Schlehenschnaps gehören – in Maßen – ebenso wie Früchte, die statt Wacholderbeeren einer Wildsoße zugesetzt werden, zu den ungefährlichen leiblichen Genüssen.

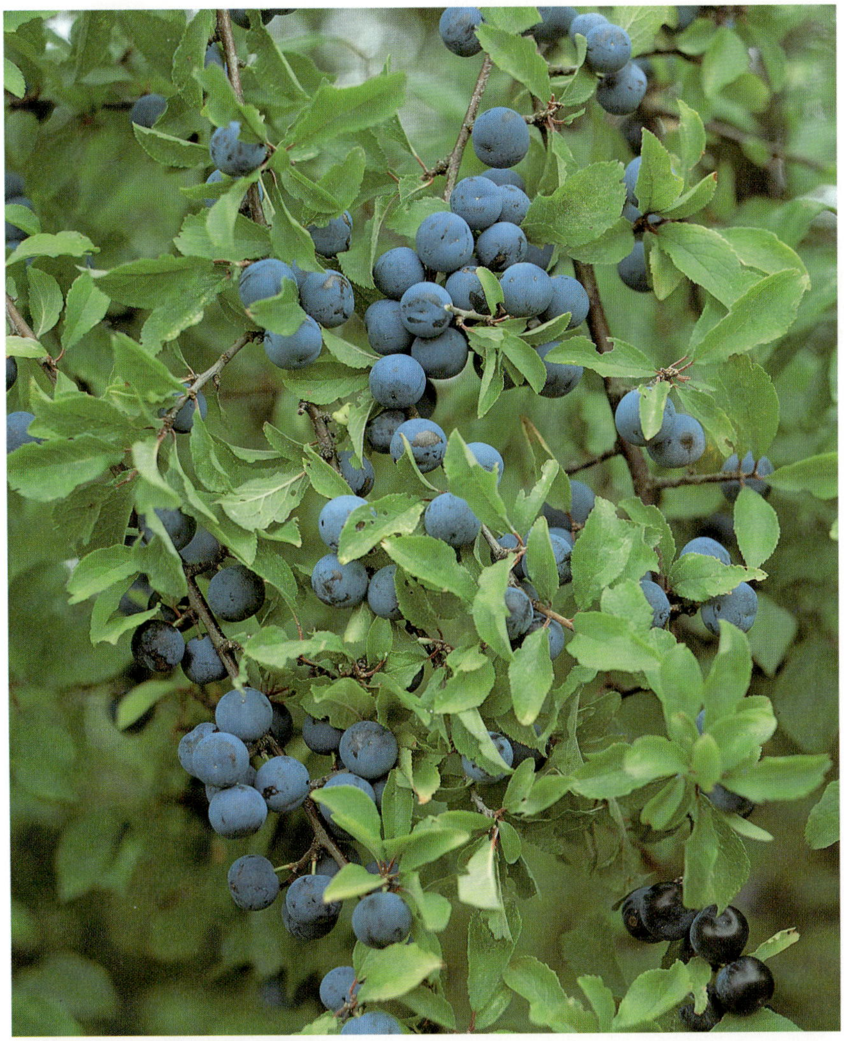

2 **Schlehe** *Prunus spinosa*

3 **Hunds-Rose**

Rosa canina
Rosengewächse
Rosaceae

Beschreibung: Sommergrüner Strauch von 1,30–2,80 m Höhe mit stachligen Stengeln; Blätter gefiedert mit 5–7 eiförmigen bis elliptischen, scharf gesägten Fiedern; Blüten einzeln oder zu dritt, schwach duftend, blaßrot bis hellrosa, Kronblätter 2–2,5 cm lang, Blütezeit VI, Kelchzipfel nach der Blüte zurückgeschlagen; Fruchtreife IX; Waldränder, Hecken.

Rosa hortensis & sylvestris.
Rosen.

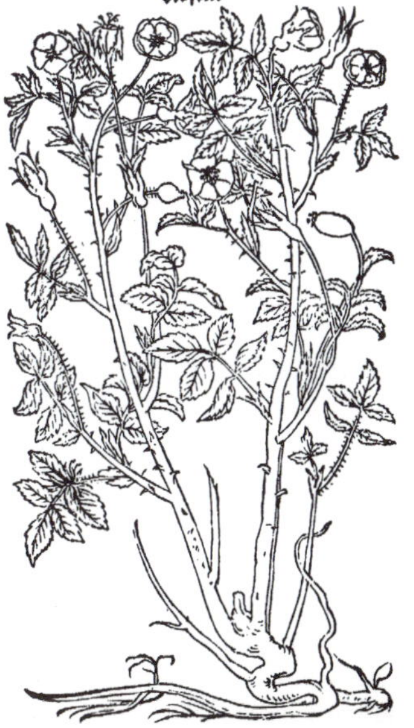

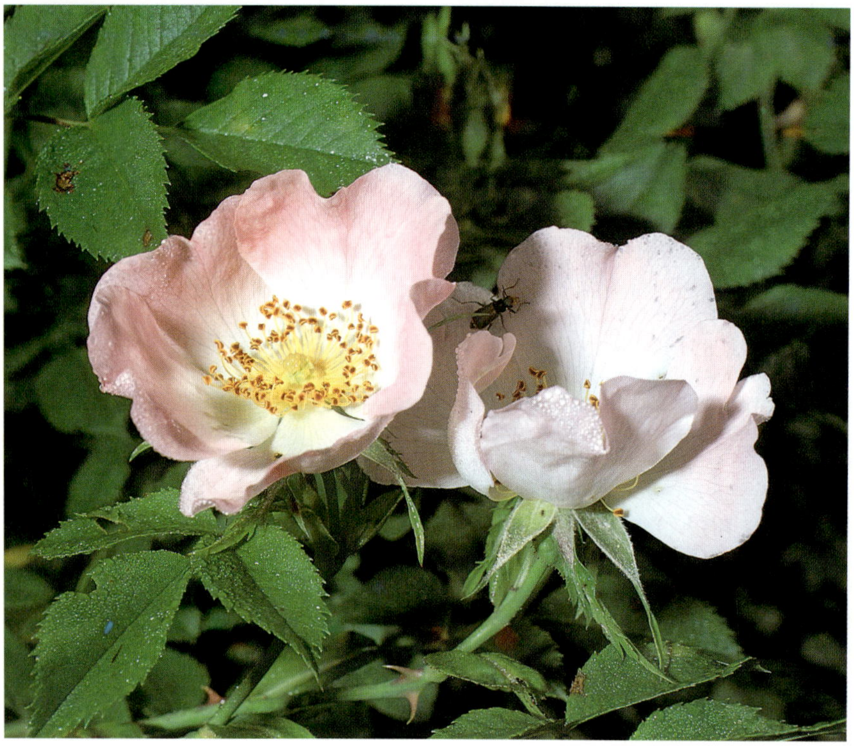

3 **Hunds-Rose** *Rosa canina*

<u>Wissenswertes:</u> Viele Märchen („Dornröschen") und Sagen ranken sich um dichtes Rosengestrüpp. Als der Teufel aus dem Himmel vertrieben wurde, erschuf er den Rosenstrauch, an dessen gestachelten Zweigen er wie an einer Leiter wieder hochklettern wollte – da bog Gott die Zweige nach unten. Rosen sollen an Stellen wachsen, wo einst ein heiliger Hain, eine Opfer- oder Grabstätte war. Die Madonnendarstellungen „im Rosenhag" nehmen noch Bezug auf diese keltisch-germanische Sitte. In Volksbräuchen spiegelt sich der abweisende Charakter der Stacheln wider: Wird für jedes Tier im Stall ein Rosenzweig an die Stallfenster genagelt, sollte das Vieh vor Krankheit und anderem Schaden gefeit sein. Der deutsche Name „Hunds-Rose" geht übrigens auf Plinius zurück, der sie gegen den Biß eines tollwütigen Hundes empfahl.
<u>Inhaltsstoffe:</u> Hagebutten mit sehr viel Vitamin C, Pektinen, Gerbstoffen, Zucker, Fruchtsäuren, Carotinoiden als Farbstoffe; Früchte („Kerne") mit fettem Öl, ätherischem Öl.
<u>Anwendung:</u> Die roten Hagebutten (Cynosbati fructus cum semine) werden im August oder September gesammelt, halbiert und im Schatten getrocknet. Vor Gebrauch müssen die feinen Haare der innen liegenden Früchte durch Auswaschen sorgfältig entfernt werden. Nach dem Deutschen Arzneibuch darf die Droge nur den roten Achsenbecher enthalten. Sie wirkt abführend, harntreibend und hilft bei Erkältungskrankheiten. Für einen Tee nimmt man 1 gestrichenen Teelöffel, übergießt mit kochendem Wasser und seiht nach 10–15 Minuten ab. Auch in Fertigtees wird die Hagebutte gerne verwendet. Hagebuttenfrüchte (Semen Cynosbati) werden nur noch selten in der Volksmedizin bei Nieren- und Blasenerkrankung, Steinleiden, Gicht und Rheuma verordnet. Im Elsaß brennt man einen Hagebuttenschnaps. Die Blütenblätter passen zu eingekochtem Obst und die zu Mark zerquetschten Achsenbecher schmecken gut zu einer Wildsoße (etwas Riesling zusammen mit einer Gewürznelke reduzieren, Zitronensaft, Hagebuttenmark und ggf. noch Tomatenmark dazu, grob pfeffern und mit Sahne abschmecken).

1 **Echte Brombeere**

Rubus fruticosus
Rosengewächse
Rosaceae

<u>Beschreibung:</u> Sommergrüner Strauch mit grünen, stacheligen, bogig überhängenden Stengeln, 1,20–2 m hoch; Blätter 3- bis 7zählig gefiedert, Fiedern kurzgestielt; Blüten weiß bis rosa, Blütezeit VI–VII; schwarz glänzende Sammelfrucht; Wälder, Gebüsche.
<u>Wissenswertes:</u> Brombeerhecken erfüllen in der Landschaft eine wichtige Funktion als ökologisches Refugium. Sie bieten sicheres Versteck und Nistplätze für eine Reihe von Vögeln. In der Kulturgeschichte taucht die Brombeere früh auf, denn die Frauen der griechischen Antike schminkten ihre Wangen und Lippen unter anderem mit Brombeersaft. Nach einem Schweizer Volksglauben konnte man sich von Krankheit befreien, wenn man dreimal unter einem Brombeerbogen durchlief (»Im Namen des Vaters ... Sohnes ... und Heiligen Geistes«) – ähnliche Entzauberun-

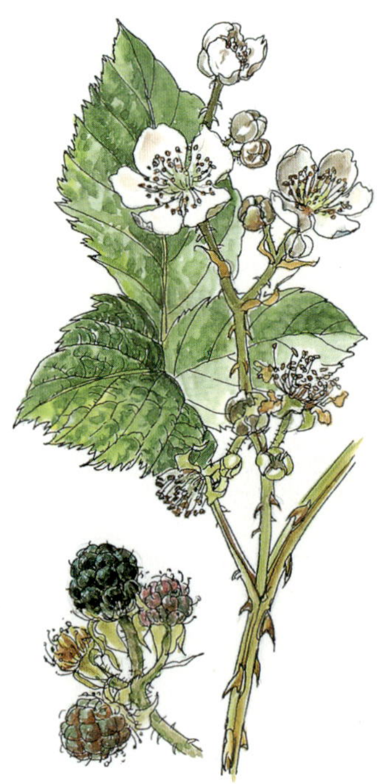

gen finden sich in vielen mitteleuropäischen Bräuchen. Eine besonders hübsche Sage kennt die Bretagne: Danach sind Brombeersträucher eine verzauberte Wirtsfamilie, die so lange Kredit gab, bis sie pleite war. Nun halten sie mit ihren Dornen jedermann fest und verlangen die Zahlung. Der Name geht auf das mittelhochdeutsche „brâme" (= Dornstrauch) zurück.
Inhaltsstoffe: Blätter mit Gerbstoffen (Gallotannine, Elagitannine), Pflanzensäuren, Flavonoiden; Früchte mit Vitamin C.
Anwendung: Die Blätter (Folia Rubi fruticosi) werden etwa zur Blütezeit gesammelt und im Schatten getrocknet. Die Droge wirkt zusammenziehend und ist bei Durchfall, Magen- und Darmkatarrh sehr hilfreich. Sie ist in vielen sogenannten Haustees oder Frühstückstees enthalten (Tee: 2 gehäufte Teelöffel mit kochendem Wasser übergießen; 10–15 Minuten stehen lassen und durch ein Teesieb abgießen). Die Früchte – sofern sie nicht ohnehin frisch gegessen werden – lassen sich gut zu Sirup, Gelee und Kompott, aber auch zu Brombeerlikör verarbeiten.

2 **Himbeere**

Rubus idaeus
Rosengewächse
Rosaceae

Beschreibung: Sommergrüner Strauch mit aufrechtem, feinstacheligem Stengel, 50–120 cm hoch; Blätter 3- oder 5zählig gefiedert, Unterseite weißfilzig; weiße Blüten in nickender Rispe, Blütezeit V–VI; rote Sammelfrucht, Fruchtzeit VII; Gebüsche, lichte Wälder, Hecken, feuchte, nährstoffreiche Böden.
Wissenswertes: Da man die Samen in steinzeitlichen Behausungen fand, dürfte die Himbeere seit damals unseren Speisezettel bereichern. Plinius bezieht sich wieder einmal auf die griechischen Klassiker, als er die mit Honig vermischten Blüten als Augensalbe empfiehlt. Wenn H. Bock schreibt, daß »Hymbeeren redlich genossen / hefftig külen«, dann scheint er die berühmte „Berliner Weiße" schon vorausgeahnt zu haben. Im Volksglauben ist die Himbeere im Unterschied zur Brombeere kaum bekannt.

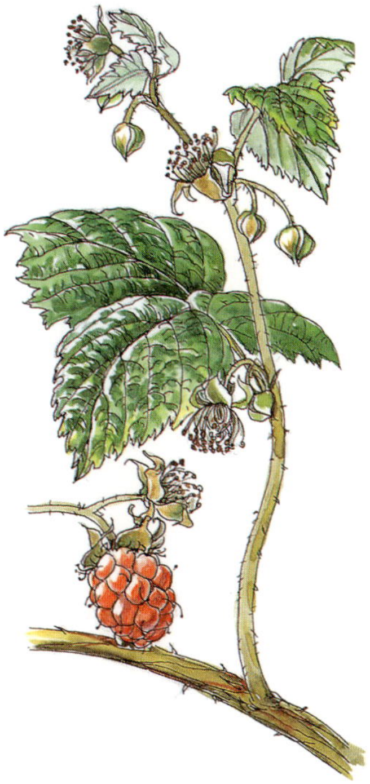

Inhaltsstoffe:
Blätter mit Gerbstoffen (Gallotannine, Ellagitannine), Flavonoiden; Früchte mit viel Vitamin C.

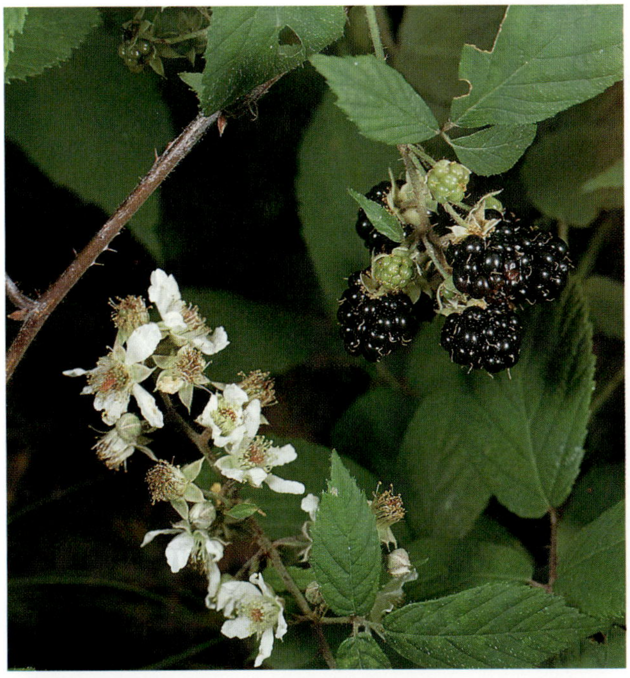

1 **Echte Brombeere** ***Rubus fruticosus***

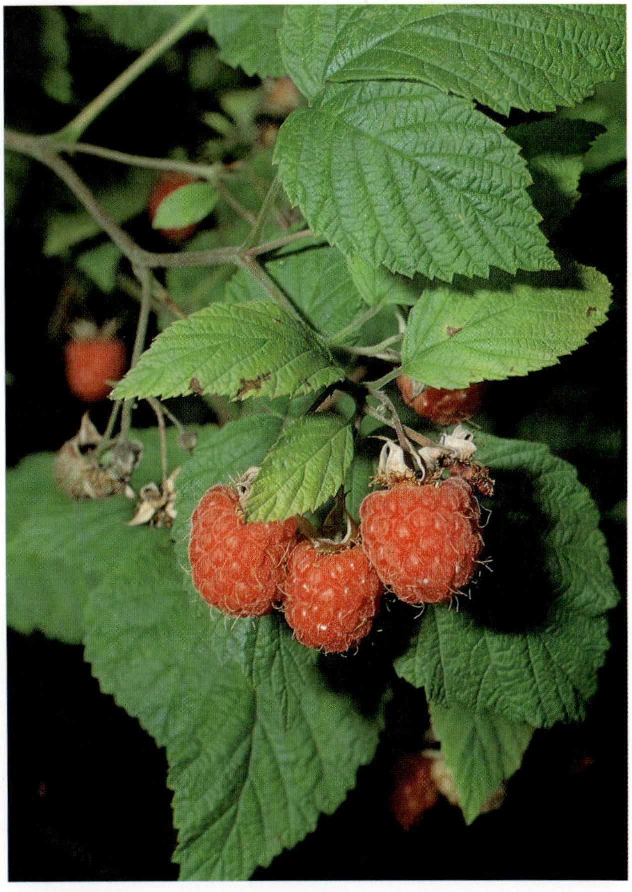

2 **Himbeere** ***Rubus idaeus***

Marmeladen, Gelees und geistige Getränke

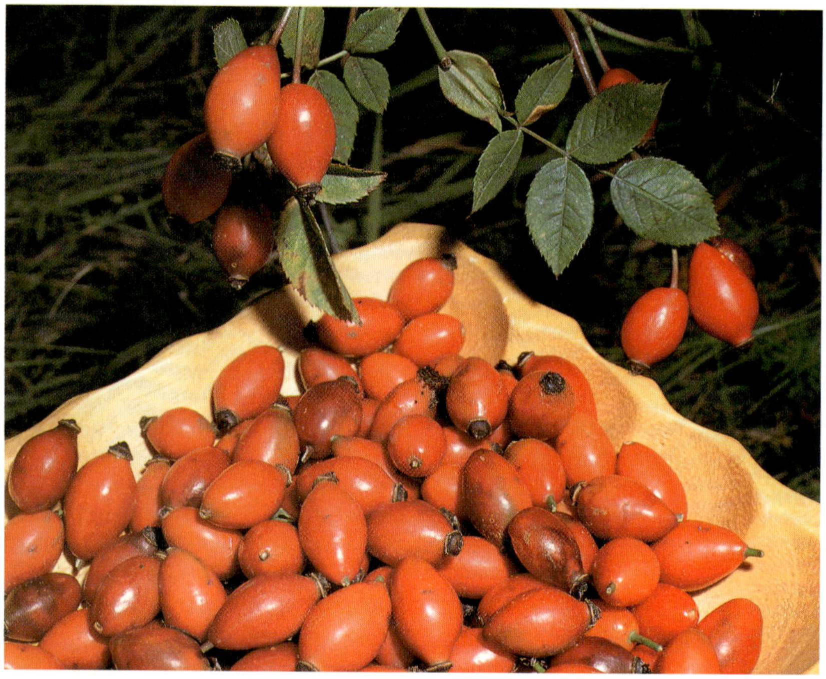

Hagebutten lassen sich vielfältig zu Marmeladen, Gelees oder Wein verarbeiten.

Der Genuß frischer Wildfrüchte gehört sicher zu den angenehmsten Überraschungen auf einem Spaziergang. Vielfach sind die Früchte jedoch im Naturzustand ungenießbar (Hagebutte) oder schmecken fade (z. B. Holunderbeeren). In solchen Fällen bietet es sich an, das Fruchtaroma in Form von Marmeladen oder Gelees zu konservieren.

Grundrezept Marmelade

Aus den roten Blütenböden der Hagebutten *(Rosa canina)* läßt sich eine köstliche Marmelade herstellen. Die gesammelten Früchte werden aufgeschnitten, entkernt und gründlich gewaschen. Danach bleiben sie mit Wasser bedeckt über Nacht stehen. Am anderen Tag wird das Ganze aufgekocht und die weichen Fruchthüllen zu Mus püriert (Konsistenz wie Tomatenmark). 500 g dieses Pürees werden mit 750 g Zucker und reichlich Zitronensaft aufgekocht (gegebenenfalls mit etwas Wasser). Nun fügt man 100 g Pektin hinzu (als Einmachhilfe im Handel) und kocht noch einmal auf. Danach wird die Masse in Gläser gefüllt, mit Wachspapier abgedichtet und gut verschlossen.

Säurereiche Früchte wie Johannisbeeren, Äpfel oder Weißdornbeeren brauchen keinen Zusatz von Zitronensaft; süße Früchte gelieren jedoch nur dann, wenn ein paar Stück sauren Apfels oder Zitronensaft hinzugefügt werden. Zucker ist eine unverzichtbare Zutat – man rechnet je nach natürlicher Fruchtsüße etwa 350–500 g auf 500 g Früchte.

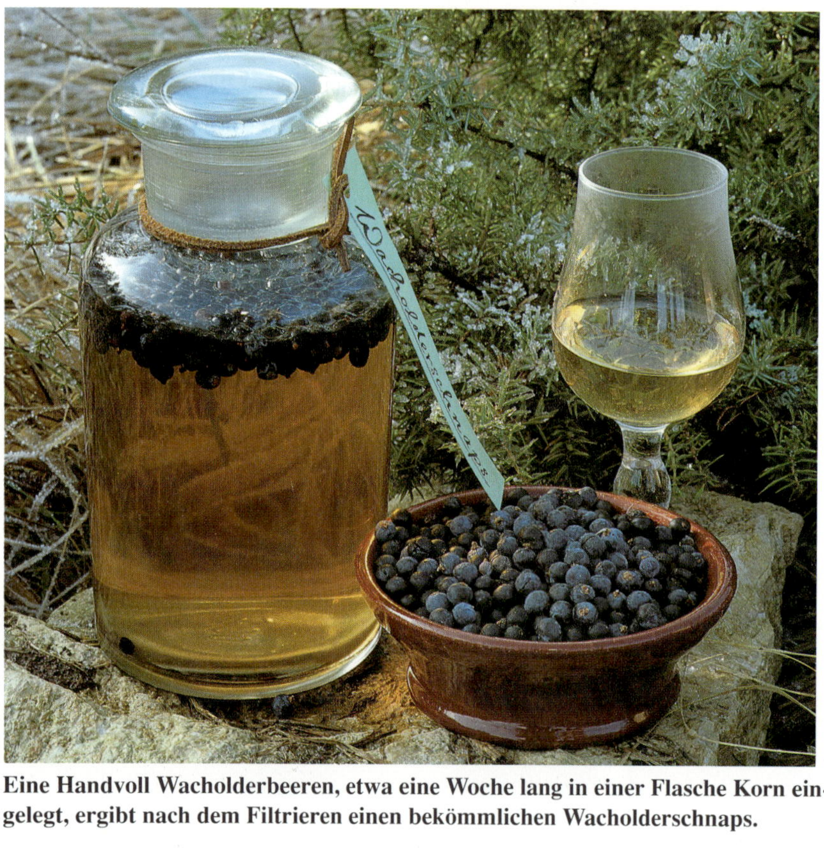

Eine Handvoll Wacholderbeeren, etwa eine Woche lang in einer Flasche Korn eingelegt, ergibt nach dem Filtrieren einen bekömmlichen Wacholderschnaps.

Grundrezept Gelee

Gelees werden auf der Grundlage von Fruchtsaft hergestellt, daher eignen sich vor allem saftreiche Früchte. Entstielte Johannisbeeren werden sorgfältig gewaschen, in wenig Wasser gekocht und dabei vorsichtig mit einem Kochlöffel zerdrückt. Für ein klares Gelee muß der Fruchtsaft durch ein grobes Tuch oder sehr feines Sieb gefiltert werden. Wiegen Sie die Saftmenge ab und fügen Sie dieselbe Menge Gelierzucker hinzu. Die Mischung muß unter ständigem Rühren bis zum Siedepunkt erhitzt werden und noch etwa drei Minuten kochen. Dann wird das Gelee zum Erstarren in Gläser abgefüllt. Eine besondere Geschmacksnote bekommt Ihr Gelee, wenn Sie Kräuter in einem Tuchsäckchen mitkochen (etwa Salbei, Pfeffer-Minze, Rosmarin oder Thymian).

Wer gelegentliches Naserümpfen seiner Bekannten nicht scheut, kann mit dem Genuß von Knoblauch der Arteriosklerose vorbeugen. In klarem Korn eingelegt, läßt sich Knoblauch sogar als geistiges Getränk genießen.

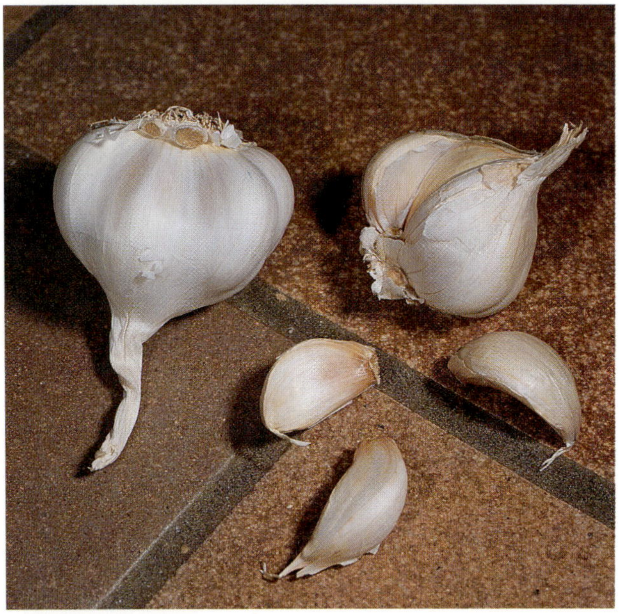

Schnaps, Wein und Likör

Wer gelegentlichem Alkoholgenuß – sei es auch nur zur Verdauung – nicht abgeneigt ist, kann Wildfrüchte und -kräuter ohne viel Aufwand in geistige Getränke verwandeln. Der sicherste und schnellste Weg besteht darin, Früchte mit Korn oder Obstwasser zu übergießen. Bereits nach einigen Tagen bis Wochen kann man seinen Fruchtschnaps genießen. Wenn Sie etwas für Ihre Gesundheit tun wollen, nehmen Sie statt der Früchte ein paar Bärenlauchzwiebeln mit Stengel oder Knoblauchzehen (etwa vier Wochen ziehen lassen).

Zwei bis drei frische Salbeizweige oder zwei blühende Beifußtriebe (etwas antrocknen) verbinden sich innerhalb einer Woche mit 1 Liter herbem Weißwein zu einem Dessertwein. Im Falle des Beifuß empfiehlt es sich, anschließend 2 Eßlöffel Honig in einem Teil der Flüssigkeit aufzulösen und wieder zuzufügen.

Nur wenig aufwendiger ist die Herstellung eines Fruchtlikörs. Zu Saft verarbeitete Früchte werden mit derselben Menge reinen Weingeistes versetzt (Apotheke). Etwa 500 g Zucker auf 1 Liter Fruchtsaft verleihen Ihrem Likör die erforderliche Süße. Nun brauchen Sie nur etwas Geduld, denn ein guter Likör reift erst in ein paar Monaten heran.

Schlehen enthalten zu wenig Saft, daher muß das Rezept etwas abgewandelt werden. Lösen Sie 500 g Zucker in $^1/_2$ Liter Wasser auf und geben Sie etwa 500 g zerstoßene Früchte und $^1/_2$ Liter Korn hinzu. Diese Mischung bleibt unter gelegentlichem Schütteln vier bis fünf Tage stehen und wird dann kurz (!) aufgewallt. Nach dem Abkühlen werden die Fruchtstücke mit einem feinen Sieb abgefiltert und noch $^1/_2$ Liter Korn zugefügt. Jetzt muß Ihr auf Flaschen gefüllter Likör noch etwa einen Monat reifen. Früher war Rosenlikör sehr beliebt. Dazu verbleiben 125 g frische Rosenblätter für zwei Tage in $^1/_2$ Liter Wasser und werden dann durch ein Tuch ausgepreßt. Fügen Sie dieselbe Menge Kirschwasser und etwa 250 g Zuckersirup (gesättigte Zuckerlösung in warmem Wasser herstellen) hinzu. Rosenlikör braucht nur 14 Tage zu ziehen.

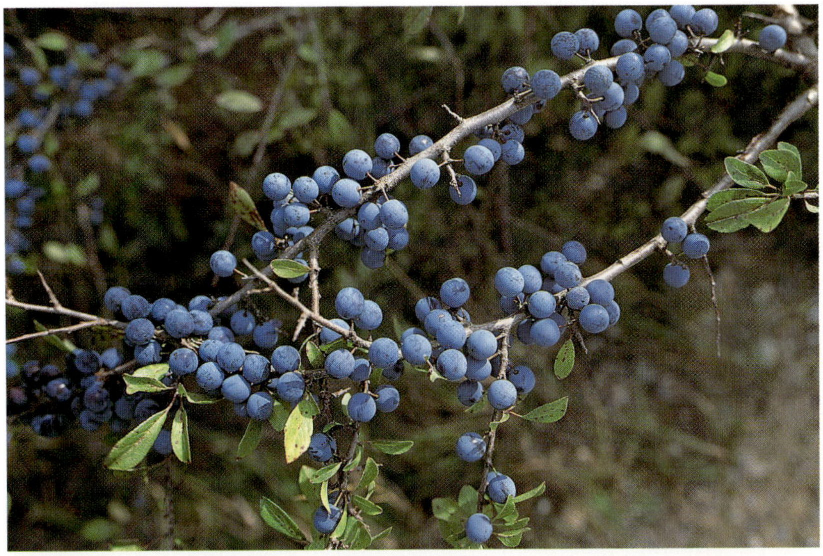

Nach dem ersten Frost – ersatzweise Tiefkühlfach – lassen sich Schlehen als Zusatz zu allerlei Gelees und Marmeladen, aber auch zu Likör verarbeiten.

Anwendung: Die Blätter (Folia Rubi idaei) werden in der Volksmedizin bei Durchfall, Herz-Kreislaufbeschwerden und äußerlich zum Gurgeln bei Entzündungen im Mund-Rachenraum oder bei Hautkrankheiten verordnet. Einen Tee bereitet man aus 2 Teelöffeln der Droge, die mit kochendem Wasser übergossen werden; nach 5 Minuten durch ein Teesieb abgießen. Die fermentierten Blätter geben einen guten Schwarzen Tee ab (besonders eine Mischung aus Brombeer-, Erdbeer- und Himbeerblättern). Aus den Früchten wird Himbeersirup oder -konfitüre hergestellt; sie eignen sich auch als Bowlenfrüchte.

1 **Kleiner Wiesenknopf**

Sanguisorba minor
Rosengewächse
Rosaceae

Beschreibung: Ausdauernde, 20–70 cm hohe Staude mit kantig gefurchtem Stengel; 10–20 cm lange, unpaarig gefiederte Blätter, eiförmige Blattfiedern mit 3–9 Zähnen; grünlich-rote Blüten (nur Kelchblätter) in einem kugeligen Köpfchen (unten männliche, in der Mitte zwittrige und oben weibliche Blüten), Blütezeit V–VI; Trockenwiesen, Raine, kalk- und wärmeliebend. Medizinisch ebenso verwendet wird der Große Wiesenknopf *(S. officinalis)*. Seine Blütenköpfe sind dunkelrot, er wird bis zu 1 m hoch, die Blattfiedern haben mehr als 12 Zähne, und er kommt auf feuchteren Wiesen vor.

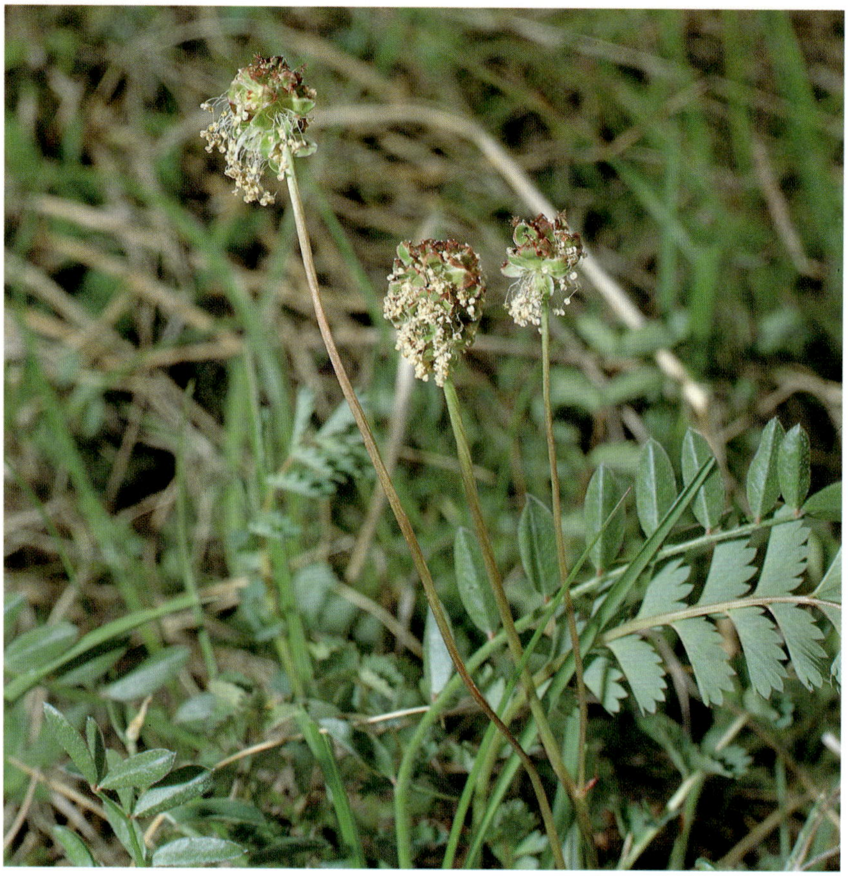

1 **Kleiner Wiesenknopf** ***Sanguisorba minor***

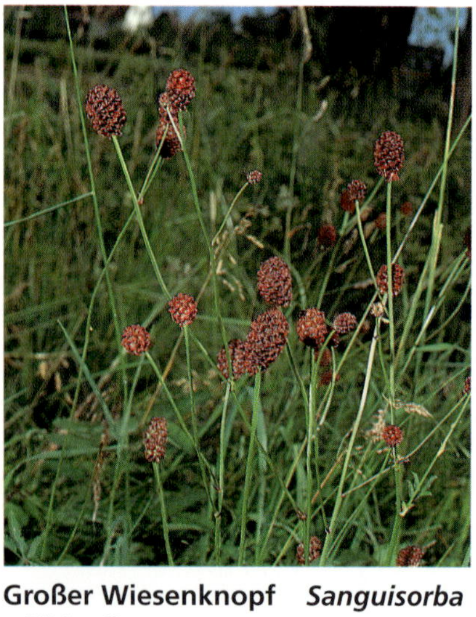

Großer Wiesenknopf ***Sanguisorba officinalis***

Wissenswertes: Der Name ist Programm (sanguis = Blut, sorbere = einsaugen) – den Kleinen und Großen Wiesenknopf sah die Signaturenlehre als ein Mittel, um rinnendes Blut zum Stillen zu bringen. Tatsächlich wirken die Gerbstoffe zusammenziehend und können die Wundheilung unterstützen. In den Bereich der Sagen gehört dagegen die ungarische Erzählung von König Csaba (Attilas Sohn). Er soll mit dem Kraut sogar seine gefallenen Hunnen wieder zum Leben erweckt haben. In der heutigen Volksmedizin spielen beide Arten keine Rolle mehr. Der Kleine Wiesenknopf hat aber dank seines gurkenartigen Geschmacks eine „Karriere" als Gewürzpflanze gemacht. Damit knüpft er an seine frühere Rolle an, denn im 16. Jahrhundert wurde er zeitweilig sogar angebaut.

Inhaltsstoffe: Gerbstoffe, ätherisches Öl, Glykosid Sanguinarin, Flavonoide.

Anwendung: Früher dienten Wurzel und Kraut vor allem als blutstillendes Mittel, wurden aber auch innerlich bei Ruhr, Durchfall und als Wurmmittel (Veterinärmedizin) verwendet. In der Küche ist der Kleine Wiesenknopf ein schmackhaftes Wildgemüse in Frühlingssuppen, Rohkostsalaten, Quark- und Eierspeisen. Auch in der berühmten Hamburger Aalsuppe ist er enthalten. Als Zusatz in einem Kräuteressig macht er sich ebenfalls gut.

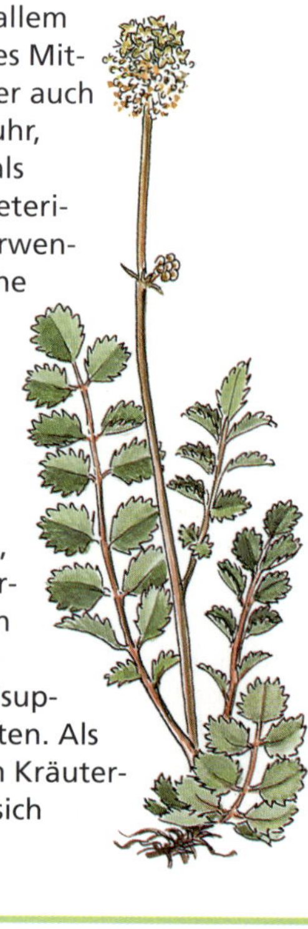

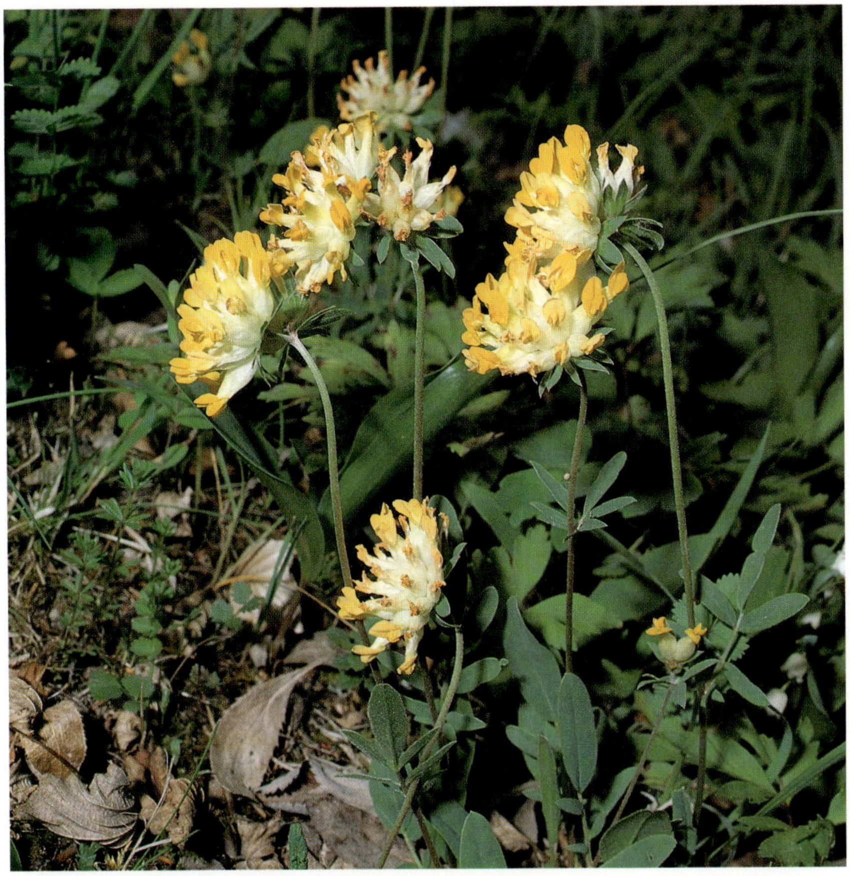

2 **Gewöhnlicher Wundklee** ***Anthyllis vulneraria***

2 Gewöhnlicher Wundklee

Anthyllis vulneraria
Schmetterlingsblütengewächse
Fabaceae

Beschreibung: Ausdauernder Halbstrauch mit niederliegendem bis bogig aufsteigendem Stengel; Blätter mit 17–41 Fiedern; gelblich-fleischfarbene Blüten in Köpfchen, Kelche stark behaart, Blütezeit V–IX; Trockenrasen, Halbtrockenrasen, auf lockeren, sandig-lehmigen Böden.
Wissenswertes: Der Wundklee war der Göttin Ostara geweiht. Bei den germanischen Osterfeiern warf man Kränze aus Wundklee ins Feuer. In den alten Kräuterbüchern wird die Pflanze dagegen kaum erwähnt. Wie alle Schmetterlingsblütengewächse trägt auch der Wundklee zur Bodenverbesserung bei. Daher wurde er manchmal auch angebaut.
Inhaltsstoffe: Gerbstoffe, Triterpen-Saponine, Flavonoide.

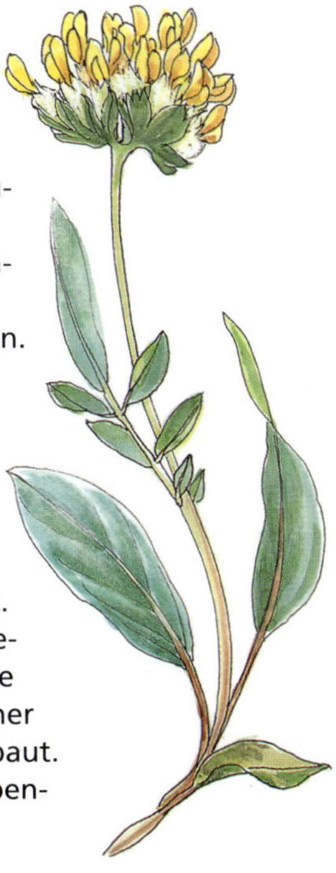

Anwendung: Das Kraut (Herba Anthyllis vulneraria) wird im Mai und Juni gesammelt und im Schatten getrocknet. Die Droge wird nur noch in der Volksmedizin für Spülungen bei äußerlichen Wunden, auch zum Gurgeln bei Entzündungen im Mund-Rachenraum verwendet. Die Droge ist Bestandteil einiger Blutreinigungs- und Abführtees. Für einen Tee nimmt man 1–2 Teelöffel, läßt 5 Minuten ziehen und gibt Honig dazu. Als Badezusatz bei Hauterkrankungen werden 1–2 Eßlöffel in $^1/_2$ Liter Wasser aufgekocht.

3 Geißraute

Galega officinalis
Schmetterlingsblütengewächse
Fabaceae

Beschreibung: Ausdauernde, 40–120 cm hohe Staude mit aufrechtem, gerieftem, hohlem Stengel; Blätter unpaarig gefiedert (9–17 Fiedern), Fiedern mit Stachelspitzen; weiße Blüten in reichblütigen, achselständigen Trauben, Fahne bläulich überlaufen, Blütezeit VII–VIII; feuchte Wiesen, Bachufer.
Wissenswertes: Die Geißraute stammt aus dem östlichen Mittelmeergebiet. Früher wurde sie als Futter- oder Heilpflanze angebaut und verwilderte teilweise. Für die Senkung des Blutzuckers wurde lange das Galegin verantwortlich gemacht. Nach neueren Untersu-

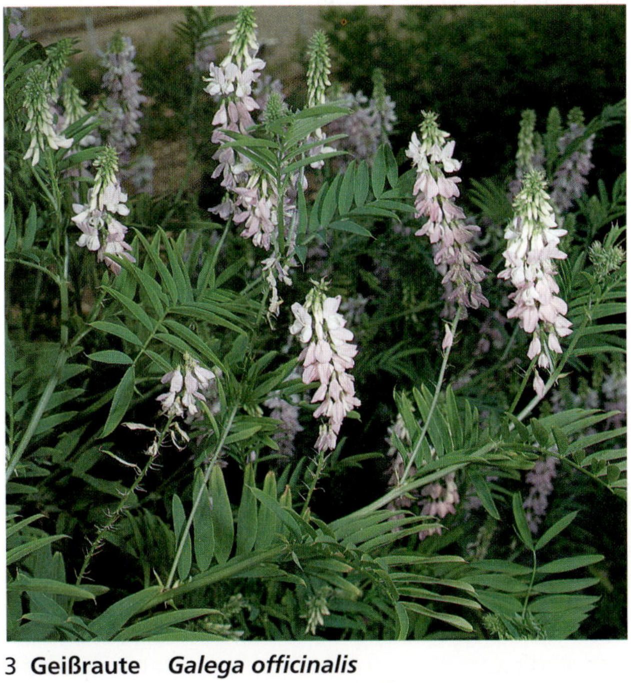

3 **Geißraute** ***Galega officinalis***

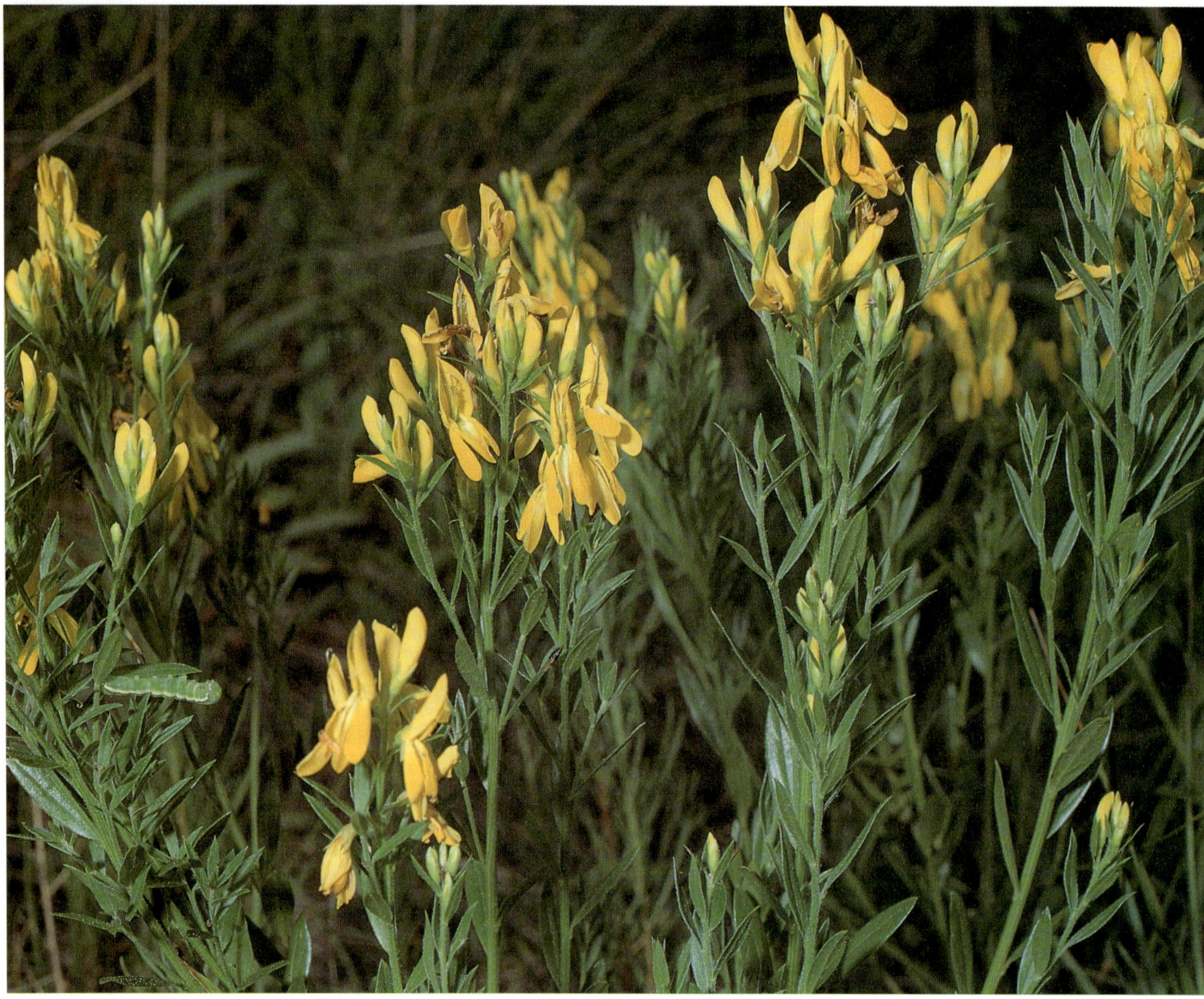

1 Färber-Ginster *Genista tinctoria*

chungen könnten aber auch die Chromsalze diesen Effekt hervorrufen.

Inhaltsstoffe: Galegin (ein Guanidinderivat), Flavonoide (Blüte), Gerbstoffe, Saponine, Chromsalze.

Anwendung: Das Kraut (Herba Galegae) wird im Juli und August gesammelt und im Schatten getrocknet. In der Volksmedizin wird die Droge als schweiß- und harntreibendes Mittel eingesetzt. Für einen Tee nimmt man 1 gehäuften Teelöffel, übergießt mit kochendem Wasser und gießt nach 5–10 Minuten durch ein Teesieb ab. Medizinisch nachgewiesen ist die blutzuckersenkende Wirkung der Droge, die in einigen Diabetes-Präparaten enthalten ist. Vergiftungen sind zwar sehr selten, bei zu hoher Dosierung aber nicht auszuschließen. Geißraute sollte daher erst nach Rücksprache mit dem Arzt eingenommen werden. In der Veterinärmedizin wird die Droge selten zur Steigerung der Milchproduktion eingesetzt. Die Geißraute ist eine attraktive und ungewöhnliche Pflanze für den Bauerngarten.

1 Färber-Ginster

Genista tinctoria
Schmetterlingsblütengewächse
Fabaceae

Beschreibung: Halbstrauch mit rutenförmigen Stengeln (niederliegend oder aufsteigend), 30–60 cm hoch, Zweige gefurcht; Blätter länglich bis elliptisch, fast sitzend; gelbe

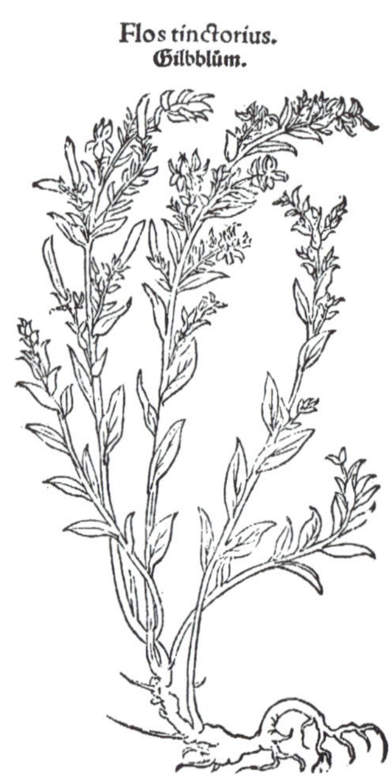

Blüten, Blütezeit VI–VIII; trockene Magerwiesen, lichte Eichen- und Nadelwälder.
Wissenswertes: Die reifen, schwarzen Hülsen des Färber-Ginsters erwärmen sich rasch in der Sonne und springen auf. Dabei werden die Samen ausgestreut.
Inhaltsstoffe: Flavonoide (Blüten), Isoflavone, Alkaloide (Anagyrin, Cytison), Gerbstoffe, in allen Teilen gelber Farbstoff.
Anwendung: Das Kraut (Herba Genistae tinctoriae) wird in der Volksmedizin als harntreibendes Mittel, gegen Rheuma und Gicht verwendet. Allerdings ist die Droge nicht ungefährlich, denn bei zu hoher Dosierung ruft sie Durchfälle hervor. Birkenblätter oder Löwenzahn erfüllen denselben Zweck ohne Nebenwirkungen. Interessant ist der Färber-Ginster als Färbepflanze. Zusammen mit Alaun als Beizmittel erhält man Gelb, ohne Alaun eher hellgrüne Farbtöne.

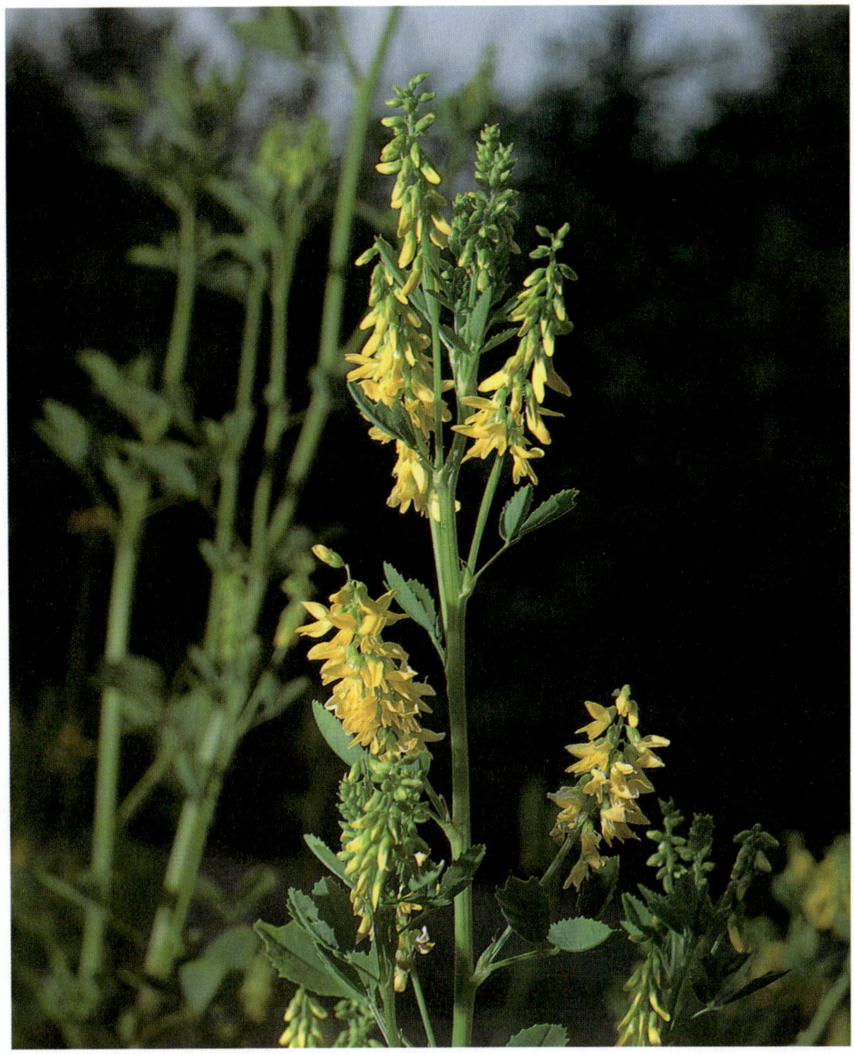

2 **Echter Steinklee** ***Melilotus officinalis***

2 Echter Steinklee

Melilotus officinalis
Schmetterlingsblütengewächse
Fabaceae

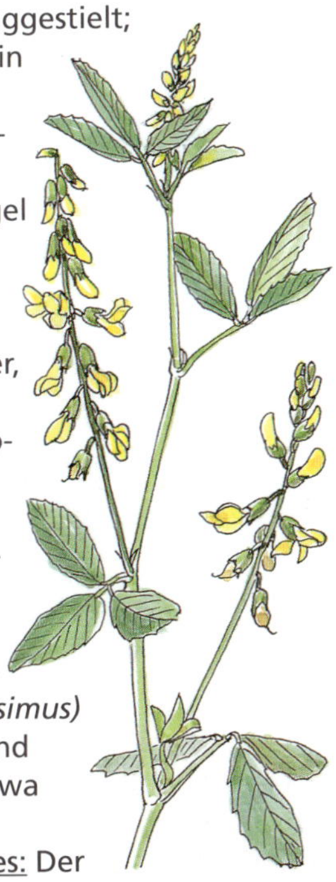

Beschreibung: Zweijährige, 30–120 cm hohe Staude; Blätter 3zählig gefingert, langgestielt; gelbe Blüten in 4–10 cm langen, blattachselständigen Trauben, Flügel länger als Schiffchen, Blütezeit V–IX; Wegränder, Steinbrüche, Rohbodenpionier.
Beim ähnlichen, medizinisch gleichwertigen Hohen Steinklee *(M. altissimus)* sind Flügel und Schiffchen etwa gleich lang.
Wissenswertes: Der Echte Steinklee ist im Unterschied zum Weißen Steinklee keine Futterpflanze und wird daher nicht angebaut. Seine nektarreichen Blüten sind jedoch eine gute Bienenweide. Die getrocknete Pflanze riecht aromatisch nach Waldmeister (Cumarin). Neben den „modernen" Anwendungen kennt man vom Steinklee eine Reihe merkwürdiger Nutzungen. So wurde er in Notzeiten als Tabak geraucht, und mit seinen duftenden Blättern wollte man die Motten vertreiben.
Inhaltsstoffe: Cumarinderivate und Cumarin, Flavonoide (Kämpferol- und Quercetinderivate), Saponine.
Anwendung: Das Kraut (Herba Meliloti) wird mit den blühenden Zweigspitzen im Juli und August gesammelt und langsam getrocknet. Die Droge wird medizinisch als Venenmittel, bei Wadenkrämpfen, Hämorrhoiden und Lymphstauungen verordnet (Fertigtees und Arzneien). Die Volksmedizin nutzt sie außerdem bei Erkrankungen der Atemwege, Gallen- und Magenbeschwerden sowie äußerlich bei Geschwüren und schlecht heilenden Wunden (Tee: 1–2 Teelöffel mit siedendem Wasser übergießen, 5–10 Minuten ziehen lassen, durch ein Teesieb abgießen). In größeren Mengen ruft die Droge Kopfschmerzen und Schwindelgefühle hervor. Für die äußerliche Anwendung kommen heiß angefeuchtete Blätter in einen Leinenumschlag. Wenige Blätter eignen sich zum Aromatisieren von Getränken, Zweigspitzen für Duftsträuße und Potpourris.

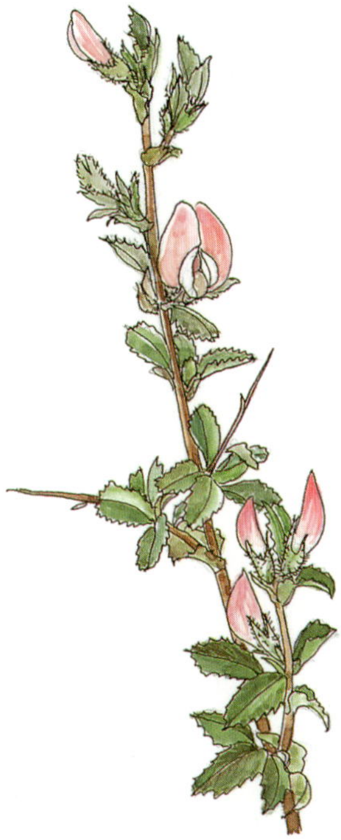

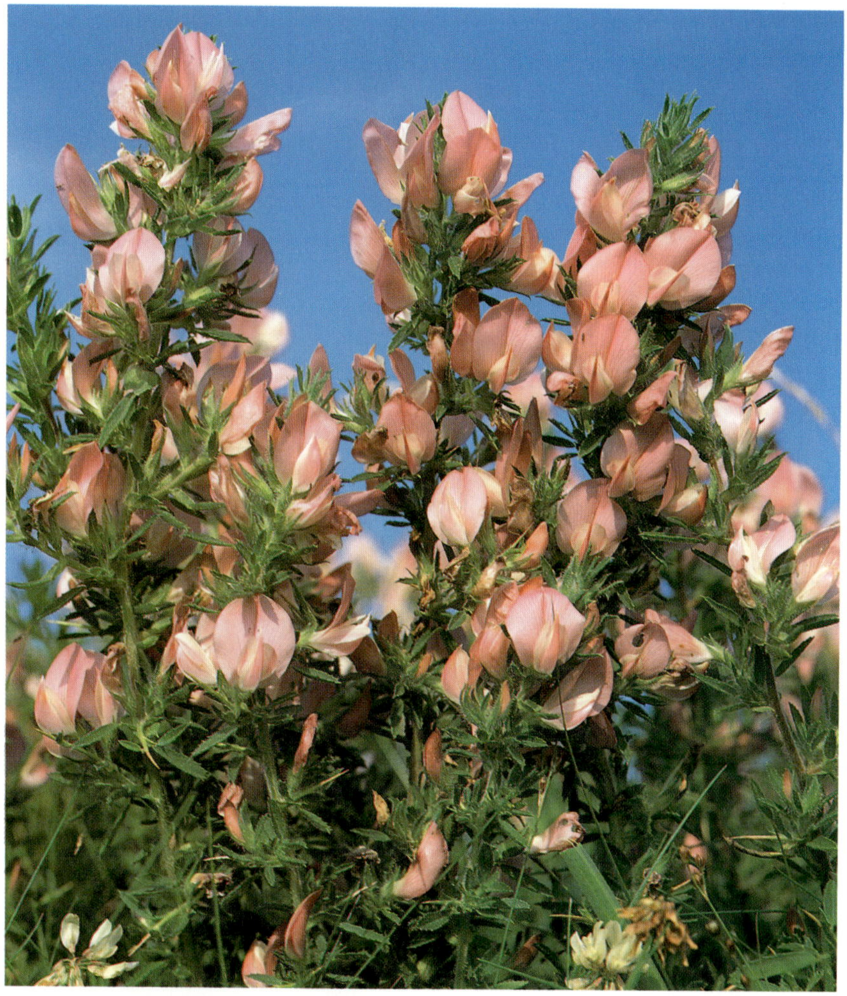

1 Gewöhnliche Hauhechel *Ononis spinosa*

1 Gewöhnliche Hauhechel

Ononis spinosa
Schmetterlingsblütengewächse
Fabaceae

Beschreibung: Ausdauernder, 30–60 cm hoher Halbstrauch, Stengel bedornt, Stengelhaare in einer oder zwei Reihen; Blätter 3zählig gefiedert, Endfieder schmal-elliptisch bis oval, fein gezähnt, obere Stengelblätter einfach; rosa bis rötliche Blüten (1–3) blattachselständig, kurzgestielt, Blütezeit VI–IX; Trockenrasen, Wegraine.
Wissenswertes: Obwohl die Droge seit langem in der Volksmedizin arzneilich genutzt wird, ist noch unklar, worauf ihre harntreibende Wirkung beruht. Die Autoren der Kräuterbücher bezogen sich zumeist auf eine Angabe bei Dioskurides, der einer verwandten griechischen Art eben diese Wirkung zuschreibt. Der alte Name Hauhechel geht auf Hau oder Hauw (= Heu) und Hechel (Werkzeug zum Flachskämmen, ähnlich den dornigen Stengeln) zurück.
Inhaltsstoffe: Ätherisches Öl, Isoflavone (Ononin), Flavonoide (in den oberirdischen Teilen), Triterpene, Sterole.
Anwendung: Die Wurzel (Radix Ononidis) wird im April oder Oktober ausgegraben und getrocknet. Medizinisch genutzt wird die harntreibende Wirkung der Droge, was sich auch in ihrer Verwendung in Fertigtees und diuretischen Arzneimitteln äußert. Die Volksmedizin setzt sie außerdem bei Gicht und Rheuma ein (Tee: 1 Teelöffel mit kochendem Wasser übergießen, nach 20–30 Minuten abseihen). Bauern versuchten, Euterentzündungen durch Räuchern mit Hauhechel zu kurieren, und die frischen Blätter nutzte man zum Färben von Wolle.

2 Besenginster ☠

Sarothamnus (Cytisus) scoparius
Schmetterlingsblütengewächse
Fabaceae

Beschreibung: Strauch, 60–200 cm hoch, mit grünen, gerillten, rutenförmigen Zweigen; kleine, 3zählige Blätter, obere oft ungeteilt, früh abfallend; gelbe, 1–2 cm lange Blüten, Blütezeit V–VI; Sand, Heiden, lichte Nadelwälder.

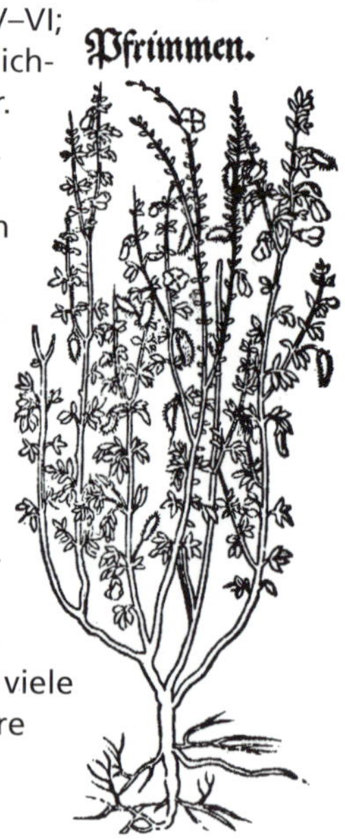

Wissenswertes: Die klassische Nutzung, Besen aus den Zweigen zu binden, schlug sich sogar im Namen des Strauches (scopae = Reiser, Besen) nieder. Neben dieser sehr handfesten Verwendung glaubten viele Hirten, ihre Tiere würden durch Besenginster

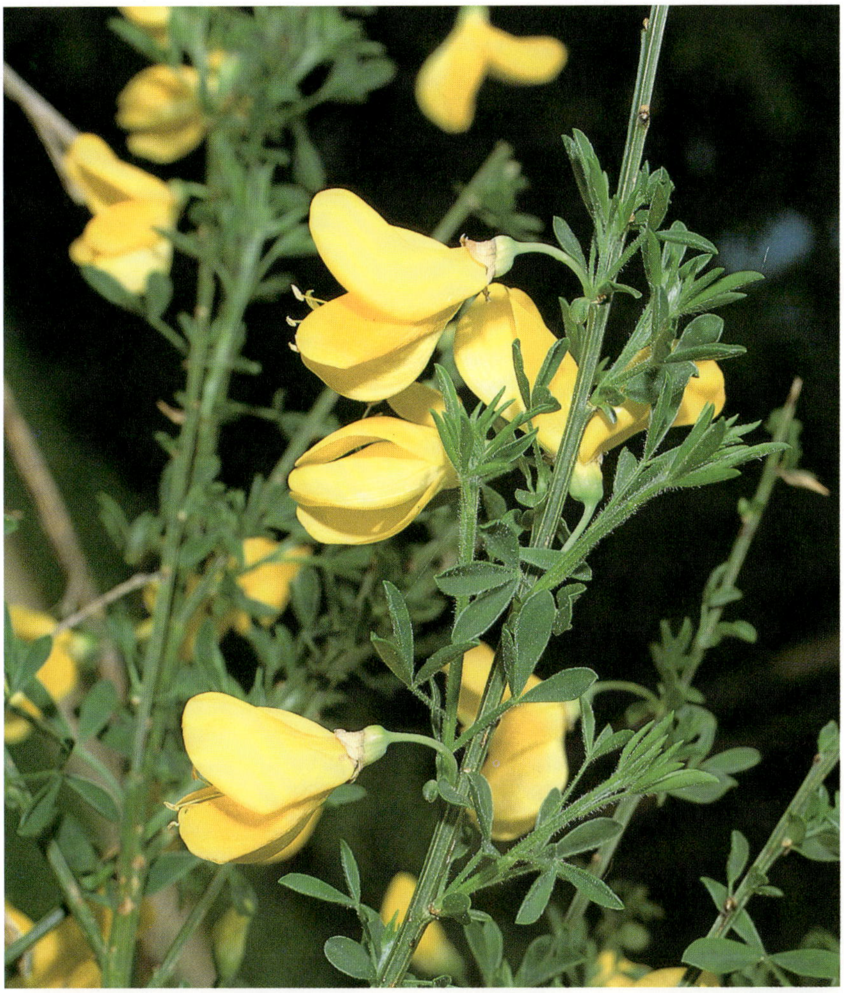

2 **Besenginster** ***Sarothamnus (Cytisus) scoparius***

lich (Spartein) als Antirheumatikum eingesetzt. Die Volksmedizin nutzt daneben noch die harntreibende Wirkung (Tee: 1 Teelöffel mit kochendem Wasser übergießen, 10 Minuten stehen lassen und abseihen). In alten Hausbüchern wird gesiebte Ginsterasche mit Wein als Schwitzmittel empfohlen. Obwohl die Pflanze giftig ist (Spartein), besteht Gefahr nur bei Überdosierung der Droge in Medikamenten oder Tees. Schwangere und Patienten mit Bluthochdruck sollten Besenginster unbedingt meiden. Die getrockneten, noch nicht aufgeblühten Triebe eignen sich als Färbemittel.

immun gegen Schlangenbisse. Tatsächlich erhöht Spartein die Resistenz der Tiere. Dioskurides und Plinius betonten vor allem die harntreibende Wirkung der Droge, eine Anwendung, die sich bis in die heutige Volksmedizin fortsetzt. Ginster galt immer als Zeichen der Vornehmheit. Im Jahre 1234 stiftete daher Ludwig der Heilige einen Orden mit Ginsterblüte und ließ die Uniformen seiner Leibwache mit der Blüte besticken. In den Volksbräuchen ist der Besenginster eng mit dem Pfingstfest verbunden. Man schmückte Haus und Stall mit den Zweigen, die zudem noch alles Übel fernhalten sollten, und angeblich schnitt sich manch ein Schulmeister zu Pfingsten besonders „schlagende Argumente“.
Inhaltsstoffe: Chinolizidin-Alkaloide (Spartein, Lupanin), 20 weitere Alkaloide, Flavonoide, Isoflavone, Cumarine, ätherisches Öl.
Anwendung: Das Kraut (Herba Sarothamni scoparii) wird im März und April oder Oktober gesammelt und in der Sonne oder bei künstlicher Wärme getrocknet. In der Medizin wird die Droge in Medikamenten gegen Kreislaufstörungen (z. B. gegen niedrigen Blutdruck) und äußer-

3 Griechischer Bockshornklee, Schabziegerklee

Trigonella foenum-graecum
Schmetterlingsblütengewächse
Fabaceae

Beschreibung: Einjährige, 50 cm hohe Pflanze; Stengel am Grunde verzweigt; 3zählig gefiederte Blätter; blaßgelbe Blüten (am Grunde hellviolett) in den Blattachseln, Blütezeit IV–VII; die Hülsen mit schlanker Spitze werden bis zu 20 cm lang.
Wissenswertes: Der Bockshornklee stammt wahrscheinlich aus dem öst-

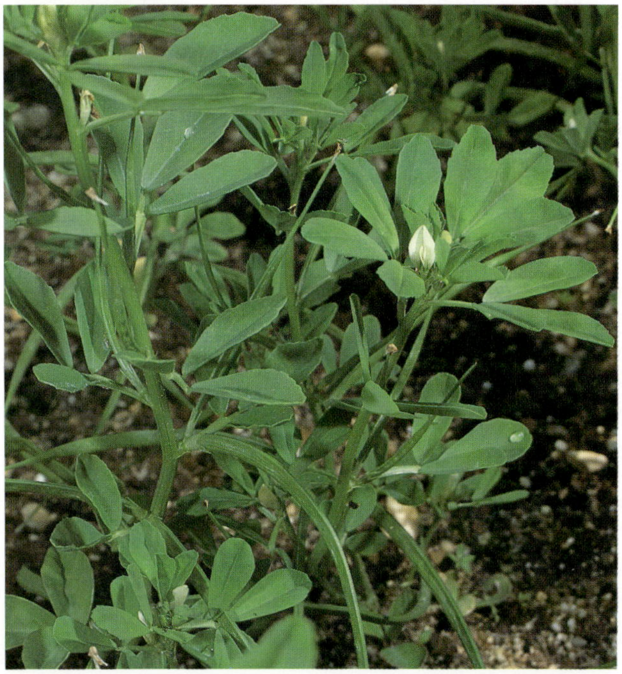

3 **Griech. Bockshornklee** ***Trigonella foenum-graecum***

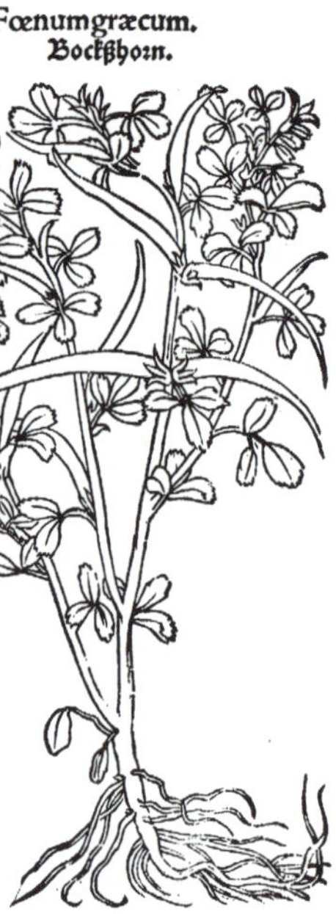

lichen Mittelmeergebiet und wurde durch die Benediktiner in Deutschland verbreitet. Auch Karl der Große empfiehlt den Anbau im „Capitulare de Villis". Die Ägypter kennen ihn bereits seit etwa 5000 Jahren (er war dem hörnertragenden Apis geweiht). Ein Papyrus aus dem 16. Jahrhundert v. Chr. empfiehlt zermahlenen Samen als Schönheitsmittel für den Teint. Davon gar nicht so weit entfernt ist die etwa 3000 Jahre jüngere Anwendung von Lonicerus: »Bockshorn mit Rosenöl gesotten und den Leib damit geschmiert, macht eine schöne Farb, vertreibt das Übelriechen deß Munds, auch den Gestanck am Leib.« Zu allen Zeiten war der Bockshornklee auch eine Futterpflanze, doch mußte man darauf achten, ihn rechtzeitig vor dem Schlachten abzusetzen – ansonsten stank das Fleisch nach Bock.
Inhaltsstoffe: Die Samen enthalten Schleim (Galaktomannane), Proteine, fettes Öl, Steroidsaponine, Sterole, Flavonoide, Foenugraecin.
Anwendung: Die Samen (Semen Foenugraeci) werden im August und September vorsichtig ausgedroschen. Gemahlen finden sie äußerlich bei Furunkeln, Geschwüren und Ekzemen Anwendung, doch nimmt die Volksmedizin sie auch bei Katarrhen der oberen Luftwege und zur Senkung des Blutzuckerspiegels. Für die äußerliche Anwendung werden die Samen zerstoßen, mit heißem Wasser getränkt und als Umschlag aufgebracht. Kommerziell wird der gemahlene Samen vor allem in Gewürzmischungen wie Curry, Mango-Chutneys oder zum Aromatisieren von Käse verwendet, doch ist er auch als Rohstoff für die Synthese von Steroidhormonen interessant.

1 **Sanddorn**

Hippophae rhamnoides
Ölweidengewächse
Elaeagnaceae

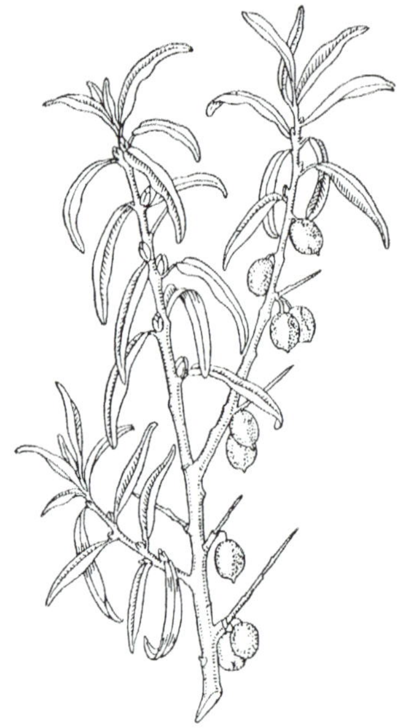

Beschreibung: Verzweigter, sommergrüner, 1–3,50 m hoher Strauch oder kleiner Baum (6 m) mit bedornten Kurztrieben; Blätter 5–8 cm lang, schmal, ganzrandig, oben graugrün, unten silberweiß; zweihäusig, weibliche Blüten einzeln, männliche in achselständigen kurzen Kätzchen, Blütezeit IV; orangerote Frucht (IX–X); Ufer, Gebirgsflüsse, Waldränder, auf sandigen Böden.
Wissenswertes: Der Sanddorn hat die vitaminreichsten Früchte aller heimischen Arten (Vitamin C-Gehalt

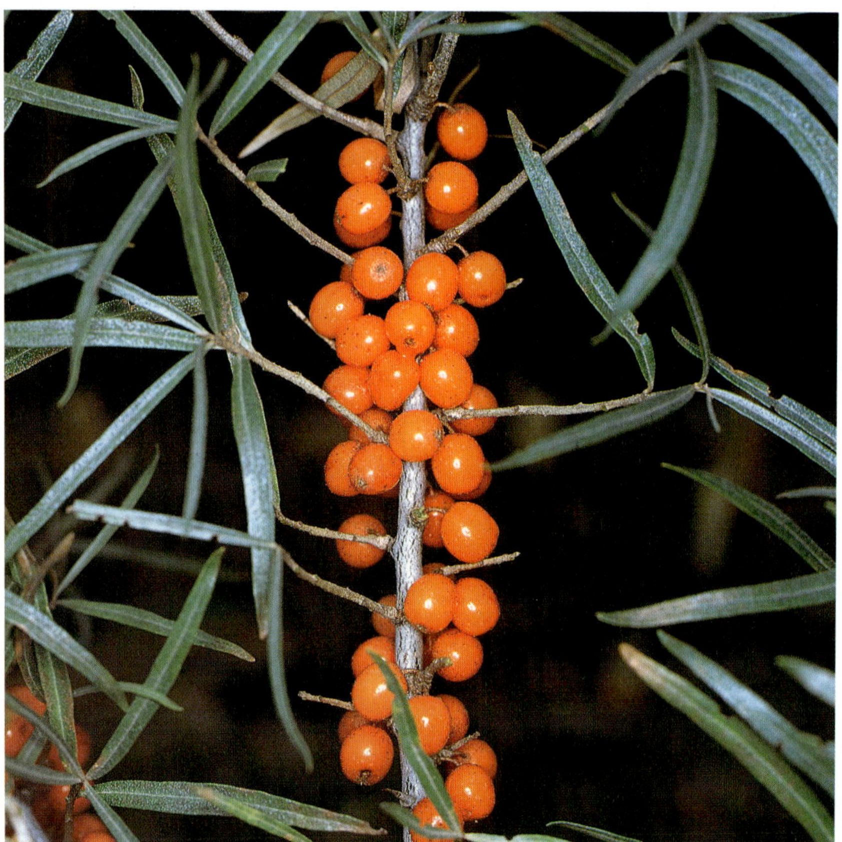

1 **Sanddorn** ***Hippophae rhamnoides***

0,2–1,2 %). Er ist hervorragend an trockene Böden angepaßt und hat sich im Oberrheingebiet stark ausgebreitet, seit dort der Grundwasserspiegel sank und die Auwälder austrockneten. Da er sich über Wurzelausläufer vermehren kann, überwuchert er inzwischen riesige Flächen.
Inhaltsstoffe: Vitamine, Flavonoide, Fruchtsäuren, fettes Öl.
Anwendung: Die sauren, sehr empfindlichen Früchte (platzen leicht) werden vorsichtig in einen Behälter abgeschnitten. Sie passen als Zusatz zu Fruchtkompott oder ausgepreßt zu Joghurt oder Milch (die Engländer kennen sogar eine Sanddornmarmelade). In klaren Korn eingelegt und nicht zu sparsam gezukkert, ergeben sie einen Likör. Medizinisch wirksam im eigentlichen Sinne ist der Sanddorn nicht, doch eignen sich seine frisch genossenen Früchte hervorragend als „Vitaminstoß" bei drohenden Erkältungskrankheiten (viele Reformhäuser führen Sanddornsaft als Fertigprodukt). Vorsichtig getrocknete Früchte geben Grillfleisch eine pikant säuerliche Note.

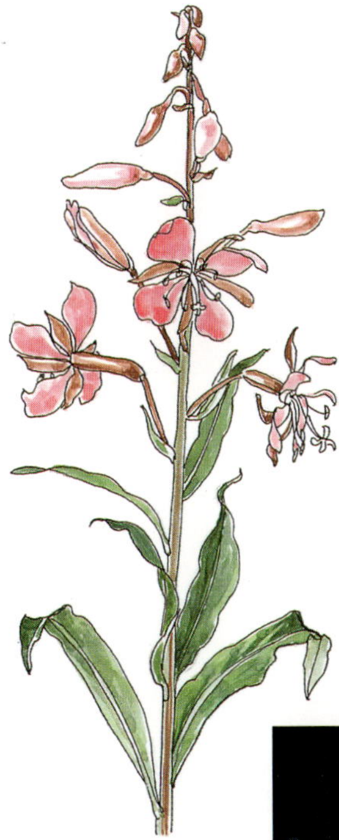

2 **Schmalblättriges Weidenröschen**

Epilobium angustifolium
Nachtkerzengewächse
Onagraceae

Beschreibung: Ausdauernde, 60–120 cm hohe Staude; 1–2,5 cm breite Blätter, Unterseite blaugrün mit markanten Nerven; Blüten purpurrot in verlängerten Trauben, Kronblätter 1,2–1,5 cm lang, verkehrt-eiförmig, zur Basis plötzlich verschmälert (Nagel); Kahlschläge, Heide, Ödland.
Das eigentliche Heilkraut der Gattung ist das Kleinblütige Weidenröschen *(E. parviflorum)* mit nur 5–10 mm langen, hellrosa Kronblättern und unten stark behaartem Stengel (Höhe 15–50 cm).
Wissenswertes: In der Geschichte der Botanik nimmt diese auffallende Pflanze eine wichtige Rolle ein, denn an ihr entdeckte K. Sprengel, der Begründer der Blütenökologie, 1790 die Fremdbestäubung. Beim Aufblühen von unten nach oben in der Traube dienen nämlich zunächst die Staubblätter, dann der Griffel als Landeplatz für Insekten. Eine einzige Pflanze erzeugt Hunderttausende von Samen, die mit feinen Haarschirmchen bis 10 km weit fliegen können.
Inhaltsstoffe: Flavonoide, Sitosterol, Gallussäurederivate; in der Blüte Gerbstoffe, Pektin, Phenole.
Anwendung: Getrocknete Blätter passen als Zugabe zu Kräutertees, die Blätter und jungen Triebe eignen sich als Wildgemüse (in Butter und etwas süßer Sahne weich dünsten, pfeffern und mit frischen Kräutern – z. B. Petersilie, Kerbel – würzen) oder gekocht und durch ein Sieb passiert als Würze für eine Bechamelsoße. Im Hintergrund eines Bauerngartens sehen diese Pflanzen sehr attraktiv aus (rechtzeitig Samen sammeln, die sonst vom Wind verweht werden). In der Volksmedizin gelten die Blätter als hilfreich bei Prostatabeschwerden. Wer diese medizinisch nicht belegte Wirkung ausprobieren möchte, sollte die Blätter des Kleinblütigen Weidenröschens verwenden.

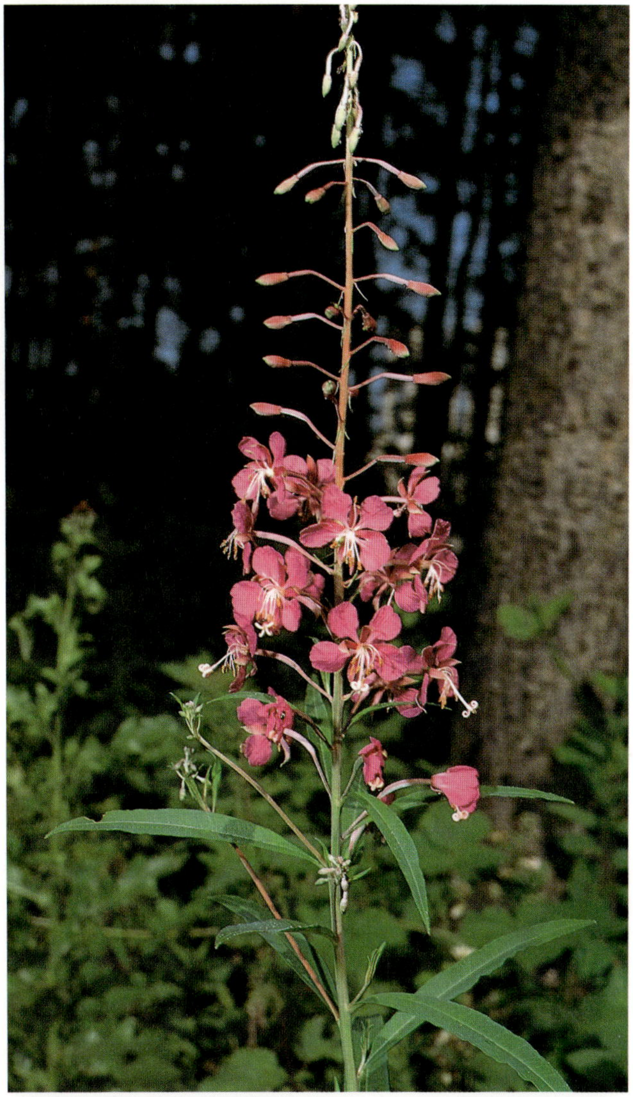

2 **Schmalblättriges Weidenröschen** ***Epilobium angustifolium***

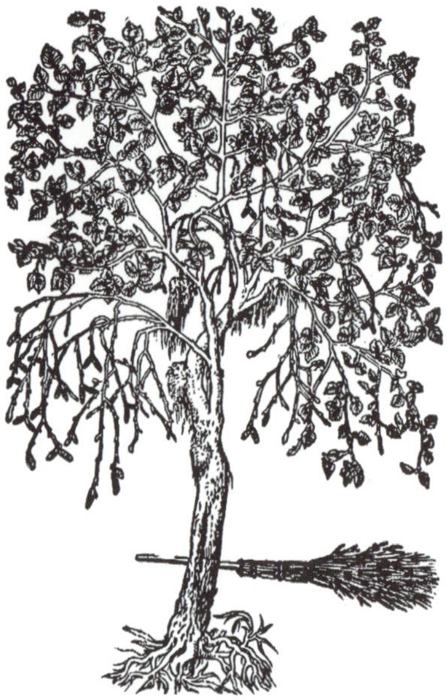

1 **Hänge-Birke, Weiß-Birke**

Betula pendula
Birkengewächse
Betulaceae

Beschreibung: Baum bis 25 m hoch, weiße Rinde mit waagerechten schwarzen Bändern; junge Zweige herabhängend, glänzend rötlichbraun, warzige Haardrüsen; Blätter lang zugespitzt mit keilförmigem Grund; männliche Kätzchen hellgelb an Vorjahrestrieben (erscheinen schon im Herbst), weibliche grünlich, Blütezeit IV–V; Mittellappen der Fruchtschuppen kürzer als die beiden bogigen Seitenlappen; trockene Laub- und Nadelwälder, Moore, Heiden.
Wissenswertes: Bei den Germanen war die Birke der Liebesgöttin Freya geweiht, wovon sich vielleicht etwas im Maibaumsetzen erhalten hat. Wird eine Hexe mit Birkenreisern geschlagen, verliert sie ihre Zauberkraft. Ähnlich ist der Brauch, sein Vieh durch Schlagen mit Birken vor Zauberei zu bewahren. Birkenteer entsteht durch trockene Destillation von Birkenholz; er diente zum Gerben von feinem Leder. Traditionell werden die dünnen Zweige zu Reisigbesen gebunden. Früher ließ man das aufgefangene Birkenwasser vergären und erhielt einen moussierenden Birkenwein.
Inhaltsstoffe: Flavonoide (Hyperosid, Quercitrin), Gerbstoffe, wenig ätherisches Öl, Phenolcarbonsäuren, Saponine.
Anwendung: Die jungen Blätter (Folia Betulae) werden im Frühjahr gesammelt und getrocknet. Die Droge ist harntreibend (ohne die Nieren zu belasten), schweißtreibend und hilft bei Blasenentzündungen und Rheuma. Fertigtees bietet der Handel an, sie können aber auch selbst hergestellt werden (1 Eßlöffel der Droge mit kochendem Wasser übergießen, 15 Minuten ziehen lassen und im Laufe eines Tages trinken). Äußerlich angewandt, etwa als Badezusatz (2 Hände Blätter in 2 Liter Wasser abkochen und in die Wanne gießen), hilft Birke bei Hautkrankheiten. Das aus angeschnittenen Stämmen austretende Birkenwasser soll das Haarwachstum anregen und ist Bestandteil von Shampoos und Haarwässern. Junge Blätter färben Wolle goldgelb bis grüngelb.

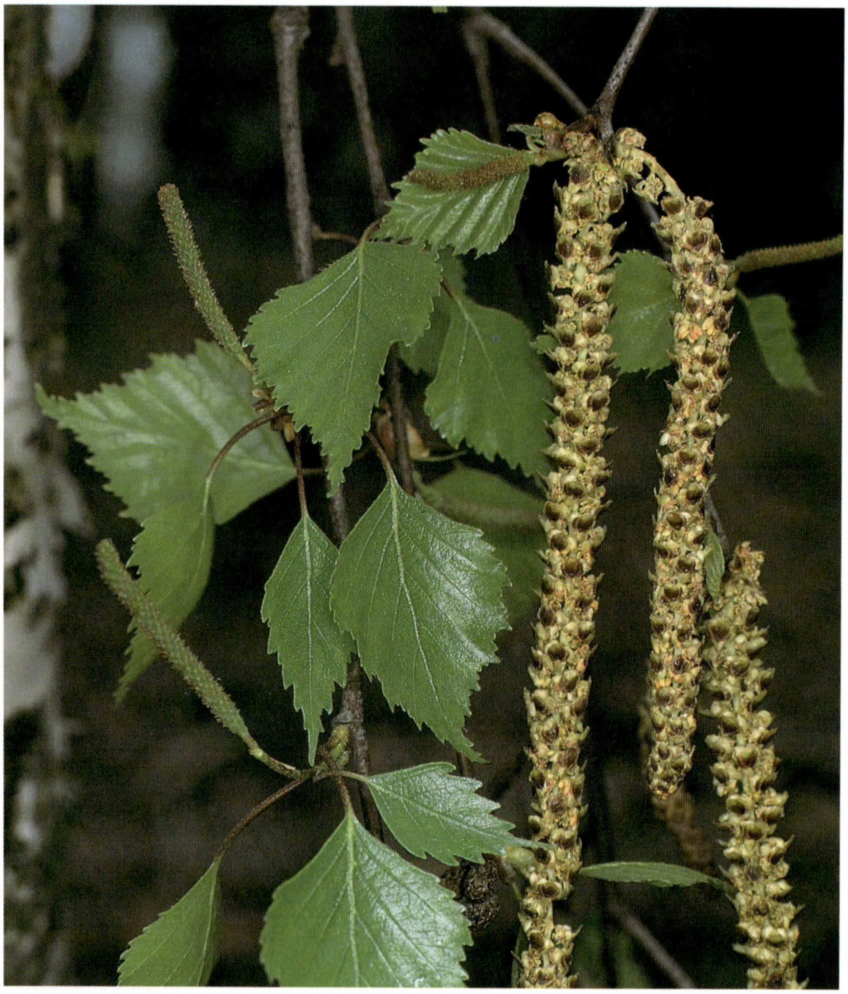

1 **Hänge-Birke** ***Betula pendula***

2 **Hopfen**

Humulus lupulus
Hanfgewächse
Cannabaceae

Beschreibung: Ausdauernde, bis 6 m hohe, rechtswindende Pflanze mit Widerhaken am Stengel; Nebenblätter verwachsen, Blätter mit herzförmigem Grund, tief 3- bis 5lappig; zweihäusige Pflanze, männliche Blütenstände rispenartig, weibliche in Scheinähren (die gelbgrünen „Hopfenzapfen"), Blütezeit VII–VIII; Auwälder, feuchte, nährstoffreiche Böden.
Wissenswertes: Hopfen kannten schon die Ägypter (zum Bierbrau-

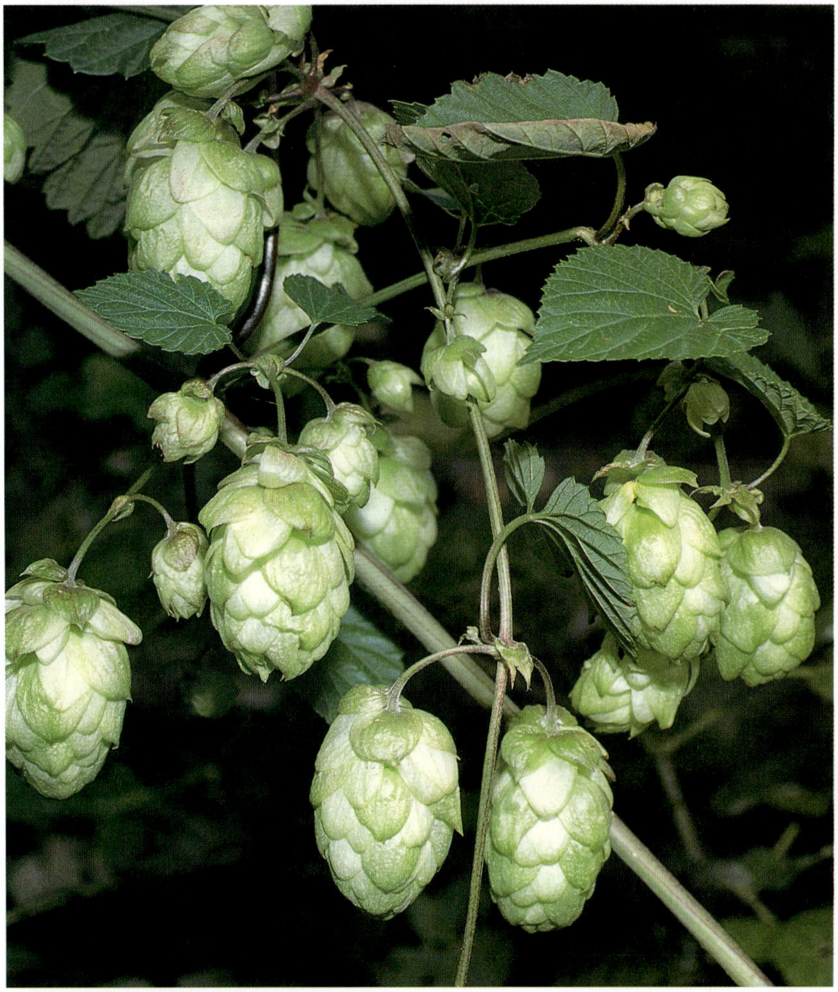

2 **Hopfen** ***Humulus lupulus***

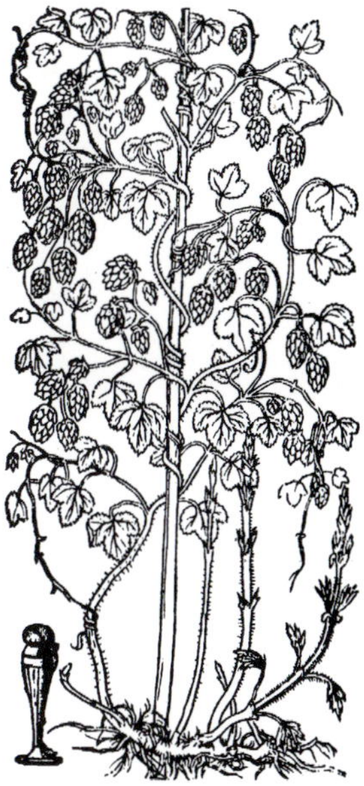

en); in Deutschland wird er seit dem 8. Jahrhundert angebaut und hat sich als einzige Bierwürze durchgesetzt (siehe Sumpf-Porst). Daß der Hopfenanbau lange Zeit eine Domäne der Klöster war, wird manchmal damit erklärt, daß sich die beruhigende Wirkung auch auf die Sexualität auswirkte (Bier!). Wahrscheinlicher ist, daß Bauern, die in die traditionelle Dreifelderwirtschaft eingebunden waren, gar keinen Hopfen anbauen konnten. Gebraucht wird nur die unbefruchtete, weibliche Blüte, daher werden alle männlichen Pflanzen entfernt. Die Vermehrung erfolgt über Stecklinge (Fechser). Etwa 80% der deutschen Produktion stammt traditionell aus Bayern. Der Hopfen wird gedarrt, damit die Drüsenhaare („Hopfenmehl") abfallen. Das rasche Wachstum der Pflanze war Anlaß für allerlei Zauber: Vergräbt man mit dem Steckling etwas abgeschnittenes Haar, so beginnt das Haupthaar genauso zu sprießen.
Inhaltsstoffe: Bitterstoffe (Humulon, Lupulon) in den Drüsenhaaren der weiblichen Blüten, ätherisches Öl (Myrcen, Linalool, Farnesen, Caryophyllen).
Anwendung: Weibliche Blüten werden im August und September gesammelt, getrocknet und das Hopfenmehl (Glandulae Lupuli) aufgefangen. Die Bitterstoffe wirken antibiotisch und beruhigend bei Schlafstörungen, nervösen Herz- und Magenbeschwerden. In größeren Mengen genossen, ist die Droge giftig. Wer nicht auf Bier zurückgreifen mag, kann einen Teelöffel Hopfendolden pro Tasse direkt als Aufguß trinken (10–15 Minuten ziehen lassen). Hopfen wird in Bitterschnäpsen verarbeitet. Bis Mai geerntete Sprossen werden als „Hopfenspargel" verzehrt (zu Bündeln zusammenbinden und in Wasser mit etwas Milch kochen) oder mit einem harten Ei, Essig, Öl, Pfeffer, Salz und Schnittlauch zu Salat verarbeitet.

3 **Große Brennessel**

Urtica dioica
Brennesselgewächse
Urticaceae

Beschreibung: Ausdauernde, 60–150 cm hohe, von Borsten und Brennhaaren bedeckte Staude; zweihäusig, unauffällige Blüten in Rispen, Blütezeit VI–X; Ödland, Stickstoffzeiger.
Wissenswertes: »Auß der kalten rauhen erden schlieffen vil hitziger gewechs … die gemeine brennende nessel«, sagt H. Bock. Die Brennhaare der Brennessel sind perfekte Injektionskanülen. Ihre durch Kieselsäure spröden Wände brechen an vorgegebener Stelle und geben ihren unangenehmen Inhalt ab. Die bedauernswerten Rheumatiker des Mittelalters schworen noch auf Nesselpeitschen, doch diese Anwendung gehört ebenso wie der Nesselbrei auf dem kahlen Kopf zwecks Förderung des Haarwachstums der Vergangenheit an. Ein Spruch mag

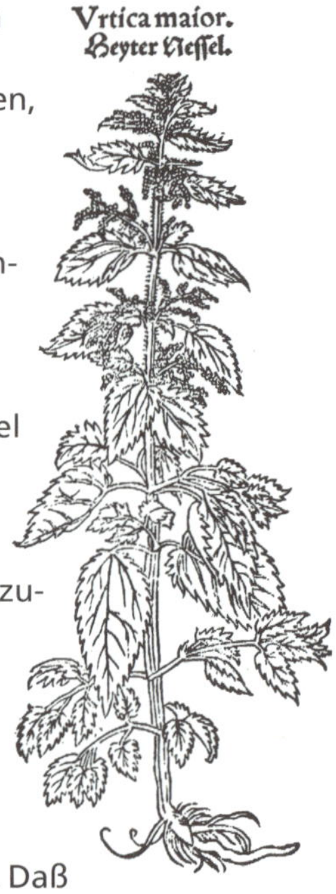

die zahlreichen Liebeszauber zusammenfassen, bei denen die Brennessel beteiligt war: »Wer heiß brennende Liebe in seinem Herzen fühlt, soll die sengende Nessel tragen«. Ebenso schien die Verbindung zum Blitz nahezuliegen, denn nach Tiroler Brauch schützt eine Nessel im Kaminfeuer vor dem Einschlag. Daß Brennessel auch zum Abwehrzauber gegen Hexen und Dämonen verwendet wurden, kann kaum noch überraschen.

Inhaltsstoffe: Blätter mit Vitamin C, B-Gruppe, K_1, Triterpenen, Sterolen, Mineralsalzen; Früchte mit Proteinen, Schleimen, fettem Öl; Brennhaare mit Histamin, Serotonin, Acetylcholin.

Anwendung: Aus den Bastfaserzellen werden grobe Stoffe (Nessel) und Seile hergestellt (heute kaum noch). Die Giftstoffe in den Blättern werden durch Kochen unschädlich gemacht. Vor der Weiterverarbeitung müssen daher die jungen (!) Blätter etwa 15 Minuten gekocht werden (der Sud wird verworfen). Brennesselblätter passen in Kartoffelsuppen, zu Salaten, fein gewiegt als Gewürz zu Kartoffelpüree (bei diesem einfachen Gericht – bitte nicht aus der Tüte – tun sich für den Kräutersammler ohnehin ungeahnte Möglichkeiten auf), können aber auch mit Zwiebeln als Gemüsebeilage verarbeitet werden. Gut schmeckt eine Kräutermayonnaise zu Kartoffelsalaten, in der neben Brennesseln weitere Kräuter (etwa Löwenzahn, Gundermann, Petersilie, Kresse u. a.) verarbeitet werden können. Die Früchte (Fructus Urticae) sind Bestandteil eines Tonikums gegen Rheuma und Hautleiden. Das junge Kraut (Herba Urticae) wird von März bis Mai gesammelt und im Schatten getrocknet. Es wirkt harntreibend (Tee: 2 Teelöffel der Droge mit kochendem Wasser übergießen, 10 Minuten ziehen lassen und abseihen) und wird in der Volksmedizin bei Frühjahrsmüdigkeit und Blutarmut verordnet.

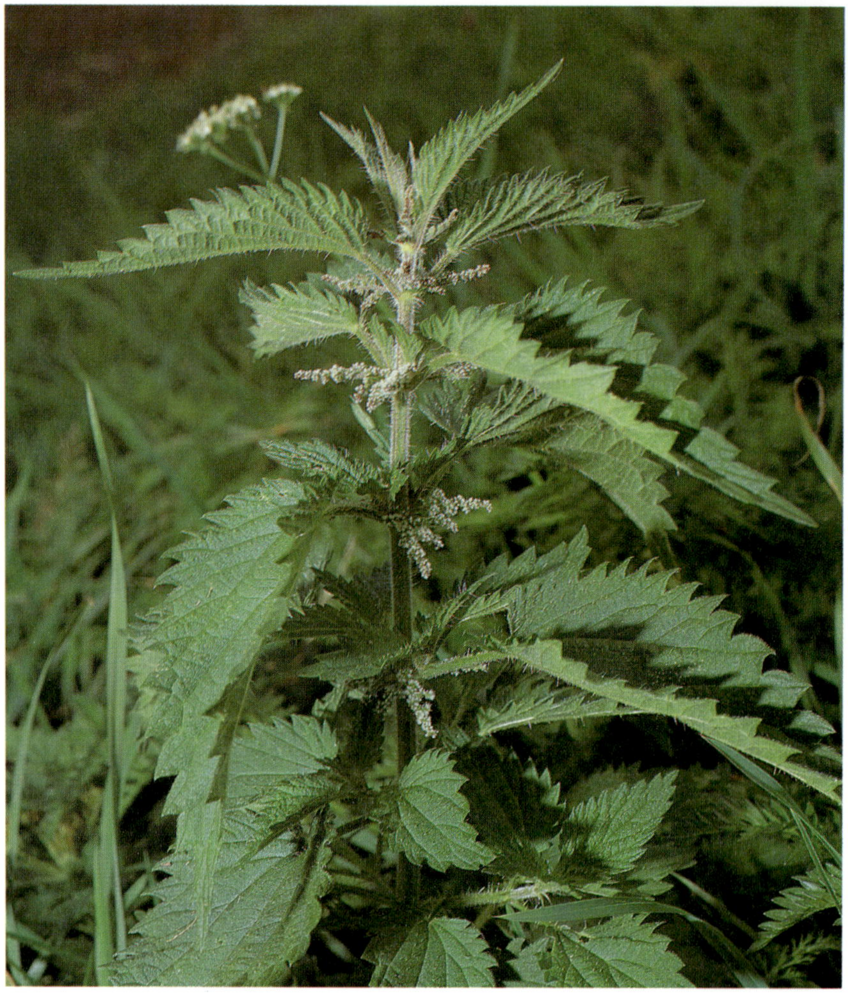

3 **Große Brennessel** *Urtica dioica*

1 Mistel ☠

Viscum album
Mistelgewächse
Loranthaceae

Beschreibung: Immergrüner Halbschmarotzer auf Laub- und Nadelbäumen; Blätter ledrig, eiförmig-länglich; zweihäusig, mit unscheinbaren Blüten in sitzenden, endständigen Trugdolden, Blütezeit II–V; Beeren weiß bis gelblich-grün.

Wissenswertes: Über Vögel, die die Beeren fressen und die Samen im Kot wieder ausscheiden, wird die Mistel verbreitet. Die wie ein Alptraum auf Bäumen aufsitzende Mistel ist seit Urzeiten eine Zauber- und Hexenpflanze. Der pfiffige gallische Druide aus dem Comic-Heft, der mit goldener Sichel seine Misteln aus den Eichen schneidet, entspricht durchaus den von Plinius überlieferten Tatsachen. Für die weiß gekleideten gallischen Priester gehörten die heiligen Misteln zu den Stieropfern der Neumondrituale. Die Mistel galt ihnen als Mittel gegen alle Gifte. Bei den Germanen war die Mistel dem Gott Donar geweiht und als Werkzeug des Bösen negativ bewertet. Mit einem Pfeil aus Mistelholz tötete der blinde Hödur dank Lokis List den Götterliebling Balder. »von der mistel

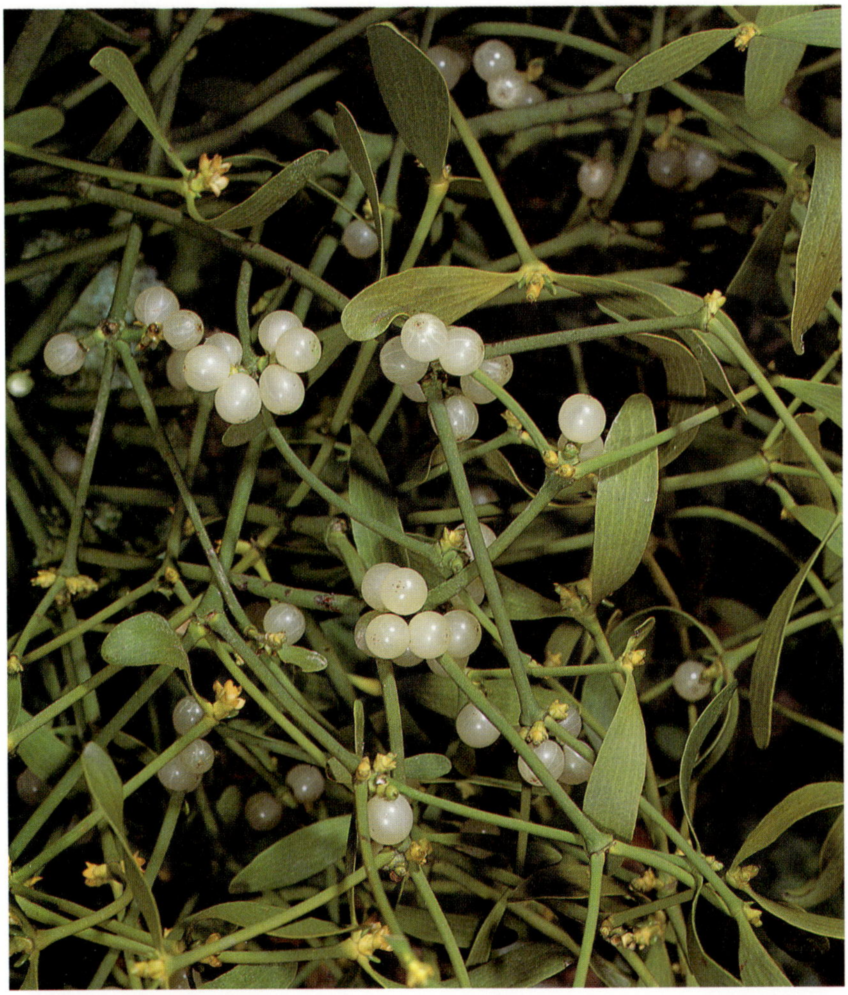

1 **Mistel** ***Viscum album***

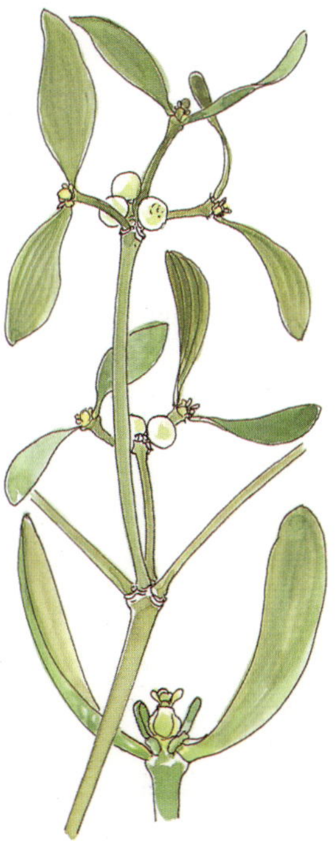

kam / hässlicher harm / da Hödur schoss«, heißt es in der Völuspa. Im Mittelalter wandelte sich dann das Bild der Mistel zum Positiven. Eichenmisteln galten als Mittel gegen alle Gifte, waren entsprechend teuer und wurden fleißig gefälscht. Mistelbeeren in Silber gefaßt, als Amulett um den Hals getragen, schützten ebenso vor Verhexung wie Mistelzweige auf der Hausschwelle. Sehr alt ist der Glaube, Mistelzweige könnten verborgene Schätze aufdecken. Bereits Persephone drang mit einem Mistelzweig in die Unterwelt ein, und viele Volkssagen berichten vom Aufspüren verborgener Schätze. Wie immer sieht H. Bock auch die Mistelverehrung recht kritisch: »Solcher fantasei und aberglauben seind vil bei uns eingerissen.« Der Jugendstil liebte die ornamentale Gestalt der Mistel und verewigte sie in vielen Schmuckstücken und Grafiken.

Inhaltsstoffe: Lektine, Polypeptide (Viscotoxine), Phenylpropane, Flavonoide, biogene Amine.

Anwendung: Das Mistelkraut (Herba Visci) wird von März bis April oder Oktober bis Dezember gesammelt und im Schatten getrocknet. Um die krebshemmende Wirkung der Misteldroge werden beinahe schon Glaubenskriege gekämpft. Lektine binden an Zellrezeptoren und wirken in Injektionspräparaten zellabtötend (begleitende Reiztherapie bei bösartigen Krebsgeschwüren). Als Tee eingenommen sind die Mistelstoffe unwirksam, da sie nicht in ihrer aktiven Form in den Körper gelangen. Dennoch schwören viele homöopathische und anthroposophische Praktiker auf die Wirksamkeit von Misteltees (1 Teelöffel 10–12 Stunden bei Raumtemperatur ziehen lassen). Bei Bluthochdruck sowie in der Volksmedizin auch bei Schwindelgefühl, Epilepsie (geht auf Plinius zurück) und Gelenkerkrankungen wird ein Tee verordnet. Die Mistel gehört zu den Heilpflanzen, die besser nicht ohne ärztlichen Rat verwendet werden, denn Blätter und Sproß sind giftig.

2 Gewöhnliches Seifenkraut

Saponaria officinalis
Nelkengewächse
Caryophyllaceae

Beschreibung: Ausdauernde, 30–70 cm hohe Staude mit fein flaumig behaartem Stengel; Blätter elliptisch bis lanzettlich; Blüten bis 3 cm breit, blaßrosa bis weiß in dichten Dichasien, Kelchblätter zu einer engen Röhre verwachsen, Blütezeit VI–IX; fingerdicker, kriechender Wurzelstock; Flußauen, Ödland, auf nährstoffreichen Böden.

Wissenswertes: Das Seifenkraut ist eine typische Nachtfalterblume. Am Abend beginnt sie stärker zu duften, um ihre Bestäuber anzulocken. Seit der Antike schätzt der Mensch ihre in Wasser aufschäumenden Saponine. So fand man in den Cara-

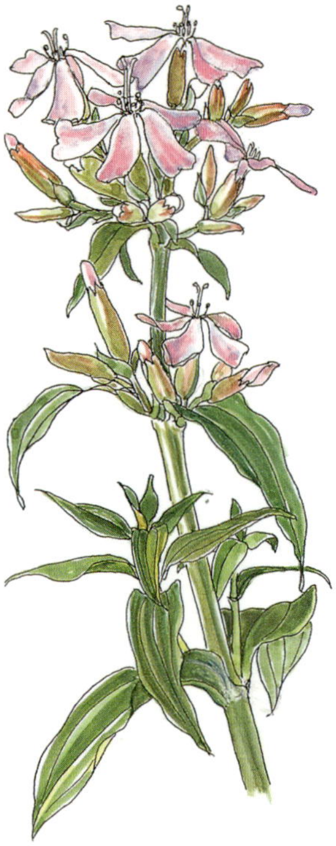

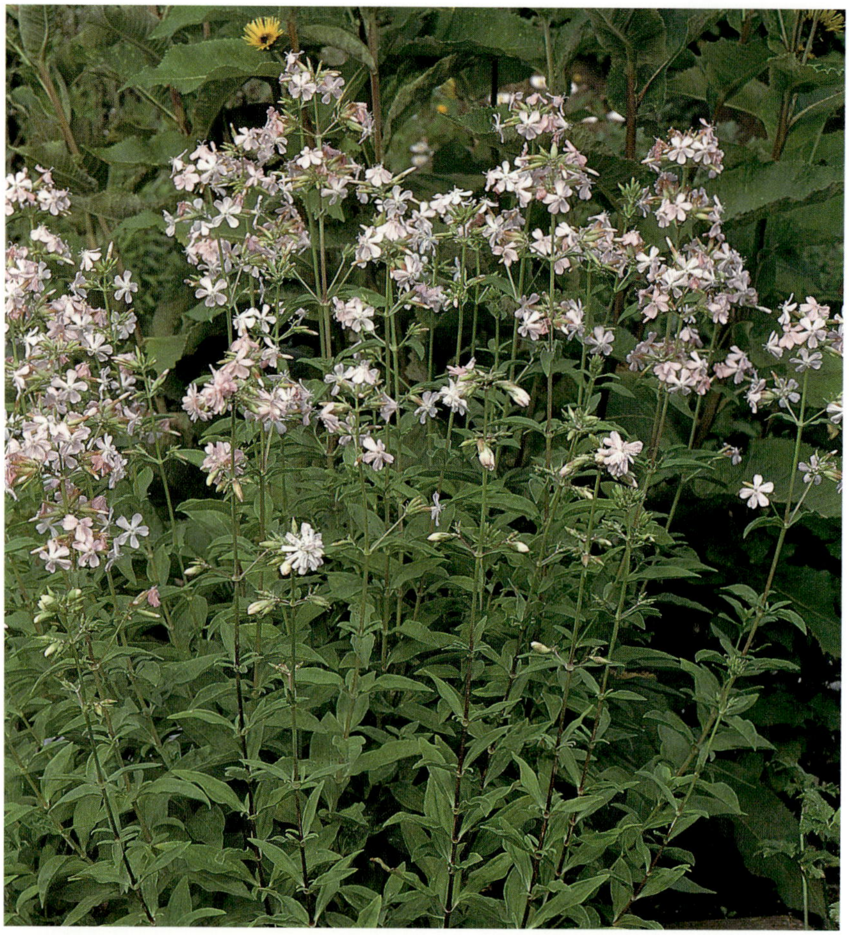

2 **Gewöhnliches Seifenkraut** ***Saponaria officinalis***

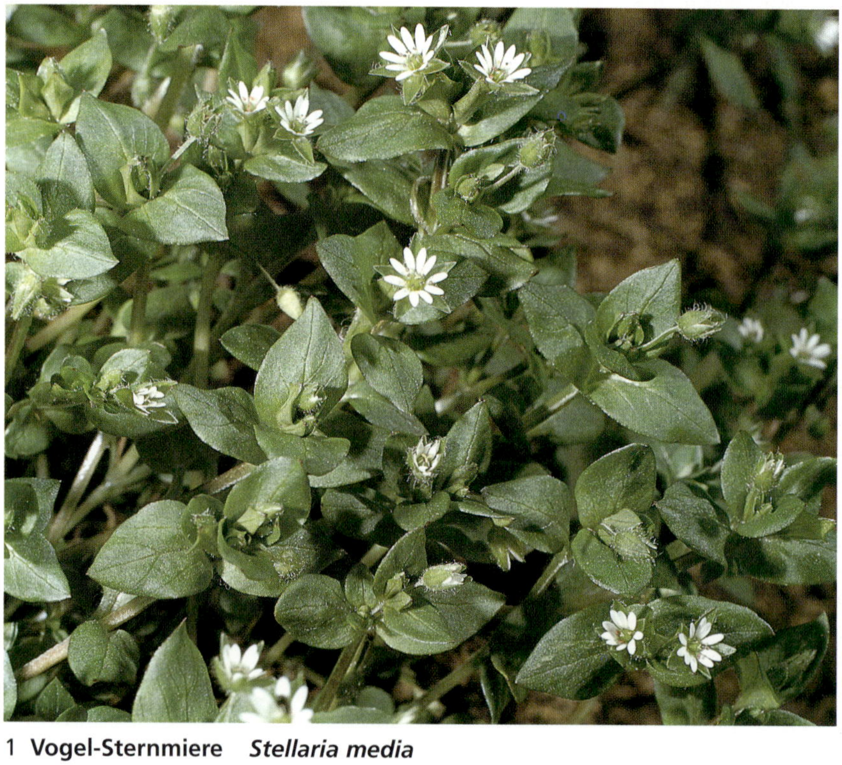

1 **Vogel-Sternmiere** ***Stellaria media***

calla-Thermen (Rom) eine Seife aus Seifenkraut und Ziegenfett. Kelten und Germanen kannten und nutzten die Pflanze ebenso. Medizinisch spielte sie keine große Rolle, obwohl Hildegard von Bingen sie in einem Rezept gegen Eingeweidegeschwüre nennt.

Inhaltsstoffe: Hoher Saponingehalt (Quillajasäure), Zucker, Kohlenhydrate.

Anwendung: Die Wurzel (Radix Saponariae rubrae) wird im September und Oktober ausgegraben und getrocknet. In der Volksmedizin schätzt man die Droge bei Bronchitis als schleimlösenden Tee, bei Hautkrankheiten und Rheuma. Werden die Saponine überdosiert, kann es jedoch zu Vergiftungen kommen. In Fertigtees wird heute meist die Wurzel der südamerikanischen *Quillaja saponaria* verwendet, deren Wirkstoffe ähnlich sind.

1 Vogel-Sternmiere

Stellaria media
Nelkengewächse
Caryophyllaceae

Beschreibung: Einjährige, 10–40 cm hohe Pflanze; Stengel einreihig

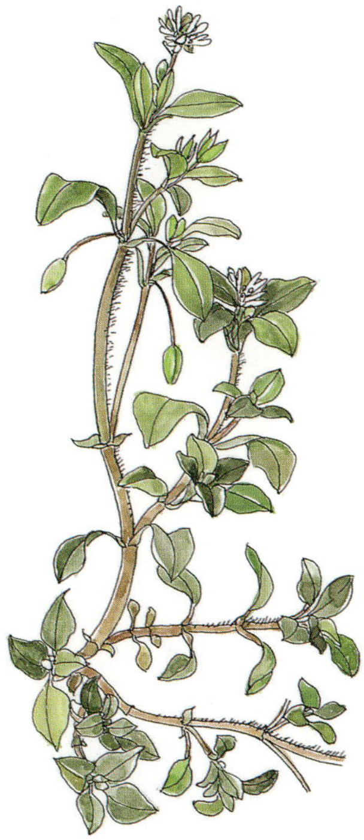

behaart, niederliegend; untere Blätter gestielt, klein, herzförmig, abgerundet, obere sitzend, länglich-elliptisch; Blüte weiß mit tief 2spaltigen Kronblättern, Blütezeit III–X; Gärten, Äcker, Wegränder, Schuttplätze.
Wissenswertes: Eine Vogel-Sternmiere erzeugt bis zu fünf Generationen pro Jahr und verbreitet sich entsprechend. Erst Pfarrer Sebastian Kneipp entdeckte diesen „Schrekken aller Gartenbesitzer“ als Heilpflanze, denn Hildegard von Bingen empfahl die »syme« nur in gemahlener Form, um Maden und Würmer zu töten.
Inhaltsstoffe: Mineralien, Vitamin C, Rutin.
Anwendung: Das Kraut der Vogel-Sternmiere ist nicht offizinell; in der volksmedizinischen Anwendung wird es bei Arthritis, Rheuma, Gliederschmerzen, in der homöopathischen zusätzlich noch gegen Schuppenflechte verordnet. Andere Anwendungsgebiete sind Lungenkrankheiten, Wunden und Hautausschläge. Die mineral- und vitaminreichen Blätter schmecken mit Zwiebeln gedünstet als Wildgemüse, zu Salaten oder fein gewiegt über Suppen.

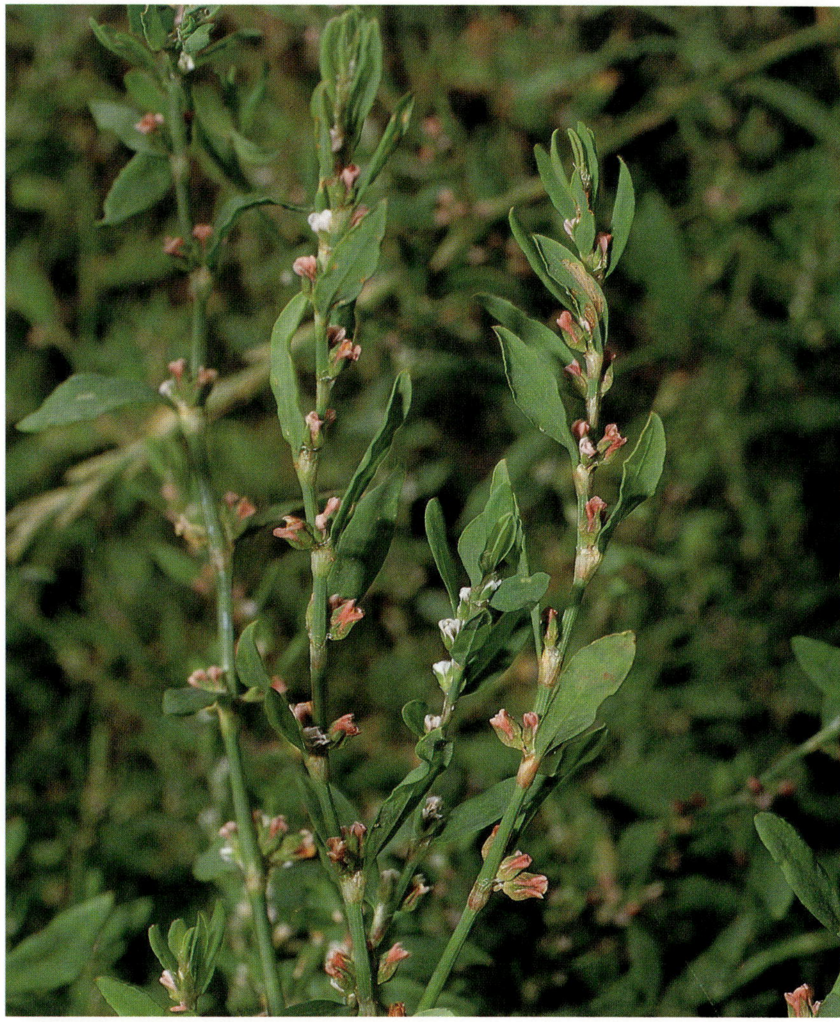

2 **Vogel-Knöterich** ***Polygonum aviculare***

2 Vogel-Knöterich

Polygonum aviculare
Knöterichgewächse
Polygonaceae

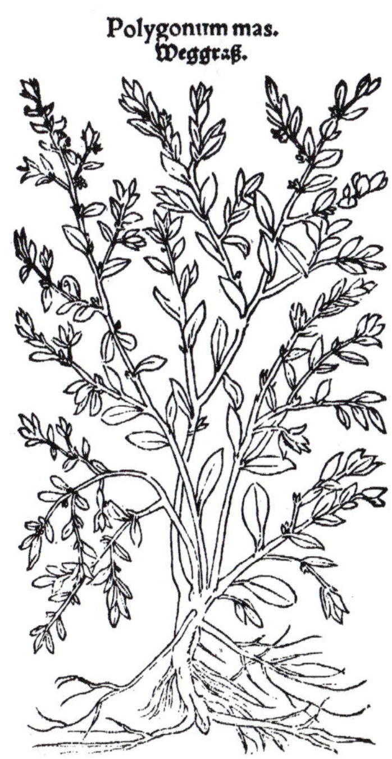

Beschreibung: Einjährige, 10–50 cm hohe Pflanze, Stengel niederliegend bis aufsteigend, mit Blattknoten; Blätter länglich bis lanzettlich, sitzend; Blüten blattachselständig, grünlich-weiß mit rotem Rand, Blütezeit V–IX; Schuttplätze.
Wissenswertes: Die Samen werden gerne von Vögeln gefressen (Name). Für den österreichischen Namen „Hans am Wege“ gibt es eine hübsche, sagenhafte Erklärung: Einst liebte Hans, der Sohn eines armen Bauern, Grete, die Tochter eines reichen Bauern. Da die beiden nicht zueinander kommen konnten, schauten sie sich jeden Tag über den

Weg hinweg an. Hans wurde zum Knöterich, Grete zur „Grete in der Staude" *(Nigella).* Die klassische Nutzung (Dioskurides, Plinius) des Vogel-Knöterichs – blutstillend und wundheilend – beruht auf der zusammenziehenden Wirkung der Gerbstoffe und zieht sich bis ins Mittelalter hinein. »Wegdret ... stilt alle bauchflüß / kotzen / blut spewen / vnd ubrige weiber kranckheit«, schreibt H. Bock. Der sogenannte Pseudo-Apulejus, ein Kräuterbuch des 5. Jahrhunderts, zählt den Vogel-Knöterich zu den Pflanzen, die man anreden muß: Dazu geht man vor Sonnenaufgang zur Pflanze und sagt ihr, sie solle einen Augenkranken heilen. Erst am nächsten Tag zur gleichen Zeit kehrt man wieder, gräbt das Kraut aus und hängt es dem Kranken um den Hals.

Inhaltsstoffe: Flavonoide (Kämpferol-, Quercetin-, Myricetinderivate), Schleimstoffe, Gerbstoffe, Kieselsäure, Phenolcarbonsäuren, Cumarinderivate.

Anwendung: Das Kraut (Herba Polygoni) wird zur Blütezeit gesammelt und getrocknet. Die Droge wird vor allem in der Volksmedizin als schleimlösender Tee bei Husten und Bronchialkatarrh verwendet und ist Bestandteil einiger Husten- und Bronchialtees. 1 Teelöffel der Droge wird mit kaltem Wasser aufgesetzt, zum Kochen gebracht und nach 5–10 Minuten abgeseiht. Daneben ist Vogel-Knöterich in der Volksmedizin als harntreibendes und blutstillendes Mittel (auch innerlich), bei Magenreizungen sowie zur Wundheilung in Gebrauch.

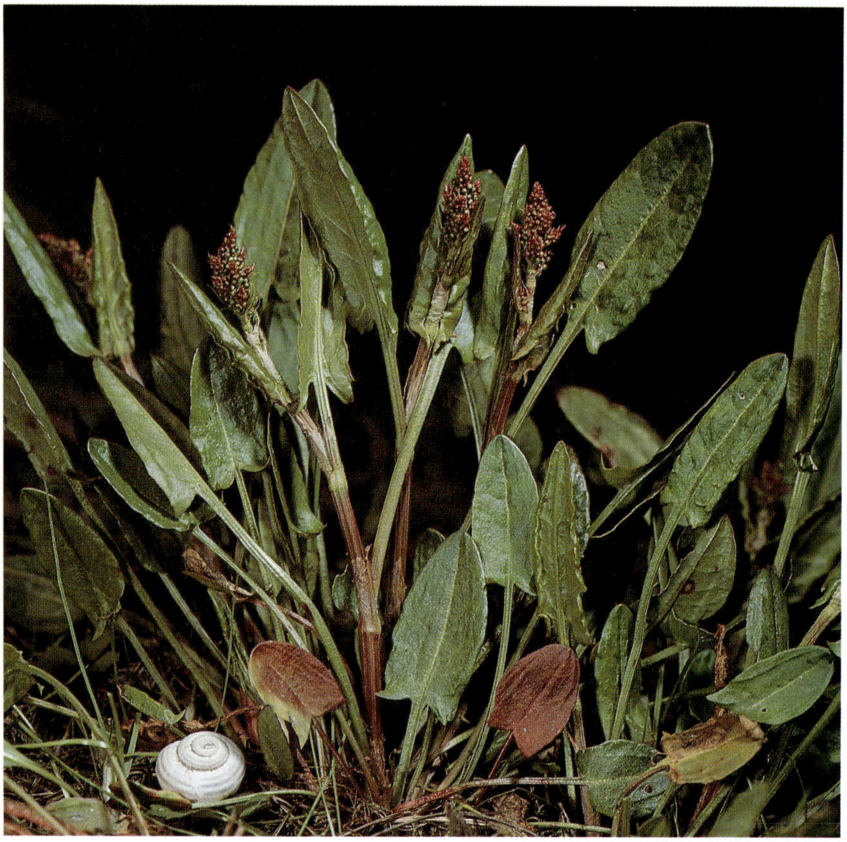

1 **Großer Sauer-Ampfer** ***Rumex acetosa***

1 Großer Sauer-Ampfer

Rumex acetosa
Knöterichgewächse
Polygonaceae

Beschreibung: Ausdauernde, 30–100 cm hohe, zweihäusige Staude mit rötlich überlaufenem Stengel; Grundblätter langgestielt, eiförmig-länglich, 2–3 cm breit, obere Blätter sitzend; Blütezeit V–VI; Frucht 4 mm lang auf roten Stielen; Wiesen, Weiden, lehmige, nährstoffreiche Böden.

Wissenswertes: Eine einzige Pflanze produziert bis zu 400 Millionen Pollenkörner. Nach Hildegard von Bingen nützt der Sauer-Ampfer nur den Ochsen, dem Menschen jedoch nicht. Später empfiehlt Tabernaemontanus den Sauer-Ampfer gegen Appetitlosigkeit: »Sauerampffer mit Weinessig ... erwecket und bringet wiederum die Lust zu essen.« Pfarrer Kneipp schätzt ihn als Krankenkost zur Blutreinigung.

Inhaltsstoffe: Vitamin C, Kleesalz, Oxalsäure, Bitterstoffe, Gerbstoffe.

Anwendung: Der Sauer-Ampfer ist ein altes und bekanntes Wildgemüse, wegen seines Gehaltes an Oxalsäure jedoch in größeren Mengen gesundheitsschädlich. Er sollte daher als Salat nicht roh verwendet werden (Abkochen und Wegschütten der Kochbrühe verarmt die Blätter an Oxalsäure). Vor allem Gicht- und Rheumakranke sollten Sauer-Ampfer meiden. Fein gewiegt und in kleinen Mengen eignen sich die frischen, jungen (!) Blätter jedoch als Würze zu Soßen, Salaten, zu Quark und Joghurt. Die Volksmedizin kennt den Sauer-Ampfer als appetitanregendes, blutreinigendes und harntreibendes Mittel, bei Hautleiden und Verstopfung.

Im Wildkräutergarten wird Sauer-Ampfer im Spätsommer ausgesät. Ab dem nächsten Frühjahr können die Blätter geerntet werden.

Sawrampffer.

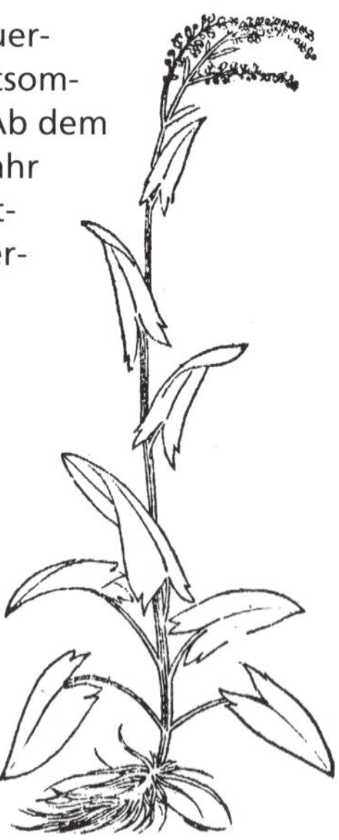

2 **Tüpfel-Johanniskraut**

Hypericum perforatum
Johanniskrautgewächse
Hypericaceae

Beschreibung: Ausdauernde, 30–60 cm hohe Staude; Stengel markig, mit 2 Längskanten; Blätter länglich-oval, durchscheinend punktiert, sitzend; Blüten in reichblütigen Trugdolden, 5 goldgelbe Kronblätter und zahlreiche Staubblätter in 3 Gruppen, Blütezeit VI–VIII; Wegränder, Trockenhänge, Wiesen.
Wissenswertes: Die deutlich sichtbaren Ölbehälter in den Blättern gehen nach einer Sage auf teuflische Wut zurück. Der Teufel hatte sich nämlich so über die Heilkraft des Krautes geärgert, daß er alle Blätter mit Nadeln durchstach, um ihm zu schaden. Viele Bräuche ranken sich um das sogenannte rote Johannisblut (Hypericin), das aus den zerquetschten gelben Blütenblättern austritt (ein leicht zu demonstrierender und – vor allem für Kinder – verblüffender Effekt). Das Johannisblut galt als probates Mittel gegen Hexerei, man flößte es sogar den Verdächtigten vor der Folter ein, damit sie in jedem Fall die Wahrheit sagten. Viele Volkssagen kennen die Hexe, die eine junge Frau zur Hexerei verführen will. Wann immer dabei das Johanniskraut im Spiel ist – meist von der vorsichtigen Mutter der Tochter zugesteckt – hat der Teufel keine Chance. »Wo solichs kraut behalten würt, da kommt der teüfel nicht hyn«, schreibt O. Brunfels. Die mittelalterlichen Mediziner sahen in ihm die Signatur des Blutes und gebrauchten das Johanniskraut daher bei blutenden Wunden.

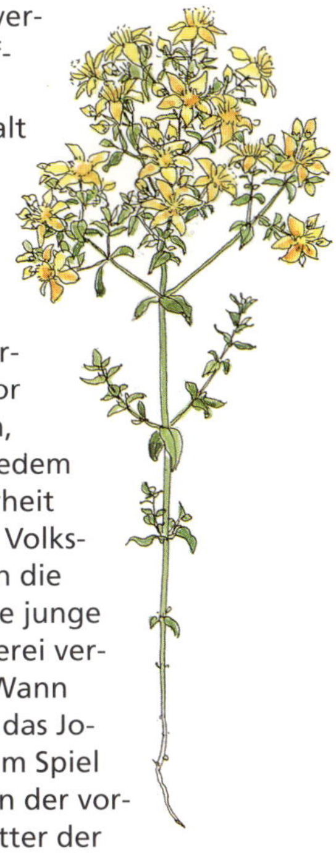

Inhaltsstoffe: Hypericin, Flavonoide (Hyperin, Rutin), Hyperforin (ähnlich den Hopfenbitterstoffen), ätherisches Öl, Gerbstoffe.
Anwendung: Das Kraut (Herba Hyperici) wird mit Blüte von Juni bis August gesammelt und im Schatten getrocknet. Die Droge hilft bei Depressionen, Migräne und beruhigt. In der Volksmedizin wird sie auch gegen Durchfall, bei Bettnässen, Krampfadern, Magenverstimmung und Gicht verordnet (Tee: 1 gehäuften Teelöffel mit kochendem Wasser übergießen und nach 5–10 Minuten abseihen). Für die äußerliche Anwendung bei Verbrennungen (Sonnenbrand!) und Wunden nimmt man das rote Oleum Hyperici (frische Blüten und Kraut in Weizenkeim- oder Olivenöl geben, filtrieren und Pflanzenmaterial ggf. austauschen). Die Droge ist nicht ganz ungefährlich, da das Hypericin die Haut sensibilisiert. Nach ihrem Gebrauch sollte man direktes Sonnenlicht oder Höhensonne meiden.

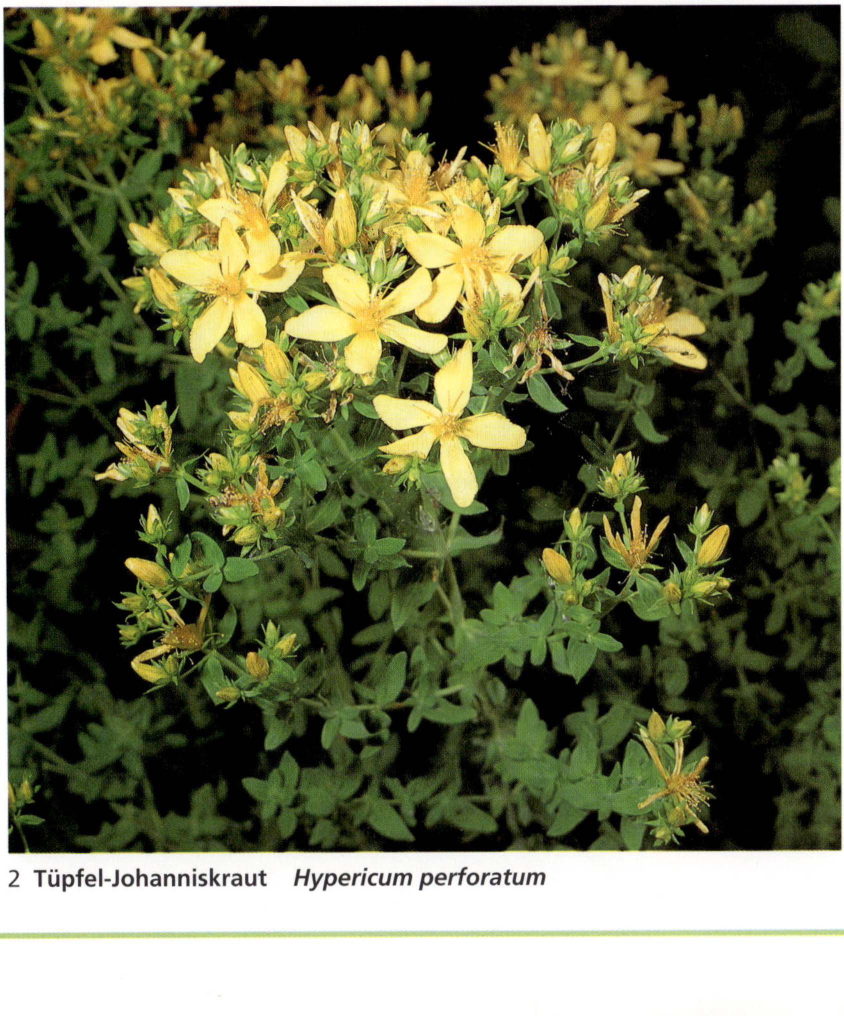

2 **Tüpfel-Johanniskraut** ***Hypericum perforatum***

3 **März-Veilchen**

Viola odorata
Veilchengewächse
Violaceae

Beschreibung: Ausdauernde, 5–10 cm hohe Staude mit kriechenden Ausläufern; Blätter in grundständiger Rosette, rundlich-nierenförmig bis herz-eiförmig, Nebenblätter eiförmig; Blüten dunkelviolett, duftend, Blütezeit III–IV; lichte Laubwälder, Bachufer, Gebüsche.
Wissenswertes: Wahrscheinlich ist das März-Veilchen gar keine heimische Pflanze, sondern wurde nach Mitteleuropa eingeschleppt. Erst die zweite Blütengeneration bildet im Sommer durch Selbstbestäubung Samen aus, während die duftenden Blüten des Frühlings steril bleiben. Die Veilchensamen tragen äußerlich einen Ölkörper, der Ameisen anlockt und so die Samenverbreitung sicherstellt. Die als Veilchenwurzel

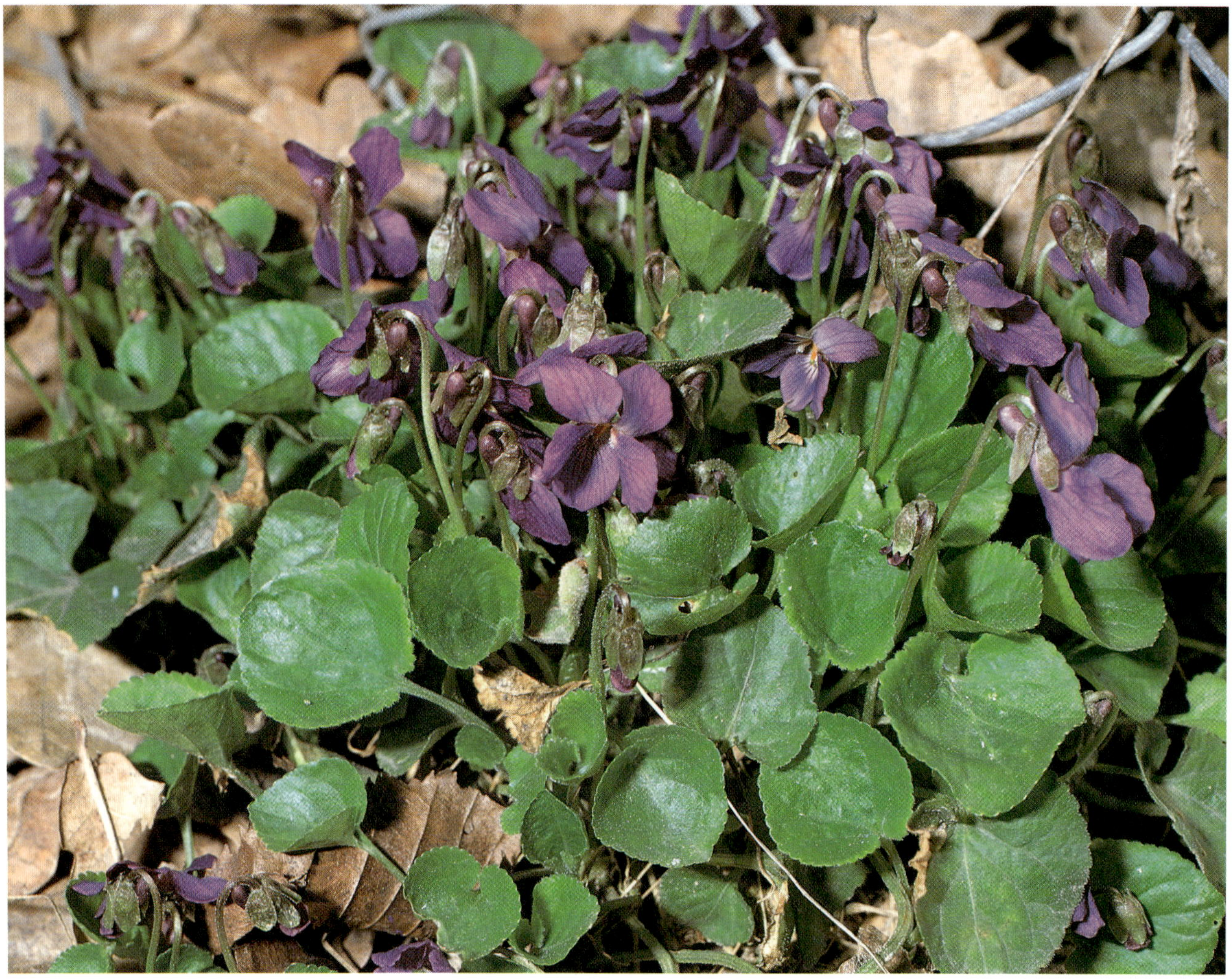

3 **März-Veilchen** ***Viola odorata***

angebotene Droge zur Schmerzlinderung bei zahnenden Kindern stammt in Wirklichkeit von der Deutschen Schwertlilie (*Iris germanica,* Rhizoma Iridis). Solche Veilchenwurzeln stellen jedoch einen guten Nährboden für Mikroorganismen dar und sollten besser nicht verwendet werden. Die Ärzte der griechischen Klassik kannten das Veilchen als Mittel gegen Migräne und Kater. Plinius fügte diesen Anwendungen noch einige andere hinzu. Hildegard von Bingen nennt das Veilchenöl als Mittel gegen Augenkrankheiten und empfiehlt Wein mit Veilchen, Galgant und Süßholz – beides exotische Gewürze, die sehr teuer waren – gegen Melancholie. Fast ebenso wichtig wie die „handfeste" Nutzung der Veilchen war jedoch ihre literarische Würdigung. Schon Homer preist das Veilchen; es wurde als Kranzblume bei Athen angebaut. Viele der späteren Dichter bis in die Neuzeit hinein schrieben Verse über das Veilchen, und von Goethe ist sogar bekannt, daß er Veilchensamen in der Umgebung von Weimar verstreute, um die geliebte Blume überall zu sehen. Eine berühmte Veilchenverehrerin war Joséphine, Napoleons erste Frau. Veilchen zierten nicht nur ihr Hochzeitskleid, sondern auch noch ihr Totenbett.

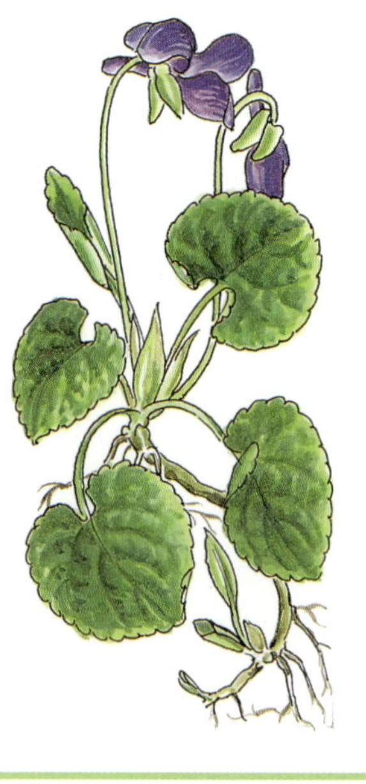

Inhaltsstoffe: Blüten mit ätherischem Öl; Blätter mit Saponinen, Salicylsäureverbindungen; Wurzelstock mit Saponinen, Glykosiden.
Anwendung: Das Kraut wird im März und April, der Wurzelstock im August und September gesammelt und im Schatten getrocknet. Ein Tee aus der Droge (2 Teelöffel, 15 Minuten aufkochen) wirkt schleimlösend bei Husten, Bronchitis oder Katar-

rhen sowie äußerlich als Umschlag bei schlecht heilenden Wunden oder gegen Schuppen. Früher waren Veilchen weitaus beliebter als heute. Es gab Veilchensirup, kandierte Veilchenblüten, Veilchenpastillen und Parfüms. Heute verwendet die Parfümindustrie längst synthetischen Veilchenduft, doch bietet diese Blume vielfältige Verwendungsmöglichkeiten. Veilchen bereichern mit ihren intensiven Farben den Gartenfrühling in halbschattigen Stauden- oder naturnahen Strauchbeeten. Wer mag, kann die frischen Blütenblätter als Farbtupfer über eine leichte Gemüsesuppe streuen oder einem aromatischen Kräuteressig beifügen.

1 **Gewöhnliches Stiefmütterchen**

Viola tricolor
Veilchengewächse
Violaceae

Beschreibung: Ein- bis mehrjährige, 10–20 cm hohe Pflanze; untere Blätter herz-eiförmig, Nebenblätter sehr groß und fiederteilig; einzelne, langgestielte, weißlich-gelbe, hellviolette oder 3farbige Blüte, Blütezeit V–X; Äcker, Dünen, Wiesen. Außerhalb Deutschlands geschützt!
Wissenswertes: Nach dem Volksglauben steht das untere Blütenblatt für die Stiefmutter, die beiden seitlichen, ähnlich gefärbten für die Töchter und die oberen für die Stieftöchter. Das Stiefmütterchen (freyschemkrut) wird mit Sicherheit erst im „Gart der Gesundheit" (1485) als Mittel gegen die Epilepsie bei Kindern erwähnt. O. Brunfels nennt es Dreifaltigkeitsblümchen nach »irer farb / welche an blümlin dreyerley erscheint«. Anders sieht es die Volkssage: Angeblich duftete das Stiefmütterchen einst so betörend, daß alle Menschen das Getreide niedertrampelten, um die Blüte zu pflücken. Da bat es die Heilige Dreifaltigkeit, ihm den Duft zu nehmen – seither duftet es nicht mehr.
Inhaltsstoffe: Salicylsäure und Derivate, Phenolcarbonsäuren (Kaffeesäuren, Cumarsäure), Schleime, Flavonoide (Quercetin, Rutin, Violanthin), Cumarine, Saponine.
Anwendung: Das Kraut (Herba Violae tricoloris) wird zur Blütezeit gesammelt und im Schatten getrocknet. Die Droge wird innerlich und äußerlich bei Hautkrankheiten (vor allem bei Kindern) angewandt, doch kennt die Volksmedizin Veilchenkraut auch als Heilmittel bei Erkrankungen der Luftwege, Halsentzündung, Fieber und Rheuma. Es ist außerdem in Tees zur Blutreinigung und Stoffwechselförderung enthalten. Für einen Tee wird 1 Teelöffel mit kochendem Wasser übergossen und nach 10 Minuten abgeseiht (Vorsicht, bei Überdosierung droht Hautausschlag!).

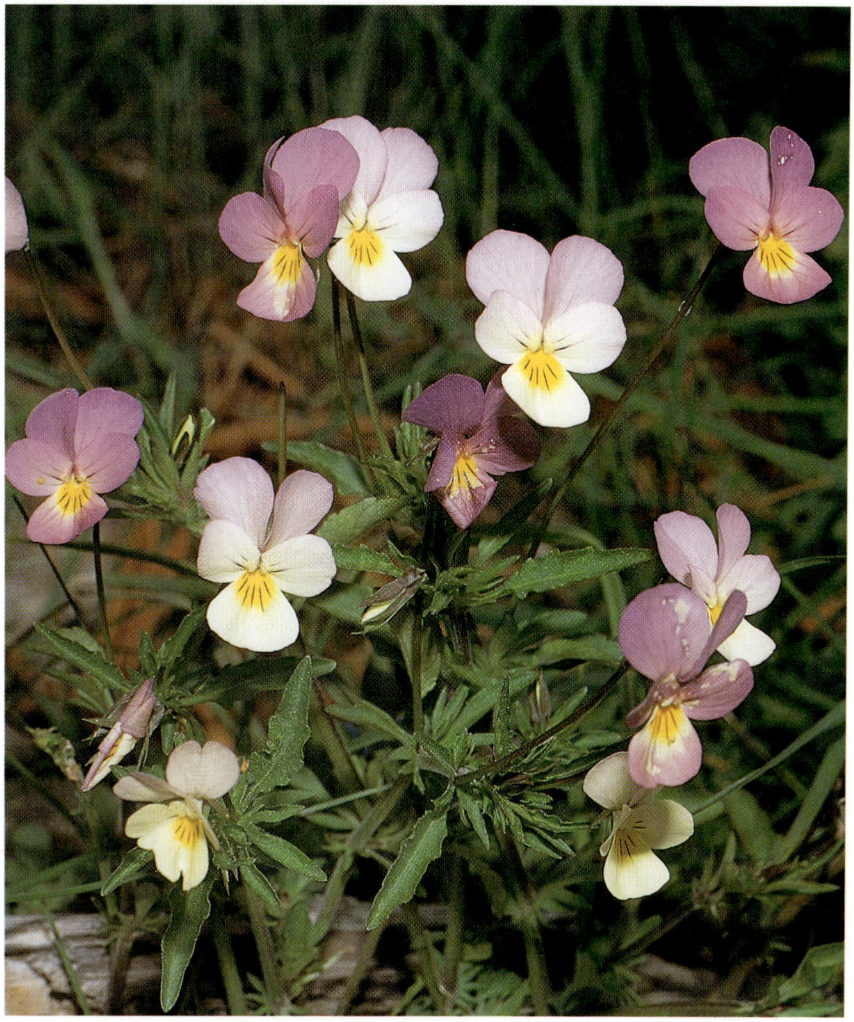
1 **Gewöhnliches Stiefmütterchen** ***Viola tricolor***

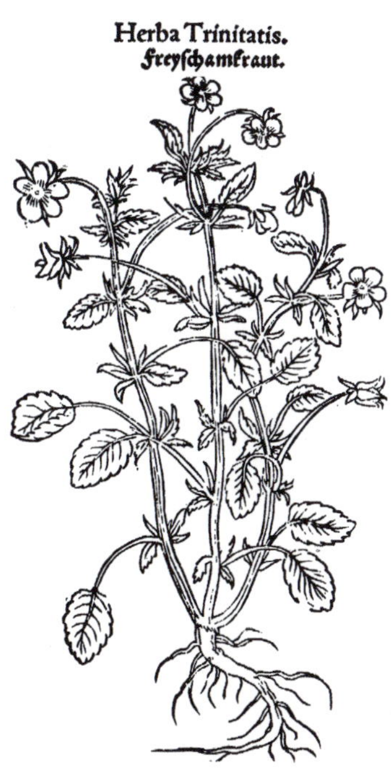

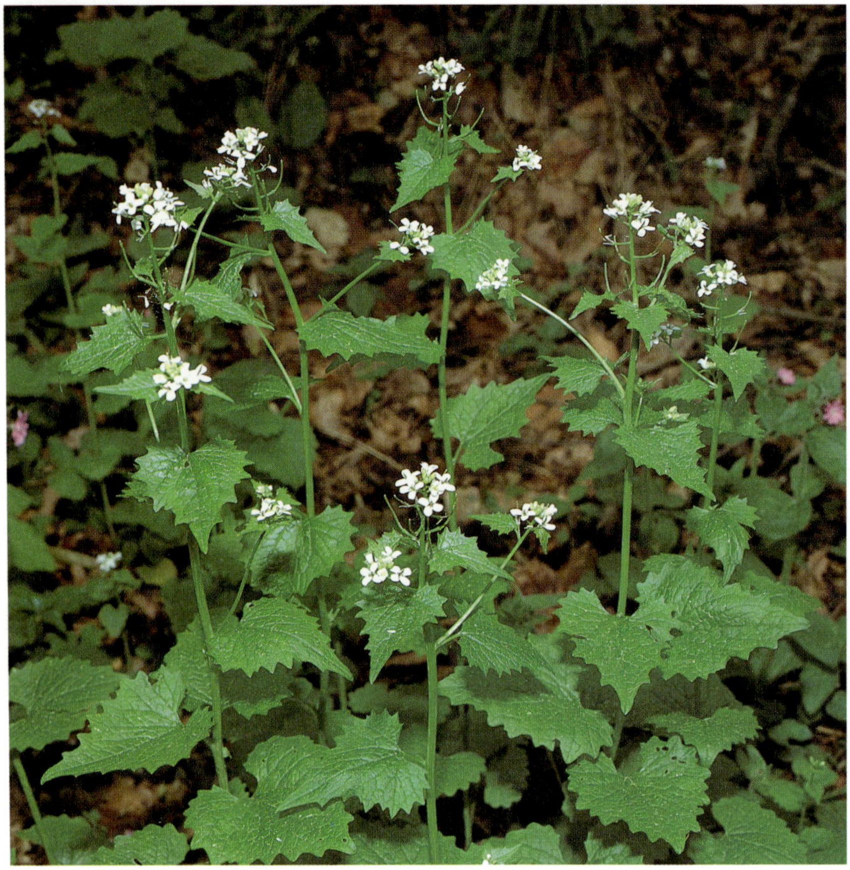

1 **Knoblauchsrauke** *Alliaria petiolata*

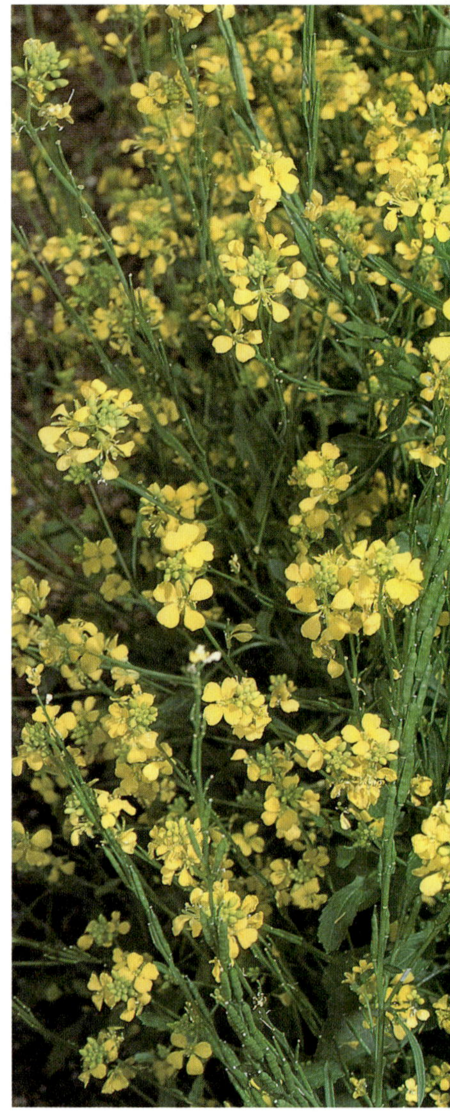

2 **Schwarzer Senf** ***Brassica nigra***

1 Knoblauchsrauke

Alliaria petiolata
Kreuzblütengewächse
Brassicaceae

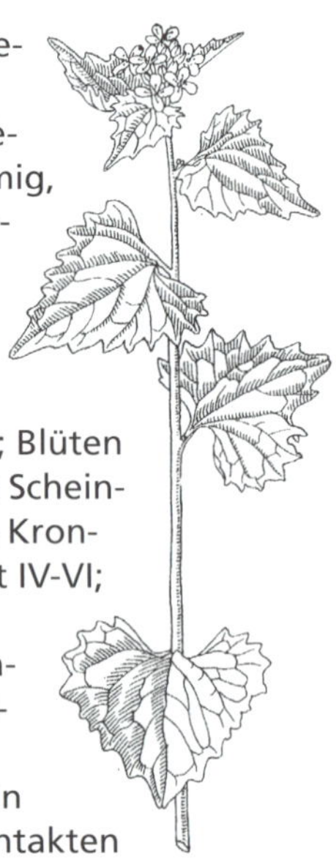

Beschreibung: Zweijährige, 20–100 cm hohe Pflanze, Stengel schwach kantig, am Grunde abstehend behaart; Grundblätter nieren- bis herzförmig, obere herz-eiförmig, buchtig gezähnt, Blätter riechen beim Zerreiben nach Knoblauch; Blüten in endständigen Scheindolden, 4 weiße Kronblätter, Blütezeit IV-VI; Laubwälder, Hecken, Wegränder, stickstoffreiche Böden.
Wissenswertes: In den Zellen der intakten Pflanze sind die Senfölglykoside von den spaltenden Enzymen (Myrosinasen) getrennt. Erst wenn beim Zerquetschen der Pflanze die Zellen zerstört werden, kommt das Enzym mit seinem Substrat in Kontakt – es entsteht das Allylsenföl mit seinem typischen Geschmack und Geruch.
Inhaltsstoffe: Senfölglykosid Sinigrin, ätherisches Öl, wenig herzwirksame Glykoside.
Anwendung: Das frische Kraut (Herba Alliariae officinalis) gehört nicht mehr zum offizinellen Arzneischatz der Apotheken. Die volksmedizinischen Anwendungen basieren auf den antiseptischen Eigenschaften der Droge. Sie hilft – frisch zerquetscht – bei eiternden Wunden und wird als Aufkochung zum Gurgeln bei Entzündungen der Mundhöhle sowie zur Anregung des Stoffwechsels verwendet (2 Teelöffel für 5 Stunden in kaltes Wasser geben, aufkochen, 10–15 Minuten stehen lassen und abseihen). Für den Kräutersammler ist die Knoblauchsrauke eine interessante Würzalternative. Fein gewiegt fügt sie einer Kräutersoße oder -mayonnaise ebenso wie allen anderen „knoblauchfähigen" Gerichten eine milde Knoblauchnote hinzu.

2 Schwarzer Senf

Brassica nigra
Kreuzblütengewächse
Brassicaceae

Beschreibung: Einjährige, 20–100 cm hohe Pflanze; Blätter leierförmig-fiederspaltig; goldgelbe Blüten in Trauben, 5 mm breit, Kelchblätter waagerecht abstehend, Blütezeit VI–IX; Schote aufrecht, dem Stengel ange-

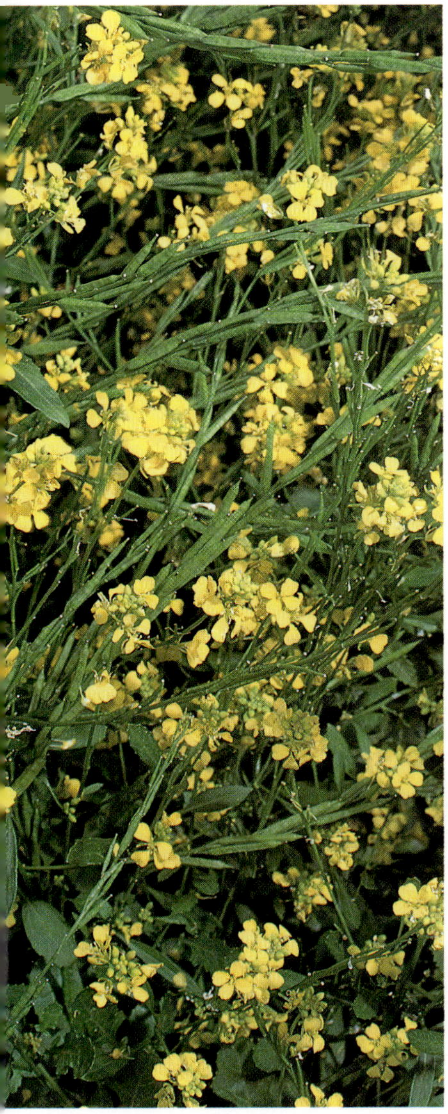

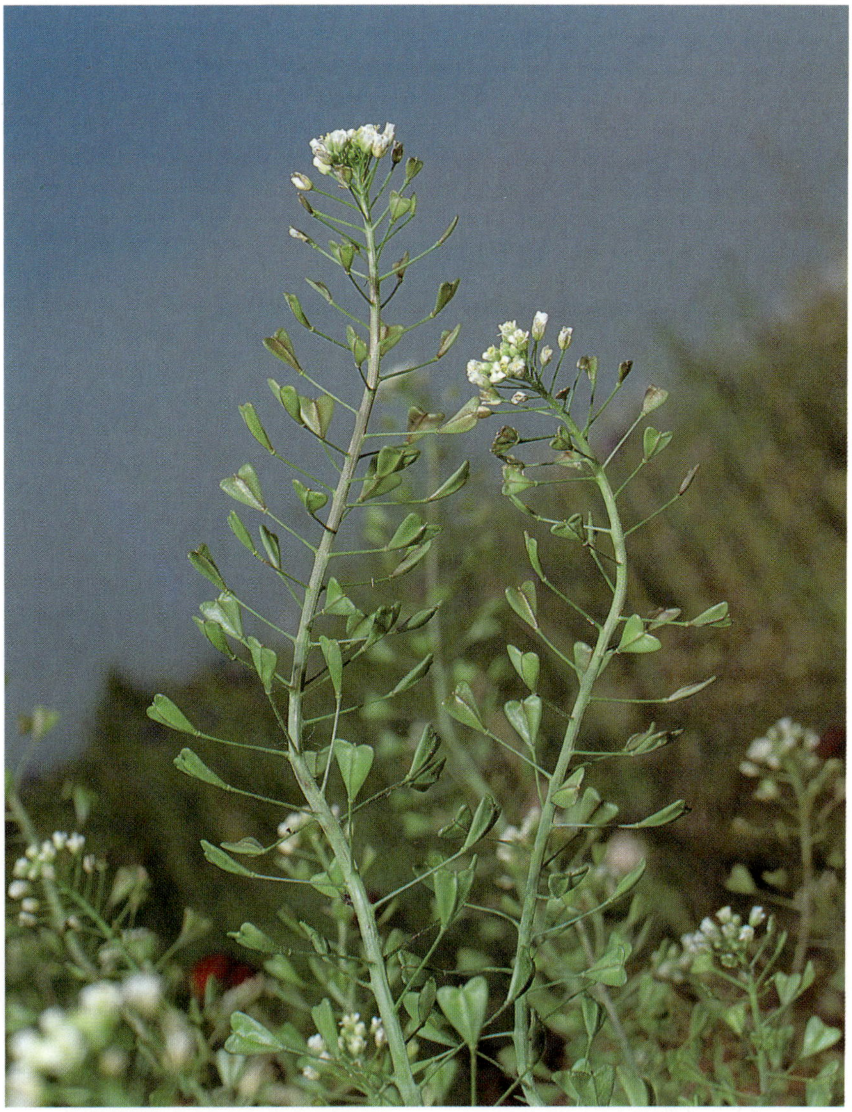

3 Gewöhnliches Hirtentäschelkraut *Capsella bursa-pastoris*

drückt, schwarze Samen; Flußufer, Schuttstellen auf nassen Böden.
Wissenswertes: Der Schwarze Senf ist eine alte Kulturpflanze des östlichen Mittelmeergebietes und in Mitteleuropa nur verwildert. Angebaut wird er seit der Römerzeit, doch wurde er in Deutschland erst im Mittelalter gebräuchlich. In Ausgrabungen werden eher die Samen des Weißen Senfes gefunden, die Autoren der Kräuterbücher bevorzugten jedoch offensichtlich den Schwarzen Senf.
Inhaltsstoffe: Fettes Öl (bis 30 %), Senfölglykoside (Sinigrin, das durch Myrosinase zu Allylsenföl gespalten wird). Konzentriertes Senföl ist giftig!
Anwendung: Vor allem früher dienten Senfpflaster aus zerriebenen Samen (Semen Sinapis) als durchblutungsförderndes Mittel, wurden aber auch bei Rheuma, Gicht, Bronchitis oder Grippe angewandt. Wegen der starken Hautreizung – bei zu langer und häufiger Anwendung können sogar Nekrosen auftreten – werden solche Pflaster heute kaum noch verwendet. Wichtiger sind die Samen als Grundstoff für Speisesenf. Zerstoßene Senfkörner (Senfpulver wird auch fertig angeboten) werden mit Weinessig oder Most (daher „Mostrich"), Salz und Olivenöl zu einer sämigen Masse verrührt. Durch Beimischen von Kräutern, Honig oder Zucker erzielt man interessante Geschmacksnuancen. Für Kurzgebratenes können Senf- statt Pfefferkörner direkt ins Fleisch gedrückt werden. Im Freiland werden die Samen von August bis September gesammelt und etwas nachgetrocknet, doch bietet der Handel auch Senfkörner an. Siehe auch *Sinapis alba* und *S. arvensis.*

3 Gewöhnliches Hirtentäschelkraut

Capsella bursa-pastoris
Kreuzblütengewächse
Brassicaceae

Beschreibung: Ein- bis zweijährige, 20–40 cm hohe Pflanze; Stengel

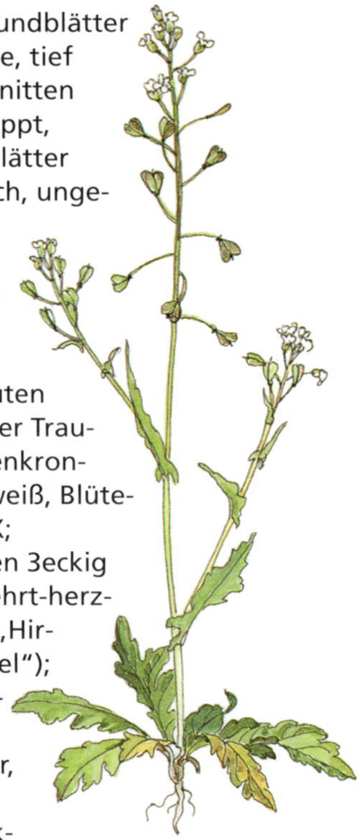

ästig; Grundblätter in Rosette, tief eingeschnitten und gelappt, Stengelblätter lanzettlich, ungeteilt, mit breiten Öhrchen stengelumfassend; Blüten in lockerer Traube, Blütenkronblätter weiß, Blütezeit II–IX; Schötchen 3eckig bis verkehrt-herzförmig („Hirtentäschel"); Unkrautbestände, Äcker, Wegränder, Stickstoffzeiger, sehr häufig.

Wissenswertes: Das Hirtentäschel ist ein besonders erfolgreiches „Un"-kraut. Eine einzige Pflanze erzeugt bis zu 40 000 Samen. Für die Ärzte und Hebammen des Mittelalters war Hirtentäschel eine unverzichtbare Heilpflanze bei der Geburt, doch kannte schon Dioskurides dessen blutstillende Eigenschaften. Im Volksbrauchtum trugen zahnende Kinder ein Amulett mit Schötchen um den Hals.

Inhaltsstoffe: Flavonoide (Rutin), Kaliumsalze, biogene Amine (Cholin, Acetylcholin, Tyramin).

Anwendung: Das Kraut (Herba Bursae pastoris) wird von Sommer bis Herbst gesammelt. Die Droge wirkt blutdrucksteigernd, gefäßverengend und gerinnungsfördernd. Ähnlich wie die Mutterkorn-Alkaloide fördert sie die Gebärmutterkontraktion und hemmt Uterusblutungen. Medizinisch spielt Hirtentäschel keine Rolle mehr, wird aber manchmal äußerlich als Umschlag bei Hautausschlägen und Ekzemen verwendet. Als Hausmittel ist es wegen der Vergiftungsgefahr nicht geeignet.

1 **Färber-Waid**

Isatis tinctoria
Kreuzblütengewächse
Brassicaceae

Beschreibung: Zweijährige, 50–140 cm hohe Pflanze, am Grunde weichhaarig, weiter oben kahl und bläulich bereift; obere Stengelblätter herz- bis pfeilförmig; Blüte gelb, Blütezeit V–VII; einsamige Schötchen; Unkrautbestände in Weinbergen, nährstoffreiche Böden.

Wissenswertes: Der Färber-Waid stammt aus Südosteuropa bis Mittelasien und war im Mittelalter als Lieferant für blaue Farbe die wohl bedeutendste Färbepflanze. In Deutschland ist sein Anbau seit dem 9. Jahrhundert belegt, doch berichtet bereits der Papyrus Holmiensis aus dem 3. Jahrhundert über die Herstellung von Indigo. Vorwiegend am Niederrhein, in Thüringen und Brandenburg wurde Färber-Waid bis ins 16. Jahrhundert zum Blaufärben von Leinen angebaut. Der „blaue Montag" geht auf die Indigofärber zurück, die montags die durchgefärbten Stoffe zum Oxidieren an die Luft hängten, um an-

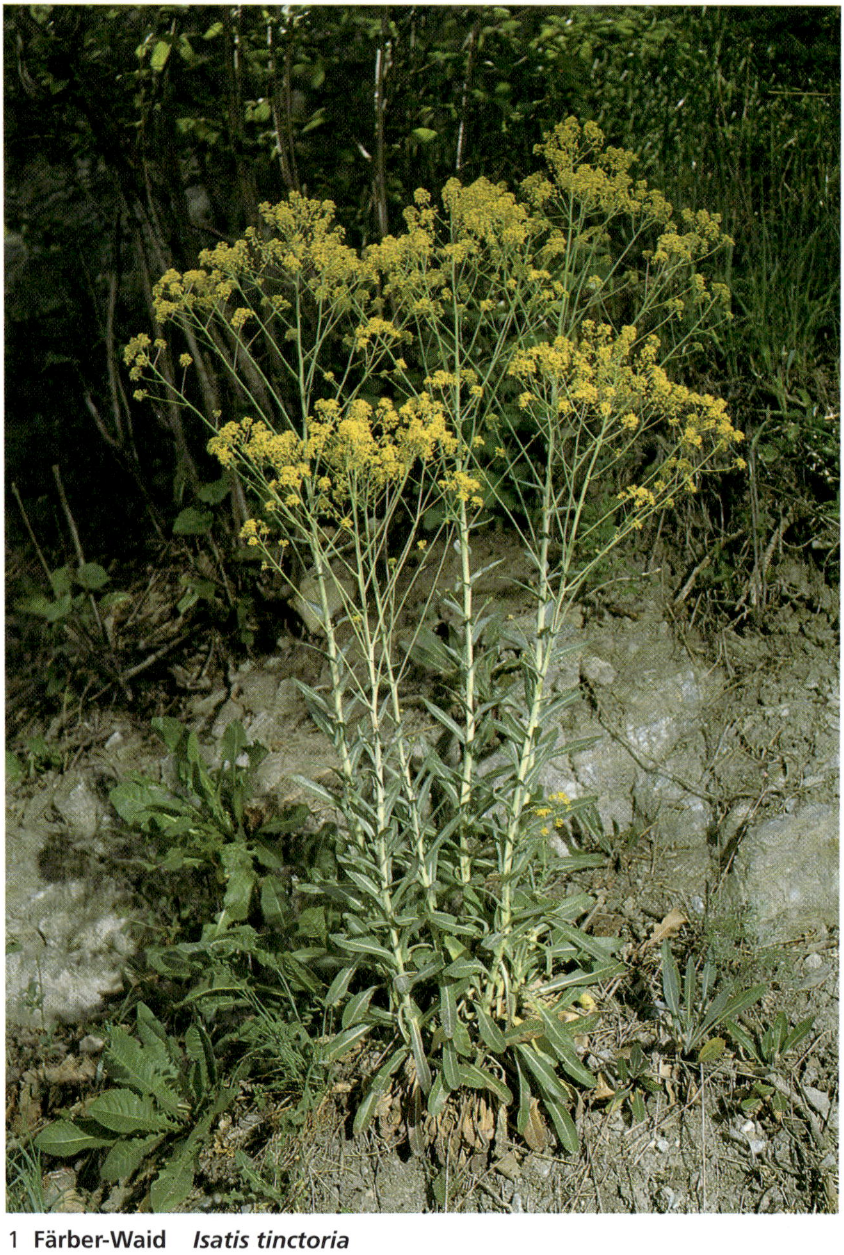

1 **Färber-Waid** ***Isatis tinctoria***

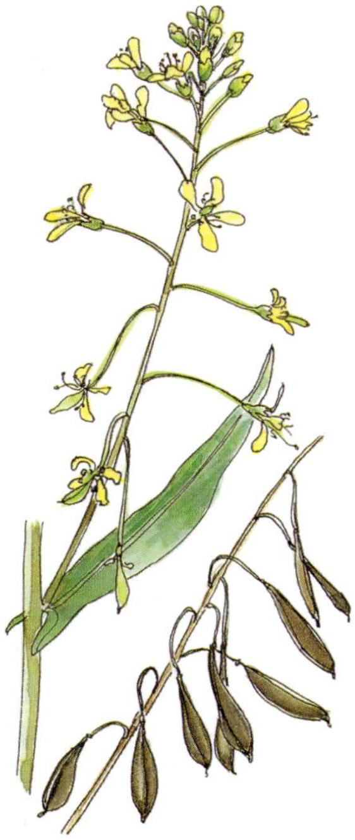

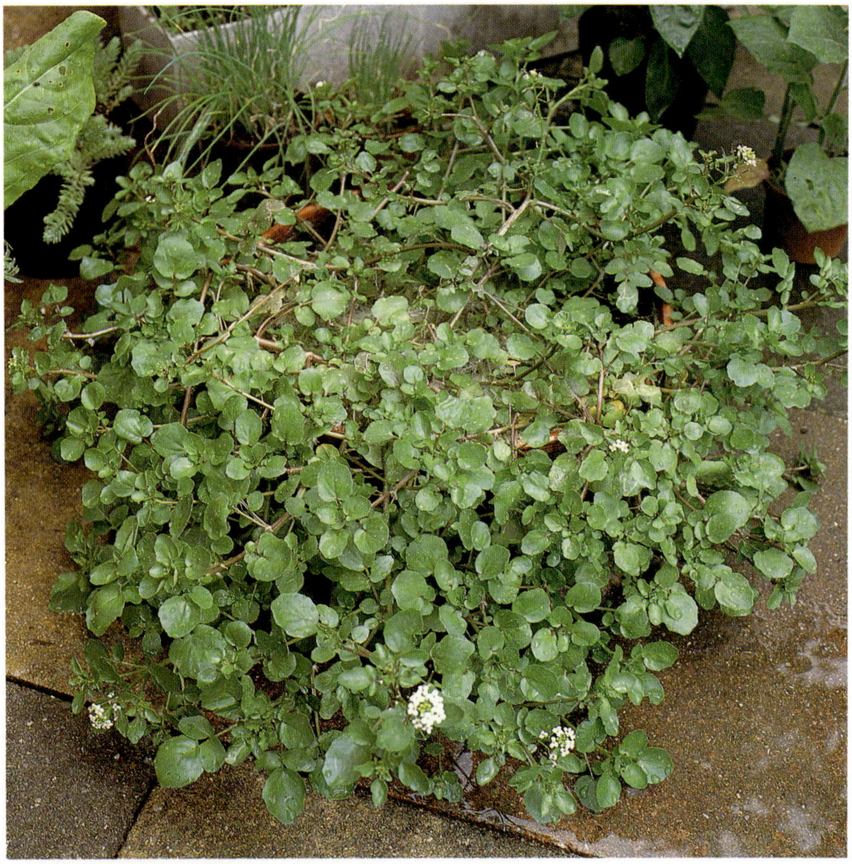

2 Echte Brunnenkresse *Nasturtium officinale*

Bunt, bunt, bunt sind alle meine Kleider

Stoffe oder Wolle selbst einzufärben, ist sicher nicht jedermanns Sache, denn der Aufwand ist beträchtlich. Wie jede Hausfrau, jeder Hausmann weiß, verschwinden glücklicherweise die meisten pflanzlichen Farbflecke beim Waschen. Um die Farbe anzunehmen, müssen Stoffe oder Wolle daher zunächst in einer Beize aus Metallsalzen vorbehandelt werden (z. B. ein Kilogramm Naturwolle für eine halbe Stunde in eine 2%ige Alaunlösung legen). Währenddessen wird die Färbepflanze (unter anderem Berberitze, Brombeere, Labkraut, Färber-Röte oder Färber-Waid) für etwa eine Stunde in 20 Litern Wasser (alter Einwecktopf) aufgekocht. Gewöhnlich rechnet man 1 kg Pflanzenmaterial auf 10 Liter Wasser. Den Farbstoff gießt man dann durch eine Windel ab und kocht ihn zusammen mit dem Färbegut eine weitere Stunde. Zum Durchfärben verbleibt alles bis zum Abkühlen im Topf (rühren). Danach kann man das Ergebnis seiner „Färberalchimie" begutachten.

schließend „blau zu machen". Nach der Entdeckung des tropischen Indigos aus *Indigofera tinctoria* ging der Anbau stark zurück. Seit 1880 wird Indigo synthetisch hergestellt.
Inhaltsstoffe: Indikan, das zu Indigo oxidiert.
Anwendung: Geerntet werden die Blätter mit gelben Spitzen. In einer alkalischen Auslaugung entsteht zunächst das farblose Indikan. In einer Gärung wird Traubenzucker abgespalten und durch Luftoxidation der blaue Indigofarbstoff gewonnen. Die Gewinnung dieses Naturfarbstoffes ist jedoch recht kompliziert und daher für den Hobbyfärber kaum durchführbar.

2 Echte Brunnenkresse

Nasturtium officinale
Kreuzblütengewächse
Brassicaceae

Beschreibung: Ausdauernde, wintergrüne, 15–50 cm hohe Staude; hohler, runder Stengel; untere Blätter 3zählig, obere unpaarig gefiedert; weiße Blüten mit gelben Staubbeuteln, Blütezeit V–VIII; dicke, 10–18 mm lange Schote mit 2reihigen Samen; Quellen, langsam fließende Bäche auf sandig-körnigem Schlammboden.
Wissenswertes: Die Echte Brunnenkresse ist heute selten geworden, da sie auf

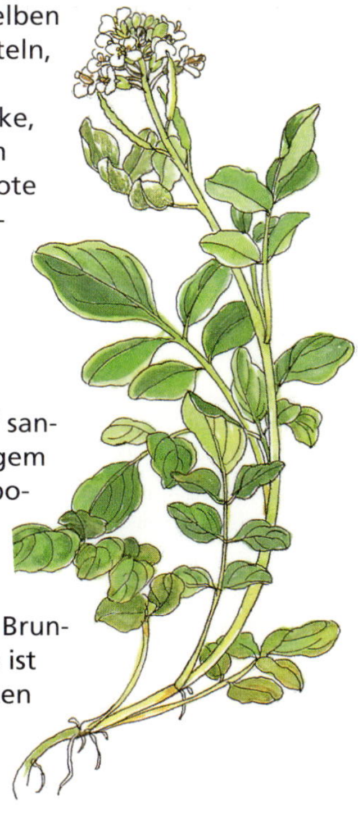

saubere Bäche angewiesen ist. Früher galt sie als wichtiger Vitaminlieferant in der gemüsearmen Zeit, denn sie kann bereits im zeitigen Frühjahr geerntet werden. Bekannt war sie schon im Altertum, im Mittelalter unterschied man dann aber nicht mehr zwischen ihr und der Gartenkresse *(Lepidium sativum)*. Hildegard von Bingen empfiehlt die »Burncrasse« bei schlechter Verdauung, und ein Kräuterbuch aus dem Jahre 1485 »widder die Hitz der Leber«. H. Bock kennt sie eher als Mittel, um »die faulen zechbrüder munder und wacker zu machen«.
Inhaltsstoffe: Senfölglykoside (Gluconasturtiin, 2-Phenylethylisothiocyanat), Nitrile, Mineralsalze, Vitamine (vor allem C und E).
Anwendung: Gesammelt werden die Blätter (Herba Nasturtii) – wegen der Seltenheit allerdings möglichst sparsam (gründlich reinigen!). Eine gute Alternative ist der heimische Gartenteich, denn Brunnenkresse ist eine attraktive Pflanze für den Randbereich (selbst ein Bottich mit klarem Wasser reicht aus). Medizinisch wird die Brunnenkresse heute nur noch selten verwendet, doch kennt sie die Volksmedizin als Heilmittel bei Husten, Parodontose, harntreibend bei Nieren- und Blasenleiden und gegen Sommersprossen. Bei zu häufigem Gebrauch kann die Magenschleimhaut gereizt werden. Diese Gefahr besteht nicht, wenn die Brunnenkresse als Wildsalat mit Brennesseln und Löwenzahn zubereitet wird (mit Zitronensaft zu Gebratenem). Fein gewiegt ist sie eine würzige Zutat zu Salatsoßen und Kräuterbutter.

1 **Weißer Senf**

Sinapis alba
Kreuzblütengewächse
Brassicaceae

Beschreibung: Einjährige, 30–60 cm hohe Pflanze mit borstigem, verzweigtem Stengel; obere Stengelblätter fiederteilig bis gefiedert; Kronblätter hellgelb (etwa 1 cm breit), Kelchblätter schmal-lanzettlich, waagerecht abstehend. Blütezeit VI–IX; Schote borstig behaart; Äcker, Unkrautfluren, Brach- und Ödland.
Wissenswertes: Der Weiße Senf stammt aus dem Mittelmeergebiet. Die Römer führten ihn als Kulturpflanze in Nordeuropa ein. Von dem Römer Columella (1. Jahrhundert n. Chr.) stammt übrigens auch das erste Rezept mit Senfkörnern zum Einmachen von Rüben. Im „Capitulare de Villis" Karls des Großen wird der Senf erwähnt. Noch heute profitiert die Stadt Dijon von einem Erlaß aus dem 13. Jahrhundert, welcher der Stadt das Privileg zur Senfherstellung verlieh. Später verschaffte Papst Johannes XXII. seinem Neffen als „Grand Moutardier du Pape" einen einträglichen Posten. Das biblische Gleichnis vom Senfkorn kann wohl kaum unseren Senf meinen, denn er erreicht sicher

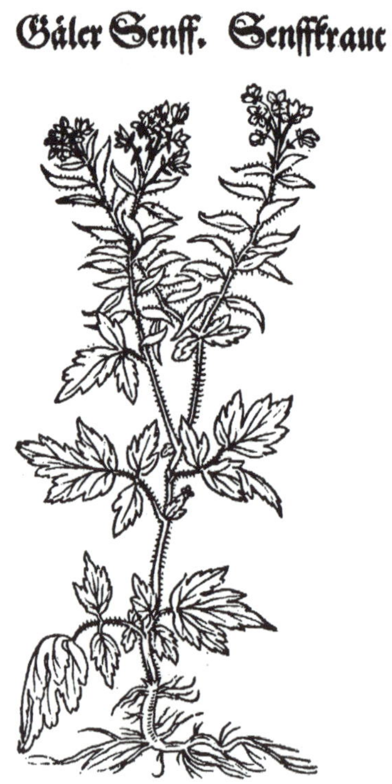

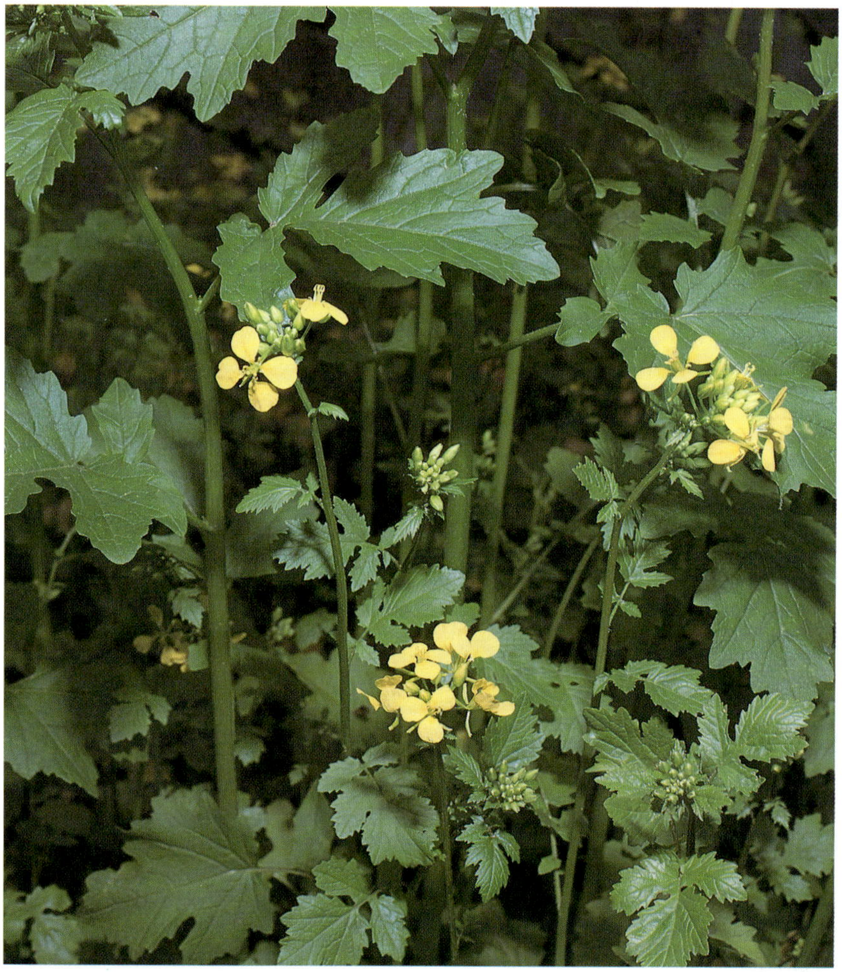

1 **Weißer Senf** ***Sinapis alba***

nicht die Größe eines Baumes. Neben seinen unbestreitbaren kulinarischen Qualitäten galt Senf früher sogar als Aphrodisiakum; allerdings nur dann, wenn man drei Blätter mit der linken Hand pflückt und in Honigwasser verspeist – sagt Dioskurides. Lonicerus empfiehlt Senf als Mittel, um die Stimme zu verbessern. Merkwürdig neutral beschreibt ihn Hildegard von Bingen. Er schade zwar den Gesunden nicht, doch Kranke sollten ihn besser meiden: »Senf macht die Augen klar ... aber eine gewisse Bitterkeit im Kopfe.«

Inhaltsstoffe: Sinalbin (zerfällt zu p-Hydroxybenzylsenföl), Sinapin, fettes Öl.

Anwendung: Der Samen des Weißen Senfes (Semen Sinapis albae) wird zu Senfmehl vermahlen und mit lauwarmem Wasser auf ein Leinentuch aufgebracht. Solche Senfpflaster, die allerdings die Haut reizen, fördern die Durchblutung. Auf der Brust sollen sie bei Bronchitis helfen, in der Volksmedizin dienen Senfpflaster daneben als Heilmittel bei Rheuma und Grippe. Senf gilt als verdauungsfördernd und wirkt antibakteriell. Die Samen sind ein Grundstoff der Senfherstellung:

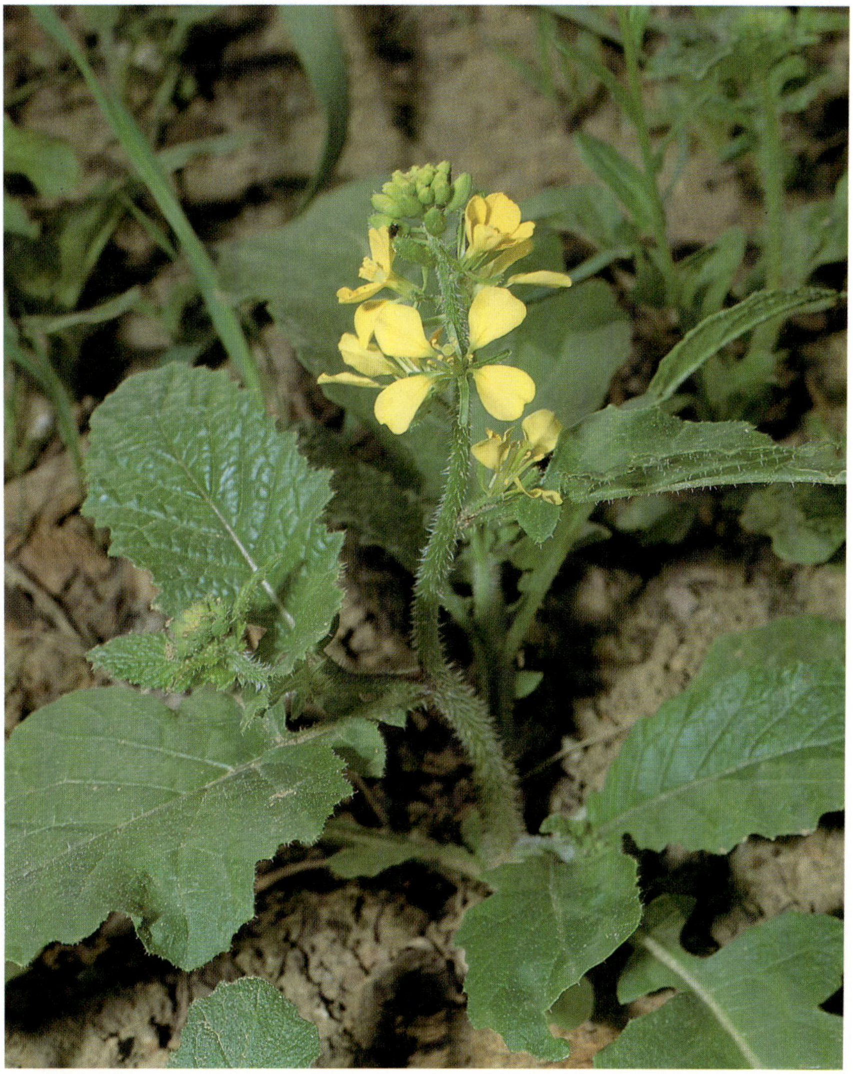

2 **Acker-Senf** *Sinapis arvensis*

Sie werden zermahlen, mit Weinessig vermischt und beliebig gewürzt (der Weiße ist milder als Schwarzer Senf). Die jungen Blätter eignen sich in Salzwasser gekocht als Wildgemüse.

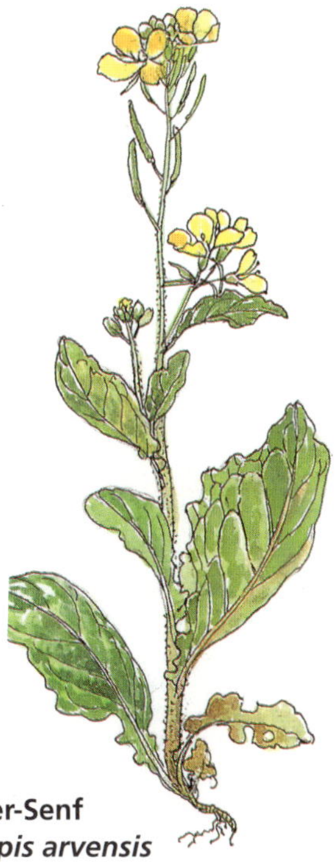

Acker-Senf
Sinapis arvensis

2 Acker-Senf

Sinapis arvensis
Kreuzblütengewächse
Brassicaceae

Beschreibung: Einjährige, 30–60 cm hohe Pflanze; obere Stengelblätter borstig behaart, grob gesägt; Kelchblätter waagerecht abstehend, Blütenkronblätter schwefelgelb, Blütezeit VI–IX; Fruchtknoten und Schote dreimal länger als breit; nährstoffreiche Äcker und Brachland.

Wissenswertes: Hildegard von Bingen kennt den Acker-Senf als »Herba Senff« (Schwarzen und Weißen Senf nennt sie »Sinape«). Sie bezeichnet ihn als Speise der armen Leute und beklagt, daß er »schlechte Säfte erzeugt«. Immerhin weiß sie zu berichten, daß Gesunde den Acker-Senf schnell verdauen.

Inhaltsstoffe: Senfölglykoside.

Anwendung: Acker-Senf ist nur selten medizinisch genutzt worden. Seine Samen eignen sich zwar ebenfalls zur Herstellung eines milden Senfes, spielen aber wirtschaftlich keine wesentliche Rolle. Fein gewiegte Senfblätter würzen Käse- oder Quarkspeisen und passen als Zutat zu Wildkräutersalaten.

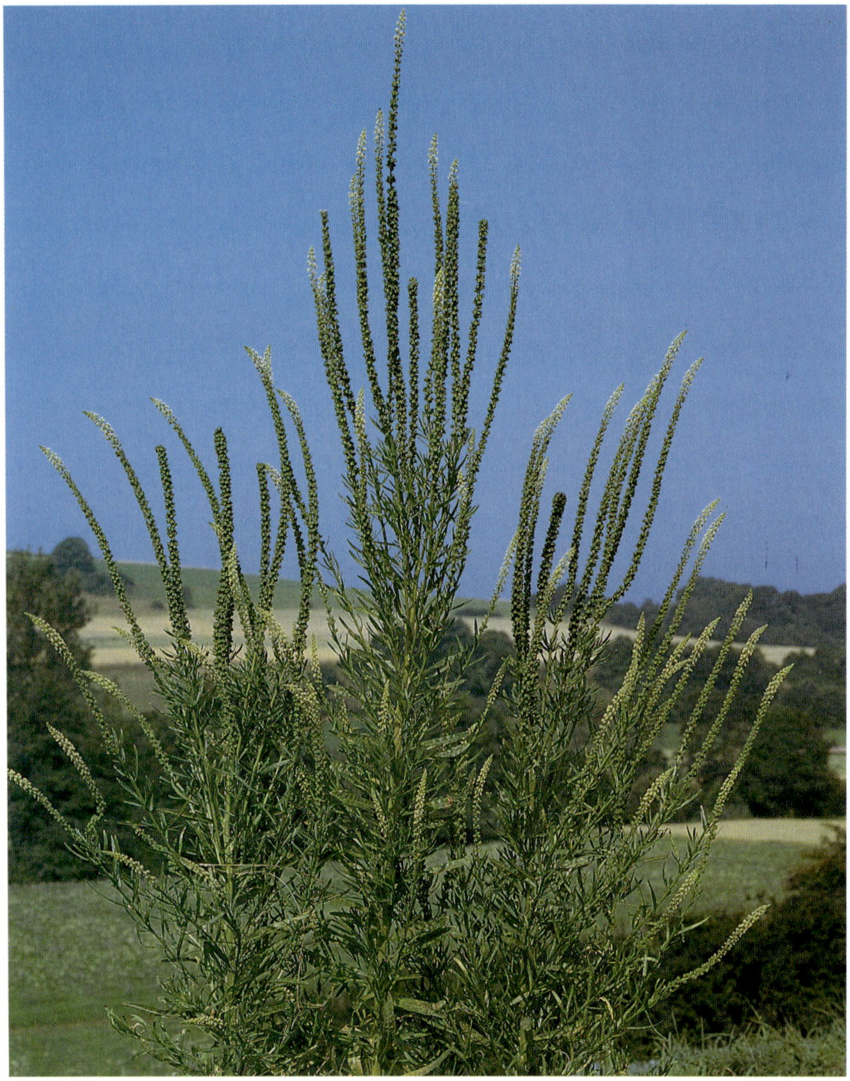

1 Färber-Wau *Reseda luteola*

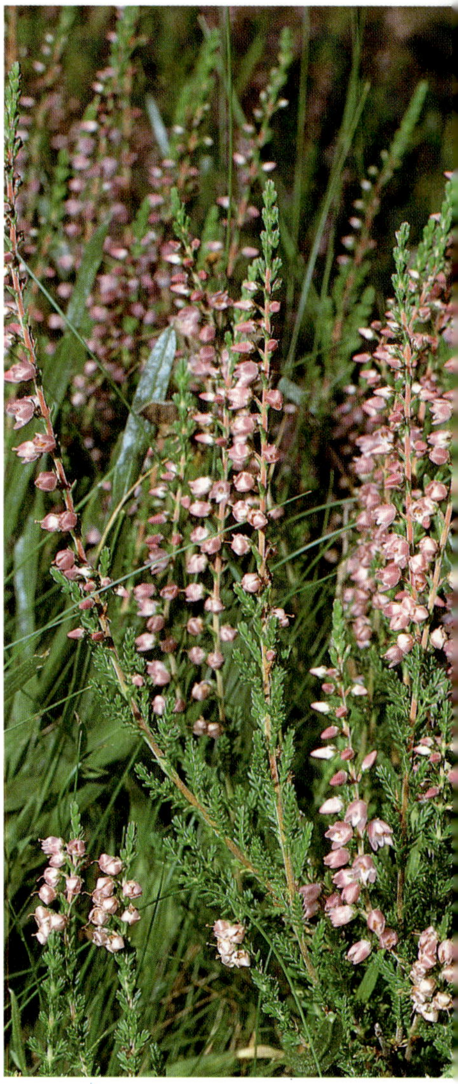

2 Besenheide *Calluna vulgaris*

1 **Färber-Wau**

Reseda luteola
Resedengewächse
Resedaceae

Beschreibung: Zweijährige, 60–120 cm hohe Pflanze mit aufrechtem, kahlem Stengel; ungeteilte Blätter; 4zählige Blüte, Blütezeit VI–IX; Wegränder, Schuttplätze.
Wissenswertes: Die Heimat des Färber-Wau ist Südosteuropa und Westasien, doch wurde diese alte Färbepflanze schon früh eingeführt und verwilderte. Funde in der Westschweiz scheinen zu belegen, daß Färber-Wau bereits in prähistorischer Zeit genutzt wurde. Zur Römerzeit (etwa in den Kastellen Xanten und Butzbach) ist der Färber-Wau dann sicher belegt. Im Mittelalter baute man ihn sogar feldmäßig als Rohstoff für Färber an. Samenfunde aus Abfallgruben in Aachen zeigen, daß die Pflanze kontinuierlich vom 12. Jahrhundert bis um 1800 bekannt war. Früher hatte sie eine gewisse medizinische Bedeutung als Beruhigungsmittel (resedere = beruhigen), doch spielt sie heute auch in der Volksmedizin keine Rolle mehr.
Inhaltsstoffe: Allgemeine Pflanzenstoffe, Farbstoff.
Anwendung: Die ganze Pflanze wird im August gesammelt und färbt mit Alaun als Beizmittel Stoffe gold- bis zitronengelb. In Mischung mit Färber-Waid *(Isatis tinctoria)* erzielt man eine grüne Farbe.

2 **Besenheide**

Calluna vulgaris
Heidekrautgewächse
Ericaceae

Beschreibung: Zwergstrauch von 20–100 cm Höhe; Blätter lineal-lanzettlich, 1–3,5 mm lang, in 4 Zeilen; nickende Blüten in einseitswendiger Traube, Blütezeit VII–XI; trockene Wälder, Heiden, Moore, Säurezeiger.
Wissenswertes: Heidekraut ist eine gute Bienenweide („Heidehonig"). Unsere Vorstellung der Heide mit dichtem Bestand von Heidekraut beruht gänzlich auf menschlichem Einfluß, denn nur bei dauernder Schafbeweidung vermag sich die Besenheide durchzusetzen. In alten

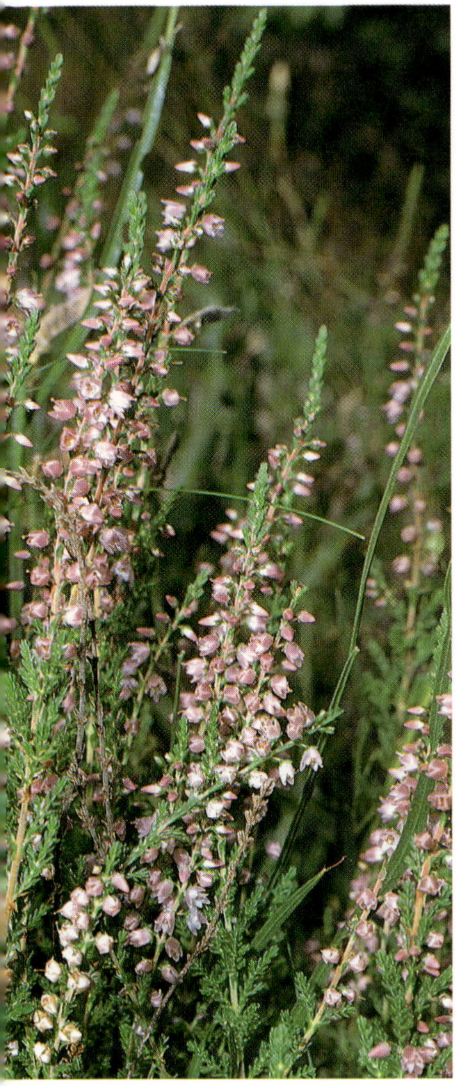

Kräuterbüchern wird die Besenheide bei Krankheiten der Harnwege empfohlen. Eine alte Bauernregel sagt, die Blüte des Heidekrautes zeige an, wann der Roggen für die Wintersaat gesät werden soll. Nach einer Sage aus der Lüneburger Heide entstand das Heidekraut dort, wo ein Felsen ein untreues Mädchen lebendig begrub.
Inhaltsstoffe: Flavonglykoside (Quercitrin, Myricitrin), Gerbstoffe, Arbutin, Kieselsäure.
Anwendung: Das Kraut (Herba Callunae) der jungen Triebe wird möglichst vor der Blüte gesammelt und getrocknet. Die Droge wird in der Volksmedizin bei Infektionen der Harnwege, Rheuma und Gicht verwendet. Sie kann als Tee (mit Honig) oder als Rotweinauszug eingenommen werden. Dazu läßt man 15 g zerstoßene Wacholderbeeren, 15 g Heidekraut und 15 g Waldmeister 10 Tage in Rotwein ziehen und filtert ab. Junge, frische Triebspitzen enthalten auch einen intensiv gelb färbenden Farbstoff (mit Alaun als Beizmittel).

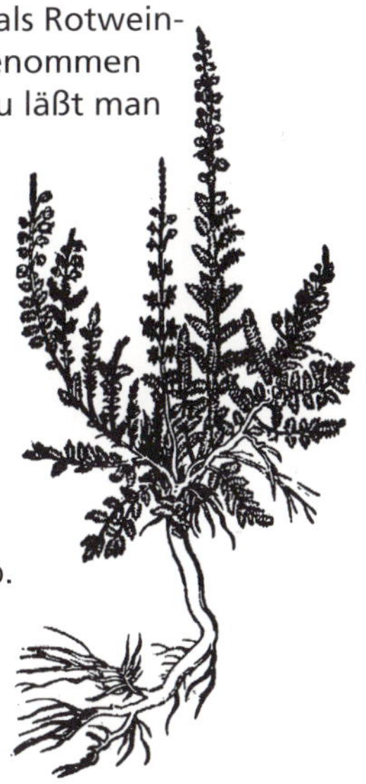

3 **Sumpf-Porst** ☠

Ledum palustre
Heidekrautgewächse
Ericaceae

Beschreibung: Bis 1,50 m hoher, duftender Strauch; Blätter linealisch, unterseits rostrot behaart; weiße Blüten in reichblütigen Dolden, Blütezeit V–VI; Hochmoore, moorige Wälder. Geschützt!
Wissenswertes: Der Sumpf-Porst wurde, ähnlich wie der Gagelstrauch *(Myrica gale)*, lange Zeit statt Hopfen dem Bier als Bitterstoff zugesetzt. Ledol ist jedoch ein Nervengift, das zunächst eine rauschhafte, zentralnervöse Erregung, in größeren Mengen aber Lähmungen hervorruft. Möglicherweise ist die sprichwörtliche Berserkerwut der Wikinger auf diesen Giftstoff zurückzuführen. Wegen seines kräftigen Geruchs galt der Strauch auch als Motten- und Wanzenmittel. Selbst den Teufel glaubte man damit vertreiben zu können: »Dost, Harthau und weiße Heidt / thun dem Teufel vil Leidt«, gibt H. Bock einen alten Volksreim wieder.
Inhaltsstoffe: Ätherisches Öl (Ledol, Palustrol), Gerbstoffe.
Anwendung: Die Blätter (Herba Ledi palustri) wurden früher bei Gelenk- und Muskelrheumatismus, Husten und Hautausschlägen sowie zur Wundheilung verwendet. Von einer Selbstmedikation ist unbedingt abzuraten. Ohnehin darf der Sumpf-Porst als geschützte Pflanze nicht gesammelt werden.

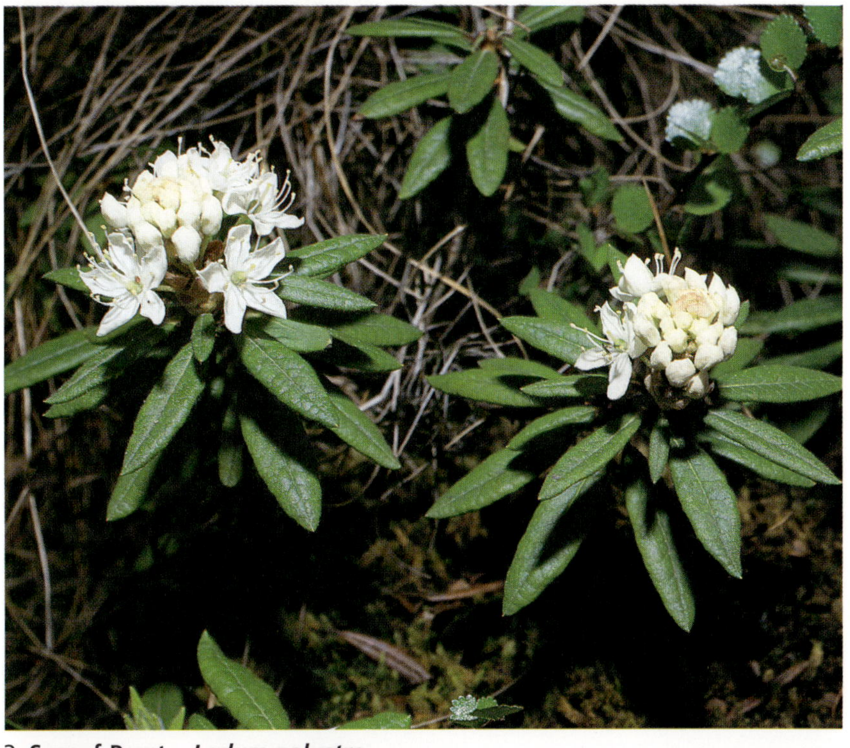

3 **Sumpf-Porst** ***Ledum palustre***

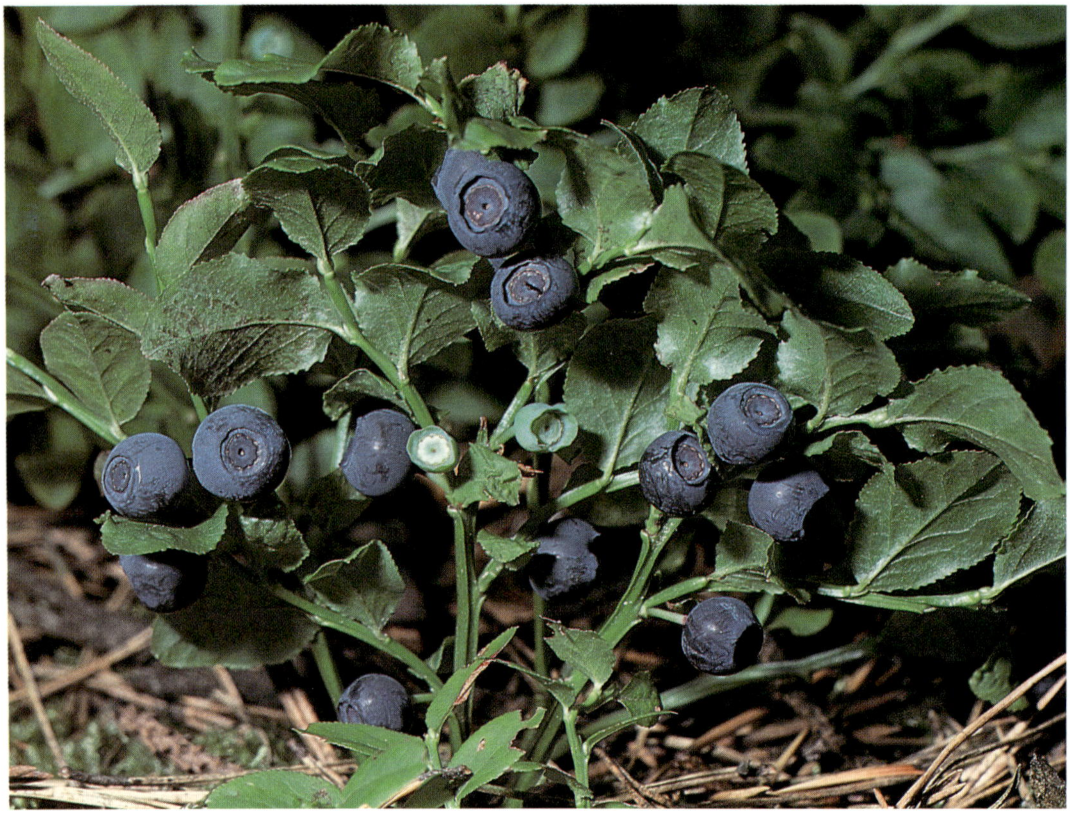

1 Blaubeere
Vaccinium myrtillus

1 **Blaubeere, Heidelbeere**

Vaccinium myrtillus
Heidekrautgewächse
Ericaceae

Beschreibung: Zwergstrauch mit scharfkantigem Stengel, 15–30 cm hoch; rundliche bis eiförmige, gesägte Blätter; Blüten einzeln in den Blattachseln, grünlich bis rot, Blütezeit V–VI; Beeren blauschwarz mit rotem Saft, Fruchtreife ab VII; Wälder, Gebüsche auf sauren, lockeren Böden.
Wissenswertes: Unsere Blaubeere kommt in Griechenland nicht vor, daher überrascht es kaum, daß sie in antiken Schriften nicht erwähnt wird. Plinius nennt zwar eine „vaccinia", mit der angeblich die Gallier Stoffe färbten, doch ist damit wahrscheinlich nicht die Heidelbeere gemeint. Hildegard von Bingen glaubt, daß der Genuß der Beeren Gicht erzeugt und rät ab, sie zu essen. Die Apotheker des späten Mittelalters kannten sie jedoch als Heilmittel, denn H. Bock schreibt, daß »ein Syrup von den Heidelbeeren zum langwirigen husten und zur verseerten lungen« verordnet wird. Von ihm stammt auch eine recht genaue Beschreibung, wie Färber aus Heidelbeeren – mit Alaun als Beizmittel – eine blaue Farbe herstellen. Übrigens sollte eine werdende Mutter keine Blaubeeren pflücken, sonst bekommt das Kind viele Muttermale – so ein alter böhmischer Aberglaube.
Inhaltsstoffe: Blätter mit Catechingerbstoffen, Leucoanthocyanen, Flavonoiden, Spuren von Arbutin und Hydrochinon. Früchte mit Catechingerbstoffen, Fruchtsäuren, Zucker, Schleim, Flavonoiden und Vitaminen.
Anwendung: Die getrockneten Früchte (Myrtilli Fructus) sind ein altes Hausmittel gegen Durchfall, ihr Saft hilft gegen Entzündungen im Mund-Rachenraum. Vor allem jedoch sind sie ein vitaminreiches Wildobst, das frisch gegessen oder zu Kompott verarbeitet werden kann. Auch Blaubeerpfannkuchen, -crêpes oder Blaubeerlikör sind besonders wohlschmeckend. Medizinisch werden die von Juni bis Juli gesammelten Blätter (Folia Myrtilli) verwendet, die in Spülungen eine zusammenziehende Wirkung haben. In der Volksmedizin gilt ein Tee aus den Blättern (1 Teelöffel mit kochendem Wasser übergießen, 5–10 Minuten ziehen lassen und abseihen) als blutzuckersen-

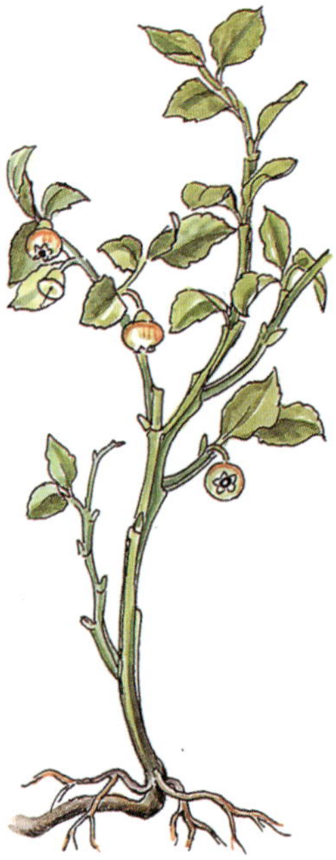

2 **Preiselbeere**
Vaccinium vitis-idaea

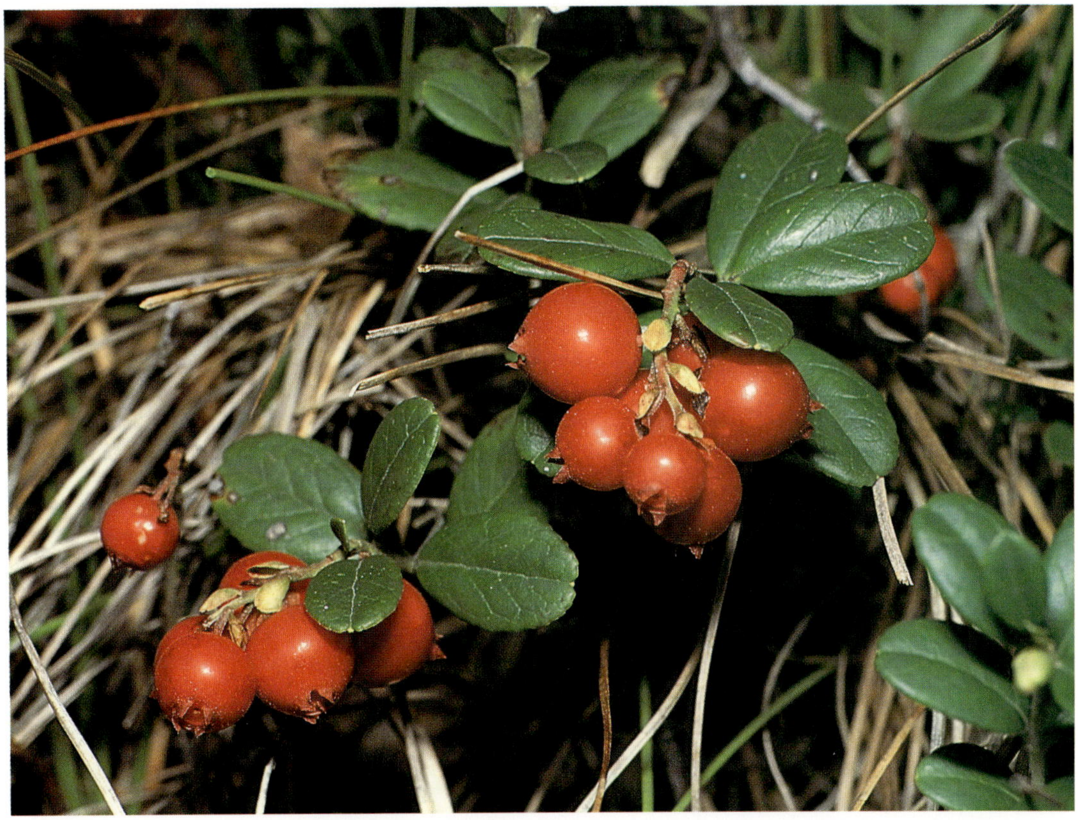

kend. Nach neueren Ergebnissen könnte der hohe Chromgehalt der Blätter diesen Effekt bewirken. Wegen des Gehaltes an Arbutin sind die Blätter leicht giftig und sollten keinesfalls über längere Zeit verwendet werden.

2 **Preiselbeere**

Vaccinium vitis-idaea
Heidekrautgewächse
Ericaceae

Beschreibung: Ausdauernder Zwergstrauch von 5–15 cm Höhe; Blätter ledrig, wintergrün; Blüten in dichten, endständigen Trauben, weiß oder rötlich, 4spaltige Krone, Blütezeit V–VII; Beeren glänzend scharlachrot, Fruchtzeit ab VII; Kiefernwälder, Moore, Zwergstrauchheide.
Wissenswertes: Nach einer Tiroler Sage setzte Gott jeder Beere ein kleines Kreuzchen auf (die Reste der Blütenhülle), um einen Fluch des Teufels zu entkräften, der sie vergiftet hatte.
Inhaltsstoffe: Gerbstoffe, Arbutin, Pyrosid, Salidrosid, Flavonglykoside. Früchte mit Vitamin C und Fruchtsäuren.
Anwendung: Junge Blätter (Folia Vitis Idaeae) werden im Juli bis August gesammelt und vorsichtig getrocknet. Die Droge hilft bei Entzündungen der Harnwege. In der Volksmedizin wird sie auch bei rheumatischen Erkrankungen verwendet. Da sie in größeren Mengen giftig ist, sollte der Rat des Arztes eingeholt werden. Die säuerlich schmeckenden Beeren sind dagegen vitaminreiche Wildfrüchte und geben eine gute Beilage zu Wild- und Rinderbraten ab. Auch Preiselbeerkompott läßt sich vielfältig verwenden.

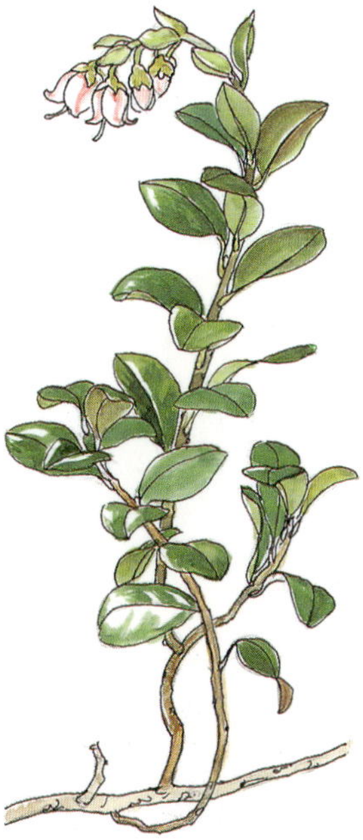

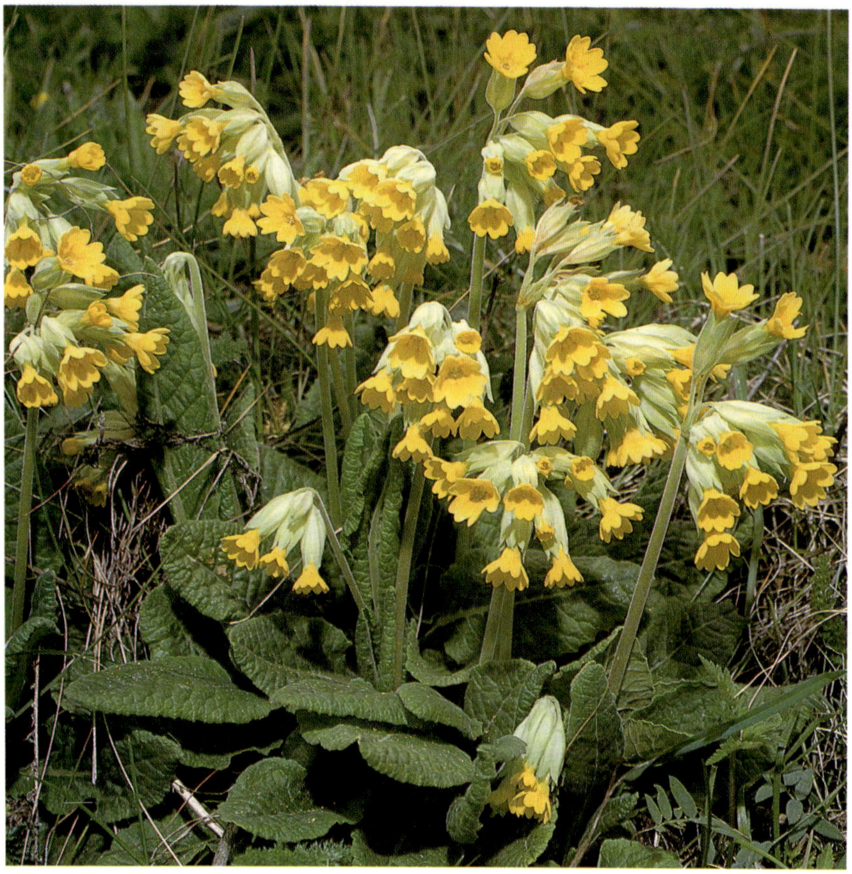

1 Wiesen-Schlüsselblume *Primula veris*

1 **Wiesen-Schlüsselblume, Wiesen-Primel**

Primula veris
Primelgewächse
Primulaceae

Beschreibung: Ausdauernde, 15–30 cm hohe Staude; Blätter rosettig, länglich-eiförmig, gekerbt; glockiger Kelch, dottergelbe Blüte am Schlund mit 5 roten Flecken, duftend, in einseitswendiger Trugdolde auf unbeblättertem Blütenstengel, Blütezeit IV–V; Wiesen, Gebüsche, Waldränder. Außerhalb Deutschlands geschützt!
Wissenswertes: Unsere Primel kommt weder in Griechenland noch Italien vor, daher ist es keine Überraschung, daß sie erst von Hildegard von Bingen erwähnt wird. Sie soll bei Melancholie und Wahnvorstellungen auf das Herz gebunden werden und hilft bei Kopfschmerz. Die wichtigsten Anwendungen in den späteren Kräuterbüchern waren jedoch Gicht und Schlagfluß. Schlüsselblumenwein war laut Tabernaemontanus »fürnehmen Persohnen« vorbehalten, die »für anderen Dosibus Medicamentorum ein Abscheuens tragen«. Primelblüten in Wein wurden als Schönheitswässerchen verkauft, in »der hoffnung es sollen alle Flecken ... ausgetilget und vertriben werden« (H. Bock). Im Volksglauben galten am Walpurgistag (30. April) gepflückte Primeln als ein probates Mittel gegen Viehkrankheiten.

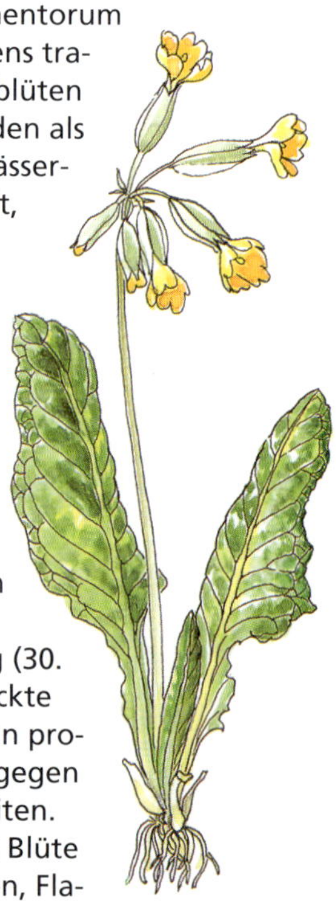

Inhaltsstoffe: Blüte mit Saponinen, Flavonoiden (Gossypetin, Kämpferoldirhamnosid, Quercetin), Carotinoiden; Wurzel mit Triterpensaponinen, Zucker, Gerbstoff.
Anwendung: Primelblüten (Flores Primulae) müssen vorsichtig trocknen. Die Droge hilft bei Husten und Bronchitis, wird von der Volksmedizin aber auch bei fiebrigen Erkrankungen, Kopfschmerzen und Neuralgien empfohlen (Tee: 2 Teelöffel mit kochendem Wasser übergießen, nach 10 Minuten durch ein Teesieb abgießen). Die Wurzeln (Radix Primulae) werden von März bis Mai oder im Oktober ausgegraben, gut gewaschen und vorsichtig im Schatten getrocknet. Auch sie sind ein schleimlösendes Mittel bei Bronchitis und Katarrhen (0,2–0,5 g = Boden eines Teelöffels der fein geschnittenen Droge in kaltes Wasser geben, zum Sieden bringen und 5 Minuten stehen lassen, abseihen). Beide sind Bestandteil von Hustentees. In größeren Mengen eingenommen, ist die Wiesen-Schlüsselblume giftig, außerdem sollten Allergiker vorsichtig sein, denn Primeln können heftige Hautreaktionen hervorrufen.

2 **Wald-Sauerklee**

Oxalis acetosella
Sauerkleegewächse
Oxalidaceae

Beschreibung: Ausdauernde Staude mit kriechendem Rhizom; grundständige, 15 cm hohe Blätter mit 3 Fiedern; Blüten weiß oder rosa mit purpurnen Adern, Blütezeit IV-V; feuchte, humusreiche Laub- und Nadelwälder.
Wissenswertes: Der Wald-Sauerklee ist eine typische Pflanze des Waldschattens. Bei zu hoher Lichteinstrahlung klappt er die Blattfiedern nach unten. Ein Sauerkleeblatt ist das nationale Wahrzeichen Irlands, weil der Heilige Patrick angeblich an ihm die Heilige Dreieinigkeit erklärt haben soll. Wird ein vierblättriges Kleeblatt während der Messe heimlich unter das Altartuch gelegt, gewinnt es besondere Macht. Wer es ahnungslos bei sich

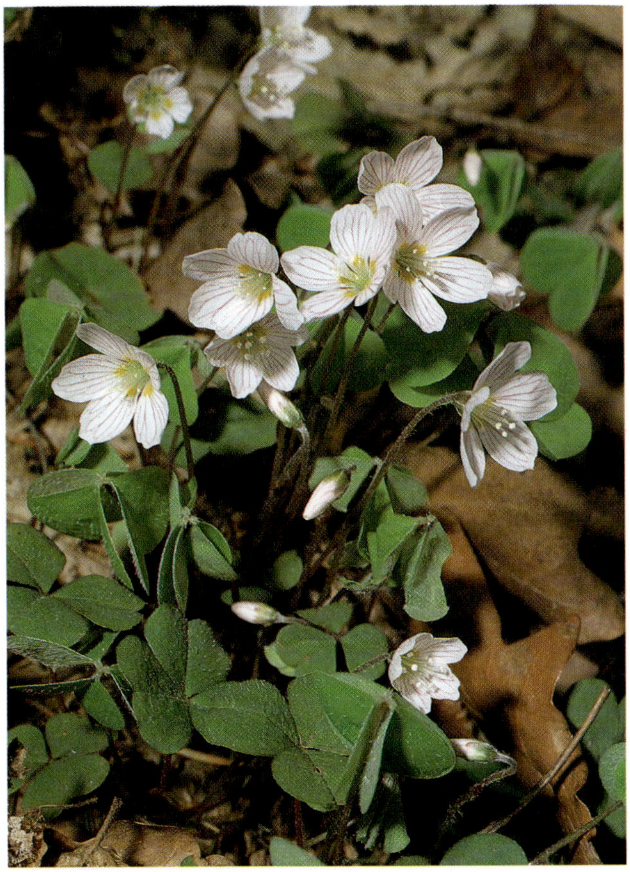

2 **Wald-Sauerklee** *Oxalis acetosella*

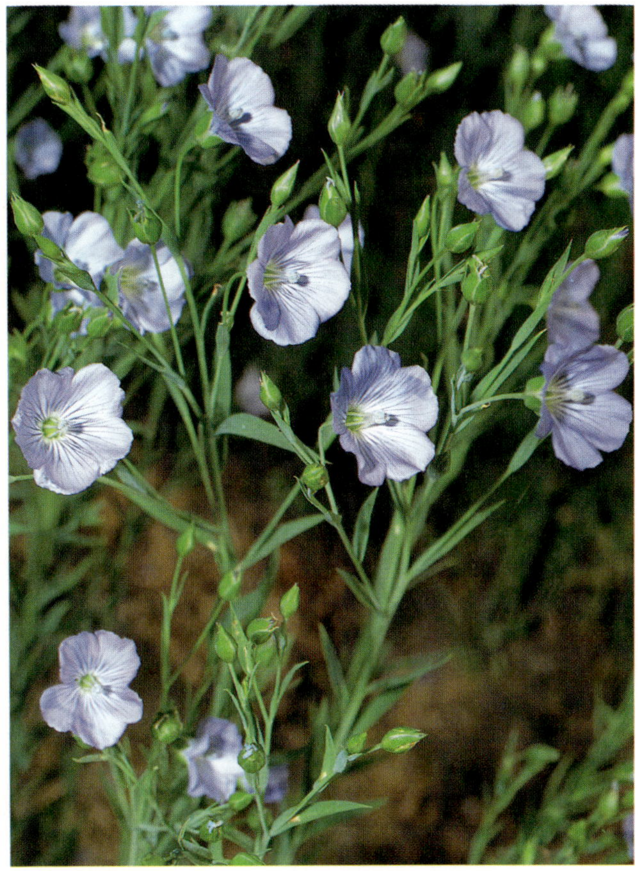

3 **Echter Lein** *Linum usitatissimum*

trägt, wird alle Hexen und Zauberer entlarven.
<u>Inhaltsstoffe:</u> Oxalsäure und ihre Salze.
<u>Anwendung:</u> In der Homöopathie werden die Blätter bei Stoffwechselerkrankungen, Verdauungsstörungen, Leber- und Gallekrankheiten verordnet. Oxalsäure in höheren Konzentrationen ist giftig, daher sollte Sauerklee sparsam dosiert werden. In „kulinarischen Mengen" ist er jedoch unbedenklich. Der säuerliche Geschmack der kleeartigen Blätter paßt als erfrischender Zusatz zu Wildkräutersalaten oder -suppen. Aus dem elisabethanischen England ist sogar eine Sauerkleesoße überliefert.

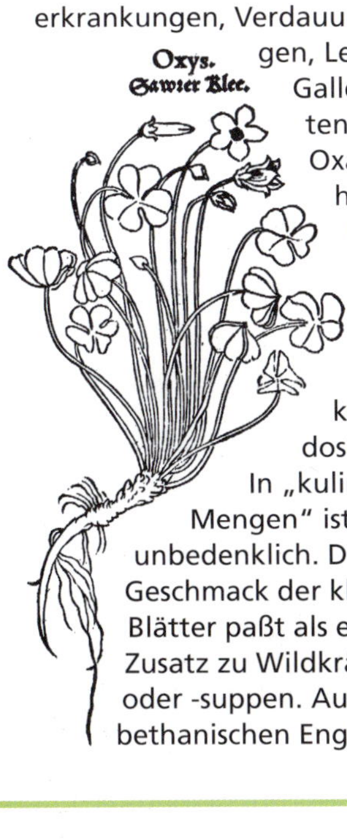

3 Echter Lein, Flachs

Linum usitatissimum
Leingewächse
Linaceae

<u>Beschreibung:</u> Einjährige, 30–50 cm hohe Pflanze mit unverzweigtem Stengel (Verzweigungen erst im Blütenbereich); Blätter schmal bis lanzettlich, ganzrandig, ungeteilt; Blüten langgestielt, Blütezeit VI–VIII; Frucht eine gefächerte Kapsel mit 10 Samen.
<u>Wissenswertes:</u> Lein wird schon seit der Steinzeit (Pfahlbauern) als Öl- und Faserpflanze angebaut. Seine Aussaat und Ernte ist auf Wandmalereien in ägyptischen Gräbern ausführlich dargestellt. Das an der Luft trocknende Öl war lange Zeit das wichtigste Bindemittel für Malerfarben. Die Zellen des Bastes, die mit 4–6 cm außerordentlich lang werden, kämmt man zu Flachs aus, der zu Leinwand verwoben wird. Medizinisch wird der Flachs ebenfalls seit der Antike genutzt, wo man ihn zur Erweichung von Geschwülsten verwendete. Hildegard von Bingen empfiehlt Leinsamenpackungen bei Seitenschmerzen und Brandwunden.
Zum Lein sind viele Volksbräuche überliefert. So war die Pflanze der Freya geweiht, die ihr Katzengespann mit Strängen blühenden Flachses anschirrte. Am Mittwoch, dem Wotanstag, durfte kein Lein gesät werden. Machte die Bäuerin beim Samentragen große Schritte, dann wuchs der Flachs besonders hoch. Demselben Zweck diente der Sprung über

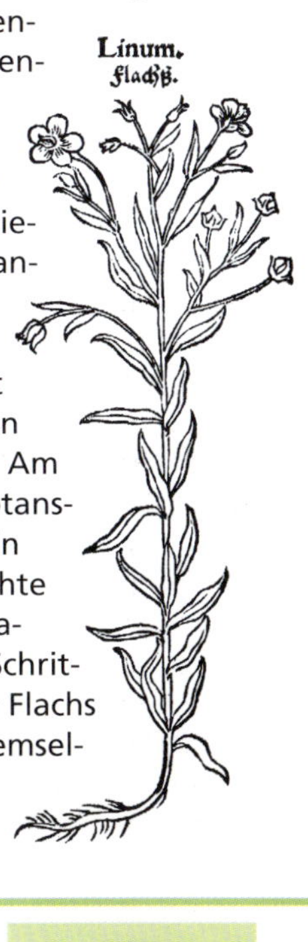

das Johannisfeuer, wobei man ausrufen mußte: »Flachs! Flachs! / daß der Flachs des Jaur / sieben Ellen lang wachs.« Blühender Flachs vertrieb die Hexen, und beim Waschen des Flachses mußte kräftig gelogen werden, damit das Garn schön weiß wurde. Aus vielen Gegenden ist auch der Glaube an das „Nothemd" überliefert, das von einer Jungfrau unter Beschwörungen gewebt, jeglichen Schuß oder Stich abhalten sollte. Wer Leinsamen in der Christ-, Neujahrs- oder Fastnacht unter sein Kopfkissen legt, dem erscheint der Zukünftige im Traum.
Inhaltsstoffe: Samen mit Schleim (3–6 %), fettem Öl mit ungesättigten Fettsäuren (30–45 %), Protein (25 %), Sterolen, Triterpenen, cyanogenen Glykosiden.
Anwendung: Die Samen (Semen Lini) werden ab September gesammelt und ganz oder geschrotet (1 Eßlöffel mit viel Flüssigkeit) als mildes Abführmittel verwendet, da sie die Darmperistaltik anregen. Wer zu Übergewicht neigt (100 g Samen haben 1960 kJ bzw. 470 kcal!), sollte die etwas vorgequollenen, ganzen Samen verwenden. In der Volksmedizin dient Lein außerdem als Heilmittel gegen Katarrhe, Rheuma und Furunkel.

1 **Kapuzinerkresse**

Tropaeolum majus
Kapuzinerkressengewächse
Tropaeolaceae

Beschreibung: Zweijährige, meist aber einjährig gezogene, kletternde oder kriechende Pflanze mit bis zu 2 m langen Sprossen; langgestielte, schildförmige Blätter; trompetenförmige, gespornte, orangefarbene bis rote Blüte, Blütezeit VI–VII; Gartenpflanze.
Wissenswertes: Die Kapuzinerkresse stammt aus Peru und gelangte erst 1684 durch den Holländer Bewerning als „Indische Kresse" nach Europa. Aus den Klostergärten wanderte sie in die Bauerngärten aus. Als Heilpflanze wurde sie entsprechend spät gewürdigt, dann schätzte man sie vor allem als Mittel gegen Skorbut (Vitamin-C-Mangelkrankheit).
Inhaltsstoffe: Senfölglykosid Glucotropaeolin (Benzylsenföl), Vitamin C.
Anwendung: Die frischen Blätter und Blüten schmecken leicht süßlich-pfeffrig. Sie passen gut zu Salaten, Eierspeisen, Kräutersoßen und -essig (Blüten auch zur Dekoration). Die unreifen Blütenknospen waren, in Essig eingelegt, sogar als „Deutsche Kapern" im Handel. Medizinisch werden ebenfalls die frischen Blätter verwendet, deren antibiotische Wirkung sich bei Infektionen der Harn- und Atemwege sowie bei Bronchitis bewähren soll. Kapuzinerkresse ist zudem eine hübsche Zierpflanze, die im April direkt ins Freiland gesät werden kann. Eher eine Glaubensfrage ist die Zubereitung eines Haarwuchsmittels aus 100 g frischen Blättern mit Zusatz von Brennesseln und Buchsbaumblättern, die 14 Tage lang in reinem Alkohol ziehen müssen. Der Extrakt wird filtriert und mit Wasser gebrauchsfertig verdünnt.

2 **Weinraute**

Ruta graveolens
Rautengewächse
Rutaceae

Beschreibung: Ausdauernde, 30–50 cm hohe, aromatisch duftende Staude; Blätter 2- bis 3fach gefiedert, Fiedern ganzrandig, spatel- bis verkehrt-eiförmig; Blüten in Trugdolden, Endblüten 5-, Seitenblüten 4zählig, Kronblätter löffelartig, gezackt, Blütezeit VI–VIII; stickstoffreiche Schuttstellen.
Wissenswertes: Die Weinraute stammt aus dem Mittelmeergebiet, ist jedoch bei uns verwildert (oft in der Nähe von Burgen). Sie war in allen Klostergärten des Mittelalters zu finden. »Kräftig vermag sie zu nützen, mit weitgehender Heilkraft versehen«, dichtet Walahfrid Strabo. Auch Hildegard von Bingen und die späteren Kräuterbücher gehen ausführlich auf sie ein. Im Volk galt die Weinraute als Zauberpflanze, die gegen Pest, Schlangen, Ungezie-

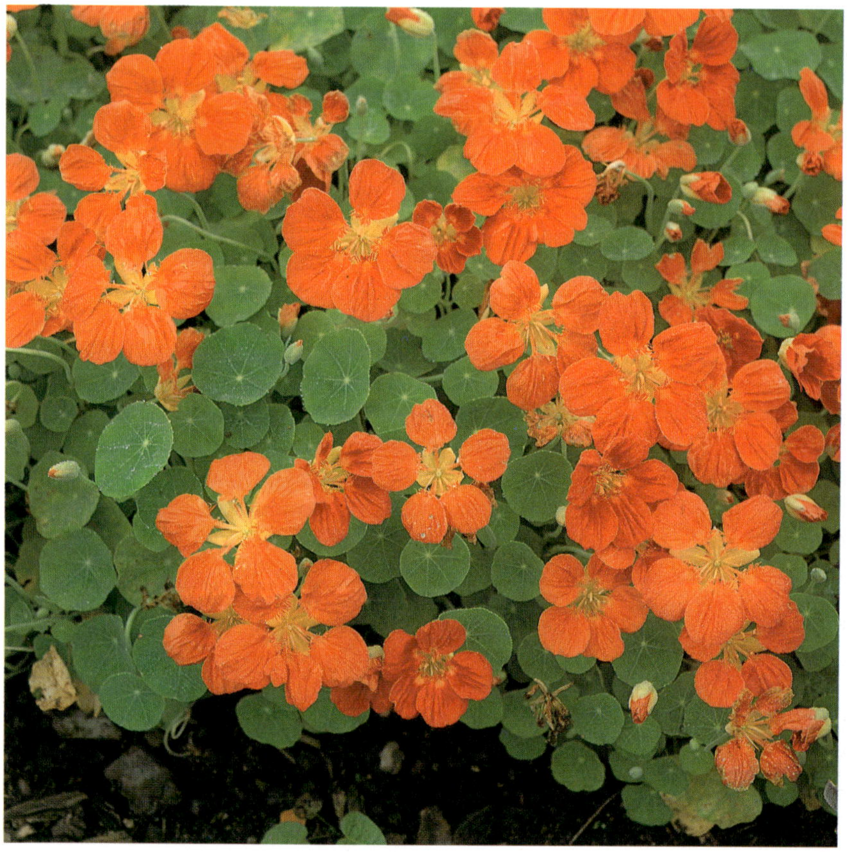

1 **Kapuzinerkresse** ***Tropaeolum majus***

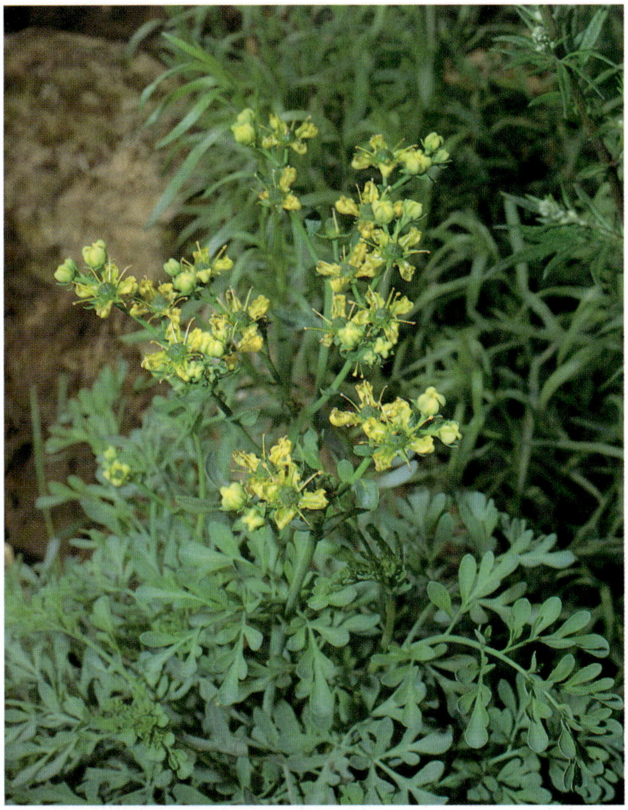

2 **Weinraute** ***Ruta graveolens***

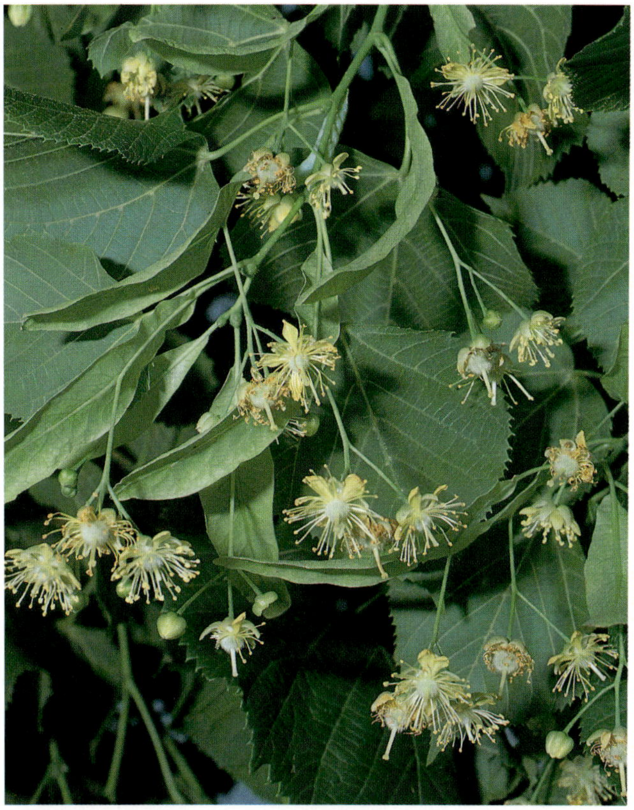

3 **Sommer-Linde** ***Tilia platyphyllos***

fer, böse Träume und Hexenspuk hilft, und die entsprechenden Bräuche sind mannigfaltig. Alchimisten sahen in ihr eine Komponente des Gegengiftes Mithridat. Wurde sie zusammen mit Benediktenkraut geweiht, schützte sie sogar vor dem Teufel. In einem Hexenprozeß heißt es daher: »... hat sie Rauthen, geweiht Salz und Wachs zu ihro genommen, ihren buolen (den Teufel) damit vertrieben.« Der Glaube ging so weit, den Toten Weinraute in den Sarg zu legen, damit die Seele goldstrahlend wiederauferstehen konnte. Eine gänzlich andere Seite der Weinraute zeigt Tabernaemontanus auf: »Rauten gegessen oder getruncken / ... vertreibet die unmäßige Unkeuschheit / ist eine heilsame und gesunde Artzney vor die Geistlichen«.
Inhaltsstoffe: Ätherisches Öl (Methyl-n-nonylketon), Rutin, Furocumarine, Alkaloide.
Anwendung: Das Kraut (Ruta herbae) wird vor der Blüte gesammelt und getrocknet. Die Droge wirkt appetitanregend, krampflösend und beruhigend und wird bei Venenerkrankungen und Arteriosklerose verordnet (auch in Fertigpräparaten). Für einen Aufguß gibt man 1–2 Teelöffel in die Tasse und läßt 10 Minuten ziehen. Ein alkoholischer Auszug soll als Einreibung bei rheumatischen Erkrankungen helfen. In höheren Dosen ist die Droge giftig. Als Küchengewürz werden frische Blätter sparsam verwendet. Sie passen zu Fleisch (insbesondere Hammel und Wild), Rohkostsalaten und Käsegerichten, dürfen aber nicht mitgaren. Weinraute kann als Zusatz zu Duftsträußen gebunden werden. Für den eigenen Garten kauft man am besten eine vorgezogene Pflanze.

3 Sommer-Linde

Tilia platyphyllos
Lindengewächse
Tiliaceae

Beschreibung: Blätter eirund, lang zugespitzt mit schiefer, tief herzförmiger Basis, oben kurzhaarig, unterseits in den Aderwinkeln weiß behaart; Blütenstand 2- bis 5blütige Trugdolde, Blütezeit VI.
Winter-Linde *(Tilia cordata):* Blätter fast rund mit herzförmiger Basis, kahl, unterseits in den Aderwinkeln braun behaart; Blütenstand 5- bis 11blütige Trugdolde, Blütezeit VI–VII.
Beide Bäume werden etwa 30 m hoch und sind an ihren Blättern und Blüten zu unterscheiden. Die medizinisch wirksamen Stoffe sind in den Blüten beider Arten enthalten.

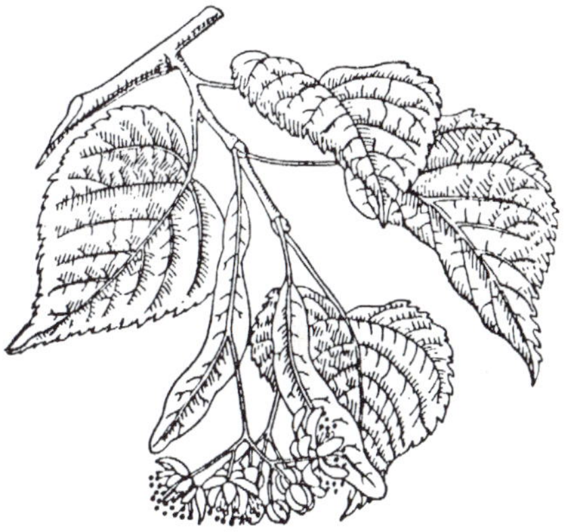

Winter-Linde ***Tilia cordata***

Wissenswertes: Bei den Germanen war die Linde Freya geweiht, der Göttin der Liebe, der Ehe und des Hausstandes. Daher war es bis ins Mittelalter Brauch, daß sich Verliebte bei einer Linde trafen (»Under der linden / an der heiden / dâ unser zweier bette was«, schreibt Walther von der Vogelweide). Unter der Linde wurde aber auch Gericht gehalten und Recht gesprochen. Spätere Volksbräuche, die sich um die Linde rankten, kennen den Baum auch als Schutzmittel gegen Hexen, Zauberer und den Teufel. Obwohl die Linde in der Antike und den Kräuterbüchern als Mittel gegen allerlei Krankheiten abgehandelt wird (K. von Megenberg: »der paum ist gar bekant pei uns«), geht keiner der älteren Autoren auf die Heilkraft des Lindenblütentees ein. Lindenbast wurde dagegen schon seit der Frühgeschichte genutzt, um Stricke und Schuhe daraus herzustellen, und das weiche Holz war und ist ein gesuchtes Rohmaterial für Schnitzereien.
Inhaltsstoffe: Flavonoide (Rutin, Hyperosid, Quercitrin, Kämpferolglykoside), Schleim, Gerbstoff, Kaffeesäure, Cumarsäure, ätherisches Öl.
Anwendung: Die Blüten (Flores Tiliae) werden kurz nach dem Aufblühen im Juni bis Juli gesammelt und vorsichtig im Schatten getrocknet. Die Droge hemmt den Hustenreiz bei Katarrhen und wird als Tee als schweißtreibendes Mittel bei Fieber, Erkältung und grippalen Infekten getrunken (1 Teelöffel mit kaltem Wasser übergießen, kurz aufkochen und nach 5–10 Minuten durch ein Teesieb abgießen). Die Volksmedizin nutzt den Lindenblütentee weiterhin bei Magenkrämpfen und als Beruhigungsmittel. Lindenblüten sind vielfach in Fertigtees und -arzneien enthalten.

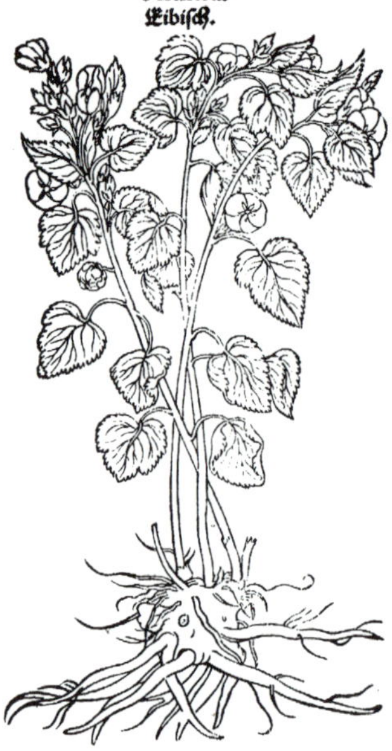

1 **Echter Eibisch**

Althaea officinalis
Malvengewächse
Malvaceae

Beschreibung: Ausdauernde, 60–150 cm hohe Staude mit filzig-zottig behaartem Stengel; Blätter in 3–5 Lappen geteilt oder länglich-eiförmig, unregelmäßig gesägt, beiderseits samtfilzig; weiße oder rosa Blüten in blattachselständigen Trauben, Staubblätter zu einer Säule verwachsen, Blütezeit VII–IX; feuchte Wiesen, Gräben, Röhrichte. Geschützt!
Wissenswertes: Der Eibisch ist eine sehr alte Heilpflanze, die bereits die antiken Autoren Theophrast und Plinius kennen. Im deutschen Mittelalter machten ihn die Benediktiner allgemein bekannt. Er gehört zu den Heilpflanzen, deren Anbau Karl der Große im „Capitulare de Villis" vorschreibt (möglicherweise ist dort aber die Wilde Malve gemeint). Hildegard von Bingen empfiehlt ihn gegen Fieber, und die Autoren der Kräuterbücher dann unter anderem wie heute als schleimlösendes Mittel.
Inhaltsstoffe: Blätter mit Schleim, ätherischem Öl; Wurzel mit Schleim.
Anwendung: Die Blätter (Folia Althaeae) werden von Juli bis August gesammelt und getrocknet. Die Droge hilft ausgezeichnet bei Reizhusten, Bronchialkatarrh und Schleimhautentzündungen (Tee: 1 gehäuften Teelöffel für 1–2 Stunden mit kaltem Wasser aufsetzen [häufig umrühren], abseihen und erwärmt trinken). Eibischblätter sind in einer Reihe von Fertigpräparaten enthalten. In der Volksmedizin werden frisch gequetschte Blätter auf Insektenstiche aufgelegt. Die Wurzel (Radix Althaeae) wird im Oktober oder November ausgegraben, geschält und bei 50–60 °C getrocknet. Auch sie wird zu einem Tee gegen Reizhusten verarbeitet (1 Teelöffel fein geschnittene Droge bei Raumtemperatur 30 Minuten ziehen lassen, dann durch ein Teesieb abgießen). Darüber hinaus nutzt sie die Volksmedizin bei Darmentzündungen, Durchfall und äußerlich bei Verbrennungen und

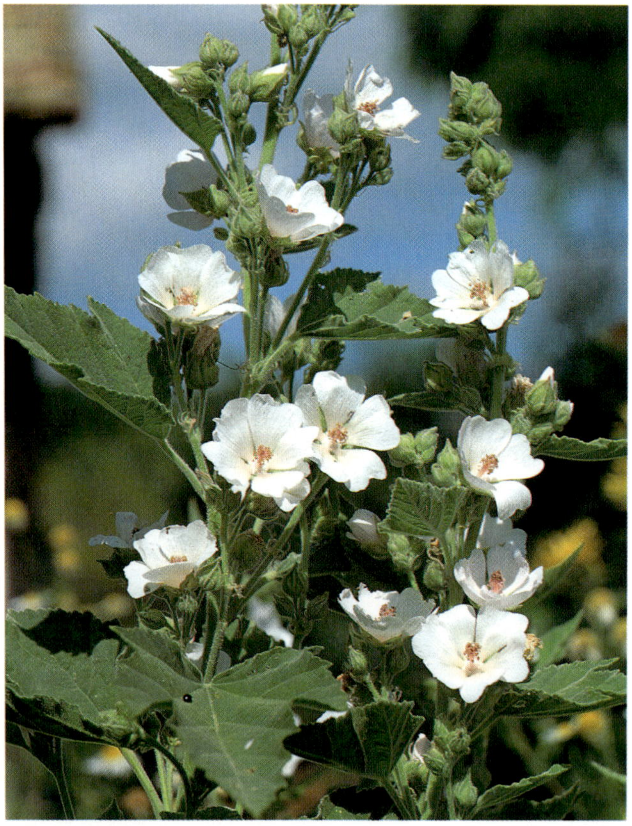

1 **Echter Eibisch** ***Althaea officinalis***

Entzündungen der Haut. Da Eibisch geschützt ist, darf er nicht aus der Natur gesammelt werden. Wegen der auffallenden Blüte ist er jedoch eine Zierde jedes Bauerngartens und kann auf tiefgründigen, humusreichen Böden leicht angebaut werden.

2 **Wilde Malve**

Malva sylvestris
Malvengewächse
Malvaceae

Beschreibung: Zweijährige bis ausdauernde, 20–120 cm hohe Pflanze mit rauhhaarigem Stengel; untere Blätter tief, obere zu etwa $^2/_3$ handförmig eingeschnitten, wollig behaart; rotviolette Blüten (dunklere Strichmale) in büscheligen Trauben, Kronblätter eingebuchtet, Staubblätter zu einer Säule verwachsen; Ödland, Hecken, Zäune.
Wissenswertes: Bereits die Schriftsteller der Antike kennen die Heilkraft der Wilden Malve, vermischt mit allerlei abergläubischen Anwendungen. So glaubt Dioskurides, Malve helfe bei Gebärmutterleiden und sei ein Mittel gegen tödliche Gifte. Plinius beschreibt ihre geburtsfördernde Wirkung (die Gebärende braucht sich nur ein Blatt unterzulegen) und hält die Samen für ein Aphrodisiakum. Hildegard von Bingen rät wegen des hohen Schleimgehaltes (10 % in den Blüten) vom Genuß der rohen Pflanze ab, empfiehlt Malvenmus jedoch gegen schwachen Magen. In den Hexenprozessen des 16. Jahrhunderts taucht dann die Wilde Malve als Hexenpflanze auf.
Inhaltsstoffe: Schleim, Gerbstoff, Flavonoidsulfate (Blüten mit Anthocyanen).
Anwendung: Die Blätter (Folia Malvae) und Blüten (Flores Malvae) werden von Juni bis September gesammelt und im Schatten getrocknet. Die Droge hilft bei Katarrhen der Atemwege, Heiserkeit und Halsentzündung. In der Volksmedizin wird sie äußerlich als Wundmittel und bei Ekzemen angewandt. Für einen Tee bringt man 2–3 Teelöffel der Droge in kaltem Wasser zum Sieden; nach 5–10 Minuten durch ein Teesieb abgießen. Junge Blätter eignen sich als Wildgemüse, und auch die Knospen sind eßbar. Die Blüten können zum Färben von Lebensmitteln verwendet werden.

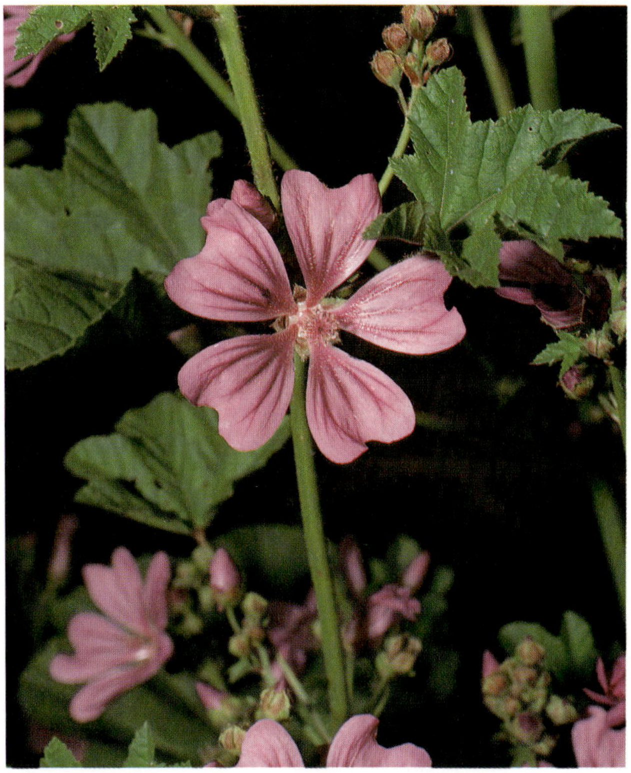

2 **Wilde Malve** *Malva sylvestris*

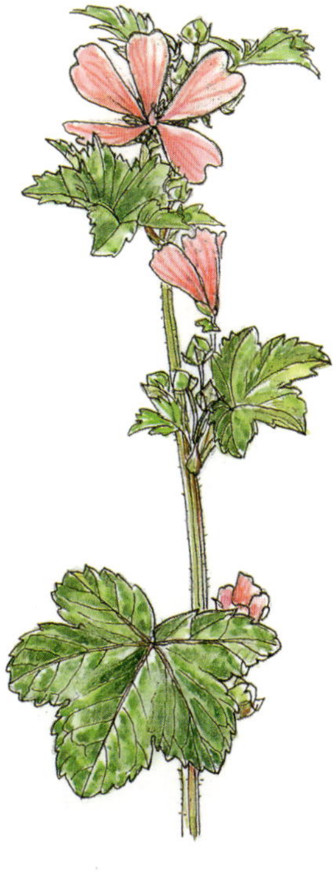

3 **Echter Kreuzdorn, Purgier-Kreuzdorn** ☠

Rhamnus cathartica
Kreuzdorngewächse
Rhamnaceae

Beschreibung: Bis 3 m hoher Strauch mit Sproßdornen (am Ende kreuzförmig); Blätter langgestielt, 3–6 cm lang; Blüten in wenigblütigen Trugdolden, Blütezeit V–VI; Früchte beerenartige, schwarze Steinfrüchte, Fruchtzeit VIII–IX; sonnige, steile Hügel, Auwälder.
Wissenswertes: Die Autoren der Kräuterbücher würdigen den Kreuzdorn nicht recht. So sagt H. Bock von ihm: »man weiß nicht viel in der Artzet bücher von disem gewächs / warzu es dienstlich seie.« Allerdings kennt er den damaligen volksmedizinischen Gebrauch als Gurgelmittel gegen Mundentzündung und die Verwendung der Beeren als gelbes Färbemittel. Wie viele dornentragen-

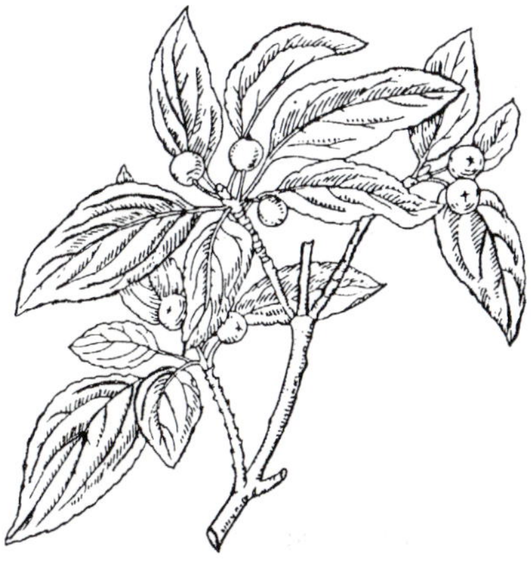

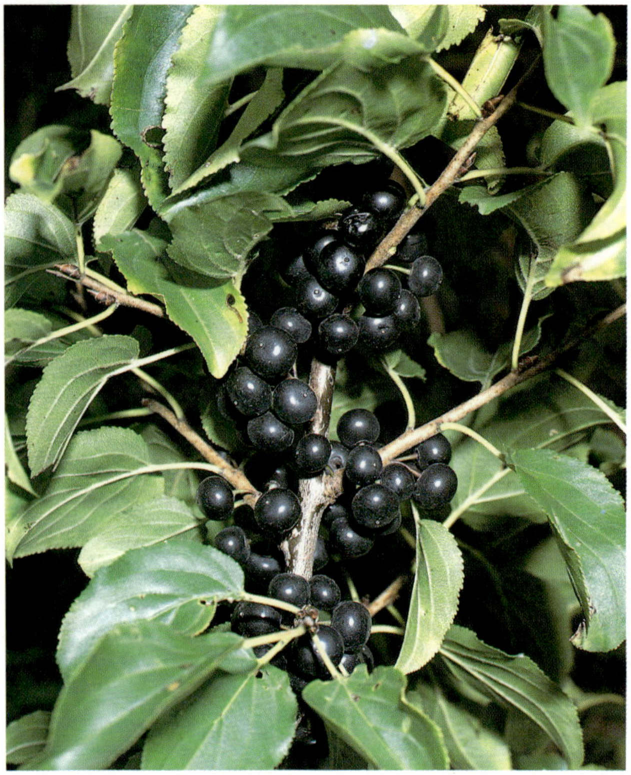

3 Echter Kreuzdorn *Rhamnus cathartica*

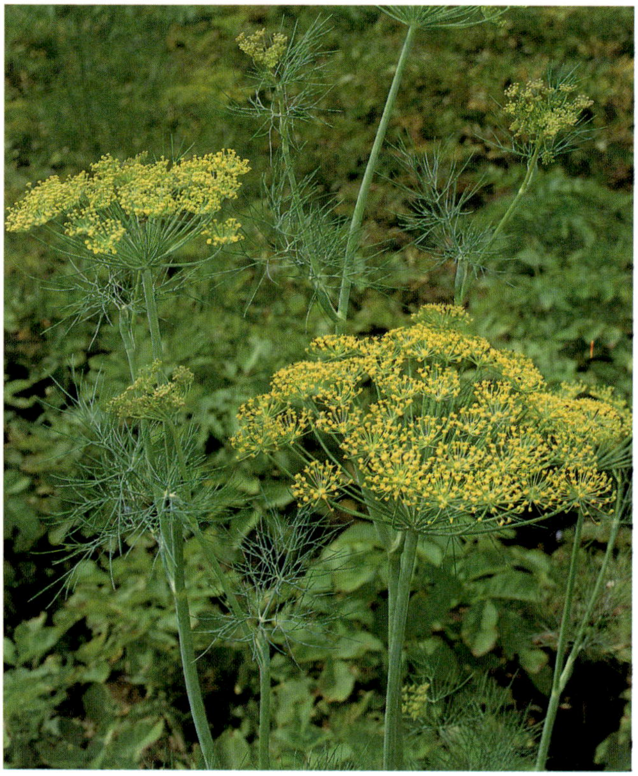

1 Dill *Anethum graveolens*

de Pflanzen galt auch der Kreuzdorn als probates Mittel, um Hexen abzuschrecken. Am 1. Mai oder am Johannistag besteckte man dazu die Türen mit einigen Kreuzdornzweigen. Prügelte man sein Vieh am Morgen des Karfreitag noch vor dem Sonnenaufgang, dann spürte angeblich nicht das Vieh, sondern die Hexen den Schmerz.
Inhaltsstoffe: Anthrachinonglykoside, Gerbstoffe, Flavonoide, Ascorbinsäure.
Anwendung: Von medizinischer Bedeutung sind die abführend wirkenden Früchte (Fructus Rhamni cathartici), die in einigen Abführtees enthalten sind. Für einen Aufguß wird 1 Teelöffel der zerkleinerten, getrockneten Droge mit kochendem Wasser übergossen und nach 10–15 Minuten durch ein Teesieb gegeben. Bei längerem Gebrauch führt die Droge zu starkem Wasser- und Elektrolytverlust (Mineralsalze); sie sollte daher nur nach Befragen des Arztes eingenommen werden. Schwangere und stillende Mütter dürfen ohnehin keinen Kreuzdorntee trinken.

1 Dill

Anethum graveolens
Doldengewächse
Apiaceae

Beschreibung: Einjährige, 50–120 cm hohe, duftende Pflanze mit fein gerilltem, hohlem Stengel; Blätter 3- bis 4fach fein gefiedert mit 1–2 cm langer, stengelumfassender Blattscheide; Dolde bis 50strahlig, Blütezeit VII–VIII; Gartenpflanze.
Wissenswertes: Der Dill stammt aus Vorderasien, seine Früchte fand man jedoch bereits in jungsteinzeitlichen Siedlungen der Schweiz. Die Ägypter kultivierten ihn seit dem Beginn des 2. Jahrtausends v. Chr. als Heil- und Würzpflanze (Papyrus Ebers), genau wie die Griechen und Römer nach ihnen. Spätestens seit dem Mittelalter machten ihn die Benediktinermönche in Deutschland populär. Die alten Kräuterbücher schätzten den Dill nicht nur als Gewürz, sondern auch als umfassendes Heilmittel gegen Vergiftungen (Bestandteil des Theriaks), Mundgeruch, Übelkeit und anderes mehr. In den Volksbräuchen dient Dill meist dazu, Hexen und Zauberei abzuwehren – etwa als getrockneter Strauß über der Tür, in Schuhen und der Kleidung. Ob jedoch der Volksspruch »Ich habe Senf und Dill, mein Mann muß tun, was ich will« bei der Frau wirksam war, die Dill in ihrem Brautschuh zum Altar trug, läßt sich heute wohl nicht mehr feststellen.

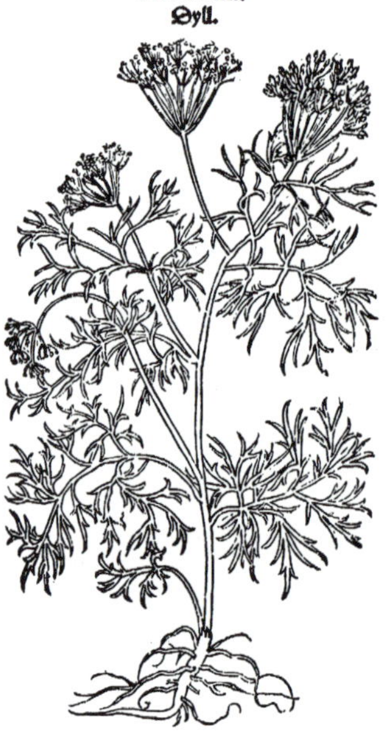

Immerhin soll ein Sträußchen Dill unter dem Kopfkissen böse Träume vertreiben und einen ruhigen Schlaf sichern.
Inhaltsstoffe: Ätherisches Öl (Carvon, Limonen, Phellandren).
Anwendung: Verwendet wird das frische Kraut zu Kräuterbutter, Salaten (insbesondere Gurken-, Tomaten- und Kartoffelsalat), Kräutermayonnaisen und Fischsoßen. Besonders interessante Fischgerichte mit Dill kennt die skandinavische Küche. Wer Gurken einlegen möchte, sollte die Stengel mitverwenden. Die zerstoßenen Früchte lassen sich zu einem Tee (1 Teelöffel pro Tasse) verarbeiten, der bei Blähungen, Appetitlosigkeit und Verdauungsbeschwerden getrunken wird. Dill kann bereits im zeitigen Frühjahr im Kräutergarten oder einem größeren Blumentopf auf der Fensterbank ausgesät werden (Folgesaaten gewährleisten frischen „Nachschub"). Das Öl findet Verwendung in der Likörindustrie.

2 Echte Engelwurz, Brustwurz

Angelica archangelica
Doldengewächse
Apiaceae

Beschreibung: Zwei- oder mehrjährige, krautige Pflanze von bis zu 250 cm Höhe; runder, leicht gefurchter, hohler Stengel, am Grunde armdick; bauchige Blattscheiden, 2- bis 3fach fiederteilige Blätter (oben oft nur einfach gefiedert), aromatisch duftend; Blüten (gelbgrün) in zusammengesetzter, 20- bis 30strahliger Dolde, schmale Hüllchenblätter; Blütezeit VI–VII; Frucht 6,5–8 mm lang mit 3 vorspringenden Rippen; feuchte, nährstoffreiche Ufer, Röhrichte und Wälder.
Wissenswertes: Die Engelwurz ist eine der wenigen Heilpflanzen aus dem Norden Europas und taucht daher in den Schriften der Klassiker nicht auf. Seit dem 14. Jahrhundert wurde sie in Kloster- und Bauerngärten kultiviert. Im Mittelalter galt die Engelwurz als Allheilmittel gegen Seuchen wie die Pest. Außerdem schützte sie vor Hexen (»Angelica bey sich getragen, wird wider Zauberey und andere Teuffelsgespenst gerühmt«, Lonicerus) und war Bestandteil des sagenhaften Theriaks. Nach einer Sage soll der Erzengel Raffael einem Einsiedler die Pflanze gezeigt haben. Nüchterner sieht dies Tabernaemontanus in einer Schrift des 16. Jahrhunderts: »Als wann der heilig Geist selber oder die lieben Engel ... dises Gewächs und heylsame Wurzel« dem Menschen gezeigt hätten. In Lappland belegt man Kuchen mit kandierten Sproßstückchen und ißt den geschälten Stengel als Gemüse. Für uns weniger appetitlich sind mit Grütze (Dolden in Rentiermilch gekocht) gefüllte Rentiermägen.

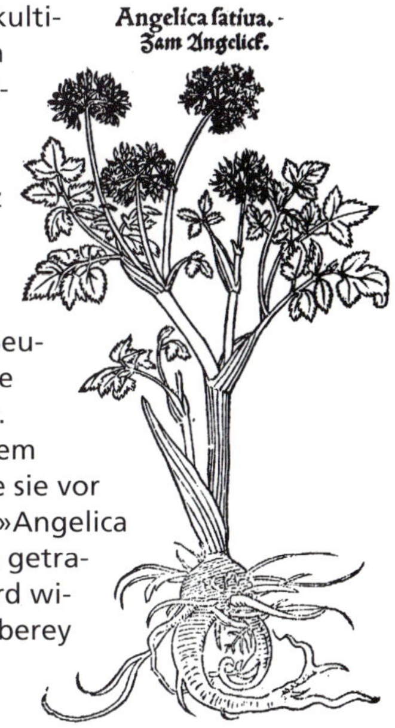

Inhaltsstoffe: Ätherisches Öl (α- und β-Phellandren, Pinen und andere Sesquiterpene), Furanocumarine (z. B. Archangelicin), Cumarine, Gerbstoffe.
Anwendung: Die Wurzel (Radix Angelicae) wird im September bis Oktober ausgegraben und gut getrocknet. Das Öl findet Verwendung für Parfüm oder Zahnpasta, die Samen zum Aromatisieren von Kräuterlikör (Bénédictine, Chartreuse). Der frische Preßsaft der Blätter hilft bei Hautreizungen, die Wurzeldroge ist leicht harntreibend, regt die Magensaftsekretion an und hilft gegen Appetitlosigkeit, Magenbeschwerden, Blähungen, Erschöpfungszustände sowie – äußerlich angewandt – gegen Rheu-

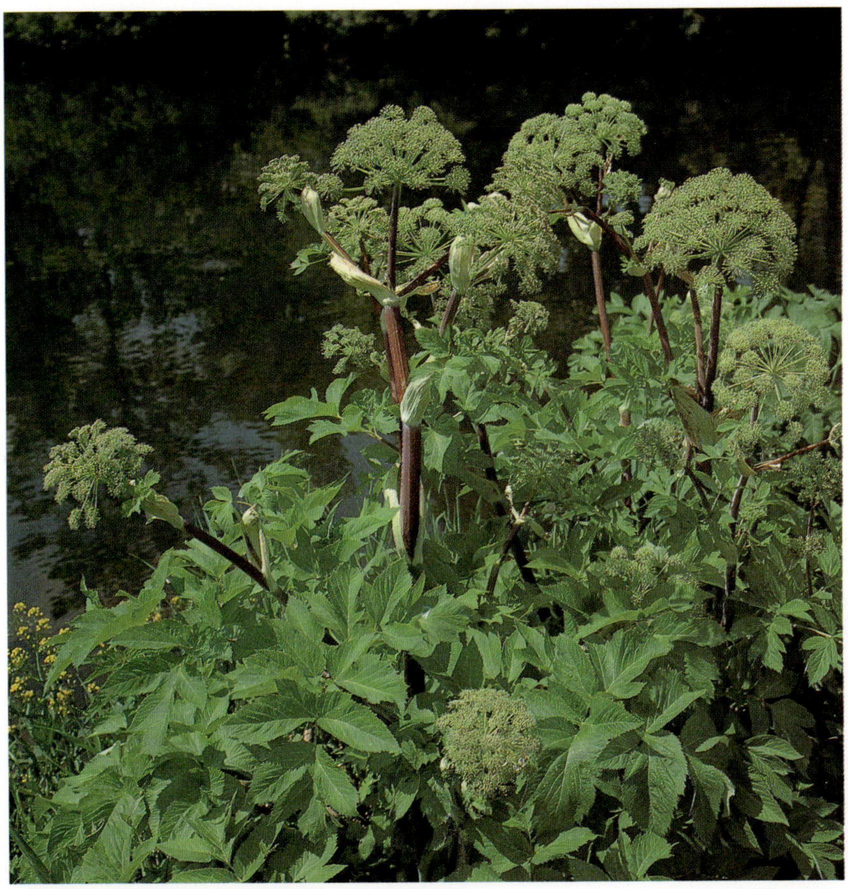

2 **Echte Engelwurz** ***Angelica archangelica***

ma (Tee: 1–2 Teelöffel mit kochendem Wasser übergießen). Läßt man 50 g frische Stengel oder Wurzeln in 1 Liter süßem Wein ziehen, erhält man den appetitanregenden Engelwurzwein. Im Garten aus frischem Saatgut im Herbst aussäen (im 1. Jahr bildet sich eine Blattrosette, im 2. Jahr der hohe Stengel aus).

1 **Garten-Kerbel**

Anthriscus cerefolium
Doldengewächse
Apiaceae

Beschreibung: Einjährige, 40–70 cm hohe Pflanze mit hohlem Stengel; Blätter hellgrün, 2- bis 4fach fiederspaltig, riechen beim Zerreiben leicht nach Anis; winzige weiße Blüten in zusammengesetzten Dolden, Doldenstrahlen dicht weichflaumig, Blütezeit V–VIII; Gartenpflanze.
Der Wiesen-Kerbel *(Anthriscus sylvestris)* ist weit weniger aromatisch und sollte – wenn überhaupt – wegen der Verwechslungsgefahr mit der giftigen Hundspetersilie *(Aethusa cynapium)*, die beim Zerreiben unangenehm riecht, nur nach genauer Bestimmung gesammelt werden.
Wissenswertes: Der Garten-Kerbel stammt aus Osteuropa und wurde von den Römern nach Mitteleuropa gebracht. Die Kräuterbücher schätzen ihn »beyde zu der Artzney und Küchen«, denn er »machet lustig zu essen«. Tabernaemontanus preist ihn als Mittel bei Schwindelgefühlen, Nierensteinen, Appetitlosigkeit, Würmern, dem Biß tollwütiger Hunde und Gelbsucht an. Noch 800 Jahre vor ihm nannte Walahfrid Strabo nur seine blutstillenden Eigenschaften und empfahl Kerbelumschläge gegen Leibschmerzen, eine Anwendung, die Hildegard von Bingen noch kennt. Da Kerbel bereits sehr früh im Jahr geerntet werden kann, war er eine beliebte, würzige Fastenspeise der Mönche.

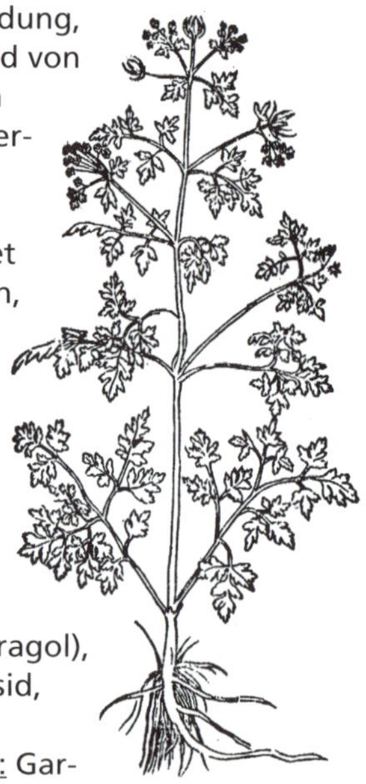

Inhaltsstoffe: Ätherisches Öl (Estragol), Flavonglykosid, Bitterstoff.
Anwendung: Garten-Kerbel wird nur frisch verwendet (Blätter vor der Blüte). Das Würzkraut paßt zu Fisch, Käsespeisen, Geflügel, Suppen und Soßen. Eine pikante Kräuterbutter bereitet man mit Kerbel, Petersilie und Selleriegrün. Bei genügendem Vorrat läßt sich auch eine reine Kerbelsuppe zubereiten: 200 g frisches Kraut wird in $^{3}/_{4}$ Liter Fleisch- oder Hühnerbrühe gegart, dazu kommen $^{1}/_{4}$ Liter süße Sahne und zwei gequirlte Eigelb. Kerbeltee als Aufguß (1 Eßlöffel frisches Kraut 10 Minuten ziehen lassen) wirkt harntreibend und stoffwechselanregend. Garten-Kerbel wird im zeitigen Frühjahr und dann im Abstand von 3–4 Wochen ausgesät, damit stets frisches Kraut verfügbar ist.

2 **Echter Sellerie**

Apium graveolens
Doldengewächse
Apiaceae

Beschreibung: Zweijährige, 30–100 cm hohe Pflanze mit aufrechtem, gerieftem Stengel; Blätter fiederteilig mit breiten, rauten- oder keilförmigen Fiedern; weiße bis gelblich-weiße Blüten in 6- bis 12strahliger Dolde ohne Hülle und

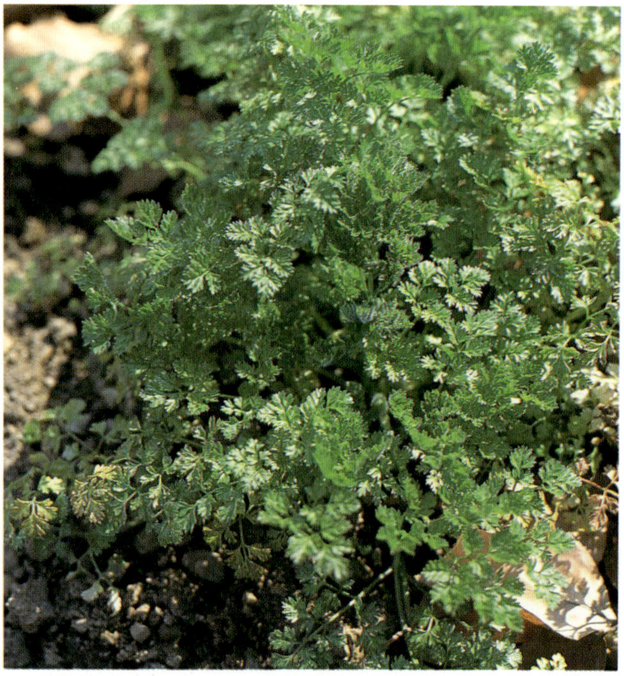

1 **Garten-Kerbel** ***Anthriscus cerefolium***

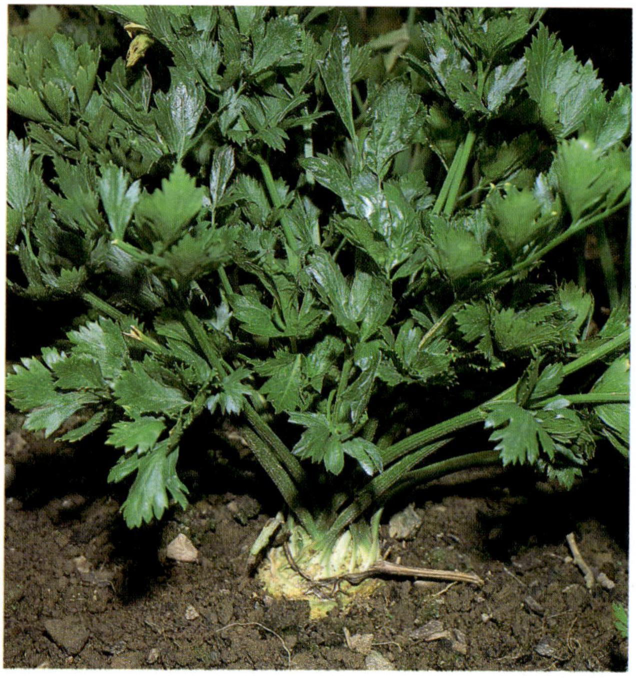

2 **Echter Sellerie** ***Apium graveolens***

Hüllchen, Blütezeit VII–IX; salzige, tonige Sandböden. Kulturformen sind der Knollen- (var. *rapaceum*) und Stauden-Sellerie (var. *dulce*).

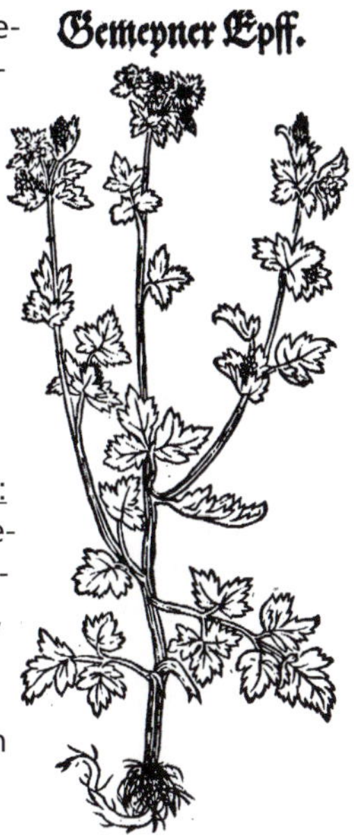

Wissenswertes: Der wilde Sellerie ist recht selten geworden, denn er braucht Salzwiesen für sein Gedeihen. Die Kulturformen setzten sich erst seit dem 16. Jahrhundert durch; vorher diente Sellerie vorwiegend als Gewürzpflanze. Für Griechen und Römer war Sellerie eng an den Totenkult gebunden. Sie schmückten ihre Grabmale mit seinen Blättern. Die Wertschätzung der Götter für diese Pflanze drückt Homer in der Odyssee (Insel der Kalypso) aus: »Wiesen … mit Violen und Eppich. / Selbst ein unsterblicher Gott verweilte, wenn er vorüberging, / voll Verwunderung dort und freute sich herzlich des Anblicks.« Walahfrid Strabo baut den Sellerie in seinem Klostergarten an und nennt bereits die harntreibende und verdauungsfördernde Wirkung. Darauf geht Hildegard von Bingen nicht ein. Sie empfiehlt Sellerie bei Tränenfluß und Gicht. Sellerie galt auch als Aphrodisiakum, das „Liebesmahl" mit Eppich – so der alte Name – wird häufig auf Holzschnitten dargestellt.

Inhaltsstoffe: Ätherisches Öl (Limonen, Selinen, p-Cymen, β-Terpineol, β-Pinen, n-Butylphthalid und Sedanonsäure als Geruchsträger), Prenylcumarine, Furocumarine, Flavonoide (Apigenin).

Anwendung: Die Früchte (Fructus Apii) sind harntreibend und werden in der Volksmedizin außerdem als magen- und nervenstärkendes Mittel sowie bei Gicht und Rheuma verwendet. Mit Zucker eingekochter Wurzelsaft dient als Hustenmittel. Bei Nierenentzündung ist vom Gebrauch der Droge abzuraten. Für einen Tee wird 1 gestrichener Teelöffel zerstoßener Früchte mit kochendem Wasser übergossen und nach 5–10 Minuten abgeseiht. In der Küche wird die Knolle in Suppen und Soßen mitgekocht. Die Blattstiele des Staudenselleries gehören zu vielen italienischen Soßen, passen kleingeschnitten (Leitbündel abziehen) aber auch gut zu knackigen Salaten. Das Wildkraut ist von durchdringenderem Geschmack als die Kulturformen. Im UV-A-Licht (starke Sonne) rufen die Furocumarine eine sogenannte Wiesendermatitis hervor.

3 Echter Kümmel

Carum carvi
Doldengewächse
Apiaceae

Beschreibung: Zweijährige, 30–100 cm hohe Pflanzen mit rübenförmiger Wurzel; Blätter 2- bis 3fach gefiedert mit schmal-linealischen Zipfeln, unterste Fiederchen der oberen Blätter am Grunde der Blattscheide; weiße Blüten in 8- bis 16strahligen Dolden, Blütezeit V–VII; Wiesen; Wegränder, Fettwiesen und -weiden.

Wissenswertes: Kümmel wurde schon in neolithischen Pfahlbauten gefunden und dürfte das älteste in Europa vorkommende Gewürz sein. Der „Kümmel" der antiken Schriftsteller ist jedoch der Kreuzkümmel *(Cuminum cyminum).* Unser Kümmel wird im „Capitulare de Villis" als „careum" vom Kreuzkümmel („cuminum") deutlich unterschieden. Wie so oft faßt H. Bock die Wertschätzung des Kümmels mit klaren Worten zusammen: »Diser Kymmel ist nunmehr auch allenthalben breuchlich / ja auch nützlicher in sein acht / als kein wurtz auß Arabia.« Wegen des kräftigen Geruchs war Kümmel als Abwehr beliebt. Trug man Kümmel in einem Amulett auf der Brust, glaubte man gegen Hexen und Zauberei gefeit zu sein. Kindern stellte man ein Gefäß mit Kümmel unters Bett, damit die bösen Geister sie verschonten.

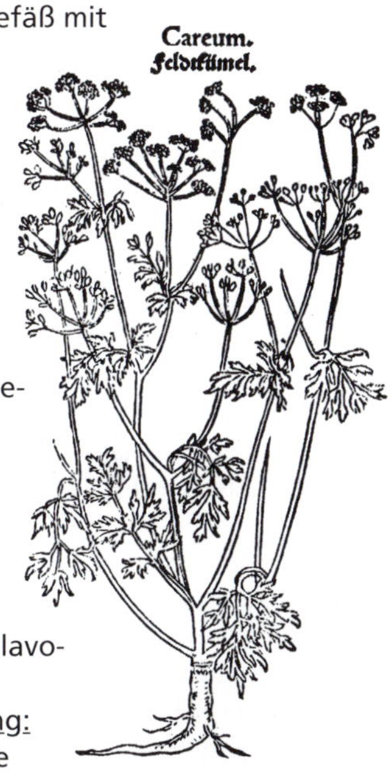

Inhaltsstoffe: Ätherisches Öl (Carvon, Limonen, β-Pinen, Sabinen), fettes Öl, Proteine, Flavonoide.

Anwendung: Die Früchte

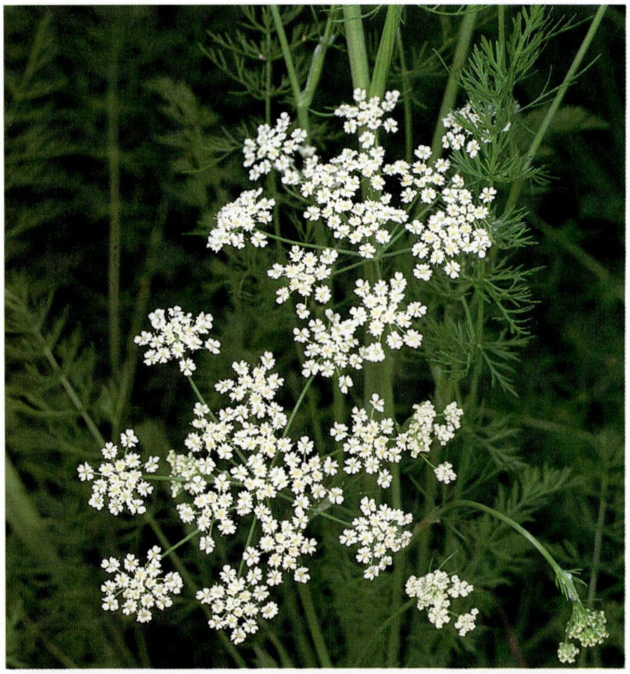
3 **Echter Kümmel** *Carum carvi*

Das Kräuterbeet auf der Fensterbank

Standorte und Pflanzgefäße

Mit gutem Willen und etwas Geschick lassen sich viele Plätze einer Wohnung zu einem Kräuter„garten" umfunktionieren. Ideal geeignet sind Blumenkästen, Terrassen oder Balkone in Südost- bis Südwestlage. Für Pflanzen im Zimmer reicht ein helles, nach Osten oder Westen gerichtetes Fenster aus, denn reine Südlagen sind bei großer sommerlicher Hitze zu warm. Außerdem müssen Sie natürlich berücksichtigen, daß ein Zimmer nun einmal nicht das optimale Biotop für Gewürzpflanzen ist. Rechnen Sie also besser von vornherein mit gewissen Rückschlägen. Scheuen Sie sich nicht, abgeerntete oder offensichtlich kümmernde Pflanzen durch neue zu ersetzen. Gut im Zimmer wachsen Basilikum, Kerbel, Kresse, Melisse, Petersilie, Pimpinelle, Schnittlauch und Thymian.
Anders als im Garten bilden Ihre Kräuter einen ständigen Blickfang,

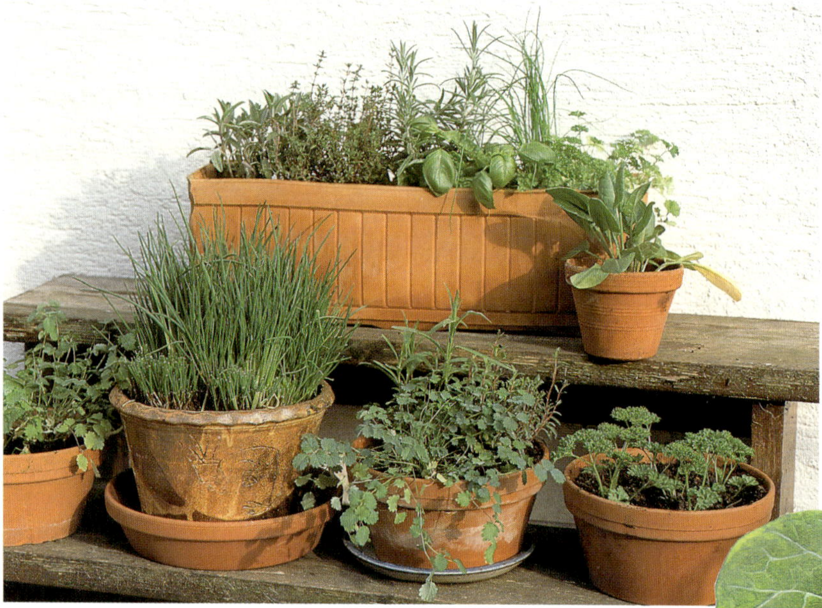

Nicht nur nützlich und praktisch, sondern auch eine Augenweide wird Ihr Balkon-Kräutergarten, wenn Sie ausgesuchte Pflanzgefäße verwenden.

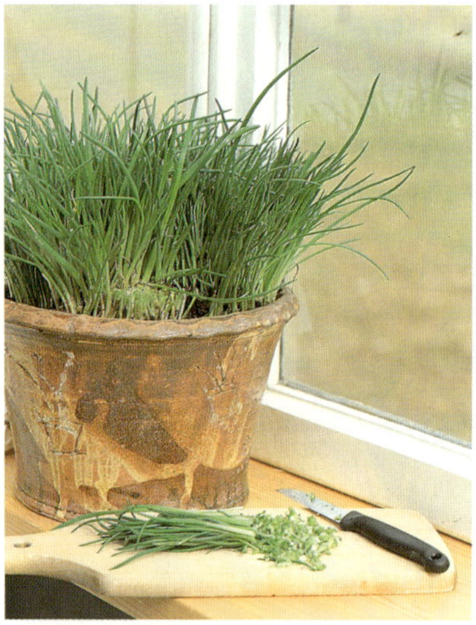

Wenn Sie Ihren Schnittlauch in einem Blumentopf vor dem Fenster ziehen, ist der Weg zum Schneidebrett besonders kurz.

daher sollten Sie – nach ersten Experimenten mit einfachen Blumentöpfen – besonderen Wert auf attraktive Pflanzgefäße legen. Naturbelassene oder glasierte Terracottakübel sehen hübsch aus und bieten den Pflanzen gute Wuchsbedingungen. Denken Sie bei der Auswahl des Standortes auch an das Gewicht der Töpfe, die nach dem Gießen recht schwer werden. Auf der Terrasse oder in einer sonnigen Diele darf das Pflanzgefäß jedoch ruhig etwas größer sein (etwa mit Rosmarin bepflanzt). Natürlich können Sie Ihre Blumentöpfe einfach auf die Fensterbank stellen, besser kommen diese jedoch auf einem stabilen Hängeregal vor einem besonnten Fenster zur Geltung. Neben den Pflanzen plazierte Trockensträuße und Glasflaschen mit Kräuteröl und -essig, in denen sich das Sonnenlicht fängt, machen jede Küche zu einem Koch-Erlebnisraum.

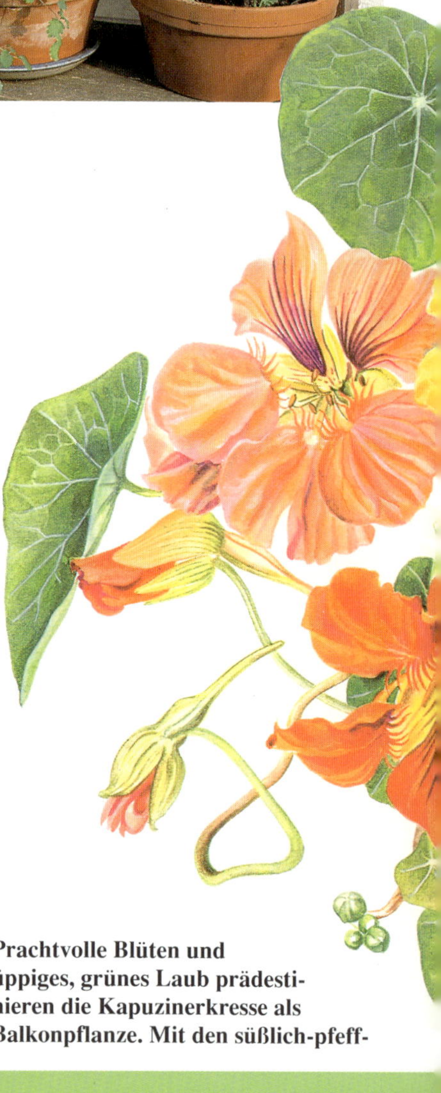

Prachtvolle Blüten und üppiges, grünes Laub prädestinieren die Kapuzinerkresse als Balkonpflanze. Mit den süßlich-pfeff-

Verbinden Sie auch im Blumenkasten vor dem Fenster oder auf dem Balkon das Angenehme mit dem Nützlichen: Kapuzinerkresse bildet mit zwischengepflanzten Gewürzen einen ungewöhnlichen Blickfang. Den Nachbarkasten können dann wieder „nur" blühende Pflanzen zieren. Haben Sie einen breiten Treppenaufgang zum Haus oder zum Garten? Dann plazieren Sie doch auf jeder Stufe einen Terracottakübel.

Die einzigen Stellen, die sich nicht als Standorte für Kräutertöpfe eignen, sind Außenfenster zu vielbefahrenen Straßen (Schadstoffbelastung) und Balkone an Hochhäusern (zu starker Wind).

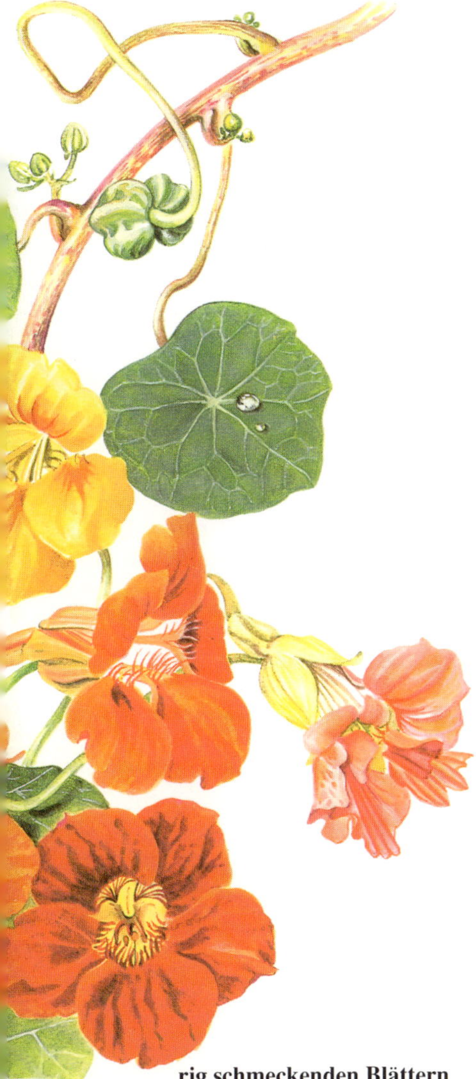

rig schmeckenden Blättern (auf Blattschädlinge achten, gründlich reinigen) würzt man Salate und Kräutersoßen.

Anzucht und Pflege

Jede Kräuterkultur beginnt mit der Anzucht. Fachgeschäfte bieten eine breite Auswahl verschiedenster Sämereien an, insbesondere für den Anfänger ist es jedoch oftmals praktischer, vorgezogene Pflanzen zu erwerben. Probieren Sie zunächst „sichere" Pflanzen aus – etwa Kerbel, Kresse, Schnittlauch und Thymian – und erweitern Sie Ihren Bestand erst nach und nach. Notieren Sie sich Bezugsquelle, Standort, Pflege und Ergiebigkeit, um später Fehler zu vermeiden.

Es macht wenig Sinn, an arme Standorte angepaßte Gewürzpflanzen in satte, gedüngte Blumenerde zu pflanzen. Verwenden Sie Kompost oder normale Gartenerde, die mit $^1/_3$ Sand vermischt wird, für Kresse, Majoran, Melisse, Oregano, Rosmarin, Salbei und Thymian. Basilikum, Bohnenkraut, Dill, Kerbel, Petersilie, Pfeffer-Minze, Pimpinelle und Schnittlauch vertragen nährstoffreichere Böden. Boretsch, Estragon und Kapuzinerkresse wachsen sogar in Blumenerde.

Gewürzpflanzen im Zimmer müssen regelmäßig gegossen werden. Blumentöpfe und Terracottagefäße geben durch feine Poren Wasser ab. Bei ihnen ist die Gefahr der Staunässe gering. Glasierte Töpfe sollten ein Bodenloch besitzen, das Sie mit einigen Scherben abdecken, ehe die Erde eingefüllt wird. Prüfen Sie jeden Morgen, ob das Substrat noch ausreichend feucht ist und gießen Sie entsprechend. Sollte dennoch eine Pflanze austrocknen, hilft oft ein zehnminütiges Eintauchen des Topfes in einen Eimer mit Wasser.

Kräuterbutter

Eine selbst hergestellte Kräuterbutter, die auf frisches Brot oder Toast gestrichen wird, ist eine Zierde kalter Platten und schmeckt ebensogut auf kurzgebratenem Fleisch. Man rechnet auf 100 g Butter 2–3 Eßlöffel Kräuter (z. B. Basilikum, Kerbel, Petersilie oder Schnittlauch, mit dem Wiegemesser fein zerkleinern). Bestreichen Sie einmal aufgeschnittene Baguettebrötchen mit dieser Butter, die mit fein gehacktem Knoblauch und etwas Zitronensaft verfeinert wurde, und erwärmen Sie diese Brötchen im Backofen.

Auch das Sommer-Bohnenkraut eignet sich zur Anzucht auf der Fensterbank.

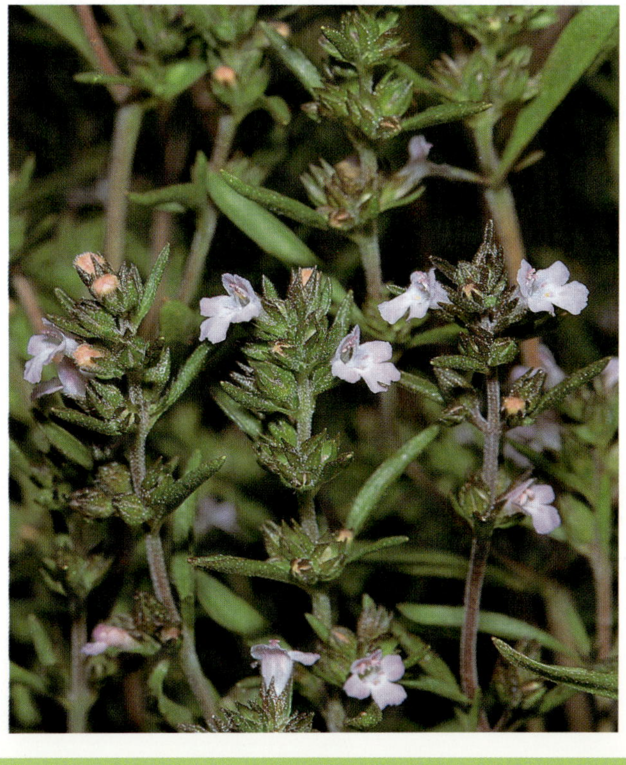

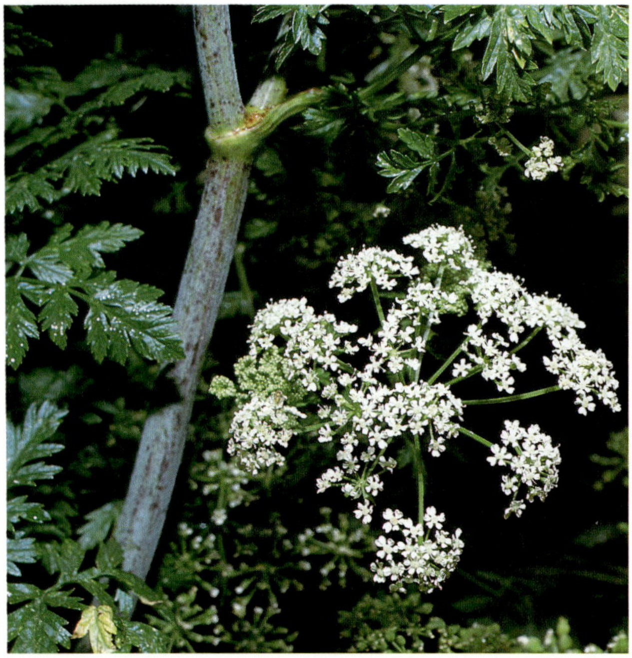

1 Gefleckter Schierling *Conium maculatum*

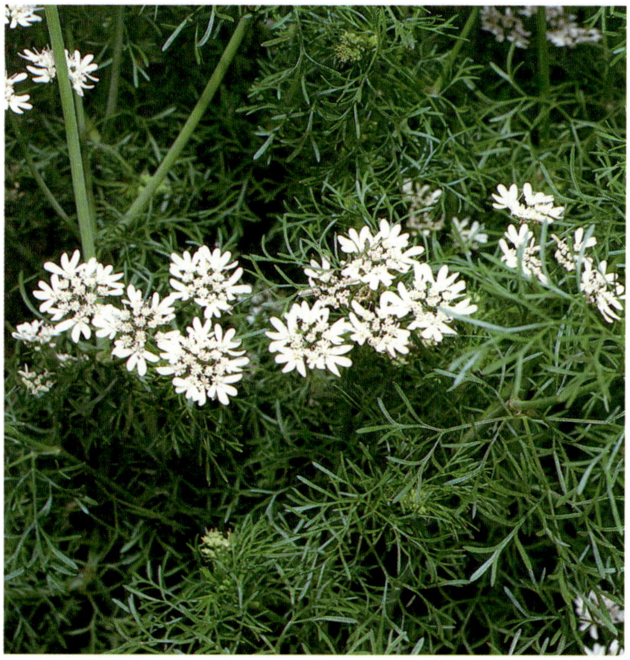

2 Koriander *Coriandrum sativum*

(Fructus Carvi) werden im Juli und August geerntet, indem man die gesamte Dolde abschneidet. Das ätherische Öl regt die Magensaftsekretion an und wirkt appetitanregend. Kümmeltee (1 Teelöffel zerquetschte Früchte mit kochendem Wasser übergießen, nach 10–15 Minuten durch ein Teesieb geben) ist krampflösend und hilft bei Blähungen, Magen- und Verdauungsbeschwerden. In der Küche gehört Kümmel zu Sauerkraut, blähendem Gemüse wie Kohl, Pellkartoffeln und fettem Fleisch. Kümmelbrot und Backwaren mit Kümmel bietet heute jede Bäckerei an. Das Öl ist Bestandteil vieler Schnäpse.

1 Gefleckter Schierling ☠

Conium maculatum
Doldengewächse
Apiaceae

Beschreibung: Ein- bis zweijährige, 50–200 cm hohe Pflanze mit kahlem, gerilltem Stengel, bläulich bereift, an der Basis meist rot gefleckt, Pflanze riecht unangenehm nach Mäusen; Blätter weich, kahl, 2- bis 4fach fiederschnittig mit etwa 3eckigem Umriß; Blüten in 7- bis 20strahligen Dolden, Blütezeit VI–IX; Hecken, Zäune, Mauern.

Wissenswertes: Coniin ist ein starkes Nervengift, das die gestreifte Muskulatur lähmt. Der Tod tritt letztlich durch Atemlähmung ein. Aus dem Gefleckten Schierling bereitete man im antiken Griechenland den „Schierlingsbecher“, den die zum Tode Verurteilten trinken mußten. Nach den geschilderten Symptomen in Platons „Phaedon“ fiel auch Sokrates diesem Gift zum Opfer. Hildegard von Bingen wußte um die Gefahr und rät vom Gebrauch der Pflanze ab – außer äußerlich bei Knochenbrüchen. Der Grieche Anaxilaos (ein Arzt, der zur Zeit von Augustus in Rom lebte) berichtet aber, daß Frauen aus der Pflanze ein Schönheitsmittel für glatte Haut und einen festen Busen bereiteten. Schierling ist eine alte Narkosepflanze, die insbesondere bei Amputationen verabreicht wurde. Offensichtlich wegen seiner Gefährlichkeit findet der Schierling in der Volksmedizin keine Verwendung. Möglicherweise gehörte er aber neben anderen Pflanzen als Zutat zu den sogenannten Hexensalben.

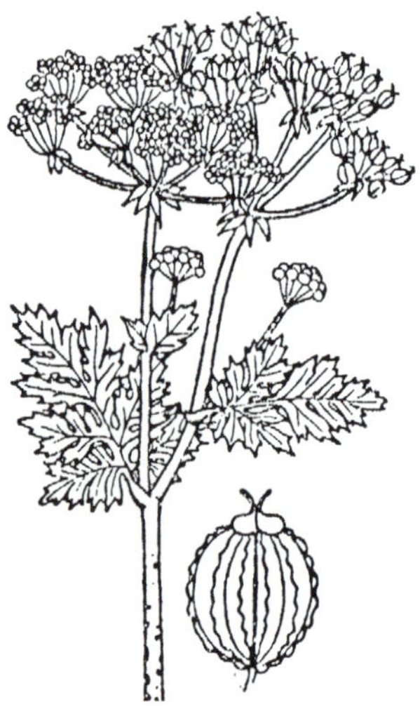

Inhaltsstoffe: Piperidinalkaloid Coniin, Flavonglykoside, Cumarine, ätherisches Öl.

Anwendung: Diese Giftpflanze sollte keinesfalls für eigene Experimente verwendet werden. Die Droge aus den Blättern (Herba Conii) ist noch Bestandteil einiger Salben gegen entzündliche Schmerzen, und die Homöopathie verwendet sie bei Schwindelzuständen, Drüsenschwellungen und Augenleiden.

2 Koriander

Coriandrum sativum
Doldengewächse
Apiaceae

Beschreibung: Einjährige, 30–50 cm hohe Pflanze; Stengel rundlich, fein

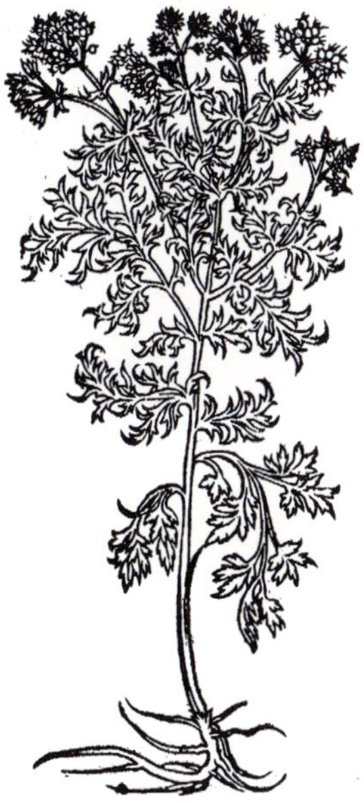

gestreift, verzweigt; Grundblätter ungeteilt (hinfällig), Stengelblätter 2- bis 3fach gefiedert, die oberen mit linealischen Zipfeln; die Pflanze riecht unangenehm; Blüten weiß bis zartrosa in 3- bis 5strahliger Dolde, Hüllchenblätter, Blütezeit VI–VII; Frucht kugelige Doppelachäne; Gartenpflanze.
Wissenswertes: Der Koriander stammt aus dem östlichen Mittelmeergebiet, ist aber durch den Anbau im gesamten mediterranen Raum und im Nahen Osten verbreitet. Offensichtlich kannte Linné, als er die Pflanze taufte, noch den Geruch von Bettwanzen, denn der Gattungsname ist von „koris" (Bettwanze) abgeleitet. Die getrocknete Pflanze verliert diesen Duft und riecht aromatisch. Erwähnt wird der Koriander schon im 2. Buch Mose: Das Manna in der Wüste »war wie Koriandersamen«. Er fand sich als Opfergabe in ägyptischen Gräbern (1000 v. Chr.), und Herodot kennt ihn als Gewürz für Gerste- und Hirsefladen, Fleisch- und Fischgerichte. Eine Schrifttafel in Knossos beschreibt Korianderparfüm und -weihrauch. Die Römer bezogen ihren Koriander aus Ägypten und verwendeten ihn nicht nur in der Küche, sondern auch als Weinzusatz.
Inhaltsstoffe: Ätherisches Öl (Linalool, Cymen, Pinen, Limonen, Campher, Geraniol); fettes Öl.
Anwendung: Gelbbraune Früchte (Fructus Coriandri) sind reif. Man schneidet die gesamte Pflanze ab, trocknet sie und sammelt die herabfallenden Früchte auf einem Tuch. Die gemahlenen Früchte sind Bestandteil mancher Curry-Mischungen. Sie geben Weihnachtsgebäck wie Printen oder Lebkuchen ihren charakteristischen Geschmack. Koriander findet Verwendung auch für Liköre (Karmelitergeist), Parfüm, als Wurstgewürz, in Pasteten, für Kohlgerichte und Gewürzbrot. Früher gab es sogar Korianderkonfekt. Das Öl wirkt appetitanregend und hilft bei Verdauungsbeschwerden oder Blähungen. Man trinkt Koriandertee (1 Teelöffel zerkleinerte Früchte auf 1 Tasse, 10–15 Minuten ziehen lassen, durch ein Teesieb abgießen) nach der Mahlzeit. Aussaat im Frühjahr an einem sonnigen Standort; die Jungpflanzen müssen reichlich gewässert werden.

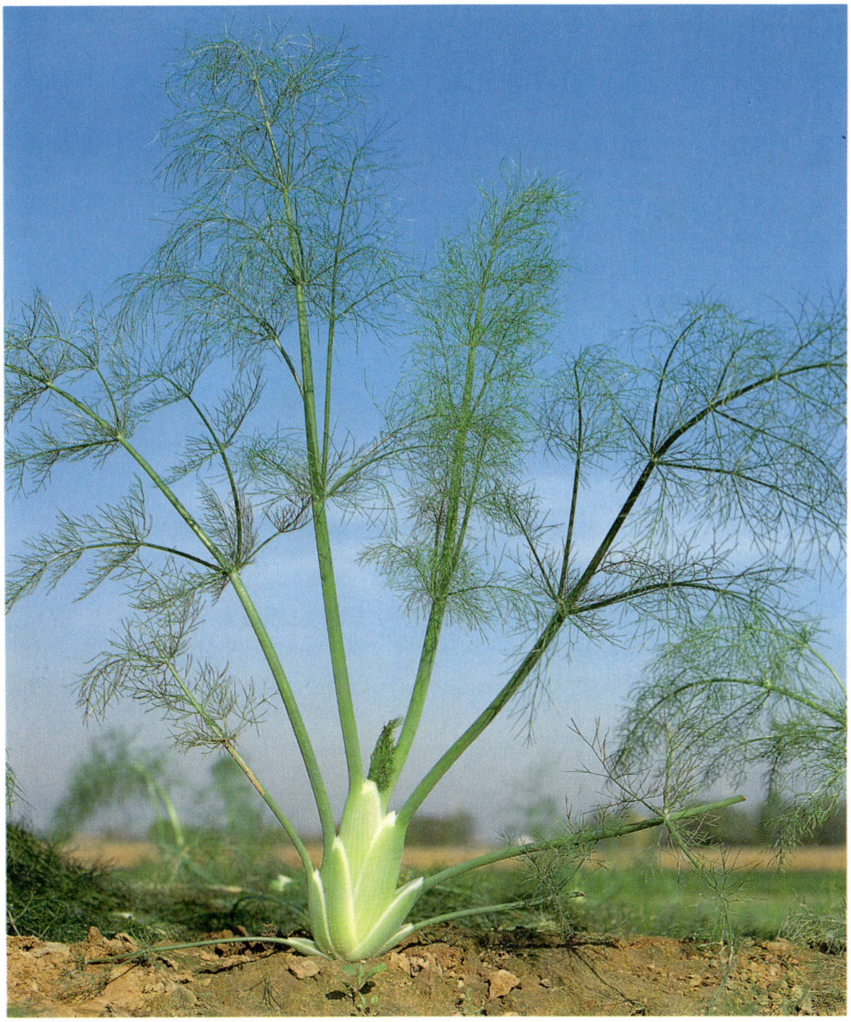

3 **Echter Fenchel** ***Foeniculum vulgare***

3 Echter Fenchel

Foeniculum vulgare
Doldengewächse
Apiaceae

Beschreibung: Zweijährige bis ausdauernde, krautige Pflanze, bis 2 m hoch, oben bläulich bereift, duftet aromatisch; verdickte Wurzel; Blätter 3- bis 5fach gefiedert, fädig, fleischige Blattscheiden; kleine, grünlich-gelbe Blüten in bis 25strahliger Dolde, Blütezeit VII–X, gute Bienennahrung; Früchte in Teilfrüchte zerfallend, leicht gekrümmt, 4–10 mm lang, graugrün, gerippt.

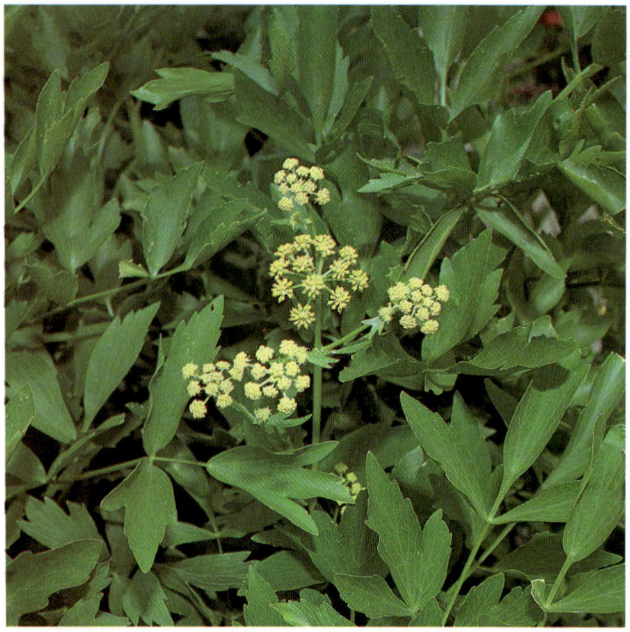

1 **Liebstöckel** *Levisticum officinale*

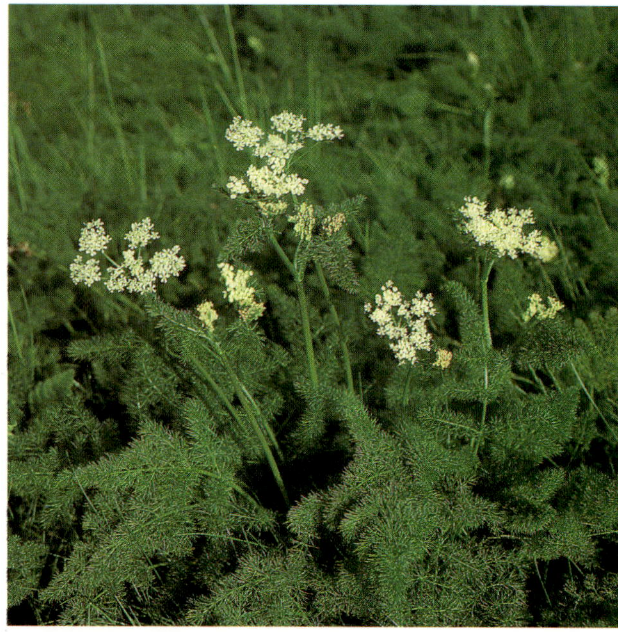

2 **Bärwurz** *Meum athamanticum*

<u>Wissenswertes:</u> Fenchel stammt aus Westasien und dem Mittelmeergebiet. Schrifttafeln von Pylos auf dem Peloponnes (13. Jahrhundert v. Chr.) nennen ein Fenchelparfüm, ägyptische Papyri beschreiben ihn als Gewürz. Die Teilnehmer der griechischen Mysterienspiele trugen Fenchelkränze als Schmuck. Die Römer brachten ihn schließlich bis nach Xanten. Den Hinweis von Plinius, Schlangen würden nach der Häutung Fenchel fressen, um ihre Sehschärfe zu steigern, kannte Walahfrid Strabo wohl, denn er zog Fenchel in seinem Kräutergarten auf der Insel Reichenau (»Nützen soll er den Augen, wenn Schatten sie trübend befallen«), empfiehlt aber auch Fenchelwein bei Husten. Hildegard von Bingen nutzt den Fenchel zusammen mit Schafgarbe als Mittel gegen die Schlaflosigkeit (als Umschlag um die Stirn). Auch als Aphrodisiakum oder als Schutz vor Hexen war er beliebt.

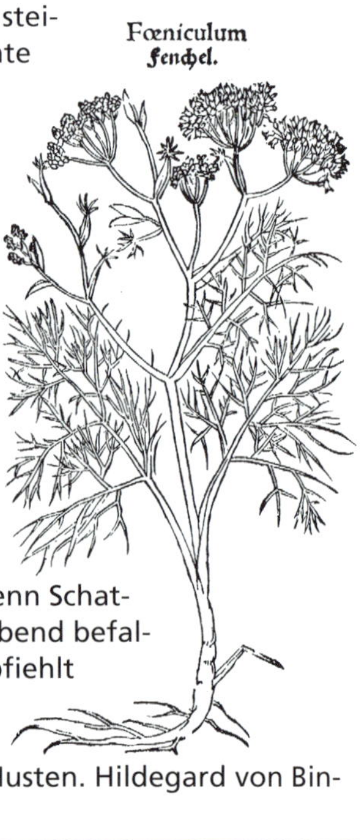

<u>Inhaltsstoffe:</u> Ätherische Öle (Anethol, Fenchon, α-Pinen, Limonen), fettes Öl, organische Säuren, Flavonoide.

<u>Anwendung:</u> Kurz vor der Reife werden die Dolden abgeschnitten und getrocknet (der sogenannte Kammfenchel). Preiswerter ist der Strohfenchel, der aus den gesamten Pflanzen ausgedroschen wird. Die Droge (Fructus Foeniculi) wirkt appetitanregend und verdauungsfördernd. Fencheltee mit Honig (1 Teelöffel zerkleinerte Früchte pro Tasse) hilft bei Husten und Heiserkeit. Ungezuckerter Fencheltee vertreibt die Blähungen von Babys. Das Öl wird in der Parfümindustrie, der Zuckerbäckerei und für die Likörherstellung genutzt. Mit Honig gemischt, entsteht der Fenchelhonig. Auch als Bestandteil von Hustenbonbons ist Fenchel beliebt. Die frischen Blätter verfeinern Fischgerichte, Tomaten-, Gurken- und Kopfsalat, Suppen und Soßen. Aussaat an Ort und Stelle im Garten auf leichtem, humusreichem, mäßig feuchtem Kalkboden. Der Knollenfenchel mit seinen dicken, weißen Blattstielbasen wird durch Aufhäufeln gebleicht. Er schmeckt gut als Püree: Kleingeschnittene Zwiebeln und Knoblauch in Butter dünsten, Fenchelstücke dazu, in Fleischbrühe weich kochen und pürieren. Feingehackte Blätter und Creme fraîche verfeinern den Geschmack.

1 Liebstöckel

Levisticum officinale
Doldengewächse
Apiaceae

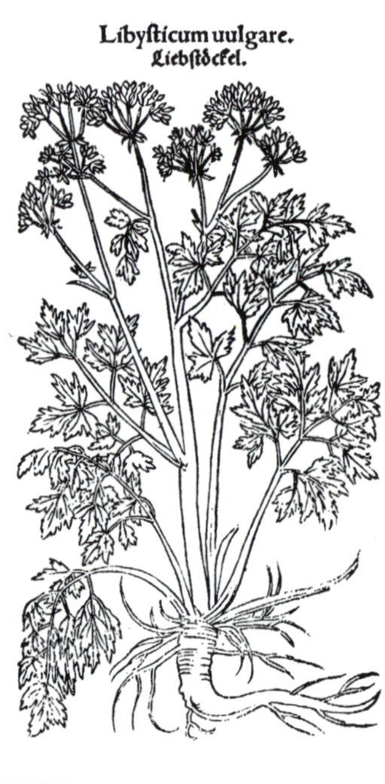

Beschreibung: Ausdauernde, 1–2 m hohe Pflanze; Blätter bis 3fach gefiedert, gezähnt, fleischig bis ledrig, kräftig nach einer bekannten Suppenwürze riechend (der Volksname Maggikraut nimmt darauf Bezug); große Wurzelrübe; Blüten in zusammengesetzten Dolden, gelb (gute Bienenweide), Blütezeit VII–VIII; feuchte, nährstoffreiche Böden, Halbschatten.
Wissenswertes: Liebstöckel stammt aus dem Bergland des Iran, wurde aber schon im 8. Jahrhundert in Mitteleuropa angebaut und breitete sich in Kloster- und Bauerngärten aus. Karl der Große empfahl den Anbau in seinem „Capitulare de Villis", und der Mönch Walahfrid reservierte ihm ein Plätzchen im Klostergarten auf der Insel Reichenau. Tabernaemontanus empfiehlt die frischen, zerdrückten Blätter Reitern als Heilmittel gegen den »Arßwolff«. Andere Autoren, so H. Bock, nannten die Wurzel als Gegengift gegen Schlangenbisse. Sogar als Zaubermittel war die Wurzel wohlbekannt. Sie schützte vor Zauberei, und wer sie bei sich trug, erkannte sicher, wer eine Hexe war. Der deutsche Name der Pflanze hat nichts mit Liebe zu tun, sondern ist eine Verballhornung des lateinischen „levisticum". Dennoch war das Kraut für allerlei Liebeszauber in Gebrauch. Schon die Frauen Spartas verwendeten es als Aphrodisiakum, und den Mädchen des Mittelalters gab man Liebstöckel ins Badewasser, damit sie auf jeden Fall einen Mann bekämen.
Inhaltsstoffe: Ätherisches Öl (Phthalide, Phellandren, Pinen, Camphen), Cumarine, Angelicasäure, Isovaleriansäure, Bitterstoffe.
Anwendung: Die Wurzel (Radix Levistici) wird im September bis Oktober ausgegraben, in Scheiben geschnitten und getrocknet. Eine Aufkochung der Droge (1 Teelöffel, 10 Minuten ziehen lassen) vor den Mahlzeiten hilft bei Blähungen, Blasen-, Nierenleiden und Magenbeschwerden. Sie ist leicht harntreibend und kann als Badezusatz krankhafter Schweißabsonderung vorbeugen. Zu reichlicher Gebrauch der Wurzeldroge ruft allerdings Übelkeit hervor. In der Küche werden die frischen oder getrockneten Blätter für Tomaten- und Paprikasalate, Fisch-, Fleisch- (insbesondere Lamm- und Hammelfleisch) und Hackfleischgerichte verwendet (sparsam, wegen des kräftigen Geschmacks). Eingelegte Essiggurken oder Pilze lassen sich mit Liebstöckel würzen. Im Garten wird er als vorgezogene Pflanze gesetzt (Staudengärtnerei) und regelmäßig geteilt (wuchert stark).

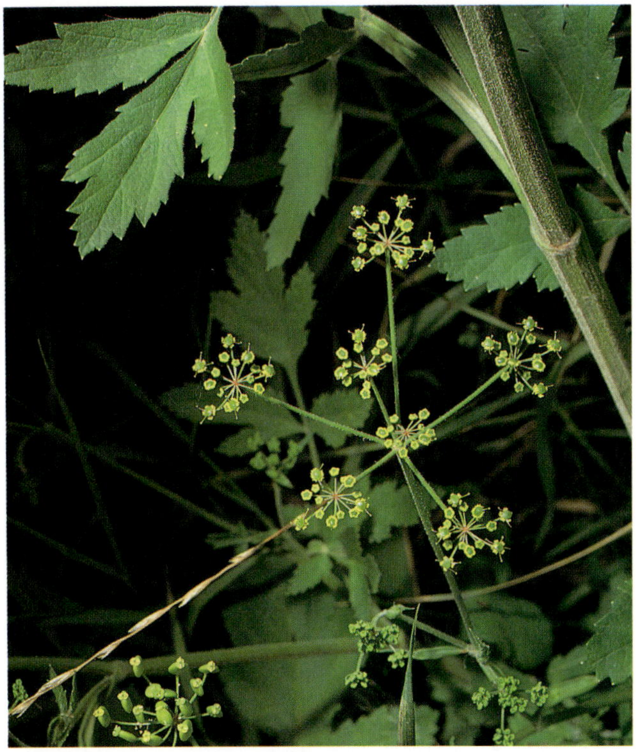

3 **Pastinak** *Pastinaca sativa*

2 Bärwurz

Meum athamanticum
Doldengewächse
Apiaceae

Beschreibung: Ausdauernde, 15–50 cm hohe, stark würzig riechende Staude; Blätter vielfach fiederschnittig mit haarförmigen Zipfeln; gelblich-weiße bis rötliche Blüten in reichblütigen Dolden, 3- bis 8blättrige Hüllchen, Blütezeit V–VIII; Wiesen und Weiden in den Alpen und in Mittelgebirgen.

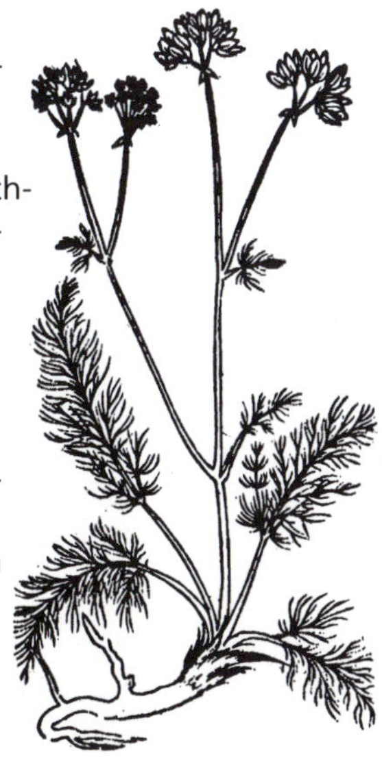

Wissenswertes: Zu Pulver zerstoßene Bärwurz, so Hildegard von Bingen, ist gut gegen Fieber und Gicht. Nach Plinius geht der Gattungsname auf den König Athamas von Orchomenos zurück, den die Göttin Hera in Raserei versetzt hatte.
Inhaltsstoffe: Ätherisches Öl (Anethol), Harz, Gummi, Stärke, fettes Öl.
Anwendung: Medizinisch verwendet wird die Wurzel (Radix Mei), die den Appetit anregt und die Verdauung fördert. Daher ist Bärwurzöl Bestandteil mancher Kräuterschnäpse (Magenbitter). Bärwurz hat ein leicht süßliches Aroma und wird in der Küche wie Fenchel oder Anis verwendet.

3 Pastinak

Pastinaca sativa
Doldengewächse
Apiaceae

Beschreibung: Zweijährige, 30–100 cm hohe Pflanze mit kantig gefurchtem Stengel und Wurzelrübe; Blätter einfach gefiedert, 3–7 Fiedern, eiförmig bis länglich,

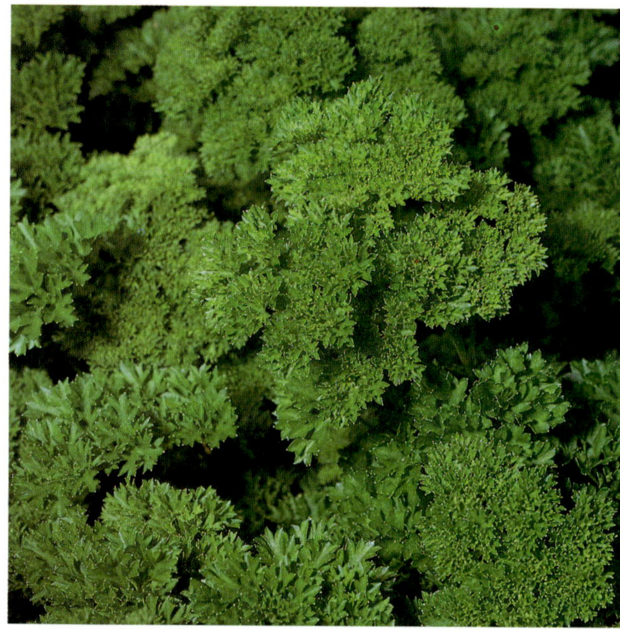

1 Garten-Petersilie *Petroselinum crispum*

grob gesägt; Blütezeit VI–VIII; Wiesen, Trockenhänge.
Wissenswertes: Der Pastinak ist seit dem Altertum bekannt, schon Dioskurides nennt ihn als Gemüse. Man glaubte im Mittelalter so fest an seine aphrodisierende Wirkung, daß es den Mönchen untersagt war, die Pflanze im Klostergarten zu ziehen (A. Lonicerus: »Sie machen gut Geblüt / und bringen lustige Begierde«). Davon wußte Hildegard von Bingen noch nichts. Sie stellt nur fest, daß Pastinak einen »vollen Bauch« macht.
Inhaltsstoffe: Ätherisches Öl, fettes Öl, Alkaloid (Pastinacin), Furocumarine, Vitamin C.

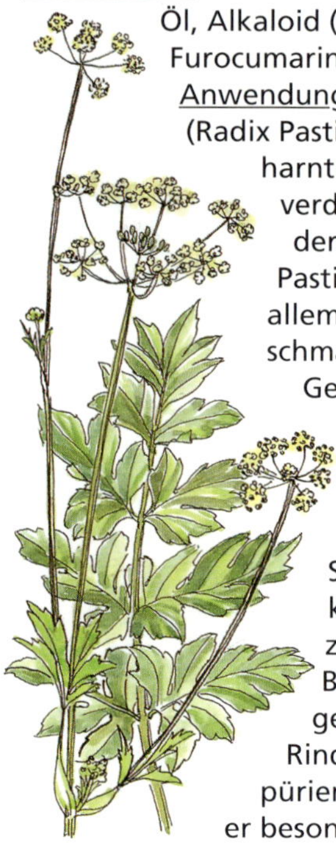

Anwendung: Die Wurzel (Radix Pastinaca) gilt als harntreibend und verdauungsfördernd, doch ist Pastinak vor allem ein schmackhaftes Gemüse. Leider ist er in den Gemüseabteilungen der Supermärkte kaum noch zu finden. Als Beilage zu gekochtem Rindfleisch oder püriert schmeckt er besonders gut. Das klassische „Pot au feu" mit gekochtem Rind- und Kalbfleisch kommt ohne Pastinak nicht aus. Wer die Wurzel des wilden Pastinaks sammelt, sollte beachten, daß sie meist schärfer ist als die der Kulturform *(Pastinaca sativa* ssp. *sativa).*

1 **Garten-Petersilie**

Petroselinum crispum
Doldengewächse
Apiaceae

Beschreibung: Zweijährige, 40–80 cm hohe Pflanze mit rübenförmiger Wurzel; dunkelgrüne, 2- bis 3zählig gefiederte Blätter; grünlich-gelbe Blüten in langgestielten Dolden, Blütezeit VI–VII; Gartenpflanze. *P. c.* ssp. *tuberosum* mit fleischiger Wurzel. Gefährlicher Doppelgänger ist die wildwachsende Hundspetersilie *(Aethusa cynapium).*
Wissenswertes: Die Petersilie stammt aus dem Mittelmeergebiet und ist eine alte Kulturpflanze. Die Griechen trugen Petersilienkränze als Schmuck bei Gastmählern. Archäologische Funde im Römerlager von Xanten belegen, daß die Legionäre auch im fernen Germanien nicht auf die Petersilie zu verzichten brauchten. Im deutschen Mittelalter ist sie dann eher wieder als Heilpflanze – erwähnt im „Capitulare de Villis" – gut eingeführt. Hildegard von Bingen empfiehlt sie bei Herz-, Milz- und Seitenschmerzen, schwachem Magen und Nierensteinen. In der Medizin des Mittelalters galt Petersilie sowohl als Abtreibungsmittel, Mittel gegen Geschlechtskrankheiten wie auch als Aphrodisiakum (»Petersilie hilft dem Mann aufs Pferd« – so ein Volksspruch). Weil die Saat erst recht spät austreibt, witzelte man in Schlesien, die Samenkörner müssen siebenmal zum Heiligen Peter nach Rom und wieder zurück. Petersilie sollte vor Hexen und Geistern schützen; andererseits zogen Zauberer vorsichtig die Wurzel heraus, nannten einen Namen und steckten die Wurzel zurück – das Opfer mußte sterben.
Inhaltsstoffe: Früchte mit ätherischem Öl (Apiol, Myristicin, Allyltetramethoxybenzol), fettes Öl, Flavonoide, Furanocumarine. Wurzel mit ätherischem Öl, Flavonoiden, Furocumarinen.
Anwendung: Die Früchte (Fructus Petroselini) werden von August bis September geerntet (gesamte Dolde abschneiden). Die Droge ist harntreibend und wird in der Volksmedizin bei Blasen- und Nierenentzündungen, Menstruationsbeschwerden und als krampflösendes Mittel verordnet. Tee: 1 gestrichener Teelöffel gequetschte Früchte mit kochendem Wasser übergießen, 5–10 Minuten ziehen lassen, abgießen. Die Wurzel (Radix Petroselini) erntet man im Oktober und November und läßt sie im Schatten trocknen. Die Droge wirkt mild harntreibend (Tee: 1 Teelöffel mit kochendem Wasser übergießen, 10–15 Minuten ziehen lassen, abseihen) und wird in der Volksmedizin genau wie die Früchte eingesetzt. Bei längerem oder zu hoch dosiertem Gebrauch kann Apiol das Zentrale Nervensystem (Rauschzustände) und den Magen-

Peterlein.

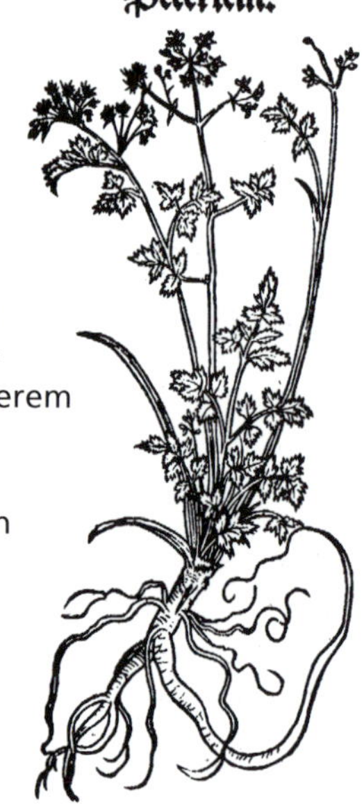

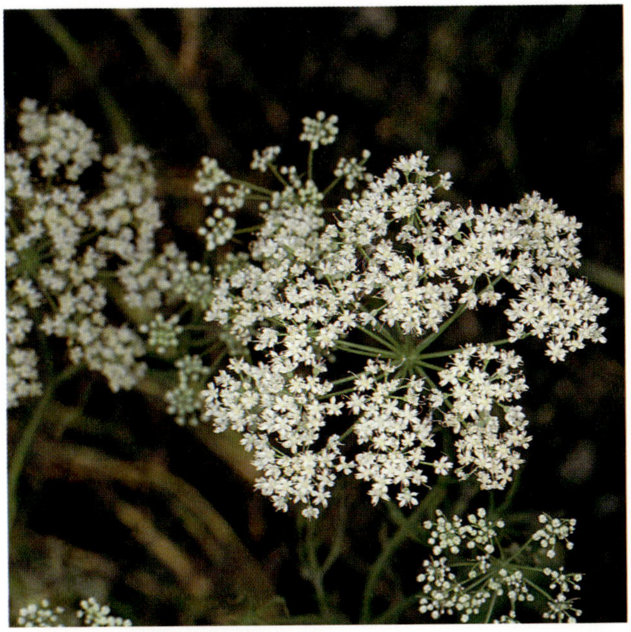

2 **Anis** ***Pimpinella anisum***

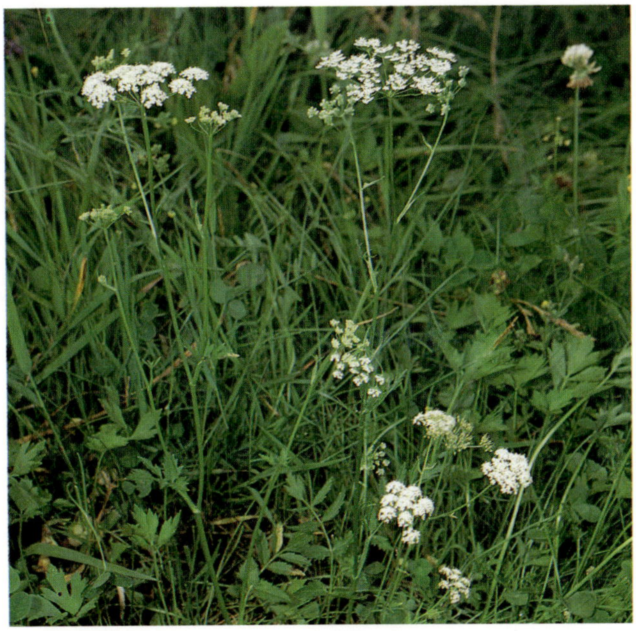

3 **Große Bibernelle** ***Pimpinella major***

Darmtrakt reizen. Diese Gefahr besteht nicht, wenn Petersilie nur als Gewürz verwendet wird. Das Kraut sollte stets frisch verwendet werden, die Wurzel wird mitgekocht (etwa zum Bouquet garni). Petersilie wird schon ab März ins Freiland ausgesät, läßt sich aber genauso gut in einem Blumentopf auf der Fensterbank ziehen.

2 Anis

Pimpinella anisum
Doldengewächse
Apiaceae

Beschreibung: Einjährige, 20–50 cm hohe, aromatisch duftende Pflanze mit rundem, gerilltem Stengel (oben verzweigt); Grundblätter langgestielt, rundlich bis herzförmig, Stengelblätter 1- bis 3fach fiederschnittig (oben sehr schmal); Blüten in 5- bis 15strahligen Doppeldolden, weiß bis gelblich-weiß, Blütezeit VII–VIII; Früchte eiförmig, weichhaarig, nach Anis riechend (IX–X).
Wissenswertes: Anis stammt aus dem östlichen Mittelmeergebiet und ist nur selten aus alten Bauerngärten verwildert. Der Papyrus Ebers erwähnt den Anis bereits 1500 v. Chr. Plinius empfiehlt die rohen oder in Wein gegarten Früchte gegen Skorpionstiche. Er rühmt die Atemfrische nach Verzehr von Anis und schlägt vor, einen Duftbeutel mit Anis über dem Kopfkissen aufzuhängen, damit der Schlaf ruhig wird. Aniskekse, die man im Kolosseum ausgegraben hat, lassen vermuten, daß sie als Knabbergebäck bei den Gladiatorenkämpfen verzehrt wurden. Die Römer brachten den Anis über die Alpen. Im Mittelalter galt er als Aphrodisiakum, und die Kräuterbücher kennen ihn als Mittel gegen Fieber, Leibschmerzen, Erkältung und Magengeschwüre.

Anisum.
Enis.

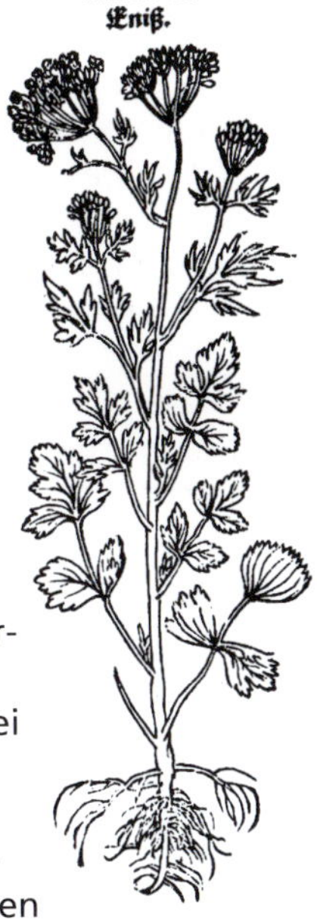

Inhaltsstoffe: Ätherisches Öl (Anethol, Methylchavicol, Anisaldehyd), fettes Öl, Cumarine.
Anwendung: Die gelblich bis graugrünen Früchte (Fructus Anisi) fallen leicht ab, daher schneidet man die ganze Pflanze ab und sammelt die Früchte auf einem Tuch. Die Droge regt die Milchdrüsen an, ist schleim- und krampflösend. Sie hilft gegen Blähungen, Bronchitis und Husten. Anis ist daher ein wichtiger Bestandteil vieler Hustenbonbons und -tees. Er dient als Lebkuchengewürz, für Kräuterbrote und aromatisiert Anisschnäpse (Pernod, Ouzo und Raki) und Kräuterliköre. Aus 1 Liter Branntwein mit 30 g Anisfrüchten, 2 g Zimt und 500 g Rohrzuckersirup läßt sich ein Kräuterlikör selber ansetzen (1 Monat ziehen lassen und filtrieren). Für einen Verdauungstee nimmt man 1 Teelöffel Früchte, läßt 5 Minuten ziehen und seiht ab; oder 1 Teelöffel in $^{1}/_{2}$ Liter kochendem Wasser ziehen lassen, abseihen, mit $^{1}/_{2}$ Liter schwarzem Tee vermischen und mit gehackten Walnüssen garnieren. Frische Anisblätter passen zu Salaten, eingelegten Gurken, roten Rüben und Rotkohl. Aussaat März bis April im Garten in leichtem, sandigem, kalkhaltigem Boden in sonniger Lage.

3 Große Bibernelle

Pimpinella major
Doldengewächse
Apiaceae

Beschreibung: Ausdauernde, 50–100 cm hohe Pflanze mit scharfkantig gefurchtem Stengel; einfach gefiederte Blätter; weiße Blüten in 9- bis 15strahliger, zusammengesetzter Dolde, Hüllchen 2blättrig oder fehlend, Blütezeit VI–IX; Wiesen und Wegraine auf lehmigfeuchtem, nährstoffreichem Boden. Kleine Bibernelle *(Pimpinella saxifraga):* 15–50 cm hoch, fein gerillter, runder Stengel, oben fast blattlos; einfach gefiederte Blätter, Fiedern der Grundblätter sitzend; spindelförmiger, unangenehm riechender Wurzelstock; Trockenrasen und Halbtrockenrasen.

Wissenswertes: Vielleicht wegen des unangenehm riechenden Wurzelstocks galt die Bibernelle im Mittelalter als Mittel gegen Pest und Cholera. In der Volksüberlieferung wird die Bibernelle fast immer vom Himmel als Pestmittel empfohlen. Manchmal ist es eine Stimme, die ruft: »Esset die Bibernelle/So sterbet ihr nicht so schnelle«, oder ein Vogel verkündet: »Ihr Leut', ihr Leut' ess Bibernell/So werd't ihr bleiben mein Gesell«. Diese Sagen verarbeitete Adalbert Stifter in seiner Erzählung „Granit". Botaniker wie Brunfels schrieben, mit Bibernelle werde »die pestilenz im schweiß ausgetriben«, und Hildegard von Bingen empfiehlt um den Hals getragene Bibernelle als Schutz vor dem Teufel und Zauberkräften.

Inhaltsstoffe: Ätherisches Öl (Geijeren, Bisabolen, Tiglinsäureester), Gerbstoffe, Polyacetylene, Cumarine (Umbelliferon, Bergapten, Pimpinellin).

Anwendung: Die Wurzel (Radix Pimpinellae) älterer Pflanzen wird im März bis April, die jüngerer im September bis Oktober ausgegraben und getrocknet. Die Droge hilft bei Angina, Bronchitis, Heiserkeit, bei Durchfall, Erkrankungen der Harnwege und ist entzündungshemmend. Sie ist Bestandteil mancher Mundwässer und Zahnpasten. Die frischen Blätter eignen sich als Gewürz für Suppen (etwa die fette Hamburger Aalsuppe), Soßen, Kopfsalat, Mayonnaise und Kräuterbutter. In der Salsa verde, einer grünen, italienischen Soße, ist Bibernelle enthalten: In $^1/_8$ Liter Olivenöl werden 3 feingehackte, harte Eier, Essig, Salz, Pfeffer und 6 Eßlöffel Kräuter (Bibernelle, Estragon, Gartenkresse, Kerbel, Ampfer, Petersilie, Fenchel, Schnittlauch, wenig Liebstöckel) verrührt – gut zu Grillgerichten, Fisch und Gemüse.

Pimpinella maior.
Groß Bibinell.

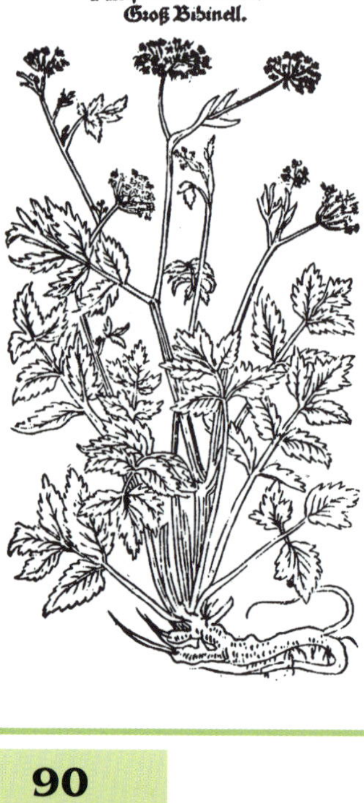

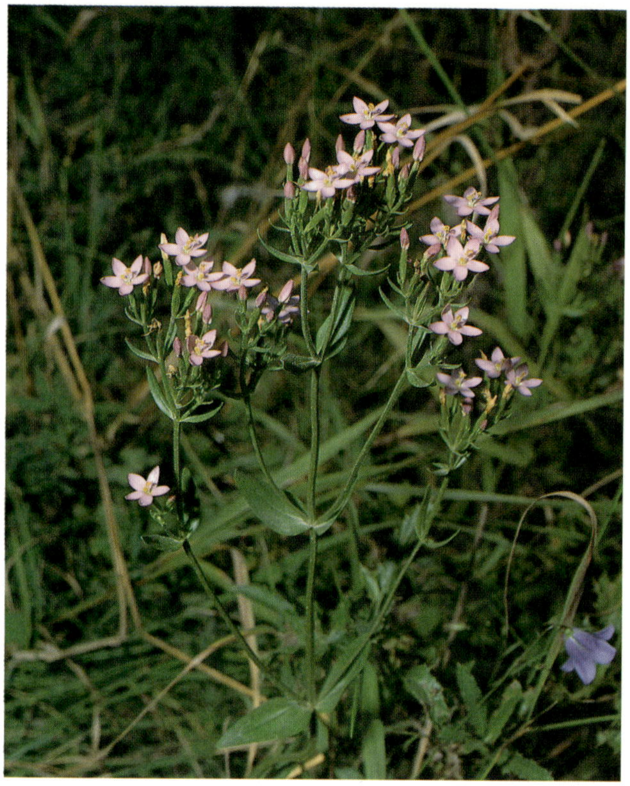

1 **Echtes Tausendgüldenkraut** *Centaurium erythraea*

1 Echtes Tausendgüldenkraut

Centaurium erythraea (C. minus)
Enziangewächse
Gentianaceae

Beschreibung: Einjährige, 10–50 cm hohe Pflanze mit 4kantigem, erst im Blütenbereich verzweigtem Stengel; Grundblätter rosettig, Stengelblätter eiförmig-lanzettlich, sitzend; Trugdolde, Blütezeit VII–IX; Wiesen, Waldlichtungen, Trockenhänge. *C. erythraea* ist geschützt!

Wissenswertes: Der wissenschaftliche Gattungsname nimmt Bezug auf den Zentauren Chiron, der seine Wunden mit der Pflanze heilte (Plinius). Durch Verballhornung wurde daraus zunächst der deutsche Name „Hundertguldenkraut" (centum = hundert; aurum = Gold), dann der heute übliche. Dioskurides empfiehlt das Tausendgüldenkraut als Wund- und Abführmittel und bei Augenkrankheiten. Die gleichen Anwendungsbereiche der „Erdgalle" (wegen des bitteren Geschmacks) werden dann auch in den deutschen Kräuterbüchern wiederholt. Erst H. Bock scheint sich die Pflanze genauer angesehen zu haben. Seine Beschreibung ist recht präzise, und er schließt: »ist köstlich in leib und auch

Centaurium minus.
Klein Tausentgulden.

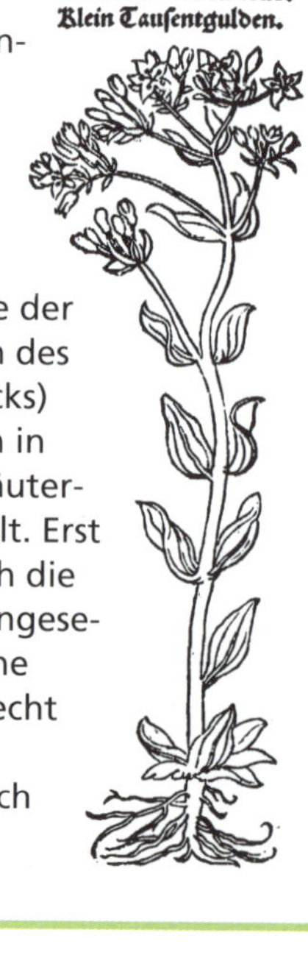

eußerlich zu brauchen.« Der Volksglauben schrieb dem Tausendgüldenkraut eine antidämonische Wirkung zu. Verschiedene Sagen berichten, daß man mit einem Kranz des Krautes um den Kopf sehen könne, wie die Hexen durch die Luft fliegen. Entsprechend schützte es das Vieh im Stall vor Verzauberung.
Inhaltsstoffe: Secoiridoidglykoside (Centapikrin, Swertiamarin, Swerosid, Gentiopikrosid), Flavonoide, Xanthonderivate.
Anwendung: Verwendet wird das von Juli bis September gesammelte Kraut (Herba Centauri), das im Schatten oder in der Sonne getrocknet wird. Die Bitterstoffdroge regt die Sekretion von Magensaft an und ist daher in Fertigtees und Phytopharmaka enthalten. In der Volksmedizin gilt sie außerdem als blutreinigendes und fiebersenkendes Mittel (Tee: 1 Teelöffel mit kochendem Wasser übergießen, nach 10 Minuten abseihen). Läßt man 40–50 g der Droge in 1 Liter Weißwein für 8 Tage ziehen und filtriert, erhält man einen ungewöhnlichen Aperitif (süßen, um die Bitterkeit zu überdecken). Tausendgüldenkraut ist geschützt und darf nicht aus der Natur gesammelt werden.

2 **Gelber Enzian**

Gentiana lutea
Enziangewächse
Gentianaceae

Beschreibung: Ausdauernde, 50–150 cm hohe Staude mit aufrechtem, unverzweigtem Stengel; Blätter elliptisch, 30 cm lang, 15 cm breit, grundständige Blätter gestielt, obere sitzend; Blüten in 3- bis 10blütigen Trugdolden in den Achseln schalenförmiger Tragblätter, Blütezeit VI–VIII; Bergwiesen, Flachmoore. Geschützt!
Wissenswertes: Eine einzige Pflanze produziert 10 000 Samen, die nur jeweils 1 Milligramm wiegen und vom Wind verbreitet werden. Dioskurides, Plinius und andere Ärzte der Klassik loben den Enzian als Heilmittel gegen den Biß giftiger Tiere, als Wundmittel und bei Geschwüren. Seine medizinische Wirkung ist aber auch der Volksmedizin seit langem bekannt, so daß H. Bock sagen kann: »Die aller gebreuchlichst wurtzel in Germania / ist Entian«, um wenig später kräftig auf die »Triackerskremer« (Theriakshändler) zu schimpfen, die Enzian als Theriak verkaufen, um den Kranken das Geld aus der Tasche zu ziehen. Bevor der Gelbe Enzian an seinen natürlichen Standorten zu selten wurde, brachte es ein „Wurzelsepp" auf bis zu 200 Kilogramm frische Wurzeln am Tag, die in Schnapsbrennereien verarbeitet wurden.
Inhaltsstoffe: Secoiridoid-Bitterstoffe (Gentiopikrosid, Swertiamarin, Swerosid, Amarogentin), Xanthonderivate, Phytosterole, Pektine.
Anwendung: Die Wurzel (Radix Gentianae) enthält eine verdauungsfördernde, appetitanregende Droge, die in der Volksmedizin auch als fiebersenkendes und beruhigendes Mittel bekannt ist (Tee: 1 gestrichenen Teelöffel mit kochendem Wasser aufgießen, nach 5 Minuten durch ein Teesieb geben; auch kalte Auszüge werden empfohlen). Der Gelbe Enzian ist geschützt und darf nicht gesammelt werden. Wurzeln aus kommerziellem Anbau werden zu Magentees, Arzneien und Enzianschnaps (auch aus anderen, nur nicht aus den oft auf Flaschen abgebildeten blauen, kurzstengeligen Arten) verarbeitet.

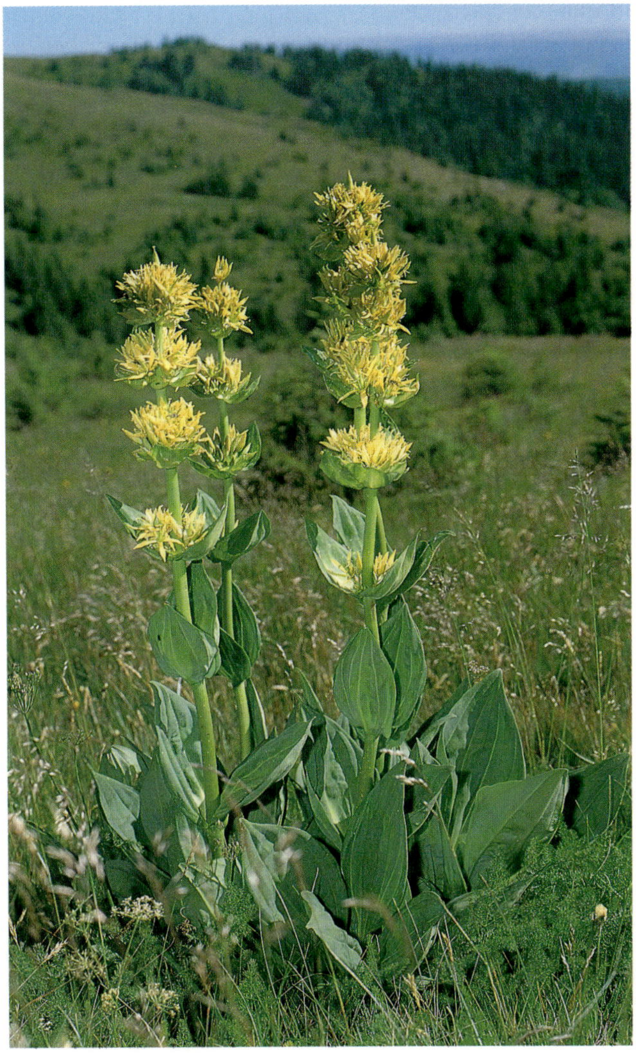

2 **Gelber Enzian** *Gentiana lutea*

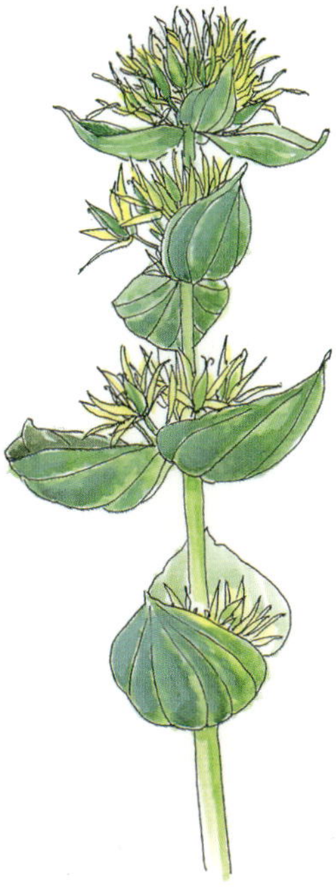

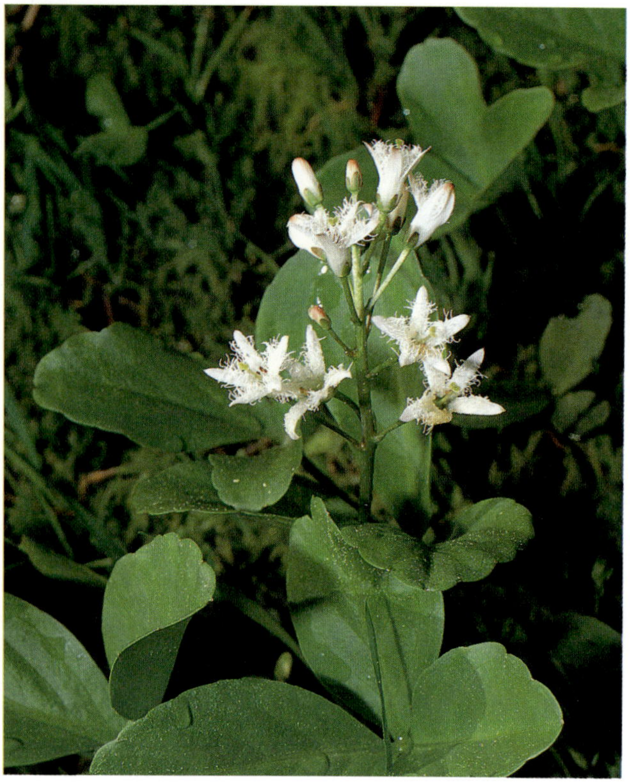

1 **Fieberklee** ***Menyanthes trifoliata***

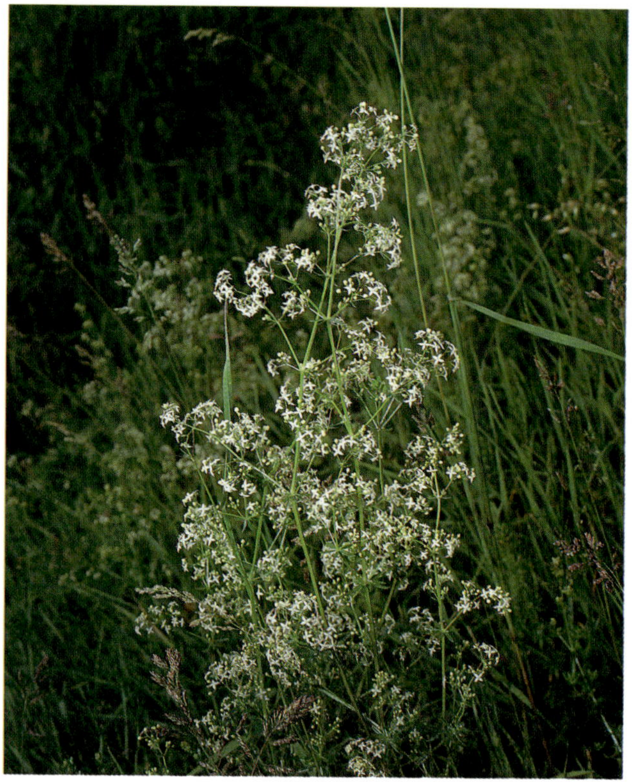

2 **Wiesen-Labkraut** ***Galium mollugo***

1 Fieberklee, Bitterklee

Menyanthes trifoliata
Fieberkleegewächse
Menyanthaceae

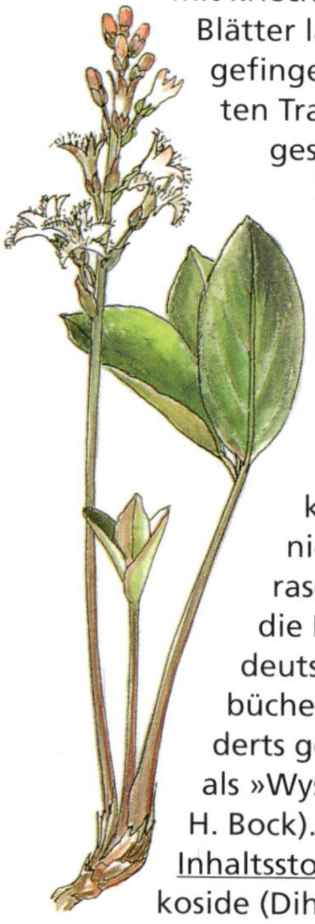

Beschreibung: Ausdauernde Staude mit kriechendem Rhizom; Blätter langgestielt, 3zählig, gefingert; Blüten in dichten Trauben mit 5 zurückgeschlagenen, bärtigen Zipfeln, Blütezeit V–VI; Moore, Gräben, sumpfige Wiesen. Geschützt!

Wissenswertes: Fieberklee kommt in den Ländern der klassischen Antike nicht vor, daher überrascht es kaum, daß die Pflanze erst in den deutschen Kräuterbüchern des 16. Jahrhunderts genannt wird (etwa als »Wysen Mangoldt« bei H. Bock).

Inhaltsstoffe: Secoiridoidglykoside (Dihydrofoliamenthin, Menthiafolin, Loganin), Gerbstoff, Flavonoid, Triterpene, Cumarine.

Anwendung: Die Blätter (Folia Trifolii fibrini) wirken appetitanregend und fördern die Magensaftsekretion (Tee: 1 Teelöffel mit kochendem Wasser übergießen, nach 5–10 Minuten durch ein Teesieb geben). Die Volksmedizin verwendet den Tee auch bei Migräne, Gallen- und Leberleiden. Die früher vermutete, fiebersenkende Wirkung (Name) konnte nicht nachgewiesen werden. Der geschützte Fieberklee darf nicht aus der Natur gesammelt werden. Die Droge ist in einigen Arzneimitteln enthalten. In der Sumpfzone eines Gartenteiches sieht Fieberklee hübsch aus, das Rhizom wandert jedoch leicht aus.

2 Wiesen-Labkraut

Galium mollugo
Rötegewächse
Rubiaceae

Beschreibung: Ausdauernde, 30–60 cm hohe Staude mit niederliegendem oder aufsteigendem, 4kantigem Stengel; Blätter lineal-lanzettlich, 2–8 mm breit, zu 6–9 in einem Quirl; 2–5 mm breite, weiße Blüten in rispenartigem Blütenstand, Blütezeit V–VIII, Fettwiesen, Wegränder, Gebüsche.

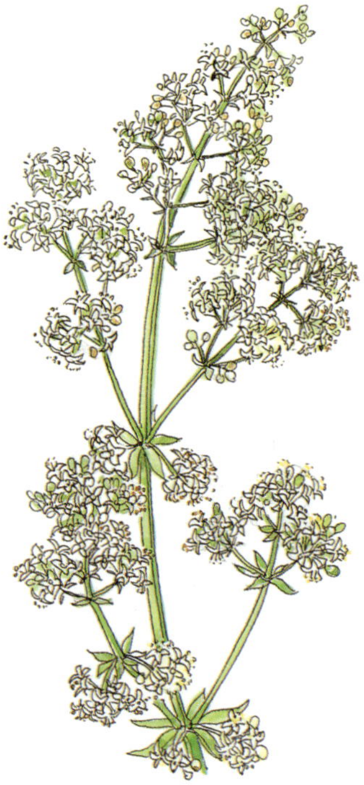

Wissenswertes: Das Wiesen-Labkraut ist zwar eine alte Heilpflanze, enthält aber keine Wirkstoffe von medizinischer Bedeutung und ist daher heute nicht mehr offizinell. Echtes Labkraut (*Galium verum;* Herba Galii veri) enthält demgegenüber Flavonoide und Iridoidglykoside und wird in der Volksmedizin noch als harntreibender Tee verabreicht.
Inhaltsstoffe: Krappähnlicher Farbstoff in der Wurzel.
Anwendung: Der Wurzelfarbstoff ist ein Ersatz für das Krapp der Färber-Röte *(Rubia tinctoria).* Mit Alaun als Beizmittel erzielt man rosa bis zartlila Tönungen.

3 **Waldmeister**

Galium odoratum
Rötegewächse
Rubiaceae

Beschreibung: Ausdauernde, 30 cm hohe Staude mit glattem, 4kantigem Stengel; 6–8 lanzettlich zugespitzte Blätter im Quirl; langgestielte Trugdolde, Blütezeit IV–V; schattige Laubwälder (Buchen).
Wissenswertes: Dem Benediktinermönch Wandalbertus aus dem Kloster Prüm in der Eifel verdanken wir die Waldmeisterbowle. Er erwähnte im Jahre 854 erstmals diesen typischen „Maiwein". Tabernaemontanus empfiehlt Waldmeister in Wein zur Stärkung von Leber und Herz.
Inhaltsstoffe: Cumaringlykosid, Asperulosid, Gerbstoffe, Bitterstoffe.
Anwendung: Verwendet wird das im April oder Mai gesammelte Kraut (Herba Asperulae). Während des Trocknens entsteht der typische Cumarinduft. In der Volksmedizin gilt die Droge als krampflösend, harntreibend, beruhigend bei Schlafstörungen und wird auch bei Durchblutungs- und Verdauungsstörungen verwendet. Die wohl bekannteste Verwendung des Krautes ist die Waldmeisterbowle. Dazu hängt man ein Sträußchen des Krautes für 10–20 Minuten in zwei Flaschen Weißwein und füllt mit Sekt auf. Bei allzu reichlichem Genuß treten Kopfschmerzen auf (Cumarin). Da Cumarin in dem Verdacht steht, Krebs zu erregen, ist ohnehin Vorsicht geboten. Waldmeistergelees, -pudding, -sirup (Berliner Weiße) und Kräuterliköre sind ebenfalls verbreitet (kommerziell allerdings zumeist mit Ersatzstoffen). Weniger bekannt ist der Waldmeisterbraten, für den Rindfleisch in einer Essig-Waldmeistermischung mariniert wird, oder ein Tee aus Waldmeister, Erdbeer-, Brombeer-, Himbeer- und Zitronenmelisseblättern. Mancherorts wird ein Waldmeisterstrauß in den Wäscheschrank gelegt.

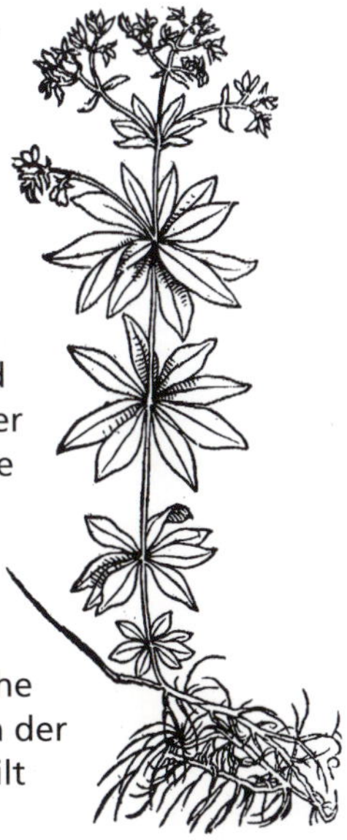

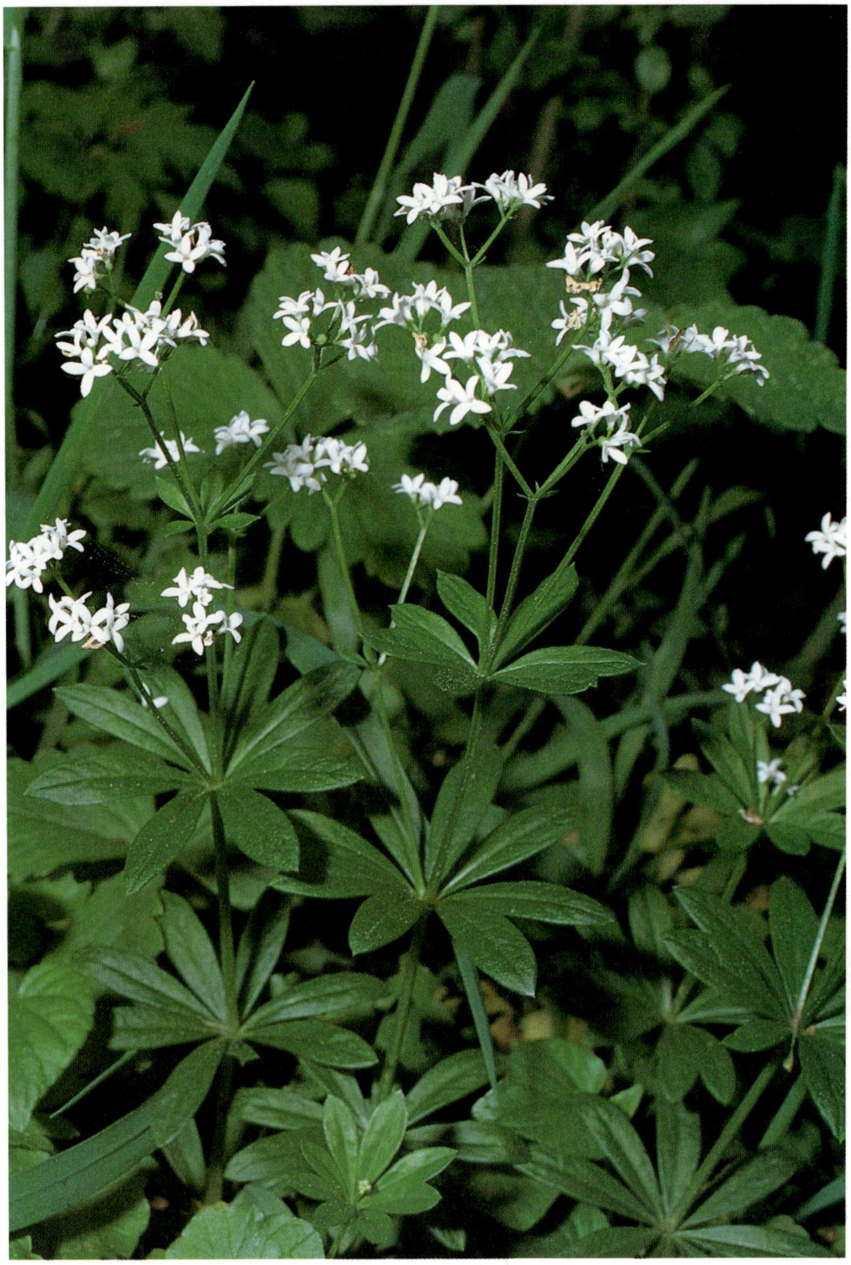

3 **Waldmeister** ***Galium odoratum***

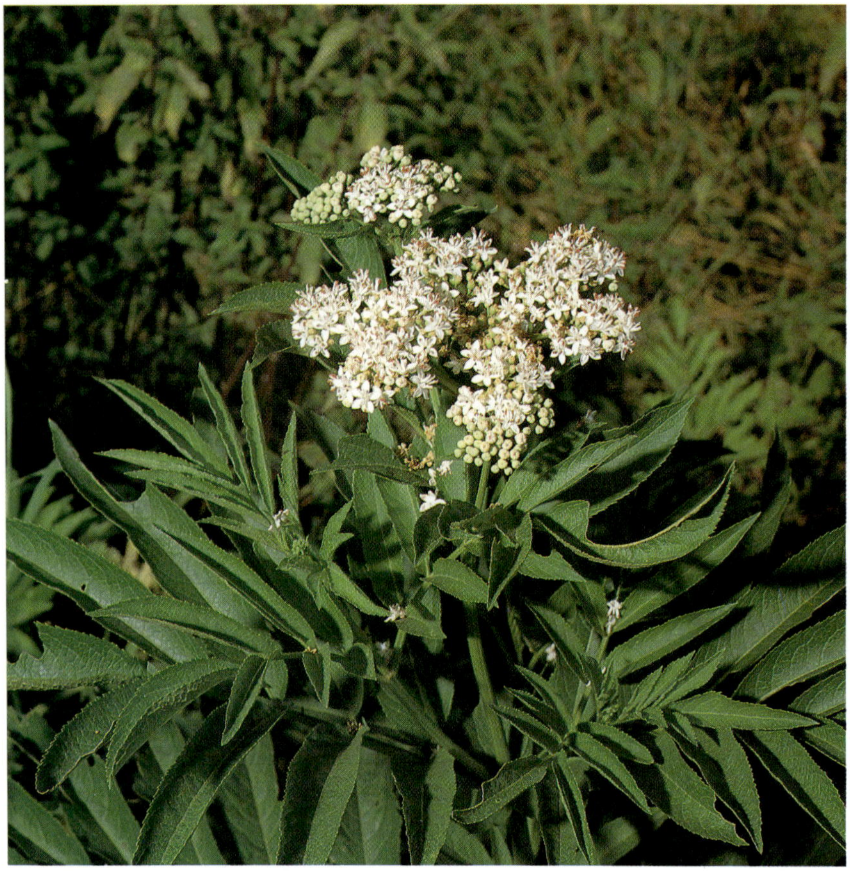

1 Zwerg-Holunder *Sambucus ebulus*

1 Attich, Zwerg-Holunder ☠

Sambucus ebulus
Geißblattgewächse
Caprifoliaceae

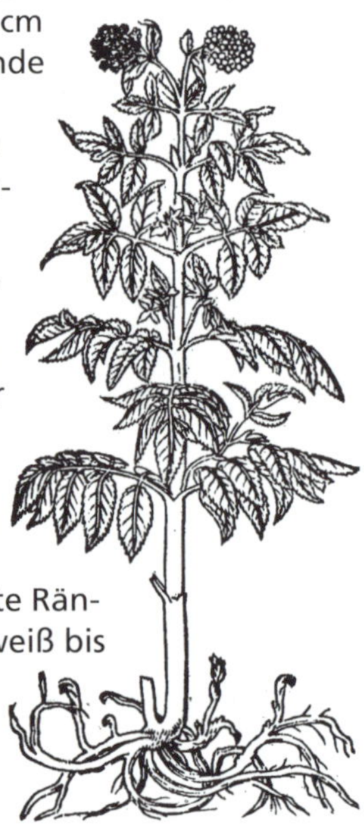

Beschreibung: Ausdauernde, krautige, 50–200 cm hohe, stinkende Pflanze mit kriechendem Rhizom; Stengel meist unverzweigt, hohl (nicht verholzend); Nebenblätter lanzettlich gesägt, Blätter unpaarig gefiedert, scharf gesägte Ränder; Blüten weiß bis rötlich, etwas nach Bittermandel riechend; Blütezeit VI–VIII; Früchte schwarz, VIII–IX; feuchte Waldböden.
Wissenswertes: Mit den Beeren färbte man früher Leder und Stoffe. Vor allem in der Volksmedizin war Attich ein beliebtes Mittel bei Nieren- und Blasenleiden, die Zaubermedizin kannte ihn – mit dem entsprechenden Spruch geschnitten – als „sicheres" Mittel gegen Schlangenbisse. Bei zu sorglosem Gebrauch der Droge stellen sich Erbrechen und Kopfschmerzen ein. Schon Hildegard von Bingen warnt vor dem Verzehr, empfiehlt aber bei »Brausen im Kopf« einen Attichumschlag.
Inhaltsstoffe: Wurzel mit ätherischem Öl, Bitterstoffen, Saponin, Gerbstoff, cyanogenen Glykosiden.
Anwendung: Die Wurzel (Radix Ebuli) gilt als harn- und schweißtreibend, früher wurden auch die Beeren (Fructus E.) verwendet, doch ist vom Gebrauch der Pflanze abzuraten.

2 Schwarzer Holunder

Sambucus nigra
Geißblattgewächse
Caprifoliaceae

Beschreibung: Bis 7 m hoher Strauch oder Baum; Äste mit weißem Mark; Blätter mit 3–7 eiförmigen Fiedern, duften aromatisch beim Zerreiben; weiße Blüten in schirmförmigen Trugdolden, Blütezeit VI–VII; Früchte schwarz; Auwälder, Gebüsche auf nährstoffreichen Böden, Stickstoffzeiger, häufig angepflanzt.
Wissenswertes: Der Holunder spielt in der germanischen Mythologie und im Totenkult eine große Rolle. Später gehörte der Holunderbusch zu jedem Bauernhaus, denn in ihm sollte ein Geist (manchmal auch ein Holunderweiblein) wohnen, der das Haus vor Feuer und Zauber schützte. Man glaubte fest daran, daß jemand aus der Familie sterben müsse, wenn der Holunder gefällt würde. In der Volksmedizin gibt es zahlreiche Sprüche, mit denen Krankheiten auf den Busch übertra-

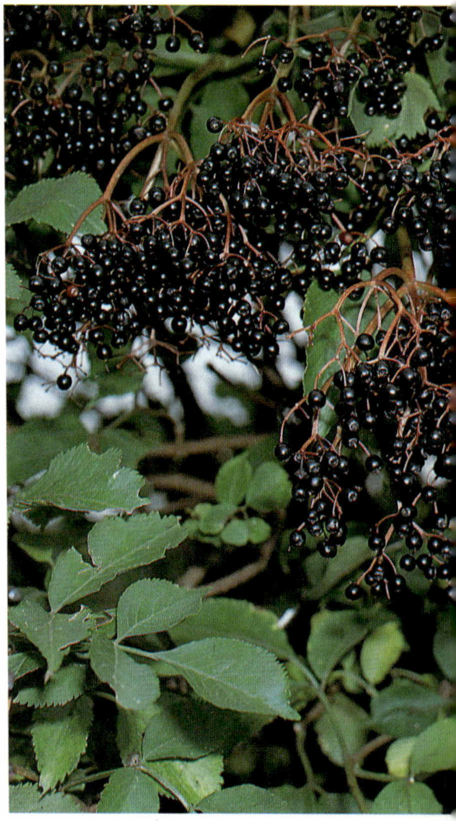

2 Schwarzer Holunder *Sambucus nigra*

gen werden sollten, um den Kranken zu heilen.
Inhaltsstoffe: Blüte mit ätherischem Öl (Palmitinsäure), Flavonolen (Rutin, Isoquercitrin, Hyperosid, Astragalin), Schleim, Gerbstoffe, Triterpenen. Früchte mit Zucker, Gerbstoffen, Vitamin C und A.
Anwendung: Die Blüten (Flores Sambuci) werden mit dem Blütenstand abgeschnitten, über Papier aufgehängt und getrocknet. Die Droge hilft als schweißtreibendes Mittel bei Erkältung und Grippe, Fieber, Neuralgien und Rheuma (Tee: 2 Teelöffel mit

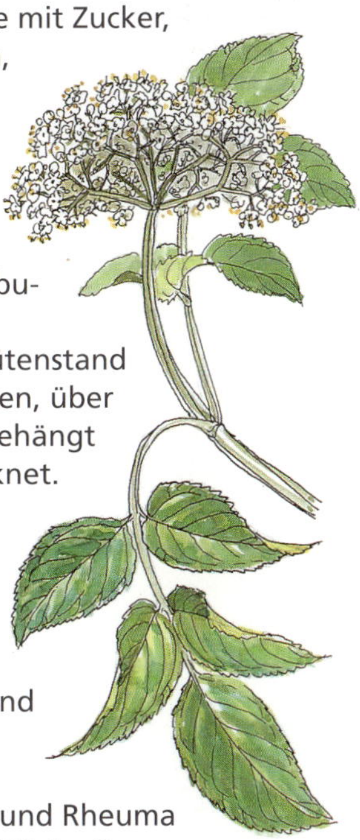

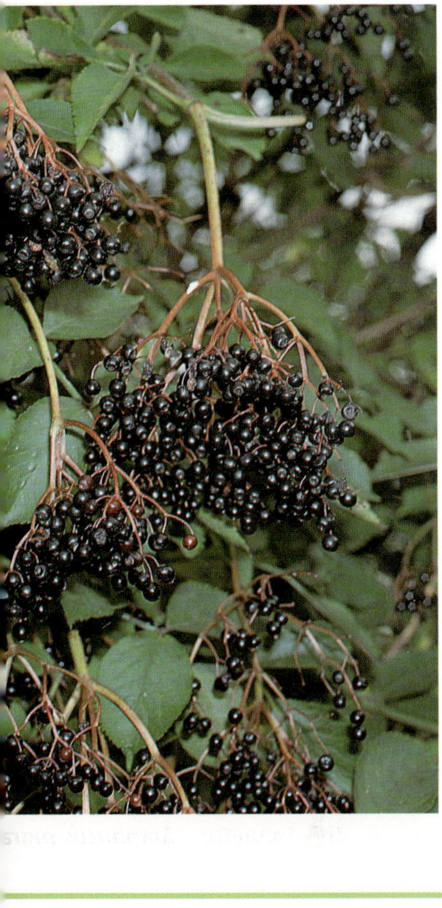

3 **Arznei-Baldrian** ***Valeriana officinalis***

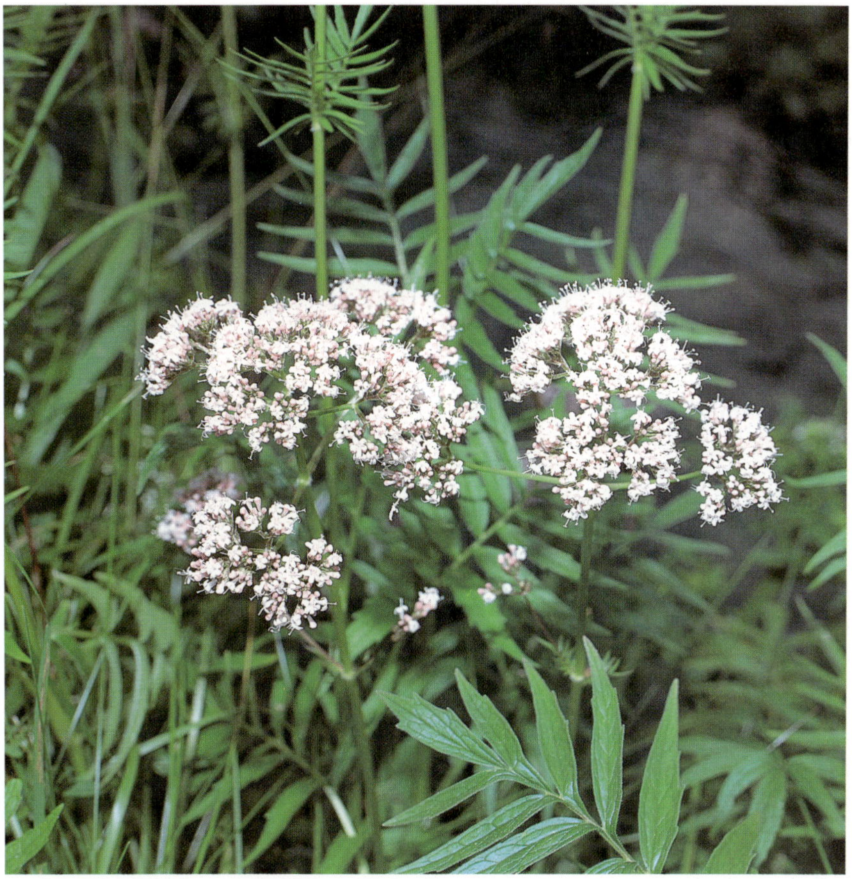

kochendem Wasser übergießen, 5–10 Minuten ziehen lassen). Einen harntreibenden Holunderwein bereitet man aus 60–70 g getrockneten Blüten in 1 Liter Weißwein (ziehen lassen). Der Blütenstand kann in Pfannkuchenteig getaucht und ausgebacken werden. Abgekochte und filtrierte Blüten liefern eisgekühlt mit Zucker ein erfrischendes Getränk. Die Früchte (Fructus Sambuci) sind leicht abführend, harn- und schweißtreibend. Sie können mit Zucker eingekocht oder püriert bzw. gezuckert mit Weißwein und Zitronensaft als Kaltschale serviert werden.

3 **Arznei-Baldrian**

Valeriana officinalis
Baldriangewächse
Valerianaceae

Beschreibung: Ausdauernde, 30–170 cm hohe Staude mit hohlem, gefurchtem Stengel; Blätter unpaarig gefiedert mit 5–12 Fiederpaaren, Fiedern schmal-lanzettlich, eingeschnitten gezähnt, oben ganzrandig; Blüten in endständiger Doldenrispe, fleischrot bis hell weißrötlich, Blütezeit V; feuchte Wälder, Kahlschläge, Gräben, auf nährstoffreichen Böden.
Wissenswertes: Im Lehrgedicht des Walahfrid Strabo taucht der Baldrian noch nicht auf, doch könnte er ihn einfach den Minzen zugeordnet haben – eine wissenschaftliche Benennung

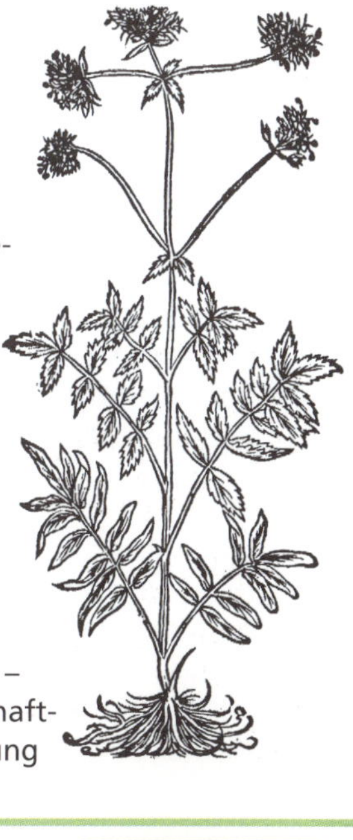

der Pflanzen führte erst Carl von Linné (1707–1787) ein. Hildegard von Bingen nennt den Baldrian als Mittel gegen Seitenstechen und Gicht, später schreibt man ihm Heilkraft gegen immer mehr Leiden zu – interessanterweise kennt niemand den Baldrian als Beruhigungsmittel! Sogar bei der allseits gefürchteten »bösen lufft der pestilentz« (O. Brunfels) soll Baldrian helfen. Zahlreiche Volkssprüche geben davon Zeugnis: »Trinkt Baldrian, / Sonst müßt ihr alle dran.« Im Volksglauben taucht der Baldrian jedoch vorwiegend als Abwehrpflanze auf: Bräutigame sollen sie bei sich tragen, um den Neid der Elfen abzuwehren. Wurde die Milch nicht zur Butter, konnte nur eine Hexe schuld sein. Dagegen half, die Milch durch einen Kranz aus Baldrian zu gießen. Baldrian in Haus und Stall galt als – eines der vielen – Mittel, um Hexen sicher abzuschrecken.
Inhaltsstoffe: Ätherisches Öl (Bornylacetat, Sesquiterpene, Valepotriate), Alkaloide.
Anwendung: Die Wurzel des Baldrians (Radix Valerianae) wird im September und Oktober ausgegraben, gut gewaschen und vorsichtig im Schatten getrocknet. Die Droge wirkt muskelentspannend und beruhigend bei Schlaflosigkeit, nervösen Magen- und Darmbeschwerden, Erschöpfung und Überarbeitung. Apotheken bieten fertige Baldrianarzneien, -tinkturen und -tees an. Für die eigene Herstellung nimmt man 1 gehäuften Teelöffel feingeschnittener Droge, übergießt mit kochendem Wasser und gießt nach 10–15 Minuten durch ein Teesieb ab.

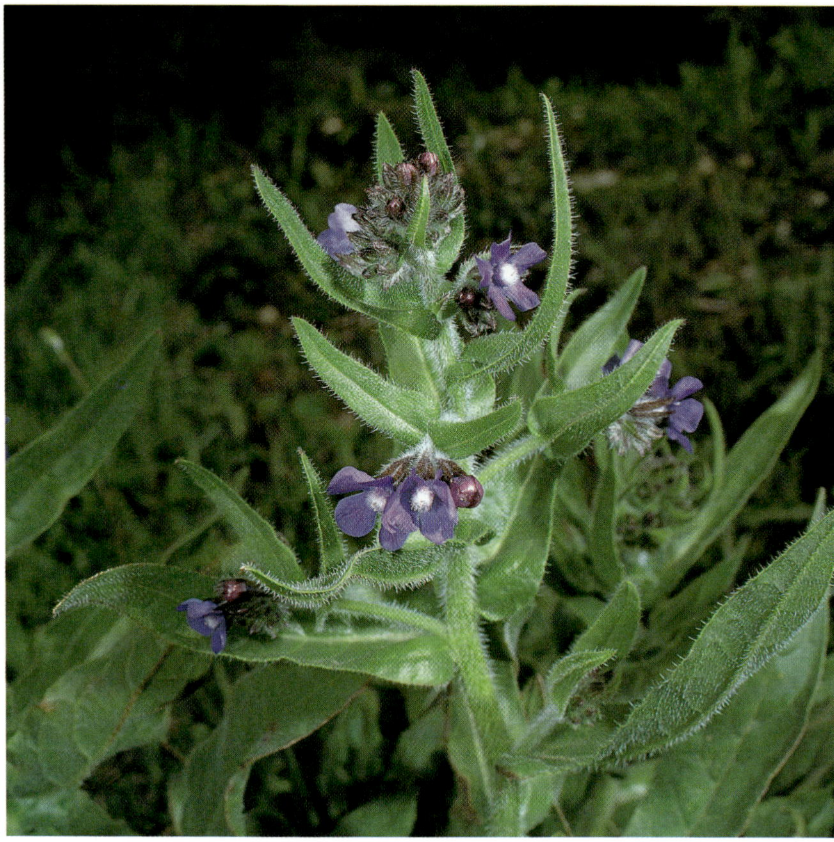

1 **Gemeine Ochsenzunge** *Anchusa officinalis*

1 Gemeine Ochsenzunge

Anchusa officinalis
Rauhblattgewächse
Boraginaceae

Beschreibung: Zweijährige bis ausdauernde, 30–100 cm hohe Pflanze mit kantigem, steifhaarigem Stengel; Blätter lanzettlich, zungenförmig, oben sitzend; Kelch bis zur Mitte geteilt, blauviolette Blüte mit 5–15 mm breiter Krone, Kronröhre so lang wie der Kelch, Schlundschuppen samtig, Blütezeit V–IX; Trockenrasen, Äcker, Wegränder, kalkmeidend.
Wissenswertes: Galen kannte die Ochsenzunge als kosmetischen Farbstoff, und Plinius empfiehlt die Wurzel in Wein für ausgelassene Stimmung. Später galt das Kraut dann als Pestmittel und sollte die Melancholie bekämpfen.
Inhaltsstoffe: Alkaloide (Cynoglossin, Consolidin), Schleim, Gerbstoffe.
Anwendung: Als Heilmittel sind die Blätter (Folia Buglossi) nicht mehr in Gebrauch. Sie lassen sich jedoch einem Wildkrautsalat zufügen oder wie Spinat kochen. Der Wurzelstock enthält eine intensiv rote Farbe, die zum Lebensmittelfärben geeignet ist.

Welsch Ochsenzung.

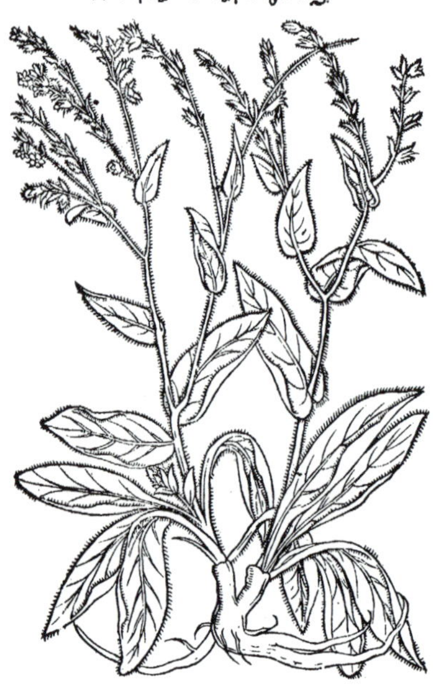

2 Boretsch, Gurkenkraut

Borago officinalis
Rauhblattgewächse
Boraginaceae

Beschreibung: Einjährige, 20–60 cm hohe Pflanze, steif behaart; untere Blätter gestielt, obere sitzend, länglich-elliptisch; nickende, himmelblaue Blüten, Schlundschuppen

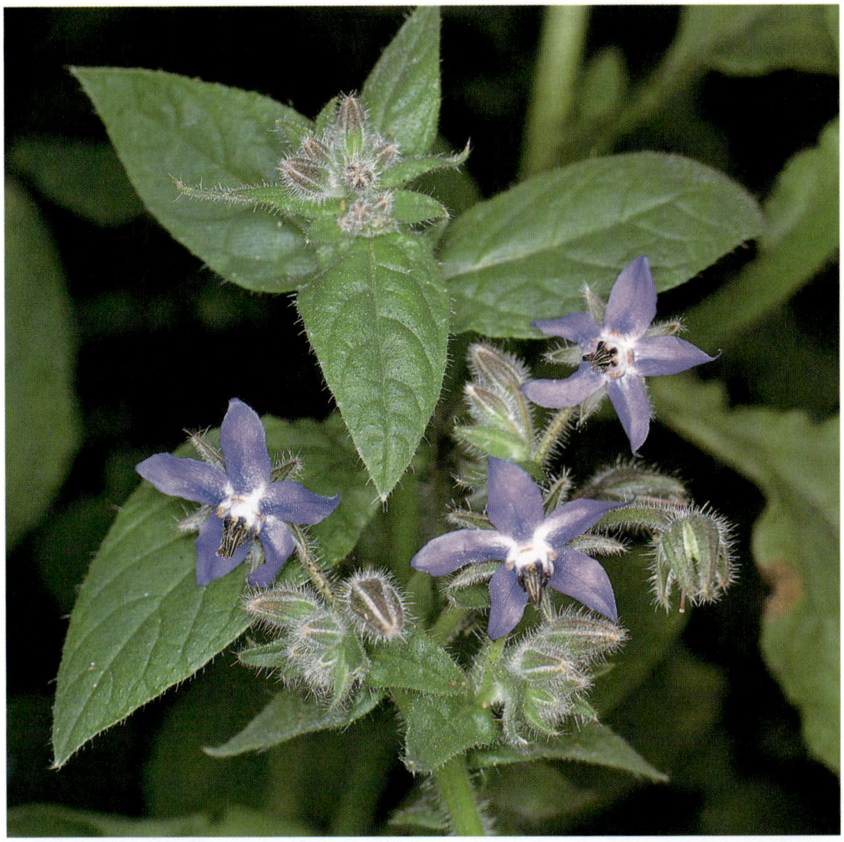

2 **Boretsch** ***Borago officinalis***

ragen aus der Krone heraus, schwarzviolette Staubbeutel, Blütezeit V–IX; Früchte zerfallen in 4 Klausen; Brachland.
<u>Wissenswertes:</u> Der Boretsch stammt aus dem Mittelmeerraum und gelangte über die Kreuzritter zunächst in die Gärten, verwilderte aber bis zur Einbürgerung. Kräuterärzte des Mittelalters schätzten ihn als Mittel gegen Depressionen. Gegen Ende des Mittelalters nutzte man die blauen Blüten als Speisefarbe.
<u>Inhaltsstoffe:</u> Schleime, Gerbstoffe, Saponine, Mineralsalze und Spuren ätherischen Öls.
<u>Anwendung:</u> Blätter (Folia Boraginis) und Blüten (Flores B.) können nur frisch verwendet werden. Die Droge hilft bei nervöser Herzschwäche, ist harn- und schweißtreibend sowie leicht abführend. Aussaat im Garten Anfang April (guter Selbstaussäer). In der Küche würzt der leicht nach Gurken schmeckende Boretsch Salate (sehr klein hacken und mit den Blüten verzieren), Kräutersoßen, Remouladen oder Kräuterbutter (zusammen mit fein gehacktem Dill, Schnittlauch, Zwiebeln und wenig Knoblauch).

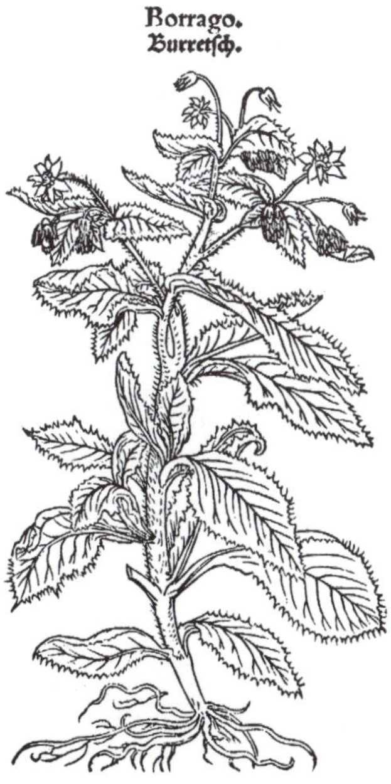

3 Echtes Lungenkraut

Pulmonaria officinalis
Rauhblattgewächse
Boraginaceae

<u>Beschreibung:</u> Ausdauernde, steif behaarte, bis 30 cm hohe Pflanze; Spreite der Grundblätter herzförmig bis abgerundet, Stengelblätter in den Stiel verschmälert, Blätter häufig weißlich gefleckt; Blüten erst rot, dann blauviolett, Blütezeit III–V; schattige Laub- oder Mischwälder, Gebüsche, auf kalkhaltigen, lockeren Böden.
<u>Wissenswertes:</u> Die Änderung der Blütenfarbe von Rot nach Blau beruht auf der pH-Änderung des Zellsaftes (von sauer nach basisch). Der Verschluß der verwachsenen Kronblätter durch die Schlundschuppen läßt nur Hummeln oder Schmetterlinge an den Nektar gelangen. Der oft hergestellte Zusammenhang zwischen „Lungen"flecken auf den Blättern und Lungenleiden (Signaturenlehre) scheint zumindest fraglich, da das Lungenkraut in den alten Botanikbüchern nicht auftaucht (erst Mattioli bildet 1583 die Pflanze ab).

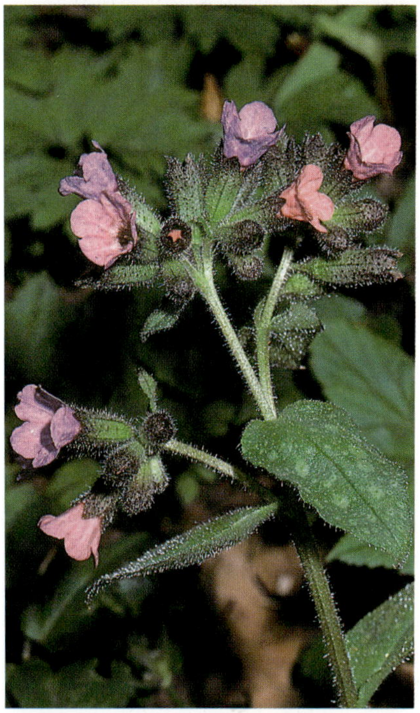

3 **Echtes Lungenkraut** ***Pulmonaria officinalis***

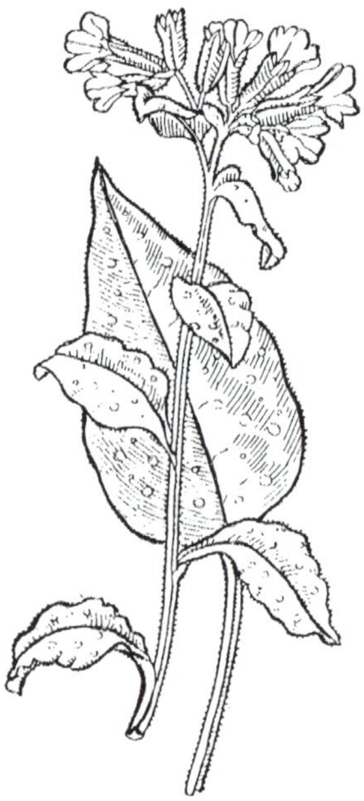

Nach dem Volksglauben stellen die Flecken die Milch Mariens dar.
Inhaltsstoffe: Schleime, Mineralsalze, Gerbstoffe, Allantoin, Flavonoide (Kämpferol, Quercetin).
Anwendung: Das Kraut (Herba Pulmonariae), das nur noch volksmedizinisch von Bedeutung ist, wird zur Blütezeit gesammelt und getrocknet. Die Droge hilft bei Heiserkeit, Hustenreiz, Halsentzündung und Bronchialkatarrh (Bestandteil vieler Hustentees). Für einen Tee kommen 1–2 Teelöffel auf eine Tasse Wasser; abseihen und mit Honig süßen. Frische Blätter eignen sich als Wildsalat.

1 **Gemeiner Beinwell**

Symphytum officinale
Rauhblattgewächse
Boraginaceae

Beschreibung: Ausdauernde, 30–80 cm hohe Pflanze; ästiger, hohler Stengel; untere Stengelblätter gestielt, obere sitzend, Blätter lanzettlich, Unterseite rauh behaart, Blattgrund weit den Stengel herablaufend; dunkelviolette bis weiße (variabel) Blüten in reichblütigen Doppelwickeln, glockige, 1–2 cm lange Kronen, Blütezeit V–VII; feuchte Wiesen, Bachufer, Auwälder, Hochstaudenfluren.

Wissenswertes: Im Mittelalter galt der Beinwell als ideales Mittel bei Knochenbrüchen. Der alte Name Comfrey (conferre = zusammenfügen) – noch heute der englische Trivialname – und der Gattungsname (symphyein = zusammenwachsen lassen) weisen darauf hin. Hildegard von Bingen nennt ihn Consolida, eine Bezeichnung, die sich im Apothekerlatein ebenfalls erhalten hat. Im übrigen empfiehlt sie Lungenkranken einen Kuchen aus Mehl, Beinwellblättern und Honig.
Inhaltsstoffe: Allantoin, Pyrrolizidin-Alkaloid, Gerbstoffe, Schleime.
Anwendung: Die Wurzel (Radix Consolidae majoris) wird im Frühjahr oder September bis Oktober ausgegraben und bei 40–60 °C getrocknet

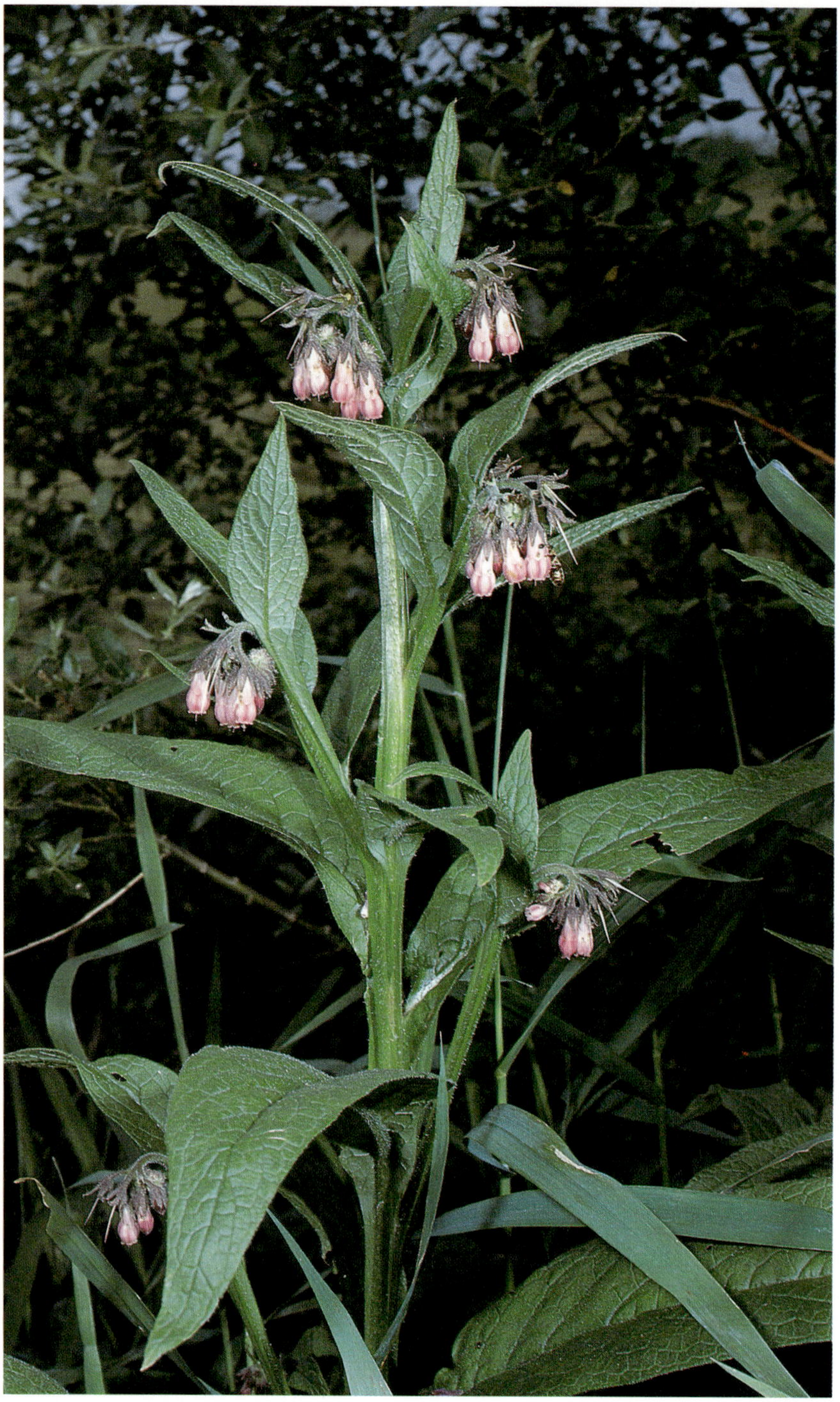

1 **Gemeiner Beinwell** ***Symphytum officinale***

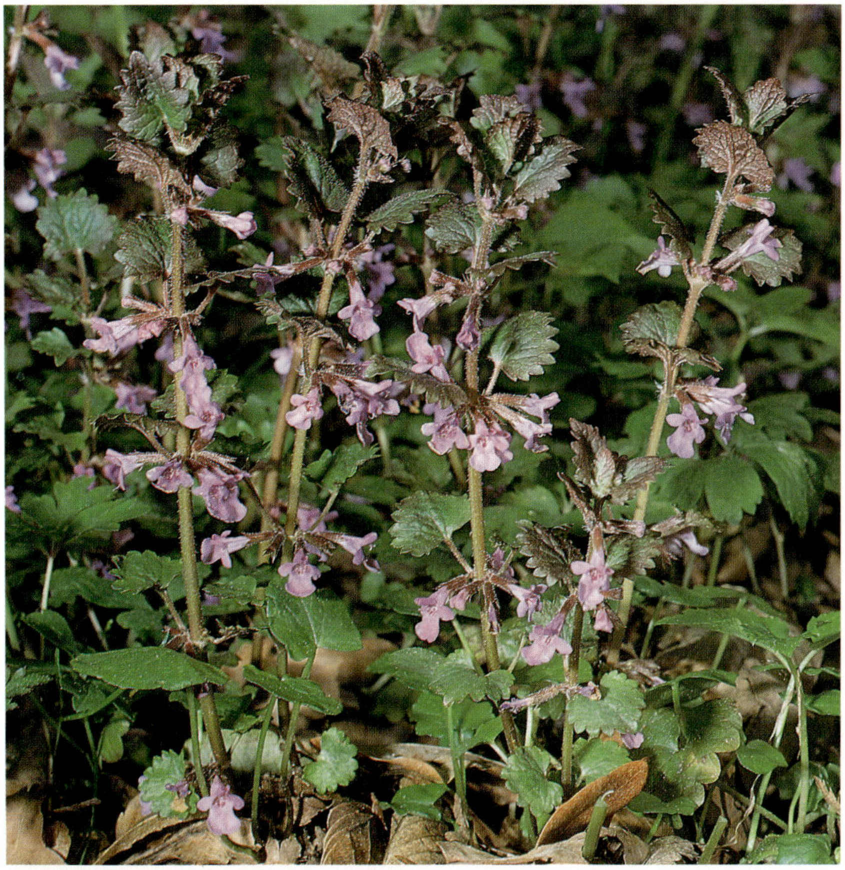

2 **Gundermann** ***Glechoma hederacea***

(nicht lange haltbar). Salben, Tinkturen und Breiumschläge helfen bei Rheuma, Neuralgien, schlecht heilenden Wunden, Prellungen und Quetschungen (3 Eßlöffel Wurzelpulver in $^1/_2$ Liter Wasser kalt ausziehen lassen, Umschlag). Bei Gelenk- und Muskelschmerzen hilft eine einfache Salbe aus Beinwell (2 Teile) und Gänse-Fingerkraut (1 Teil) in Schmalz. Die Droge wird manchmal auch innerlich bei Bronchitis und Entzündungen des Magen- und Darmtraktes genommen.

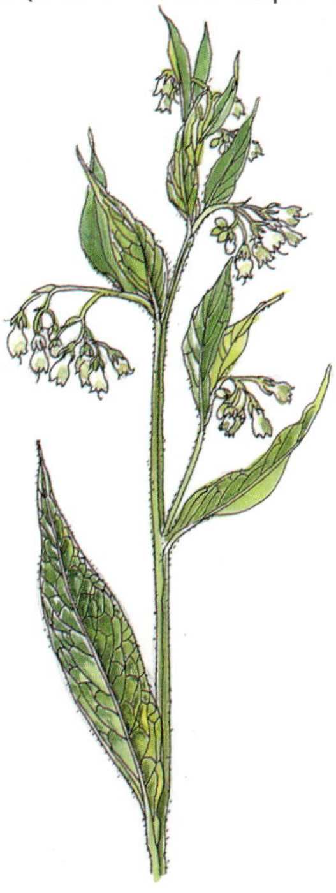

2 Gundermann

Glechoma hederacea
Lippenblütengewächse
Lamiaceae

Beschreibung: Ausdauernde, 15–60 cm hohe Staude mit kriechendem oder aufsteigendem, 4kantigem Stengel; wintergrüne Blätter gestielt, nieren- oder herzförmig; blauviolette Blüten in blattachselständigen Scheinquirlen, Oberlippe flach, Blütezeit IV–VI; Auwälder, feuchte Laub-, Misch- und Nadelwälder, feuchte Wiesen.

Wissenswertes: Der Gundermann erscheint als Gundelrebe auch in weiblicher Gestalt. Eine hervorragende Bedeutung genoß er im deutschen Mittelalter als Mittel gegen behexte Milch. Aus dem 12. Jahrhundert ist ein Segen überliefert, um mit Gundermann, Wasserlinsen und Salz den Zauber zu brechen. Dieser Aberglaube hat sich mancherorts bis ins 18. Jahrhundert hinein gehalten. So wurden Kühe zum ersten Austrieb im Frühjahr durch einen Kranz aus Gundermann gemolken. Wer sich einen solchen Kranz um den Kopf legte, konnte erkennen, wer im Dorf eine Hexe war – ein angeblich nicht ganz ungefährlicher Zauber, denn die Hexen pflegten sich zu rächen. Daneben war der Gundermann aber auch als Heilpflanze geschätzt, die ähnlich wie noch heute angewandt wurde. Ob allerdings O. Brunfels gut beraten war, als er das folgende Rezept aufschrieb, sei dahingestellt: »Wer dißes kraut an hals henckt bitz herab an den Nabel / dem bringt es stulgang.«

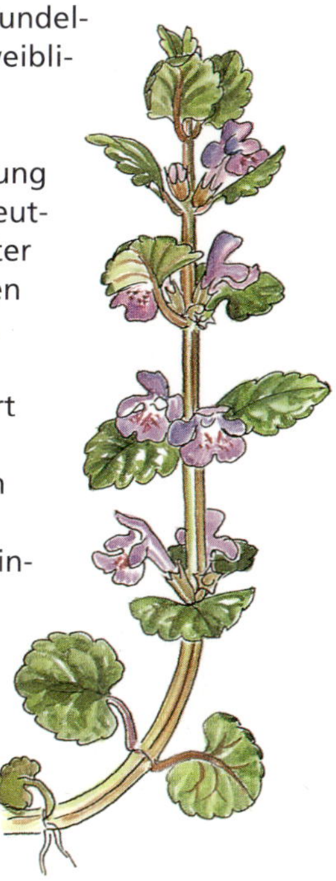

Inhaltsstoffe: Ätherisches Öl, Gerbstoffe, Bitterstoff, Marrubiin, Saponin, Cholin.

Anwendung: Das Kraut (Herba Hederae terrestris) wird von April bis Juni gesammelt und getrocknet. Die Droge wird in der Volksmedizin bei Magen- und Darmkatarrh, Erkrankungen der Atem- und Harnwege sowie äußerlich bei schlecht heilenden Wunden verwendet. Die frischen Blätter eignen sich als Wildpflanzensalat und -gemüse oder als Zutat zu Kartoffel- und Gemüsesuppen sowie zu Rührei und Kräuterbutter.

1 **Ysop**

Hyssopus officinalis
Lippenblütengewächse
Lamiaceae

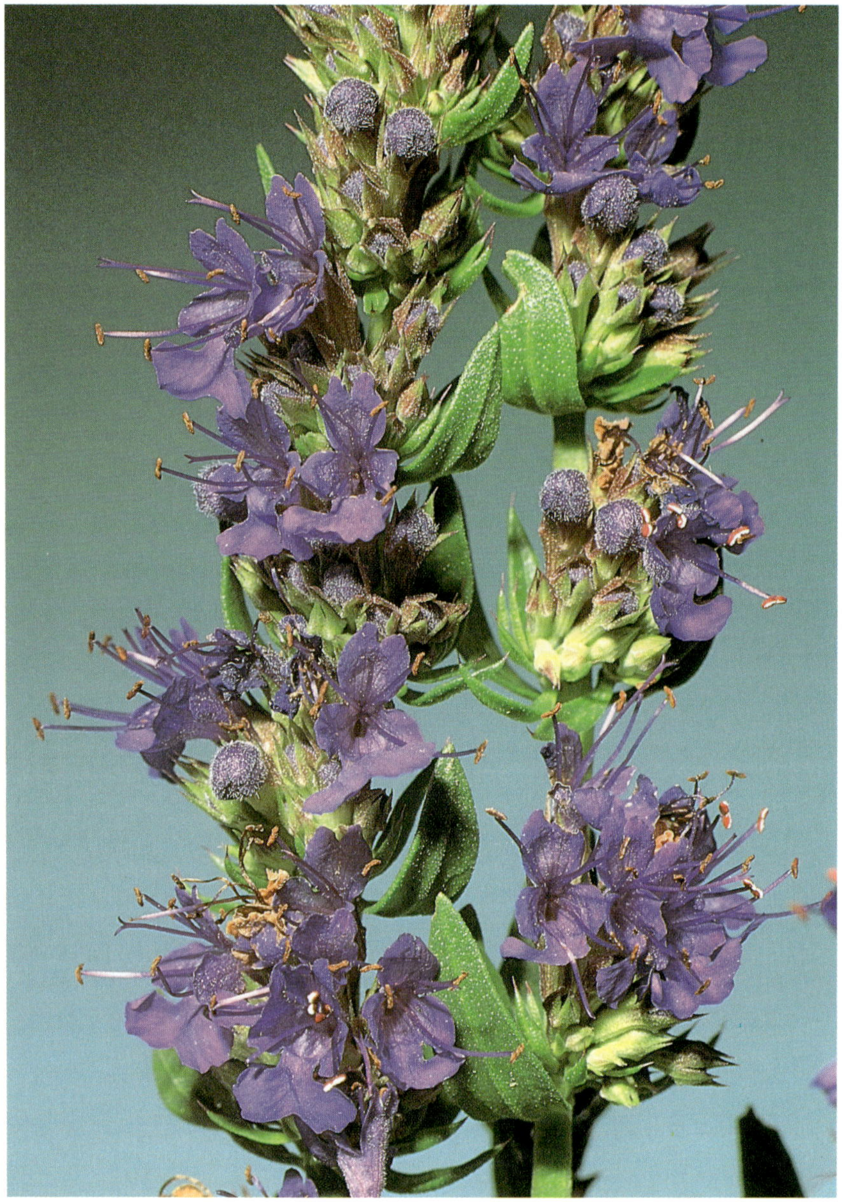

1 Ysop *Hyssopus officinalis*

Beschreibung: Ausdauernder, 20–70 cm hoher Halbstrauch mit 4kantigem Stengel; Blätter lineal-lanzettlich, 1–4 cm lang, fast sitzend; Blüten violettblau in 7- bis 15blütiger, einseitswendiger Scheinähre, Blütezeit VII–VIII, Gartenpflanze.
Wissenswertes: Der Ysop stammt aus Südwestasien und Südeuropa und wurde erst im Mittelalter nach Mitteleuropa eingeführt (Klostergärten der Benediktinermönche), wo er an wenigen Stellen verwilderte. Er gehört zu den typischen Pflanzen der Bauerngärten. In der Lutherübersetzung der Bibel taucht der Ysop häufiger auf (unter anderem Psalm 51.9: »Entsündige mich mit Isop, daß ich rein werde« oder Johannes-Evangelium 19.29: »Sie aber füllten einen Schwamm mit Essig und legten ihn um einen Isop und hielten es ihm dar zum Munde«), doch waren im Urtext sicher andere Pflanzen gemeint. Dennoch trug gerade die Erwähnung in der Bibel viel zum Ansehen des Ysop bei. Bekannt als Heil- und Würzpflanze ist er jedenfalls seit der Antike. Hippokrates und Dioskurides empfehlen den Ysop bei Husten und Katarrh, und der Römer Apicius verwendet ihn in seinem Kochbuch genau wie heute als Würze.

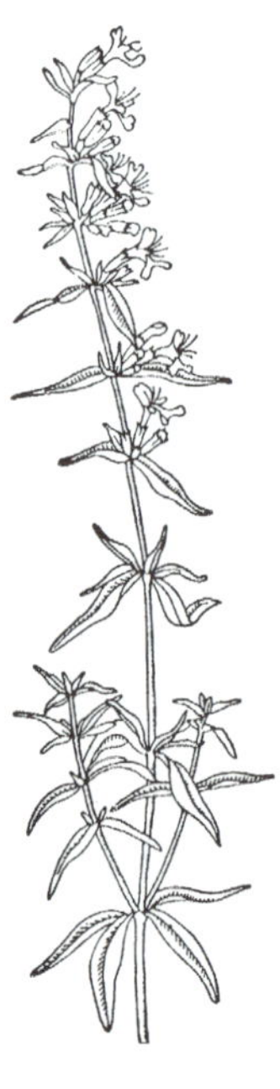

Inhaltsstoffe: Ätherisches Öl, Flavonoide, Gerbstoffe, Bitterstoff Hesperidin.
Anwendung: Die Blätter (Herba Hyssopi) werden von Juli bis August gesammelt und getrocknet. Die Droge wird nur noch in der Volksmedizin zum Gurgeln bei Hals- und Zahnentzündungen, bei starker Schweißabsonderung, gegen Husten und bei Blähungen verwendet. Frische Ysopblätter schmecken herb-bitter. Sie verbessern den Geschmack von Salaten, dicken Gemüsesuppen und Schweinebraten. Geringere Mengen feingehackter Blätter würzen Quark, Kräuterbutter oder Remouladen. Das Öl findet Verwendung in der Likörindustrie, und im Orient wird aus den Blättern der alkoholische Scherbett vergoren.

2 **Weiße Taubnessel**

Lamium album
Lippenblütengewächse
Lamiaceae

Beschreibung: Ausdauernde, 30–60 cm hohe Staude mit 4kantigem Stengel und brennesselartigem Aussehen (ohne Brennhaare); 5–8 Blüten in blattachselständigen Scheinquirlen, Oberlippe helmförmig vorgewölbt; Unkrautbestände, stickstoffliebend.
Wissenswertes: Die Weiße Taubnessel mit ihren nektarreichen Blüten ist eine gute Bienenweide. Die

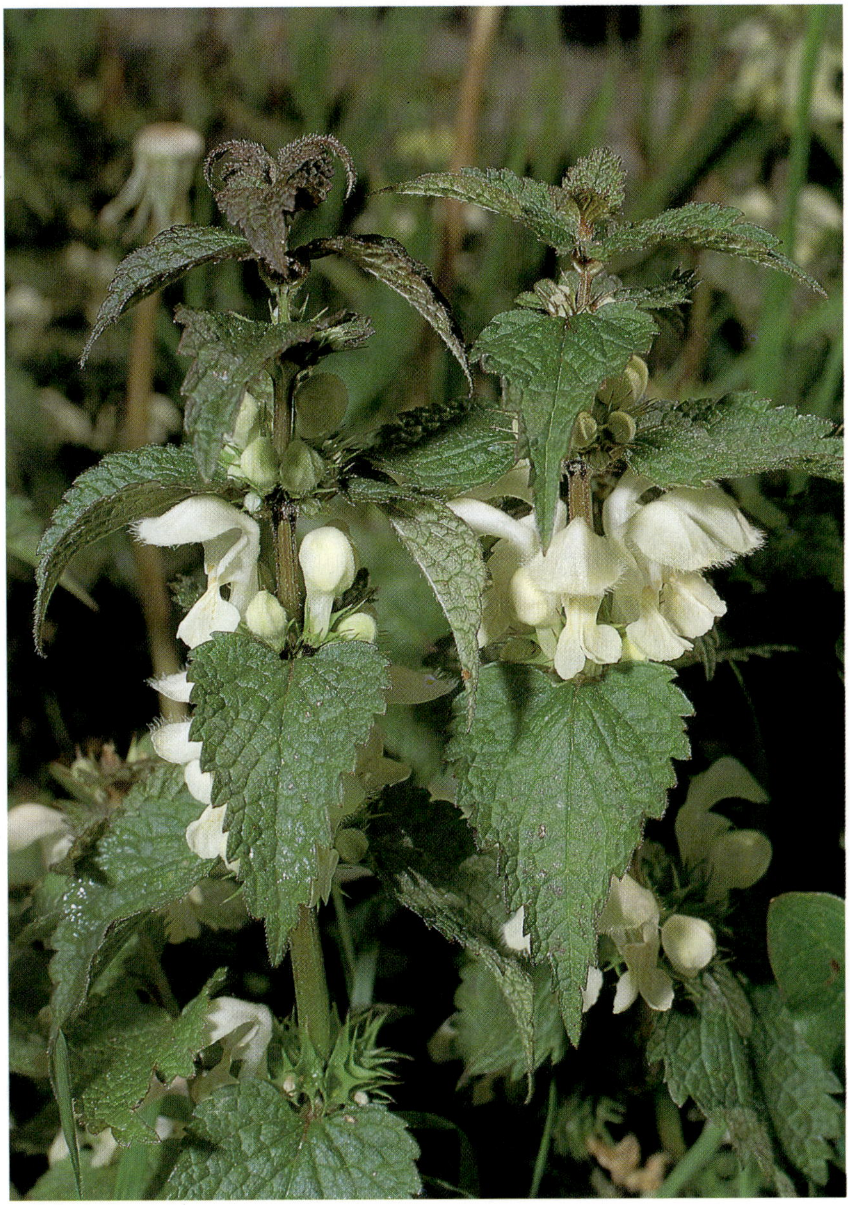

2 **Weiße Taubnessel** *Lamium album*

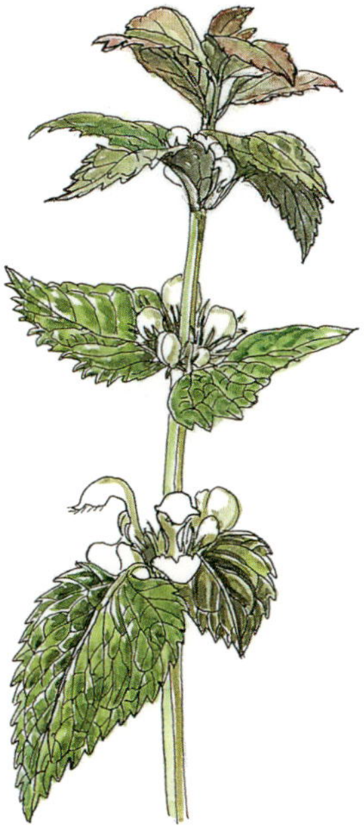

Autoren der alten Kräuterbücher ordneten die Pflanzen nach Ähnlichkeiten an. Sie stellten die Taubnessel daher in die Nähe der Brennnessel. Im verwandtschaftlich organisierten, natürlichen System der Pflanzen, das sich vorwiegend an Blütenmerkmalen orientiert, gehören die beiden in unterschiedliche Familien. Hildegard von Bingen hält offensichtlich viel von der Taubnessel, denn sie schreibt, wer sie bei sich trägt, der lacht gern und dessen Herz ist erheitert.
Inhaltsstoffe: Triterpensaponine, Phenolcarbonsäuren, Flavonoide, Schleimstoffe, Gerbstoffe, Iridoidglykosid Lamalbid (im Kraut).
Anwendung: Die Blüten ohne Kelch (Flores Lamii albi) und das Kraut (Herba Lamii albi) werden von Mai bis September gesammelt und im Schatten getrocknet. Die Droge wird vorwiegend in der Volksmedizin verwendet. Der Tee (2 Teelöffel mit kochendem Wasser übergießen, 5 Minuten ziehen lassen und durch ein Teesieb abgießen) ist stoffwechselanregend und schleimlösend, hilft bei Katarrhen, Verdauungs- und Menstruationsbeschwerden, Blasenleiden und Blähungen. Äußerlich wird die Droge als Umschlag bei Hautschwellungen, Krampfadern und Gicht empfohlen. Frische, junge Blätter passen in einen Wildkräutersalat. Früher färbte man die Haare mit einem Farbstoff der Wurzeln gelblich.

3 Echter Lavendel

Lavandula angustifolia
Lippenblütengewächse
Lamiaceae

Beschreibung: Ausdauernder, 60 cm hoher Halbstrauch; Blätter 5 cm lang, 5 mm breit, lineal-lanzettlich; blauviolette Blüten in langgestielten Scheinähren, Blütezeit VII–VIII; Gartenpflanze.
Wissenswertes: Heimat des Lavendels ist das Mittelmeergebiet, wo er noch heute großflächig für die kosmetische Industrie angebaut wird (Provence). Dennoch scheinen ihn weder die griechischen noch die römischen Klassiker geschätzt zu haben – sie erwähnen ihn nicht einmal. In den Schriften des deutschen Mittelalters taucht der Lavendel dagegen stets als sicheres Läusemittel auf und wird im „Gart der Gesundheit" (1485) als Muttergottespflanze bezeichnet, die »kuscheyt brenget«, also unkeusche Gelüste beseitigt. Parfüms und Seifen mit

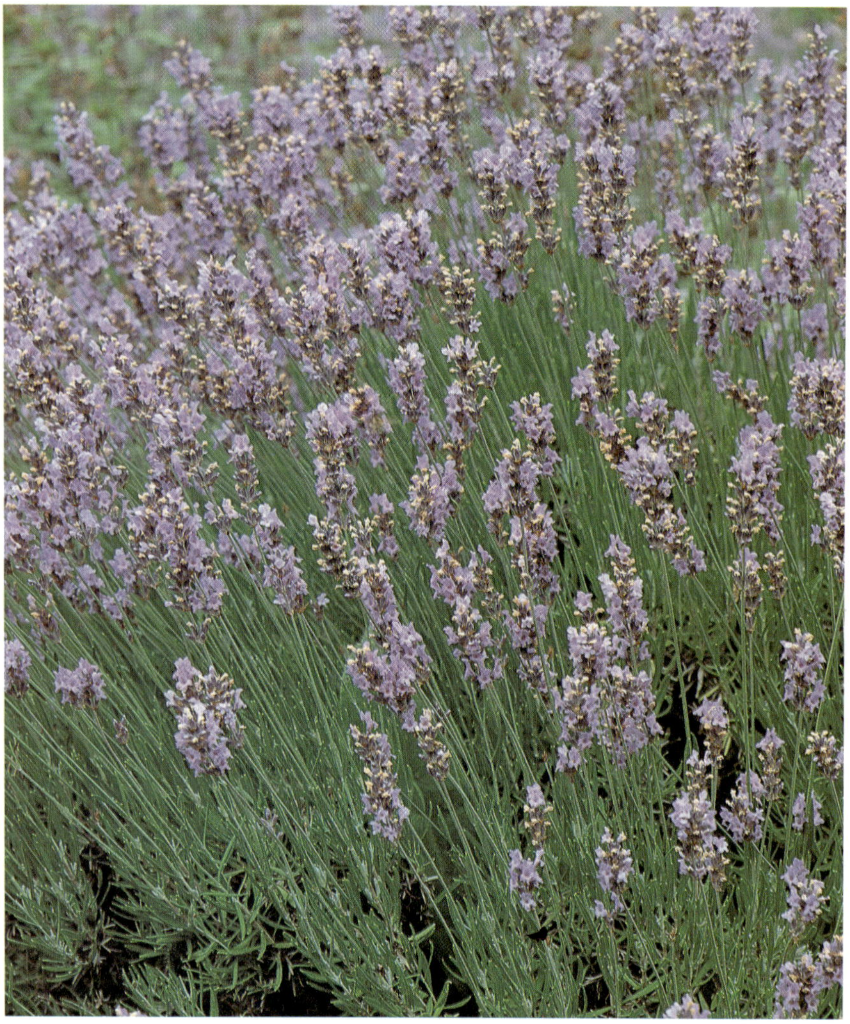

3 **Echter Lavendel** *Lavandula angustifolia*

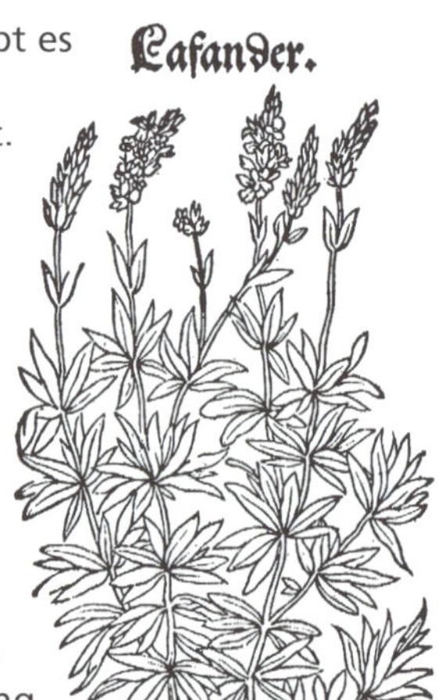

Lavendel gibt es seit dem 15. Jahrhundert. Im französischen Barock begann der Siegeszug des Lavendels in die Gartenrabatten; heute ist eine Gartengestaltung ohne ihn kaum vorstellbar.
Inhaltsstoffe: Blüte mit ätherischem Öl (Linalool, Linanylacetat, β-Ocimen, Cineol, Campher), Gerbstoffe, Cumarinderivate, Flavonoide.
Anwendung: Medizinisch verwendet werden die Blüten (Flores Lavandulae), die im Schatten trocknen müssen. Die Bitterdroge beruhigt bei nervöser Erschöpfung und Schlafstörungen und regt die Gallesekretion an. Volksmedizinisch sind noch Bäder zur Wundbehandlung üblich. Für die Küche nimmt man frische oder getrocknete Blätter. Sie passen, sparsam dosiert, zu Fisch und Eintopf, Hackfleischgerichten und Kräutersoßen. Wer gerne grillt, darf ruhig einen Lavendelzweig unter dem Grillfleisch verbrennen. Kräuterkissen dienen nicht nur als Duftspender, sondern sollen – unter dem Kopfkissen – das Einschlafen erleichtern. Neben dem Echten Lavendel (botanische Art) gibt es als Zierpflanze für den Bauerngarten noch eine Reihe von Sorten mit abweichenden Blütenfarben.

1 **Echtes Herzgespann**

Leonurus cardiaca
Lippenblütengewächse
Lamiaceae

Beschreibung: Ausdauernde, 15–150 cm hohe Staude mit 4kantigem, leicht gerilltem Stengel; Grundblätter handförmig, meist 5spaltig, obere Stengelblätter 3lappig, oben dunkelgrün, unterseits deutlich heller; Blüten in blattachselständigen Scheinquirlen, zottig behaarte, hellrote bis rosa Blütenkrone, Blütezeit VI–IX; Schuttplätze, Zäune, Hecken.
Wissenswertes: Das Herzgespann dürfte im Mittelalter nach Mitteleuropa gekommen sein und verbreitete sich bald als eine Charakterpflanze bäuerlicher Dörfer. Heute ist die Pflanze selten geworden – vielleicht hat sie noch eine Chance in naturnahen Bauerngärten. Obwohl die medizinische Wirkung der Pflanze schon den Griechen bekannt war, fehlen genauere pharmakologische Untersuchungen. Daher ist das Herzgespann vorwiegend eine Heilpflanze der Volksmedizin.
Inhaltsstoffe: Herzwirksame Bitterstoffglykoside, Gerbstoffe, Flavonoide, Alkaloide (unsicher), Spuren ätherischen Öls.

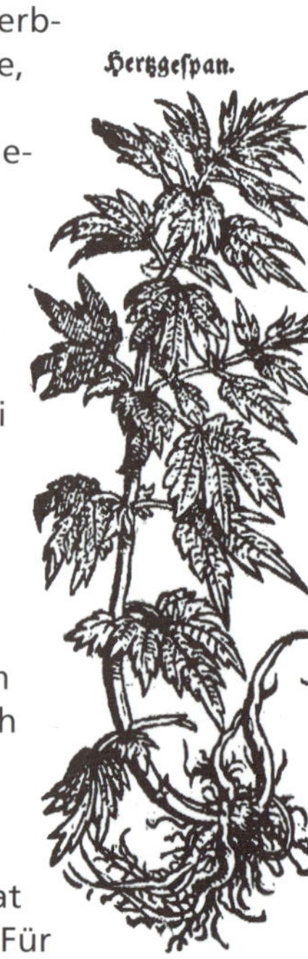

Anwendung: Verwendet wird das Kraut (Herba Leonuri cardiacae), das von Juni bis September gesammelt und im Schatten getrocknet wird. Die Droge ist mild herzwirksam und dient, ähnlich wie der Baldrian, zur Beruhigung. Auch in den Wechseljahren hat sie sich bewährt. Für

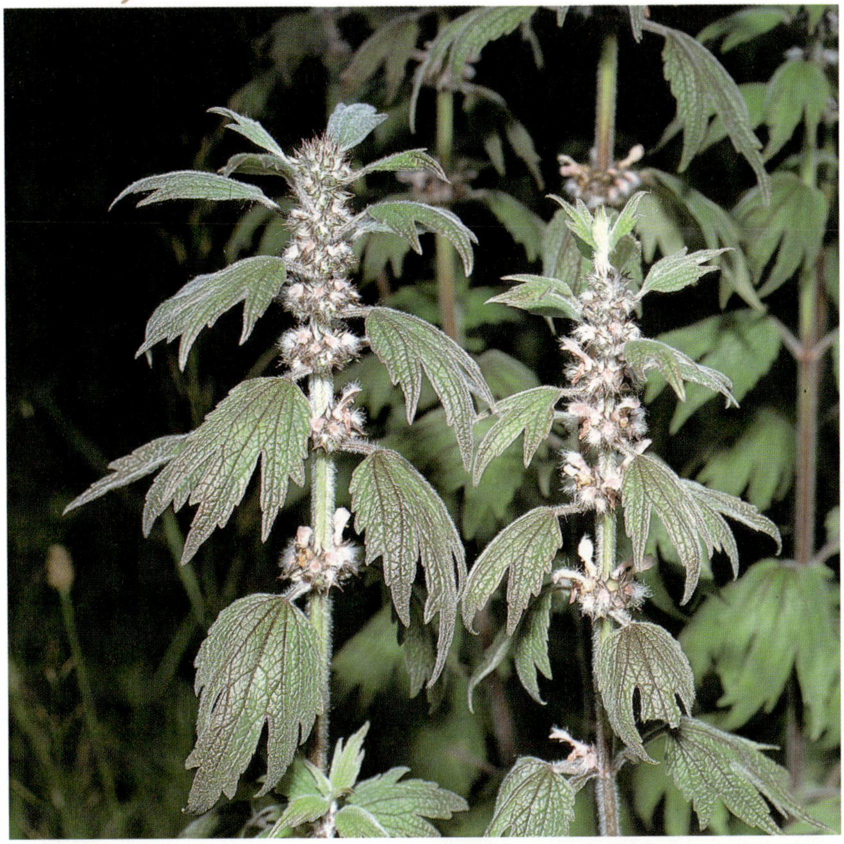

1 **Echtes Herzgespann** *Leonurus cardiaca*

einen Tee wird 1 Teelöffel der Droge kalt ausgezogen. In zu hoher Dosierung ist Herzgespann nicht ungefährlich. Schwangere sollten die Droge meiden.

2 Majoran

Majorana hortensis (Origanum majorana)
Lippenblütengewächse
Lamiaceae

Beschreibung: Einjährige, 20–40 cm hohe Pflanze, verzweigt, stark aromatisch duftend; Blätter oval bis breit-lanzettlich, graugrün, zuweilen rötlich; weiße oder hellrötliche Blüten, fast von filzigen Hochblättern verdeckt, in kugeligen bis länglichen Rispen, Blütezeit VII–IX; Gartenpflanze.
Wissenswertes: Die Heimat des Majorans ist das südwestliche Asien und das östliche Nordafrika. Auf Schrifttafeln des 13. Jahrhunderts v. Chr., die in Pylos (Peloponnes) gefunden wurden, ist Majoranöl als Opfergabe für die Priester erwähnt. Später, im klassischen Griechenland, salbten sich die Sportler in den Gymnasien mit Majoranöl. Nach Mitteleuropa gelangte der Majoran wohl erst im 16. Jahrhundert, galt dann aber als eine Art Allheilmittel.
Inhaltsstoffe: Ätherisches Öl (Pinen, Origanol, Sabinen), Gerbstoff, Bitterstoff.
Anwendung: Majoran ist nur noch in der Volksmedizin als krampflösendes, verdauungsförderndes und magenstärkendes Kraut in Gebrauch. Weitaus wichtiger ist seine Bedeutung für die Küche,

Zamer Maieron.

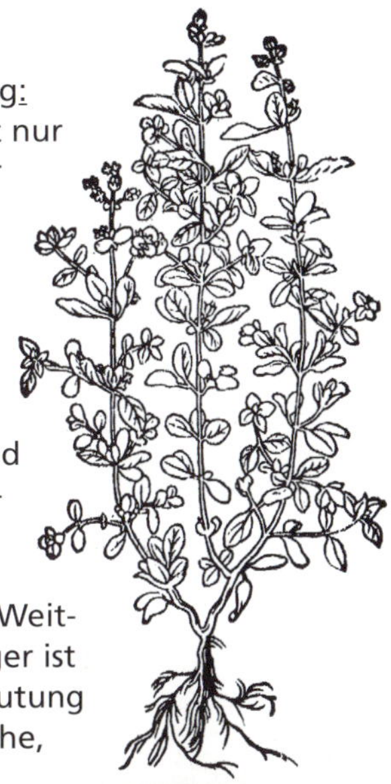

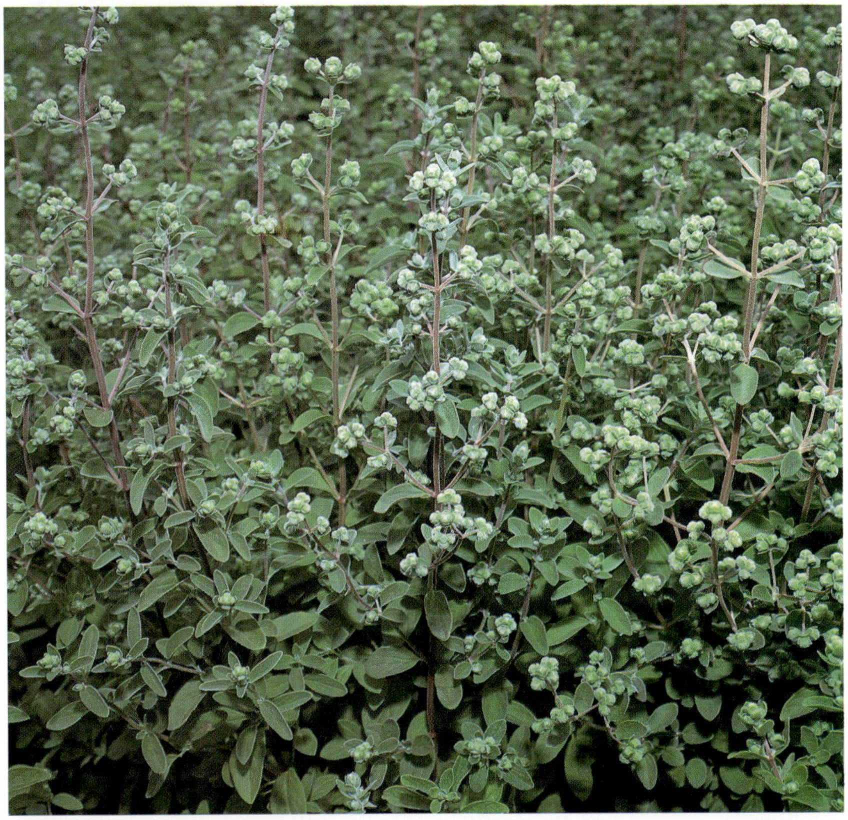

2 **Majoran** *Majorana hortensis*

wobei die Inhaltsstoffe auch hier ihre Wirkung tun. Majoran kann frisch oder getrocknet verwendet, mitgekocht oder erst abschließend zugegeben werden. Aus der industriellen Wurstherstellung ist er nicht mehr wegzudenken. Das Gewürz paßt zu Wild, Pasteten, Hackfleischgerichten, Suppen und Salaten. Auch als Zutat zu einem Duftkissen ist er gut geeignet. Majoran ist sehr frostempfindlich und muß daher jedes Jahr neu ausgesät werden. In einem größeren Blumentopf läßt sich die Pflanze auch auf der Fensterbank ziehen. Geerntet werden nur die Blätter (möglichst kurz vor der Blütezeit); Majoran treibt in der Regel noch einmal aus.

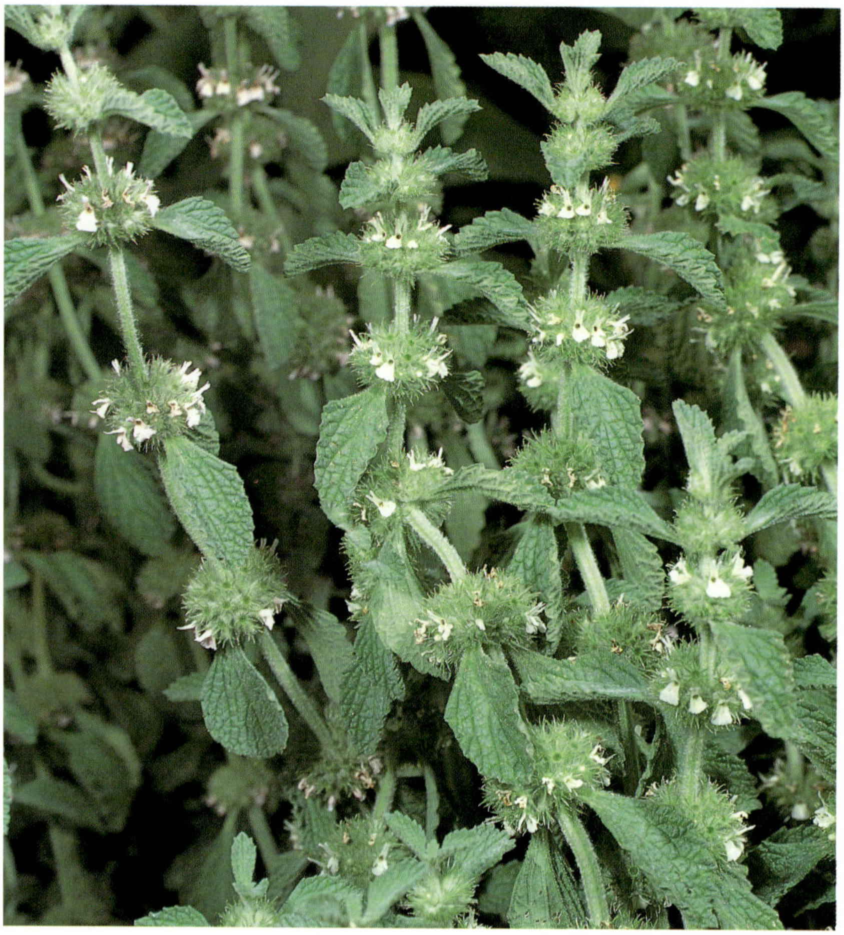

1 Gemeiner Andorn *Marrubium vulgare*

1 **Gemeiner Andorn**

Marrubium vulgare
Lippenblütengewächse
Lamiaceae.

Beschreibung: Ausdauernde, 30–60 cm hohe, weißfilzig behaarte Staude; Blätter 5 cm lang, breit-lanzettlich bis schmal-elliptisch, am Grunde keilförmig verschmälert; Blüten weiß oder hellrosa, in Scheinquirlen, Blütezeit VI–VIII; Ruderalstellen auf Kalk. Außerhalb Deutschlands geschützt!
Wissenswertes:
Der Gemeine Andorn ist im Balkan und in Osteuropa heimisch und gelangte über die klösterlichen Kräutergärten nach Mitteleuropa. So schreibt Walahfrid Strabo: »Doch vermag er zu lindern / Arge Beklemmung der Brust, geschluckt als bitteres Tränklein.« Weder diese noch seine folgende Anweisung, Andorn helfe gegen Vergiftungen mit Eisenhut, wird dieser Heilpflanze jedoch gerecht. Erst Hildegard von Bingen nennt die noch heute gebräuchlichen Anwendungen. Angeblich wird Andorn von Wichteln und Nixen gefürchtet. Er ist einer der Kandidaten – bei weitem nicht der einzige – für den „Widertat", eine magische Pflanze, die Hexenzauber abwehren kann.

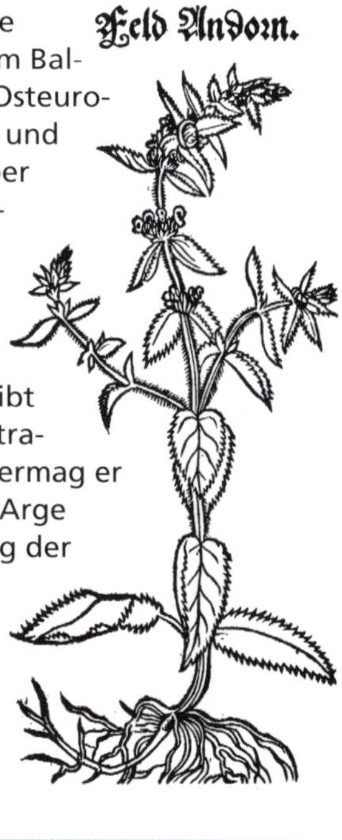

Inhaltsstoffe: Diterpen-Bitterstoffe (Marrubiin, Peregrinal, Vulgarol), ätherisches Öl, Lamiaceen-Gerbstoffe.
Anwendung: Das Kraut (Herba Marrubii) wird von Juni bis September gesammelt und im Schatten getrocknet. Die Droge hilft bei Verdauungsbeschwerden und mangelnder Gallesekretion. Darüber hinaus verwendet sie die Volksmedizin als schleimlösendes Mittel bei Husten, chronischer Bronchitis und äußerlich gegen Hautschäden, Geschwüre und Wunden (Tee: 1 gehäuften Teelöffel mit kochendem Wasser überbrühen, nach 5–10 Minuten durch ein Teesieb abgießen). Der Bitterstoff ist Bestandteil mancher Magenbitter. Andorn kann im Bauerngarten ausgesät werden (im Frühling ins Freiland und dann vereinzeln).

2 **Melisse**

Melissa officinalis
Lippenblütengewächse
Lamiaceae

Beschreibung: Ausdauernde, 30–80 cm hohe Staude mit Zitronenduft; Blätter rauten- bis eiförmig, grob gesägt, an der Spitze stumpf abgerundet; 6 weiße bis gelblich-weiße Blüten in einseitswendigen Scheinquirlen, Krone bis 25 mm, Oberlippe flach gewölbt,

Blütezeit VI–VIII; Gartenpflanze, selten verwildert.
Wissenswertes: Die Melisse ist in Kleinasien und dem östlichen Mittelmeergebiet beheimatet. Die Araber brachten sie nach Spanien, und etwa gleichzeitig sorgten die Klostergärten für die Ausbreitung in Mitteleuropa. Als gute Bienenweide kennt sie schon Dioskurides, und dort taucht auch zum ersten Mal die Melisse als Heilmittel bei Hundebissen und Skorpionstichen sowie als geburtsförderndes Mittel auf. Später sollte sie dann noch Melancholie, Hysterie und Herzkrankheiten heilen.
Inhaltsstoffe: Ätherisches Öl (Citronellal, Citral, Methylcitronellal, Ocimen), Rosmarinsäure, Kaffeesäure, Triterpene, Flavonoide.
Anwendung: Die Blätter (Folia Melissae) werden von Juni bis September gesammelt und im Schatten getrocknet. Die Droge wirkt antibakteriell, beruhigt und ist krampflösend. Sie wird bei nervösen Magen- und Darmbeschwerden und Migräne empfohlen. In der Volksmedizin gilt Melisse als hilfreich bei Erkältung, Blähungen, Menstruationsbeschwerden und Kreislaufschwäche. Einen Melissentee bereitet man aus 1 Eßlöffel der Droge, überbrüht mit kochendem Wasser und gießt nach 5–10 Minuten durch ein Teesieb ab. Melisse ist in einer Reihe von Fertigpräparaten enthalten. Junge Blätter und Triebe sind eine aromatisch-frische Würze zu Rohkostsalaten, Quarkspeisen und Remouladen. Guter, in Brühe gekochter Reis mit frischer, feingehackter Melisse ist eine ungewöhnliche Köstlichkeit. Sie aromatisiert zahlreiche Liköre; der berühmte Melissengeist, eine Erfindung der Karmeliter (1611), nennt die Pflanze sogar im Namen. Melissenöl ist teuer in der Gewinnung, daher wird heute zumeist das gleichartige Öl der *Cymbopogon*-Arten (ein Gras) verwendet. Für den eigenen Garten kauft man am besten vorgezogene Pflanzen.

3 **Wasser-Minze**

Mentha aquatica
Lippenblütengewächse
Lamiaceae

Beschreibung: Ausdauernde Staude; Stengelblätter gestielt, 4–5 cm lang, eng und fein gekerbt; Blüten in endständiger Scheinähre aus kugeligen Blütenquirlen, darunter oft blattachselständige Scheinquirle, Kelch gleichmäßig 5zähnig, Blütezeit VII–X; Gräben, Sumpfwiesen.
Wissenswertes: Hildegard von Bingen nennt eine »Bachmyntza«, die wohl der Wasser-Minze entspricht, und empfiehlt sie bei Magenbeschwerden und Husten. Die giftige Polei-Minze *(Mentha pulegium)* kommt an ähnlichen Standorten vor, hat aber einen fast 2lippigen Kelch. Siehe Pfeffer-Minze.
Inhaltsstoffe: Wie Pfeffer-Minze, geringere Konzentration der Wirkstoffe.
Anwendung: Wie Pfeffer-Minze. Die

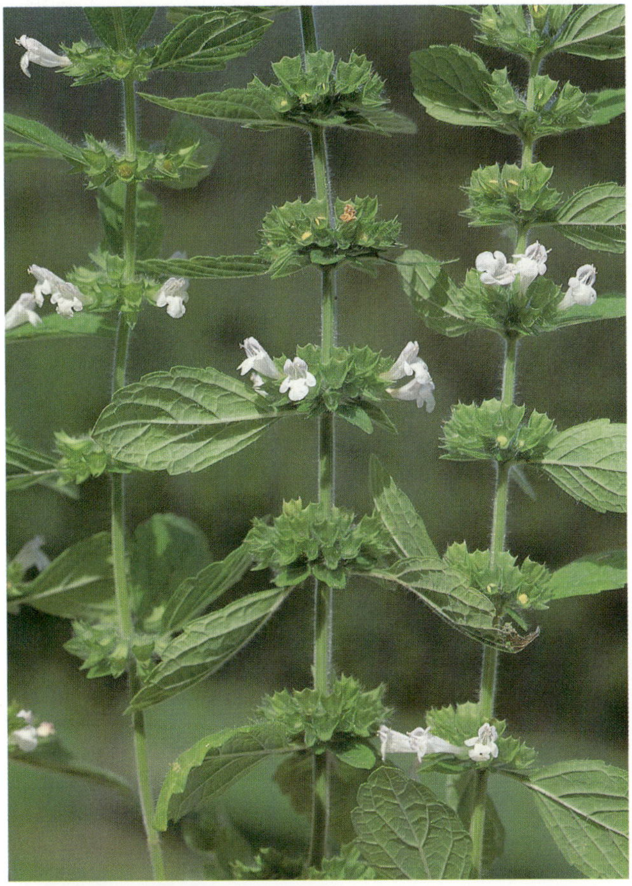

2 **Melisse** ***Melissa officinalis***

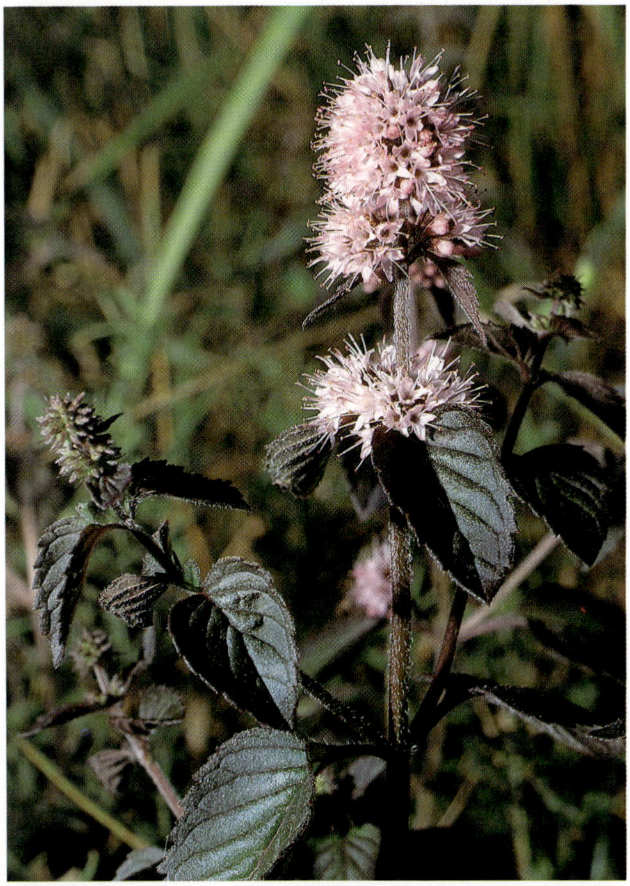

3 **Wasser-Minze** ***Mentha aquatica***

Wasser-Minze ist eine überaus hübsche und problemlose Pflanze für den Sumpfbereich eines Gartenteiches.

1 **Pfeffer-Minze**

Mentha x piperita
Lippenblütengewächse
Lamiaceae

Beschreibung: Ausdauernde, 30–80 cm hohe Staude mit aufrechtem Stengel; Blätter kahl, Haare nur auf den Nerven; Blüten lila auf verlängerten Scheinquirlen, Blütezeit VI–VII; Gartenpflanze, teilweise auf Ruderalstellen verwildert.
Wissenswertes: Nach Ovid betrog einst Pluto seine Gattin Proserpina mit Mentha, der Tochter des Cocytes. Aus Wut verwandelte Proserpina das Mädchen in die Minze. Für die Botaniker reichte diese poetische Entstehungsgeschichte selbstverständlich nicht aus. Die Pfeffer-Minze dürfte nämlich ein Bastard aus Wasser- und Grüner Minze sein, wie erst der Engländer John Ray (1628–1705) erkannte. Die Autoren der Antike, des Mittelalters, selbst die der späteren Kräuterbücher unterscheiden zwar kultivierte von wildwachsenden Minzen, doch ist die genaue systematische Zuordnung der genannten Pflanzen nicht immer eindeutig. Alle Autoren sind sich jedoch einig über die heilsame Wirkung der Minzen. Bei den Ägyptern galten sie als wehenförderndes Mittel, während vornehme Griechinnen sich aus kosmetischen Gründen mit den Blättern abrieben. Walahfrid Strabo muß schon die Fische im Meer als Vergleich heranziehen, um die Kräfte der Minze zu würdigen.
Inhaltsstoffe: Ätherisches Öl (Menthol, Mentholester, Menthon, Menthofuran), Gerbstoffe, Triterpene.
Anwendung: Die Blätter (Folia Menthae piperitae) werden von Juni bis August gesammelt und im Schatten getrocknet (wegen des Duftes nicht mit anderen Pflanzen sammeln!). Die Droge wirkt beruhigend, krampflösend, regt die Gallesekretion an und wird daher bei chronischer Gastritis, Magen- und Darmkoliken sowie bei Blähungen empfohlen. Eine Kompresse aus frisch ausgedrückten Blättern lindert den Kopfschmerz. Wer nicht auf Fertigtees zurückgreifen möchte, übergießt 1 Eßlöffel der Droge mit kochendem Wasser, läßt 5–10 Minuten ziehen und gießt durch ein Teesieb ab. Der erfrischend kühlende Geschmack der Pfeffer-Minze wird von der Süßwarenindustrie für verschiedene Produkte genutzt (Pfefferminzbonbons, Kaugummi). Frische Pfeffer-Minze kann in der Küche vielfältig verwendet werden, etwa zu Lamm, Hammel, Geflügel, Leber, Gemüse oder zum Aromatisieren von Fruchtcocktails und Getränken. Die berühmte (berüchtigte?) englische Mint-Soße aus überbrühten Blättern mit Essig wird vorwiegend zu Hammelfleisch gereicht. Pfeffer-Minze ist eine hübsche Pflanze für den Bauerngarten.

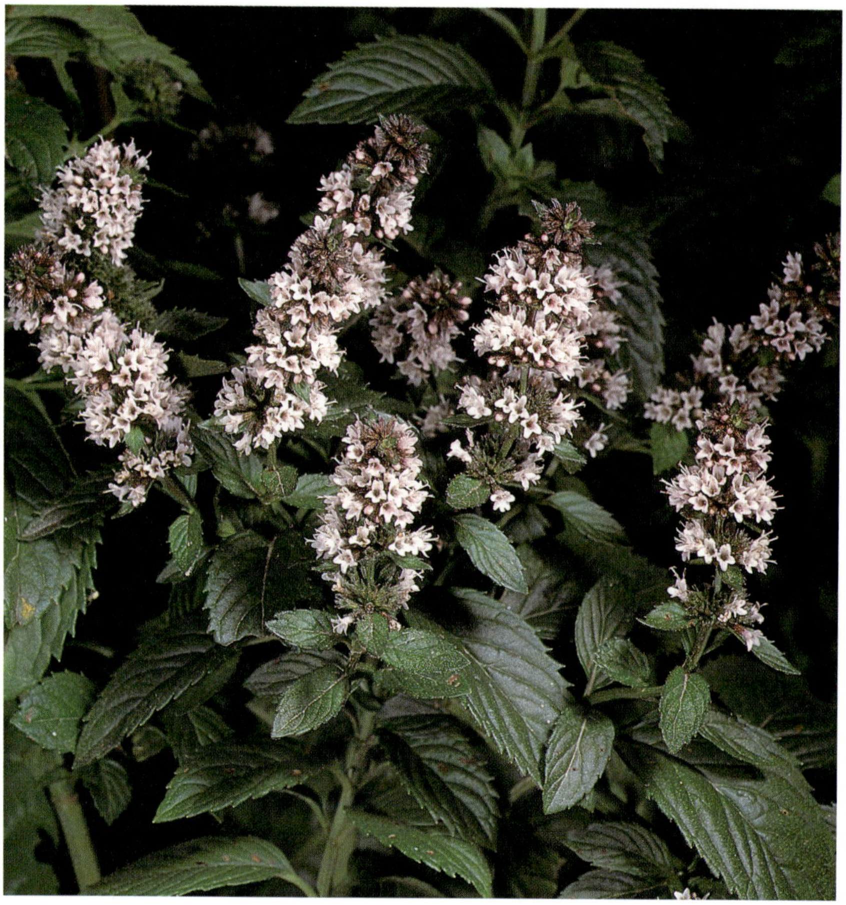

1 **Pfeffer-Minze** ***Mentha x piperita***

2 **Basilikum**

Ocimum basilicum
Lippenblütengewächse
Lamiaceae

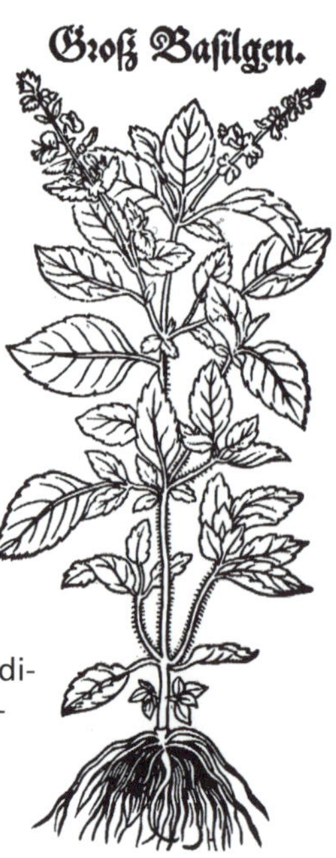

Beschreibung: Einjährige, 30–50 cm hohe Pflanze mit aromatischem Duft, verzweigter Stengel; Blätter eiförmig-rhombisch, weich, ganzrandig bis entfernt gezähnt; Blüten weiß oder rötlich in blattachselständigen Scheinquirlen, Blütezeit VI–IX; Gartenpflanze.

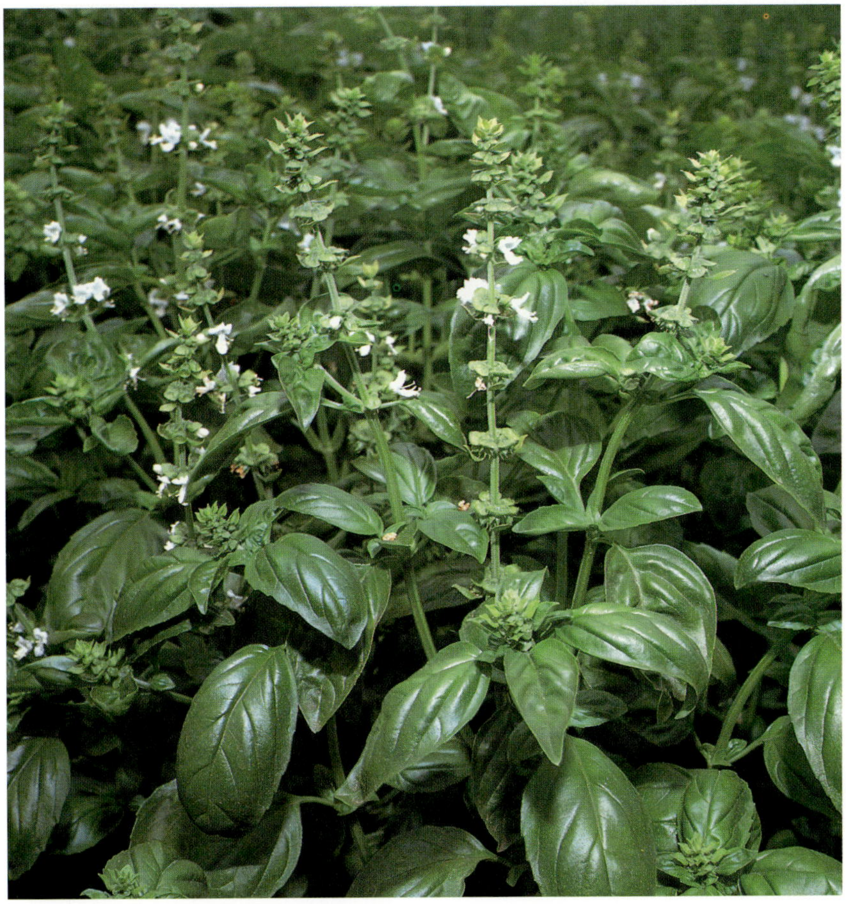

2 **Basilikum** ***Ocimum basilicum***

Wissenswertes: Basilikum stammt aus Vorderindien (heiliges Kraut des Wischnu), gelangte aber bereits in der Antike bis ins Mittelmeergebiet und anschließend nach Mitteleuropa. Sträuße des Krautes fanden sich in den Grabkammern ägyptischer Pyramiden. Den Römern galt es als Symbol des Hasses, sie glaubten sogar, Basilikum würde sich in Skorpione verwandeln. Der deutsche Volksglaube sah es ganz im Gegenteil als Sympathiemittel an. In diesem Zusammenhang sollte nicht verschwiegen werden, daß einige Kräuterbücher schreiben, Basilikum »bewegt zu ehelichen wercken«.
Inhaltsstoffe: Ätherisches Öl (Linalool, Methylchavicol, Eugenol), Gerbstoffe, Flavonoide, Kaffeesäure.
Anwendung: Das Kraut (Herba Basilici) wird von Juni bis September gesammelt und im Büschel getrocknet (nur obere Teile abschneiden, dann treibt das Kraut wieder aus). Die Droge wird praktisch nur noch in der Volksmedizin bei Appetitlosigkeit, Blähungen und Völlegefühl verwendet; äußerlich als Gurgelmittel bei Entzündungen des Mund-Rachenraumes. Manche kommerziellen Salben für schlecht heilende Wunden enthalten ebenfalls die Droge. Wer einen Tee versuchen möchte, nimmt 1–2 gehäufte Teelöffel, übergießt mit 150 Milliliter kochendem Wasser und seiht nach 10–15 Minuten ab (ungesüßt trinken). Etwa eine Handvoll frischer Blätter in 1 Liter Rotwein, der nach Geschmack gesüßt wird, ergeben einen Aperitif. Frisches Basilikum paßt zu Salaten, Erbsen, Pilzen, Gurken, Tomatensoßen, Remouladen und Kräuterbutter, während das getrocknete Kraut Lamm-, Schweine- oder Hackbraten, Fisch und dicken Suppen hinzugefügt wird. Basilikum kann im Blumentopf auf der Fensterbank gezogen werden. Besser, als direkt im Freiland auszusäen, ist eine Vorkultur im Zimmer (wer hat, im Frühbeet).

3 **Dost**

Origanum vulgare
Lippenblütengewächse
Lamiaceae

Beschreibung: Ausdauernde, 20–60 cm hohe Staude mit aromatischem Geruch; Blätter kurzgestielt, eiförmig, ganzrandig, Hoch- und Tragblätter meist purpurn überlaufen; rosa Blüten in end- und seitenständigen, gestielten Doldenrispen, Blütezeit VI–IX; Trockenrasen.
Wissenswertes: Im Unterschied zu vielen anderen Gewürzpflanzen ist der Dost in Mitteleuropa heimisch. Noch findet man ihn an vielen Stellen, doch schadet es nicht, diese hübsche Pflanze im eigenen Garten anzusiedeln. Dost gehörte zu den wichtigsten Pflanzen der Kräutersträuße, die an Mariä Himmelfahrt in der Kirche geweiht wurden. Anschließend hängte man solche Sträuße in Haus und Stall auf, um sich und das Vieh vor Hexen zu schützen. Auch in der Volksmedizin – übrigens auch in den Kräuterbüchern – war der Dost noch geschätzt. Viele Sprüche wie »Nimm Doste onn Johannesblout / Däi sai für alle Kranket gout!« hat der Botaniker

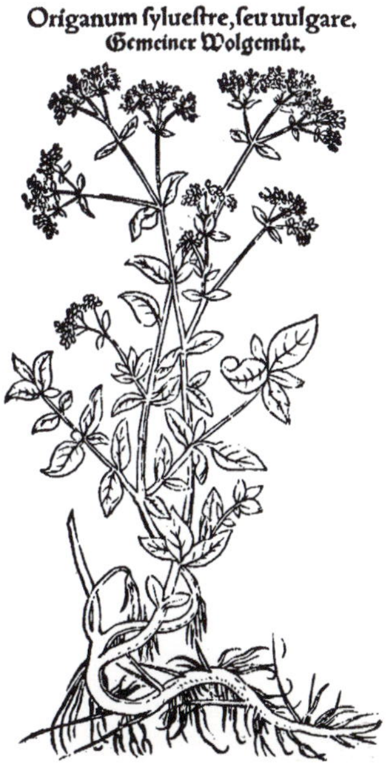

Salate aus der Blumenwiese

Wenn Sie Ihre Familie oder Gäste mit einem ungewöhnlichen Salat überraschen möchten, brauchen Sie die besten Zutaten. Kräuteröl und -essig verfeinern auf raffiniert-aromatische Weise jede Salatkomposition. Mit Hilfe Ihrer ganz persönlichen Kräutermischung lassen sich Geschmacksnuancen erzielen, die kaum ein käufliches Produkt bieten kann. Obwohl die Zusammenstellung der Würzkräuter einen breiten Spielraum offen läßt, ist es sinnvoll, sich auf ein dominantes Aroma zu beschränken und dieses durch wenige, ausgesuchte Kräuter abzurunden.

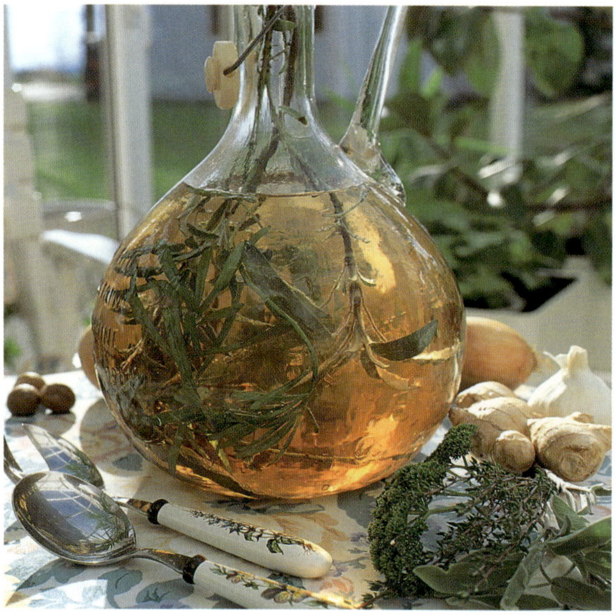

Wer solchen Kräuteressig selbst komponiert hat, verfügt über eine aromatische Würze, die kaum ein käufliches Produkt bieten kann.

Sorgen Sie beizeiten für hübsche und abwechslungsreiche Glasgefäße, um die verschiedenen Öle und Essigmischungen ansprechend zur Geltung zu bringen. Flohmärkte sind in der Regel ergiebige und preiswerte Bezugsquellen.

Grundrezept Kräuteressig

Übergießen Sie ein Kräutersträußchen mit 1 Liter Apfel- oder Weinessig (rot oder weiß). Nach zwei Wochen wird der fertige Essig durch Kaffeefilter (Geduld!) und Trichter in eine Flasche abgefüllt. Kräutersträußchen, die in der Flasche verbleiben, setzen zwar in der Küche attraktive Blickpunkte, die herausragenden Pflanzenteile sehen jedoch rasch unansehnlich aus. Versuchen Sie – einzeln oder in Kombination – Basilikum, Dill, Estragon (schmeckt stark durch), Kerbel, Minze, Rosmarin, Salbei, Thymian und, und, und …

Drei ungewöhnliche Essigkompositionen erzielen Sie mit zwei bis drei blühenden Beifußtrieben, einem Blütenstand der Schafgarbe oder zwei blühenden Holunderdolden (ohne dicke Stiele).

Kräuterkäse

Einen „original“ griechischen Kräuterkäse stellt man aus in Stücke geschnittenem Ziegen- oder anderem Weichkäse her, der mit Olivenöl überschichtet wird. Bohnenkraut, Petersilie, Rosmarin und Thymian geben das rechte Aroma, das mit fein gewiegten Zwiebeln, Knoblauch, einigen Wacholderbeeren und Pfefferkörnern noch intensiviert werden kann. Diese Mischung ist nicht unbegrenzt haltbar – aber keine Sorge, der Käse wird nicht alt werden! Das aromatische Öl kann anschließend in der Küche verbraucht werden.

Grundrezept Kräuteröl

Die gleichen Kräuter, die beim Essig für Aroma sorgen, verbessern auch den Geschmack von Öl. Vor

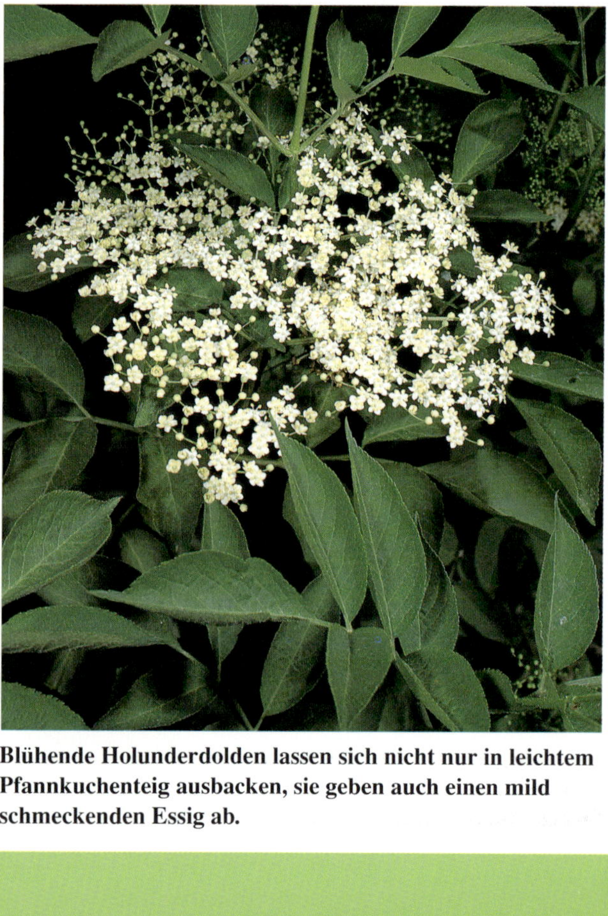

Blühende Holunderdolden lassen sich nicht nur in leichtem Pfannkuchenteig ausbacken, sie geben auch einen mild schmeckenden Essig ab.

Gebrauch müssen sie gründlich gewaschen, zwischen Küchenpapier getrocknet und etwas zerkleinert werden, damit das Öl die Aromen besser aufnimmt. Sparen Sie nicht beim Öl! Kaltgepreßtes Ölivenöl, Distelöl oder ein gutes Sonnenblumenöl sollte es schon sein. Die Mischung muß ein bis zwei Wochen kühl (Keller) und dunkel ziehen (eine gut verschlossene Flasche in Aluminiumfolie einschlagen und ab und zu gründlich schütteln), danach wird sie durch ein feines Sieb abgegossen. Kräuteröle sind nicht unbegrenzt haltbar, daher sollten sie möglichst rasch verbraucht werden. Sie geben nicht nur Salaten eine pikante Note, sondern eignen sich auch zum Marinieren oder Einpinseln von kurzgebratenem Fleisch.

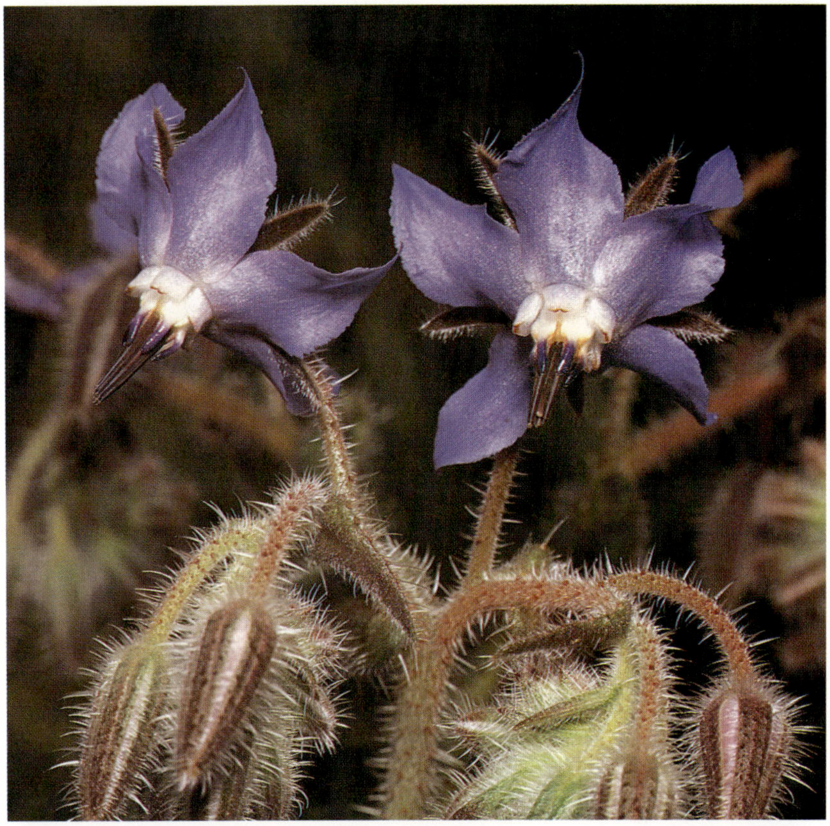

Farbige Blüten über den Salat gestreut – hier Boretschblüten – machen neugierig auf den Geschmack.

Blickfang im Salat

Angaben, welche Wildkräuter Sie zusammen mit Kräuteressig und -öl in einen schmackhaften Salat verwandeln können, finden Sie in den Pflanzenporträts, daher hier nur ein paar ergänzende Tips. „Das Auge ißt mit" – diese alte Weisheit gilt uneingeschränkt gerade für Salate. Sparsam beigemischte Blüten regen oftmals allein aufgrund ihres Aussehens den Appetit an und machen neugierig auf den Geschmack. Blaue Farbtupfer setzen Sie mit den Blüten von Boretsch, Lavendel, Veilchen und Thymian, gelbe mit Königskerze und orangefarbene bis rote mit Kapuzinerkresse, Stockrose und Ringelblume.

Einige Wild- und Gartenkräuter eignen sich vor allem als würzige Zutat und nicht so sehr als Hauptbestandteil eines Salats. Dazu gehören neben anderen die Blätter von Acker-Senf, Hirtentäschel, Huflattich, Kapuzinerkresse, Kresse, Veilchen oder Wegerich.

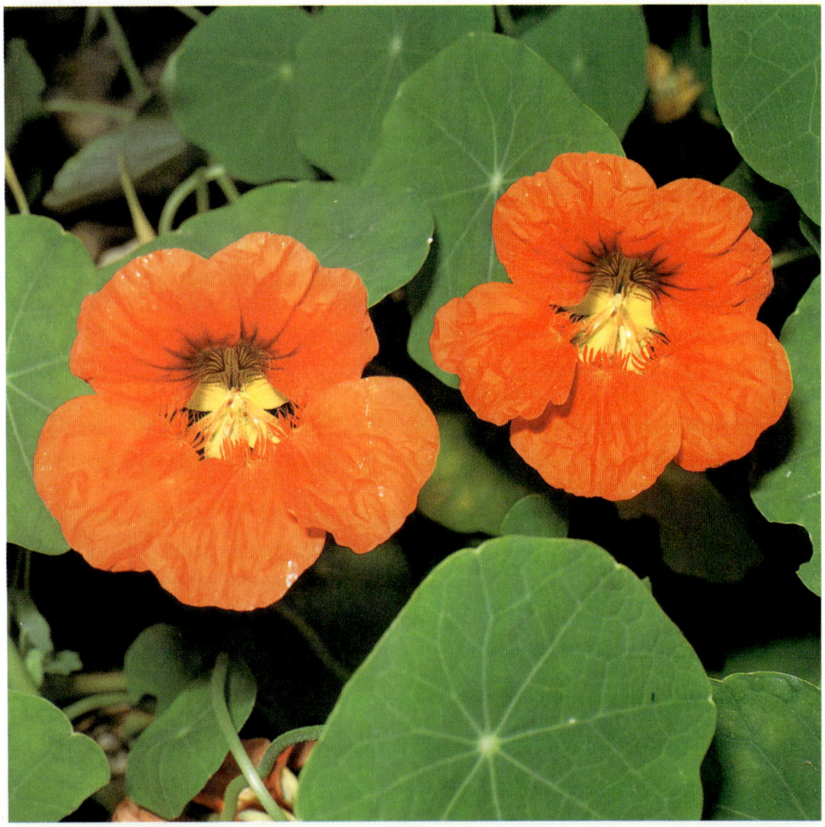

Auch die großen Blüten der Kapuzinerkresse setzen appetitanregende, farbige Akzente in einem Salat.

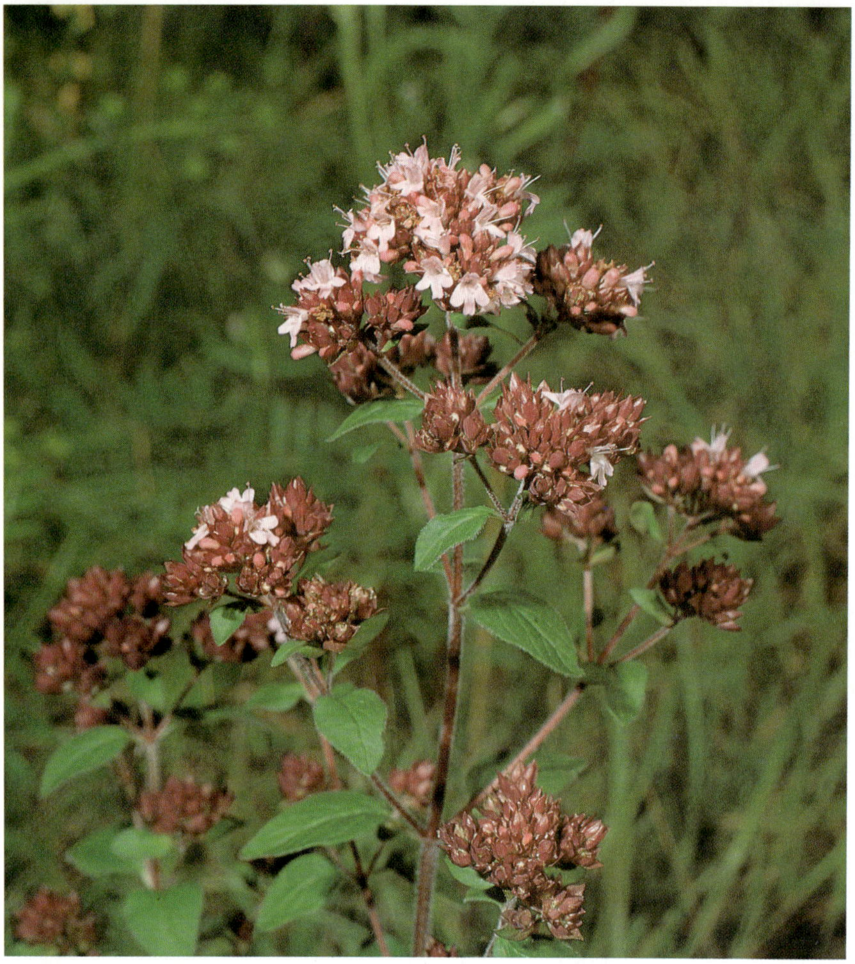

3 **Dost** ***Origanum vulgare***

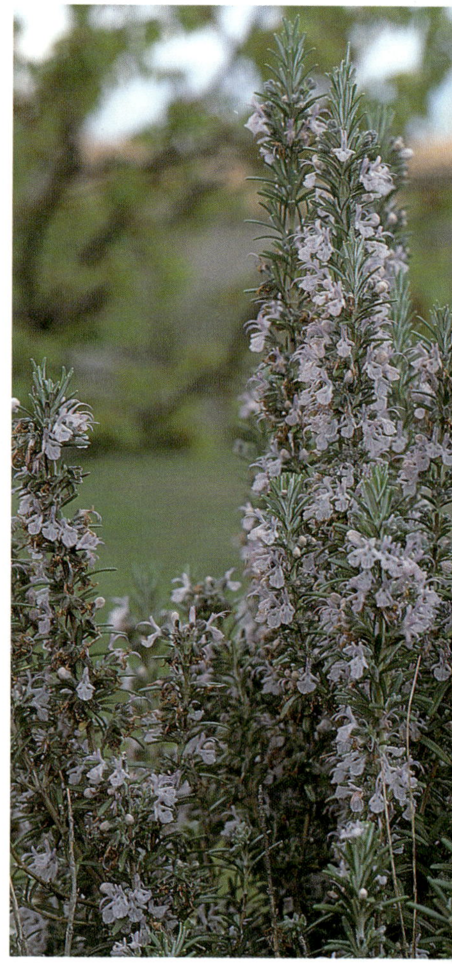

1 **Rosmarin** ***Rosmarinus officinalis***

und Volkskundler H. Marzell überliefert.
Inhaltsstoffe: Ätherisches Öl (Caryophyllen, Bisabolen, Dipenten, wenig Thymol), Rosmarinsäure.
Anwendung: Die blühenden Teile ohne Stengel (Herba Origani) werden von Juli bis September gesammelt und im Schatten getrocknet. Die Droge ist appetitanregend und verdauungsfördernd. Zudem verwendet sie die Volksmedizin bei Husten, Menstruationsbeschwerden, Blähungen sowie äußerlich für Spülungen im Mund-Rachenraum und als Waschung bei Hautausschlägen. In der Küche ist Dost weit mehr als ein Pizza-Gewürz; er paßt zu fast allen italienischen Nudel- und Tomatengerichten, zu vielen Braten und lohnt das Experimentieren mit geschmortem Gemüse. Der Duft bereichert Trockensträuße und Potpourris.

1 Rosmarin

Rosmarinus officinalis
Lippenblütengewächse
Lamiaceae

Beschreibung: Immergrüner, 50–150 cm hoher Halbstrauch mit aufrechten Zweigen; nadelförmige Blätter, 2–3 cm lang, 4 mm breit; blaßviolette bis blaue (weiße) Blüten, kurzgestielt, einzeln oder zu mehreren in den Blattachseln; Gartenpflanze.
Wissenswertes: Der Rosmarin stammt aus dem Mittelmeergebiet und gelangte, wie so viele Heilpflanzen, über die Klostergärten zu uns (Erwähnung im „Capitulare de Villis“ und im Klosterplan von St. Gallen). In seiner griechischen Heimat war der Strauch der Göttin Aphrodite geweiht, und die Römer schmückten mit Rosmarinkränzen ihre Hausaltäre. Auch in den christlichen Legenden tauchte der Strauch auf. So soll Maria auf der Flucht nach Ägypten ihren Mantel über den Strauch gebreitet haben. Seit dieser Zeit schmückt er sich mit himmelblauen Blüten. Rosmarin war einer der Bestandteile des „Jugendtrankes der Königin von Ungarn“, der durch viele Zauberbücher geisterte und angeblich Jugend verlieh. In den gelehrten Kräuterbüchern wird der Ros-

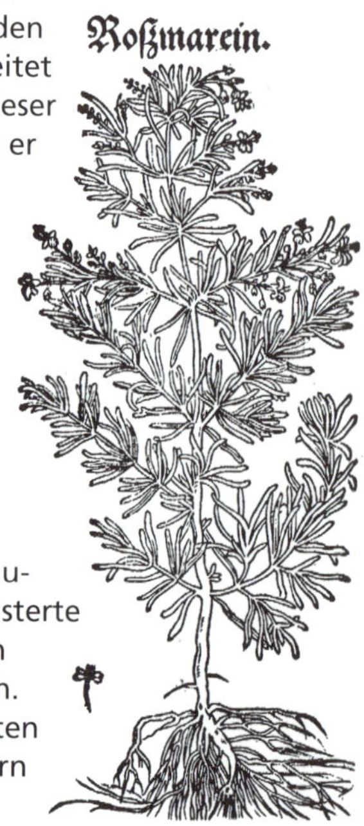

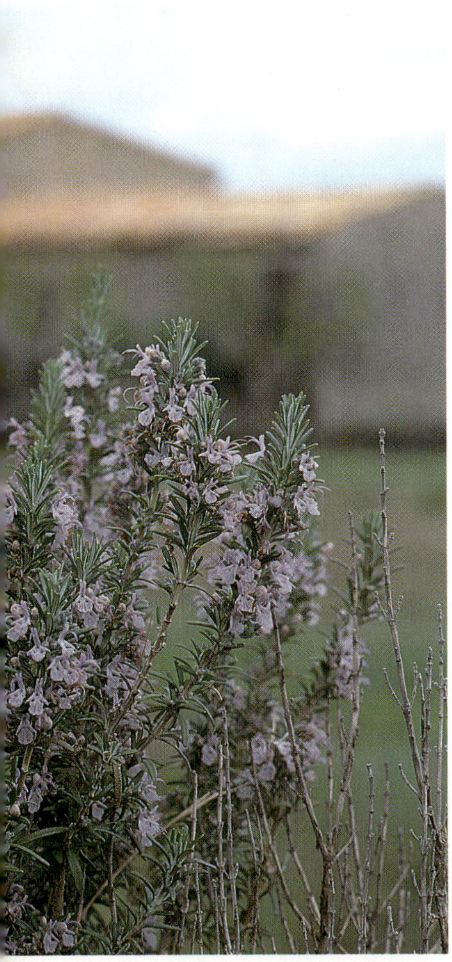

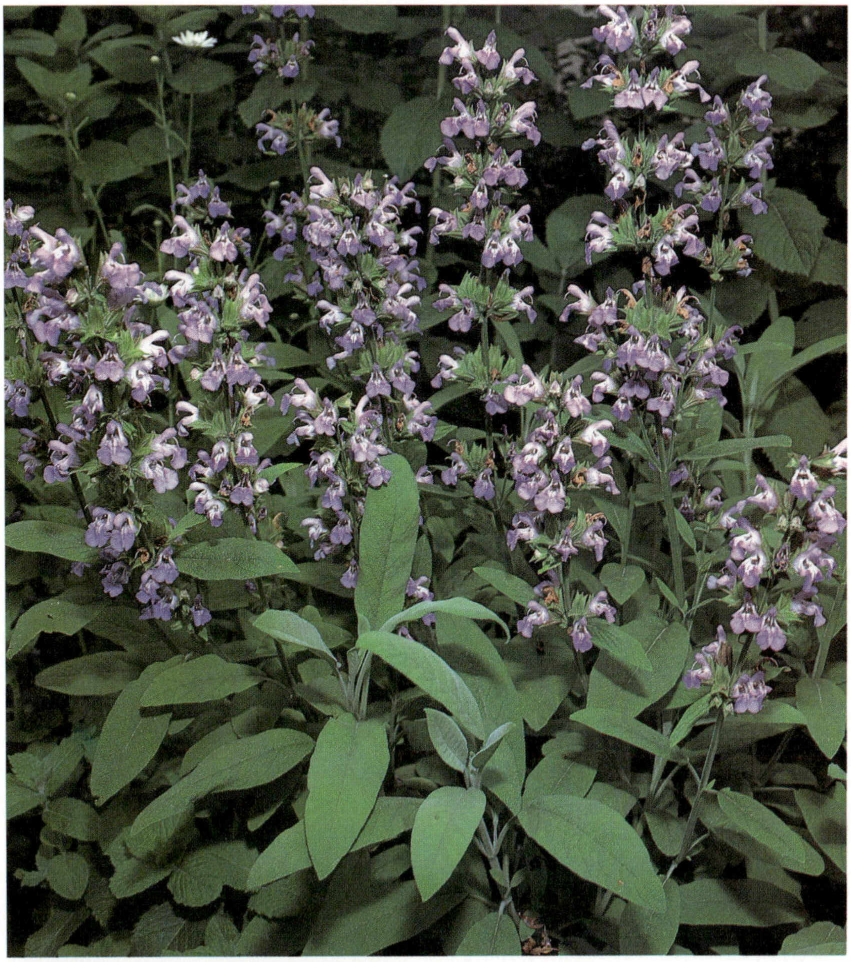

2 **Echter Salbei** ***Salvia officinalis***

marin nicht nur bei einer Unzahl von Krankheiten empfohlen, sondern wird auch »heutbeytag zu wollust und zyerd gebraucht«, womit O. Brunfels meint, er diente als beliebte Zierpflanze. Im Volksbrauch taucht der Rosmarin überall dort auf, wo böse Geister besonders gefährlich werden können (Geburt, Hochzeit, Tod). Er ist eine Pflanze der Liebe (Aphrodite!) – durchaus auch mit aphrodisischer Wirkung –, der Ehe, schützt vor Hexen und wird seit der Römerzeit auf Gräber gesteckt oder verbrannt.

Inhaltsstoffe: Ätherisches Öl (Cineol, Campher, Pinen, weitere Monoterpene), Diterpen-Bitterstoffe, Triterpensäuren, Flavonoide.

Anwendung: Die Zweige werden von Juni bis September abgeschnitten und im Schatten getrocknet; anschließend werden die Blätter (Folia Rosmarini) abgezupft. Die Droge hilft bei Verdauungsstörungen, Blähungen, Völlegefühl und regt den Appetit an. Äußerlich wird Rosmarinöl bei Muskel- und Gelenkrheumatismus angewandt. Bei übermäßigem Gebrauch ist Rosmarin nicht ungefährlich (Magen- und Darmreizung) und sollte von Schwangeren gänzlich gemieden werden (Tee: 1 Teelöffel mit kochendem Wasser übergießen, nach 15 Minuten durch ein Teesieb geben). 50 g der Droge, in 1 Liter Wasser kurz aufgekocht (15–30 Minuten stehen lassen und abgießen) ergibt einen duftenden Badezusatz. Wer mag, kann sogar Rosmarinwein als Aperitif trinken. Dazu läßt man 20 g der Droge fünf Tage in 1 Liter Wein ziehen und filtert ab. Ein Rosmarinzweig verleiht einem Lamm- oder Schweinebraten ein typisches Aroma und paßt ausgezeichnet zu gegrilltem und gebratenem Geflügel (mit oder ohne Füllung). Ansonsten empfiehlt es sich, geringe Mengen der Blätter vor Gebrauch im Mörser zu zerkleinern. Rosmarin paßt zu Kartoffeln, Salaten, Suppen und Soßen. Im Garten sieht ein Rosmarinstrauch hübsch aus, erfriert jedoch leicht in harten Wintern; daher sollten zur Sicherheit Stecklinge abgenommen werden.

2 Echter Salbei

Salvia officinalis
Lippenblütengewächse
Lamiaceae

Beschreibung: Stark verzweigter Halbstrauch, 20–70 cm hoch; Blätter lanzettlich, junge Blätter weißfilzig; violette oder weiße Blüten in 4- bis 10blütigen Quirlen, gerade, helmförmige Oberlippe, Blütezeit VI–VII; Gartenpflanze.

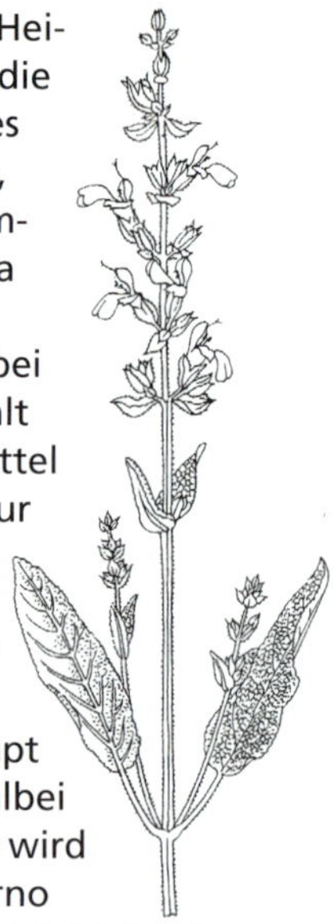

Wissenswertes: Die Heimat des Salbei sind die heißen Macchien des Mittelmeergebietes, doch ist sein Vorkommen in Mitteleuropa seit dem 9. Jahrhundert belegt. Salbei (salvare = heilen) galt lange als das Heilmittel schlechthin. Nicht nur Walahfrid Strabo stellt ihn allen Pflanzen voran. Der Spruch »Warum stirbt denn überhaupt der Mensch, dem Salbei im Garten wächst?« wird der Schule von Salerno zugeschrieben und drückt das Ansehen des Krautes aus. Allerdings liefert der Autor gleich die Antwort: »Gegen den Tod ist kein Kräutlein … gewachsen.« H. Bock empfiehlt den Salbei vor allem den armen Kranken, die sich keinen Arzt leisten können. Viele Volksbräuche ranken sich um den Salbei als Sympathiemittel. Beim heutigen Zustand der Haustüren kann folgender Liebeszauber nicht mehr durchgeführt werden: Man durchlöchert ein Salbeiblatt dreimal, flicht die eigenen und die Haare der/des Geliebten hinein – und vergräbt alles unter der Türschwelle.
Inhaltsstoffe: Ätherisches Öl (Thujon, Cineol, Sesquiterpene), Gerbstoffe (Rosmarinsäure), Bitterstoffe, Triterpene.
Anwendung: Die Blätter (Folia Salviae) werden von Mai bis Juli gesammelt und im Schatten getrocknet. Die Droge hilft als Gurgelmittel bei Zahnfleisch- und Halsentzündungen (Salbei ist Bestandteil einiger Zahnpasten) und in Form von Tee bei Verdauungsstörungen, Blähungen, Entzündungen der Darmschleimhaut, Durchfall und übermäßiger Schweißbildung. Die Volksmedizin wendet Salbei außerdem zur Hemmung der Milchsekretion sowie als blutdrucksenkendes und menstruationsförderndes Mittel an. Für ein Gurgelwasser wird 1 Eßlöffel der Droge mit kochendem Wasser übergossen und nach 10 Minuten abgeseiht, für einen Tee nimmt man 1 Teelöffel (5 Minuten ziehen lassen). Thujon ruft in größeren Mengen (15 g der Trockendroge pro Aufguß) Herzrasen, Hitzegefühl und Krämpfe hervor; daher darf der Tee keinesfalls überdosiert werden. Da getrockneter Salbei sehr dominant schmeckt, verwendet man ihn sparsam zu Leber, Hackfleisch, Wild, Geflügel (Füllung) oder Fisch. Als Beilage zu Grillgerichten gibt man in eine geschälte, halbierte Zwiebel etwas frischen Salbei, Knoblauchscheiben und Butter, umhüllt mit Aluminiumfolie und legt das Ganze auf die Holzkohle. Im Bauerngarten (sonniger Standort) sollte Salbei regelmäßig geteilt oder durch Stecklinge verjüngt werden.

1 **Muskateller-Salbei**

Salvia sclarea
Lippenblütengewächse
Lamiaceae

Beschreibung: Zweijährige, 80–120 cm hohe Pflanze; Blätter breitoval bis länglich-herzförmig, graufilzig, gekerbt; Tragblätter der Blütenrispen rötlich bis lila (ähnlich die Blüten), Blütezeit VI–VII; Gartenpflanze, selten eingebürgert.
Wissenswertes: Der Muskateller-Salbei stammt aus dem östlichen Mittelmeergebiet (bis Iran). Schon die antiken Parfümeure der Insel Kreta kannten ihn. Später empfahl Dioskurides seinen Duft als angenehmes Schlafmittel. Nach Hildegard von Bingen führt er zusammen mit Stechapfel (giftig!) und Raute zum Erbrechen eingenommenen Giftes und stärkt den schwachen Magen. Ebensowenig Erfolg verspricht eine alte volksmedizinische Nutzung, das Kraut gegen Fieber auf den Puls zu binden. Praktischer waren da die Winzer vergangener Zeiten, denn das Öl aromatisiert jeden Wein zu „echtem" Muskateller.
Inhaltsstoffe: Ätherisches Öl (Borneol, Pinen, Cineol).
Anwendung: Die Blätter und Blüten galten früher als verdauungs- und menstruationsfördernd, werden

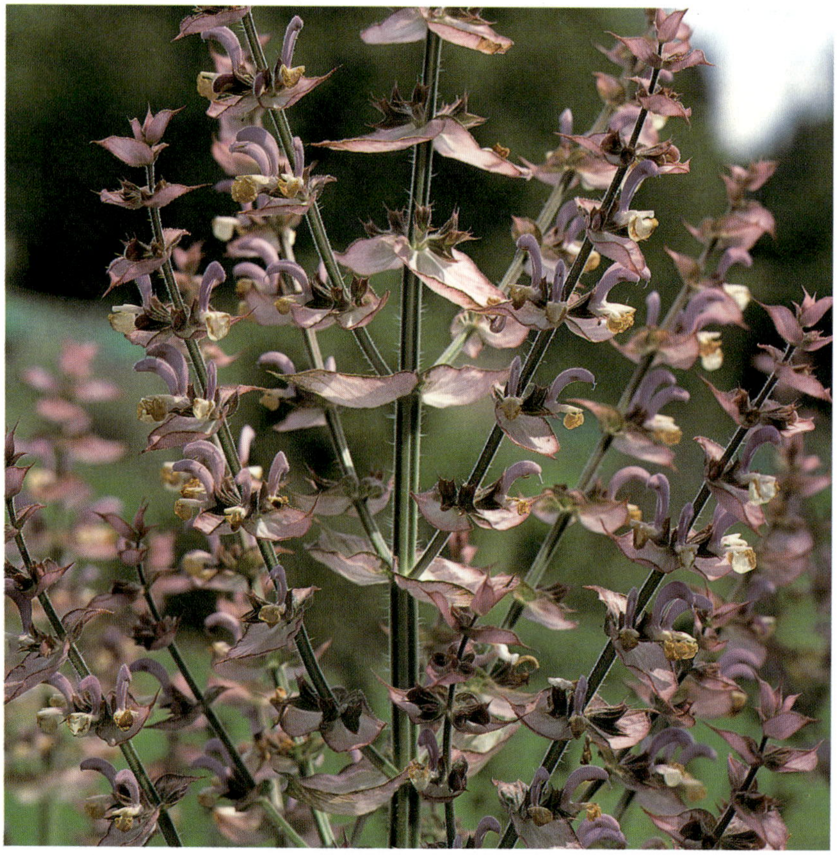

1 **Muskateller-Salbei** *Salvia sclarea*

aber heute kaum noch genutzt. Muskateller-Salbei kann Potpourris, Kräutersträußchen und -säckchen beigefügt werden.

2 Winter-Bohnenkraut

Satureja montana
Lippenblütengewächse
Lamiaceae

Beschreibung: Ausdauernder, 40 cm hoher, fast kahler Halbstrauch; Blüten 7–10 mm lang, Blütezeit VIII–X, Blütenquirle genähert; Gartenpflanze.

Das Sommer-Bohnenkraut *(Satureja hortensis)* ist eine verzweigte, 25 cm hohe, einjährige, flaumig behaarte Pflanze; Blätter schmal-lanzettlich; Blüten lila oder weiß, 4–6 mm lang, Blütezeit VII–IX, Blütenquirle voneinander entfernt; Gartenpflanze.

Wissenswertes: Beide Formen des Bohnenkrautes stammen aus dem Mittelmeergebiet. Als erstes erkannten wohl die Römer die Würzwirkung des Krautes, denn in römischen Rezepten wird es regelmäßig erwähnt. Über die Klostergärten der Benediktiner breitete es sich bei uns aus (erwähnt im „Capitulare de Villis"). Schon Ovid schrieb dem Bohnenkraut aphrodisische Kräfte zu, und die Kräuterbücher wiederholen gerne diese Anwendung. So schreibt Mattioli: »Saturey gibt eine liebliche schärpfe ... bringt die vnkeusche begirde auff die bahn.«

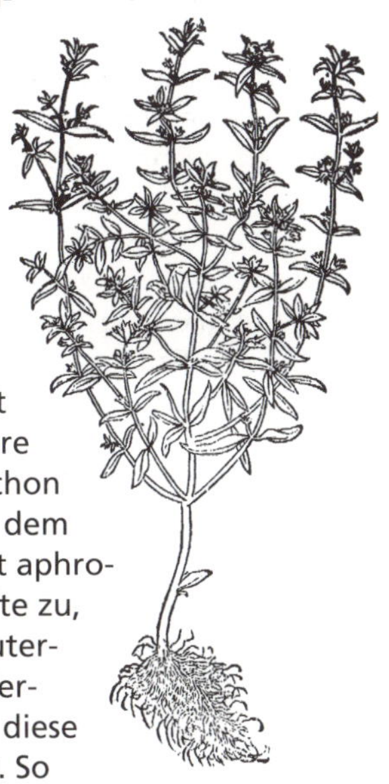

Inhaltsstoffe: Gerbstoffe, ätherisches Öl (Cymol, Carvacrol).

Anwendung: Früher war Bohnenkraut (Herba Saturejae) von gewisser Bedeutung in der Volksmedizin. Es wurde bei Entzündungen im Magen-Darmbereich, bei Blähungen, als krampflösendes und magenstärkendes Mittel verordnet. Beide Arten enthalten die gleichen Inhaltsstoffe und können frisch (dann möglichst nur die zarten Blattspitzen) wie getrocknet verwendet werden. Bohnenkraut paßt zu allen Hülsenfrüchten (Gemüse und Suppen), zu Bratkartoffeln, fettem Fleisch, Fisch, Pilzen, Mayonnaisen und Kräutersoßen, sollte allerdings sparsam und erst gegen Ende der Garzeit zugegeben werden. Grillhähnchen, die etwa 2 Stunden mit Bohnenkraut in Öl mariniert werden, erhalten ein leicht pfeffriges, pikantes Aroma. Für die Anzucht auf der Fensterbank eignet sich eher das Sommer-Bohnenkraut.

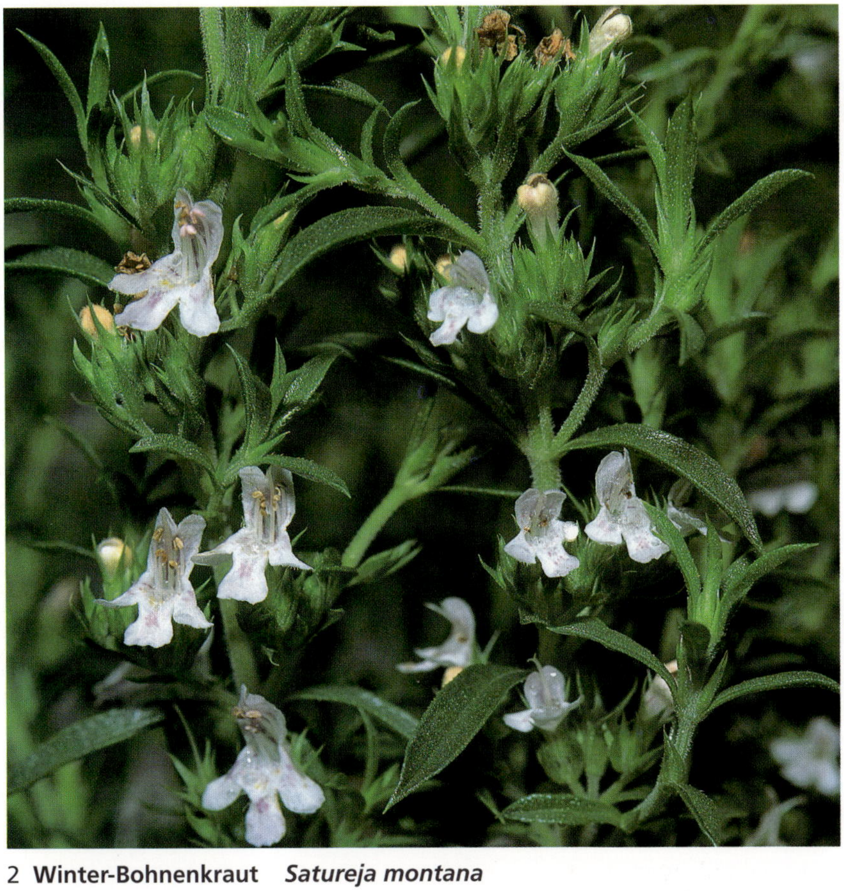

2 **Winter-Bohnenkraut** ***Satureja montana***

3 Feld-Thymian, Quendel

Thymus pulegioides
Lippenblütengewächse
Lamiaceae

Beschreibung: Ausdauernd, 30 cm hoch, mit niederliegendem bis aufsteigendem Stengel, nur am Grunde etwas verholzt; Blätter länglich bis länglich-eiförmig; Kelch rotviolett, Krone rosa, Blütezeit V–X; Sandfluren, Steppenheide, lichte Wälder, Matten, Wegränder.

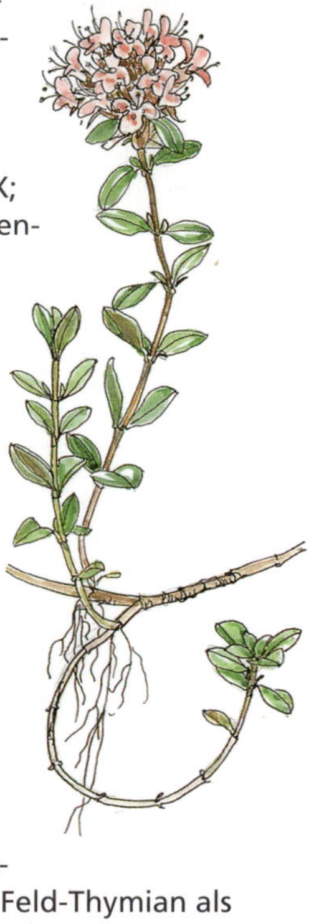

Der Feld-Thymian ist eine formenreiche Sammelart, zu der auch der Sand-Thymian *(Thymus serpyllum)* gehört. Eine genaue Bestimmung ist nur mit Hilfe eines guten Bestimmungsbuches möglich.

Wissenswertes: Plinius erwähnt den Feld-Thymian als Mittel gegen Skorpione und Schlan-

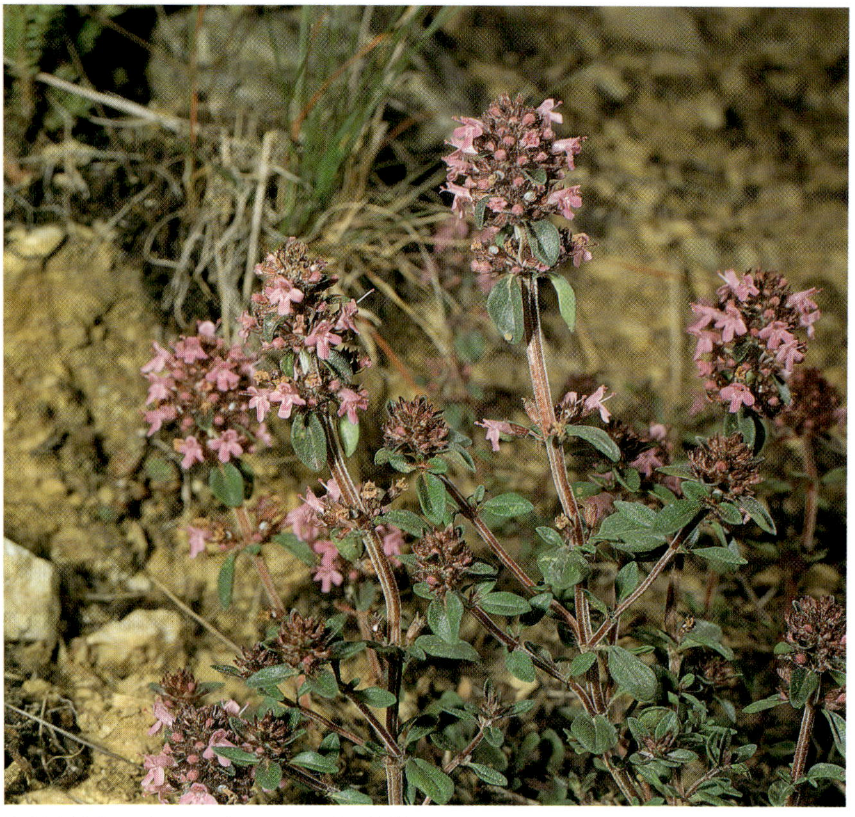

3 **Feld-Thymian** ***Thymus pulegioides***

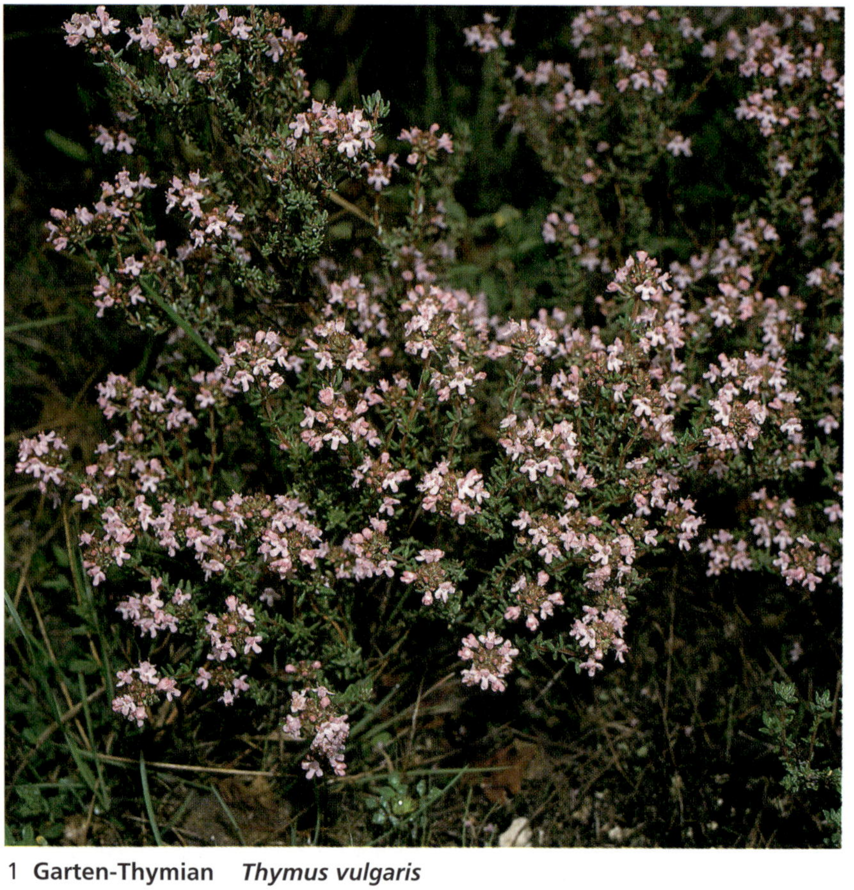

1 **Garten-Thymian** ***Thymus vulgaris***

gen, ein späterer römischer Autor schreibt sogar, Getreideschnitter äßen ihn, um während der Ruhe vor giftigem Gewürm verschont zu bleiben. Eine merkwürdige Anwendung schlägt Hildegard von Bingen vor, denn sie glaubt, ein Brötchen aus Quendel mit Weizenmehl hilft bei schwachem, mangelndem Gehirn. In den Volksbräuchen wird der Feld-Thymian häufig mit Maria in Verbindung gebracht, die aus ihm ein Lager bereitet haben soll (»unser frawen bettstroe« oder »Marienbettstroh«). Wie so viele andere duftende Pflanzen galt auch er als dämonenabwehrend.
Inhaltsstoffe: Ätherisches Öl (Thymol, Carvacrol, Cymol, Linalool, Lineol, Pinen), Gerbstoffe, Bitterstoffe, Flavonoide.
Anwendung: Das Kraut (Herba Serpylli) wird ebenso wie der Garten-Thymian verwendet, wirkt jedoch nicht so stark. Die Volksmedizin nutzt die Droge als magenstärkenden, beruhigenden, bei Katarrhen und Reizhusten schleimlösenden Tee, der auch bei Blasen- und Nierenerkrankungen getrunken wird (1 Teelöffel mit kochendem Wasser übergießen, nach 10 Minuten abseihen).

1 Garten-Thymian

Thymus vulgaris
Lippenblütengewächse
Lamiaceae

Beschreibung: Halbstrauch, 20–50 cm hoch, mit am Grunde verholzten Stengeln; Blätter sitzend, linealisch bis länglich-eiförmig, unterseits dicht weißfilzig, am Rand umgerollt; Blüten rosa oder weiß, in blattachselständigen Scheinquirlen, Blütezeit V–X; Gartenpflanze.
Wissenswertes: Im Unterschied zum heimischen Feld-Thymian stammt der Garten-Thymian aus dem Mittelmeergebiet. Bereits die Ägypter nutzten sein Öl für Parfüms und zum Einbalsamieren. Spätestens die Griechen entdeckten ihn jedoch als Gewürz. Im mittelalterlichen Deutschland galt er als Symbol für Mut, Kraft und Tapferkeit (thymos =

Mut), daher trugen ihn manche Ritter als Turnierzeichen.
Inhaltsstoffe: Ätherisches Öl (Thymol, Carvacrol, Cymen, Camphen), Gerbstoffe, Flavonoide, Triterpene.
Anwendung: Das Kraut (Herba Thymi) wird im Mai gesammelt und in Sträußchen getrocknet. Die Droge wirkt schleimlösend bei Husten, Bronchitis, sie ist antibakteriell und hilft als Gurgelwasser bei Entzündungen im Mund-Rachenraum (Zahnpasta mit Thymian). Sie ist in zahlreichen Fertigarzneien und Badezusätzen enthalten. In der Volksmedizin gilt sie außerdem als harntreibend und als Wurmmittel (Tee: 1 gehäuften Teelöffel mit kochendem Wasser übergießen, 10 Minuten ziehen lassen, durch ein Teesieb geben). Zu hohe Dosierung kann Leibschmerzen hervorrufen. In der Küche würzt Garten-Thymian Hackfleisch, Rinder- und Wildbraten, Geflügel, Suppen und Fleisch (trockene Blättchen schmecken kräftiger). Vor allem in Rezepten der französischen Küche hat Thymian einen festen Platz. Daher darf Garten-Thymian in keinem Bauerngarten fehlen. Er verträgt kräftigen Schnitt und eignet sich gut als Beeteinfassung.

Thymus.
Römisch Quendel.

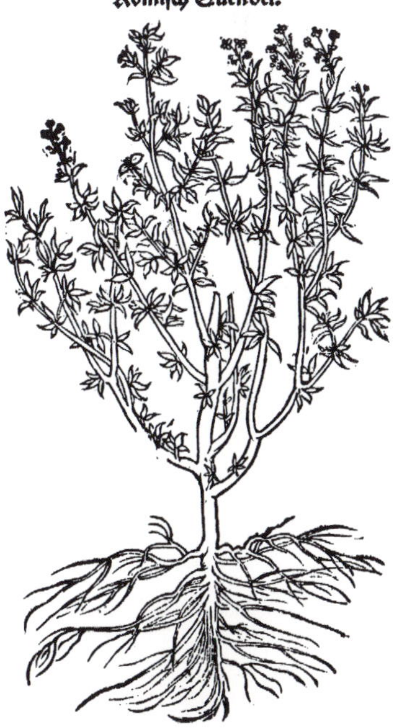

2 **Eisenkraut**

Verbena officinalis
Eisenkrautgewächse
Verbenaceae

Beschreibung: Einjährige oder ausdauernde, 30–90 cm hohe Pflanze mit kantigem Stengel; Blätter grob gekerbt bis fiederspaltig, am Rand und auf den Nerven rauhhaarig; Blüten klein, blaßlila, in langgestielten, rutenförmigen Ähren, Blütezeit VII–VIII; Ufer, Wegränder, Schuttplätze.
Wissenswertes: Das Eisenkraut war ein typisches Zauberkraut, das allerdings nicht mit eisernem Werkzeug ausgegraben werden durfte. Es sollte unter anderem Glück bringen, Männern das erwünschte Liebesglück gewähren, Frauen schön machen und war nicht zuletzt nach einigen Rezepten Bestandteil der berühmten Hexensalben. Nahm H. Bock das alles noch gelassen zur Kenntnis (»Verbena ... mehr in der zauberei dann in der artznei gesamlet«), so wetterte Luther wortgewaltig gegen diesen Aberglauben, den die Kirche durch Weihen der Kräuter auch noch unterstützte.
Inhaltsstoffe: Iridoidglykoside (Verbenalin, Hastatosid), Kaffeesäurederivate, ätherisches Öl, Bitterstoffe.
Anwendung: Das blühende Kraut (Herba Verbenae) wird gesammelt und im Schatten getrocknet. Es ist allenfalls noch in der Volksmedizin und Homöopathie bei Schwächezuständen, Müdigkeit, Kopfschmerz und Depressionen, als harntreibendes und bei Bronchitis als schleimlösendes Mittel in Gebrauch (1 Teelöffel mit kochendem Wasser übergießen, nach 5–10 Minuten abseihen). Äußerlich soll es die Wundheilung unterstützen.

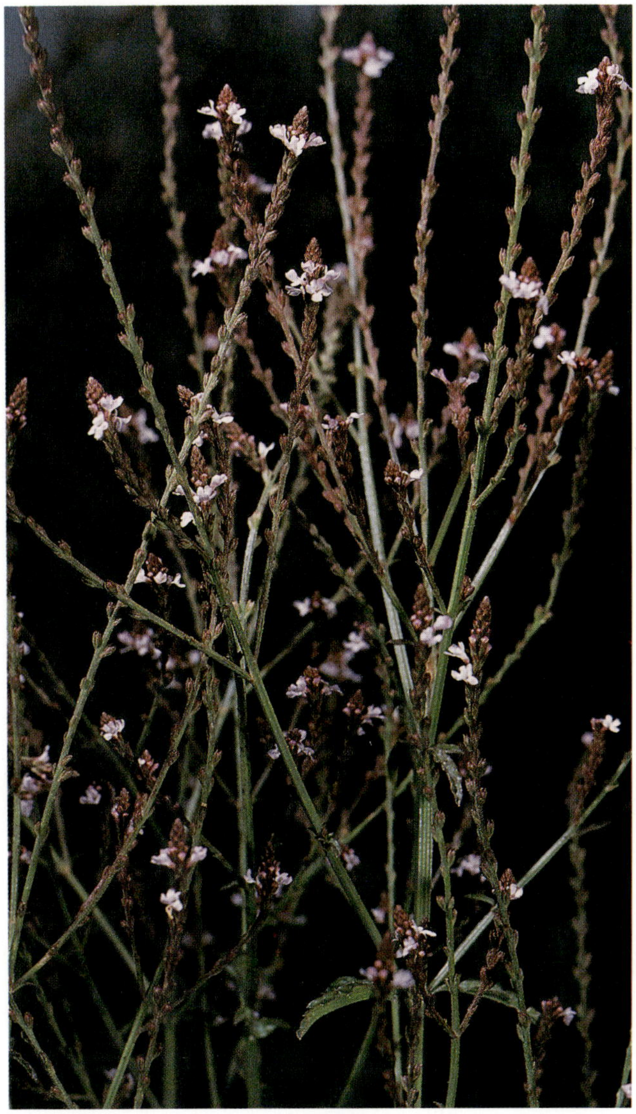

2 **Eisenkraut** ***Verbena officinalis***

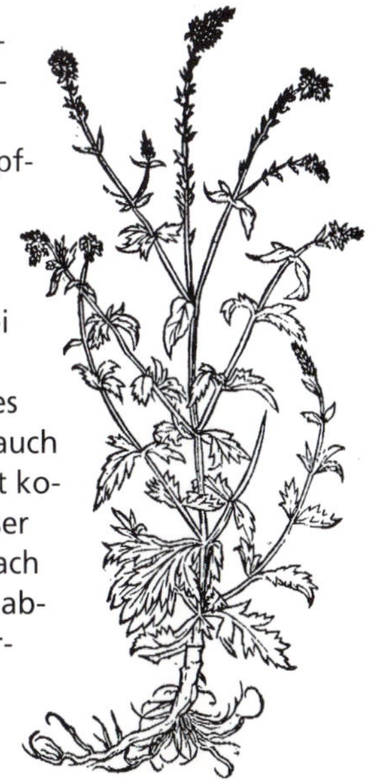

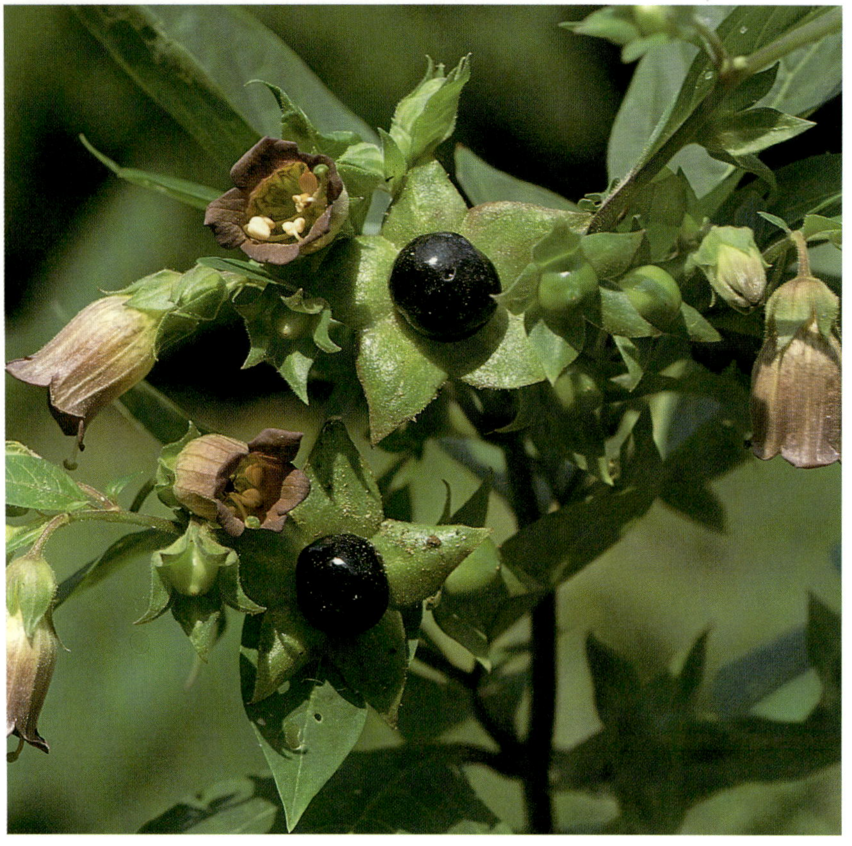

1 Tollkirsche *Atropa belladonna*

1 Tollkirsche ☠

Atropa belladonna
Nachtschattengewächse
Solanaceae

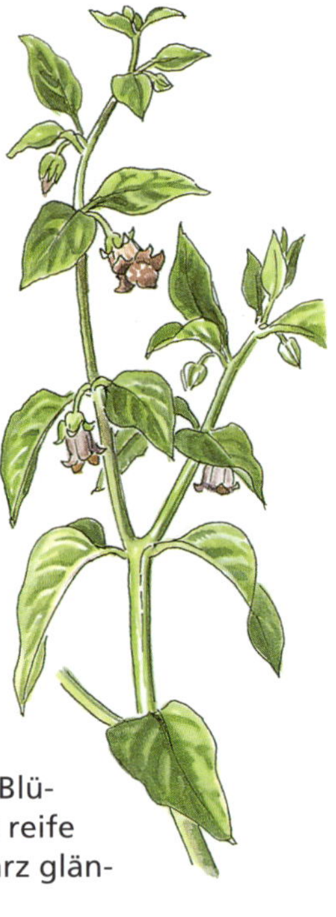

Beschreibung: Ausdauernde, 50–150 cm hohe Staude mit strauchartiger Wuchsform; Blätter ganzrandig, elliptisch zugespitzt, am Stengel herablaufend; Blüten einzeln oder zu dritt in den Blattachseln, Blütezeit VI–VIII; reife Beeren schwarz glänzend; Laubwälder, Kahlschläge.
Wissenswertes: Die Tollkirsche gehört zu den gefährlichsten Giftpflanzen der heimischen Flora. Bereits drei bis vier der reifen Beeren können für Kinder tödlich sein. Als C. von Linné die Pflanze nach der griechischen Göttin Atropos benannte (sie schneidet den Lebensfaden der Menschen ab), war er sich dessen wohl bewußt. Der Artname spielt auf eine Modeerscheinung der italienischen Renaissance an. Damals erweiterten die schönen Frauen mit Atropin ihre Pupillen, um aus dunklen Augen besonders unergründlich zu blicken. Erstmals erwähnt wird diese Pflanze von Theophrast, und dann häufiger im deutschen Mittelalter – stets mit einer Warnung vor ihrer Giftigkeit (»ward aber darnach ... so doll und ungeschickt«, heißt es bei H. Bock von einem – offensichtlich robusten – Mann, der eine »gutte schüssel voll« Beeren gegessen hatte). In der Tiermedizin war die Tollkirsche durchaus gebräuchlich und wuchs daher in manchem Bauerngarten.
Inhaltsstoffe: Hyoscyamin, Atropin, Scopolamin und andere Alkaloide.
Anwendung: Die Alkaloide der Tollkirsche beruhigen das parasympathische Nervensystem, sie sind krampflösend im Magen-Darmbereich, in Gallen- und Harnwegen und lindern den Reizhusten bei Bronchialasthma. In zu hoher Konzentration wirken sie jedoch lähmend, es kommt zu erhöhtem Puls, Pupillenerweiterung, trockenen Schleimhäuten, Halluzinationen (Hexenpflanze!) und schließlich zum Tode.

2 Stechapfel ☠

Datura stramonium
Nachtschattengewächse
Solanaceae

Beschreibung: Einjährige, 30–120 cm hohe Pflanze mit strauchartig verzweigtem Stengel; große, unregelmäßig gelappte oder gezähnte Blätter; einzelne, aufrechte Blüte, weiß bis blauviolett, Blütezeit VI–X; Frucht eine stachelige Kapsel.
Wissenswertes: Der Stechapfel stammt aus Mexiko und gelangte wahrscheinlich erst im 16. Jahrhundert nach Mitteleuropa. Man erkannte aber recht bald die berauschende und erotisierende Wirkung der Pflanzendroge. Vielleicht wurde sie zusammen mit Tollkirsche und Bilsenkraut zu den Flugsalben der Hexen gemischt. Gut belegt sind dagegen Verbrechen aus neuerer Zeit. So plünderten Zugräuber um 1775 in Südfrankreich Reisende aus, denen sie vorher Stechapfelwein angeboten hatten. Volksbräuche, die sich um den Stechapfel ranken, gibt es dagegen kaum. Immerhin sollten die stacheligen „Donnerku-

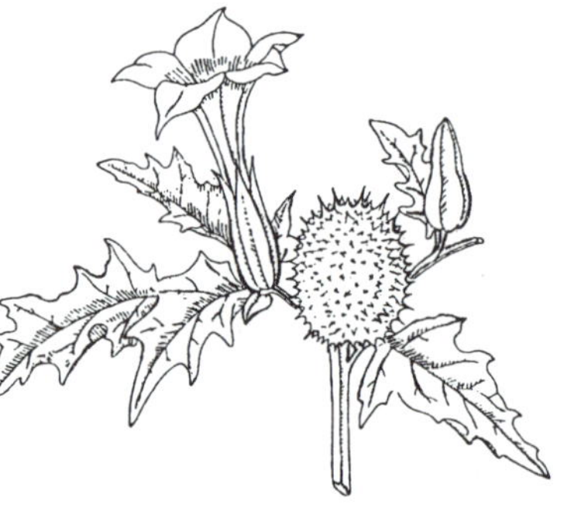

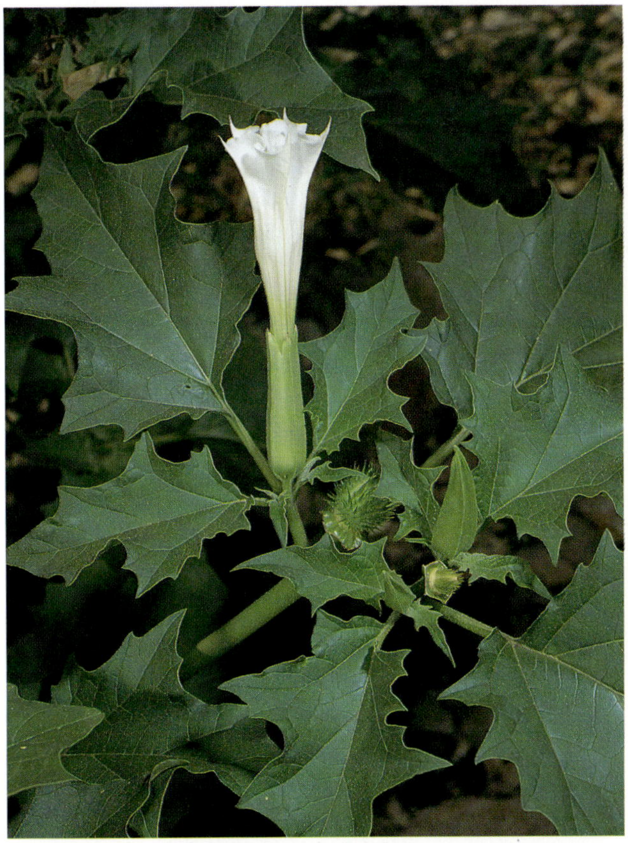

2 **Stechapfel** ***Datura stramonium***

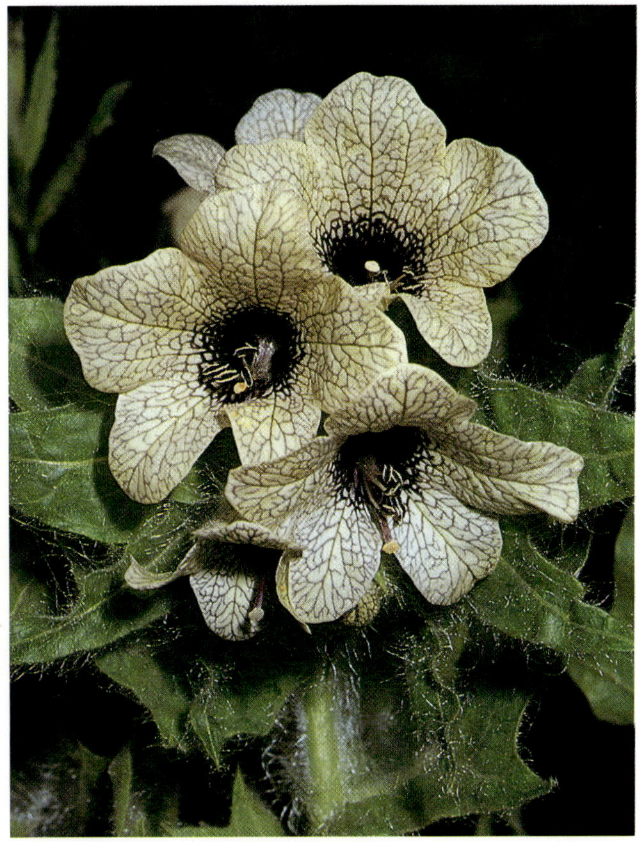

3 **Bilsenkraut** ***Hyoscyamus niger***

geln" das Gewitter abwehren.
Inhaltsstoffe: Hyoscyamin, Scopolamin, Atropin und andere Alkaloide, Nicotin, Flavonoide, Cumarine.
Anwendung: Der giftige Stechapfel gehört allein in die Hand des Arztes. Seine Inhaltsstoffe sind in Fertigpräparaten gegen Husten, Asthma (sogenannte Asthmazigaretten) und die Parkinsonsche Krankheit enthalten. Die Homöopathie verwendet die Droge bei Hirnreizung, Erschöpfungszuständen, Krämpfen und Asthma.

3 **Bilsenkraut** ☠

Hyoscyamus niger
Nachtschattengewächse
Solanaceae

Beschreibung: Ein- bis mehrjährige, 20–80 cm hohe Pflanze mit zottig behaartem Stengel; gestielte, verkehrt-eiförmige, buchtig eingeschnittene Blätter; Blüte schmutziggelb, violett geädert; lichte Wälder, Gebüsche.

Wissenswertes: Das Bilsenkraut war früher Rauschpflanze und Mordinstrument. Hexen bereiteten daraus ihre Salben und manch ein Giftmischer wußte genau, wie hoch die tödliche Dosis sein mußte. Schon die Germanen sollen ihre Wurfspieße damit vergiftet haben, und Shakespeare läßt den Geist von Hamlets Vater erscheinen, der seine Vergiftung mit Bilsenkraut beklagt. Andererseits mischten eifrige Bierbrauer ihrem Getränk Bilsenkraut zu, um es besonders berauschend zu machen. Dioskurides kennt die Pflanze als schmerzstillendes Mittel und warnt, wie alle anderen nach ihm, vor der Vergiftungsgefahr. Daneben ranken sich vielerlei abergläubische Bräuche um das Bilsenkraut. Ein Regenzauber aus dem 9. Jahrhundert sieht vor, daß ein nacktes Mädchen mit dem kleinen Finger der rechten Hand das Kraut ausreißt, es an die rechte kleine Zehe bindet und damit zu einem Fluß geht. Wenn sie mit Wasser besprengt und rückwärts umgekehrt ist, kommt der Regen. Manche Sprachforscher glauben, daß der Name auf das indogermanische „bhel" (Phantasie) zurückgeht.
Inhaltsstoffe: Hyoscyamin, Scopolamin, Atropin und andere Alkaloide, Gerbstoffe.

Bülſen.

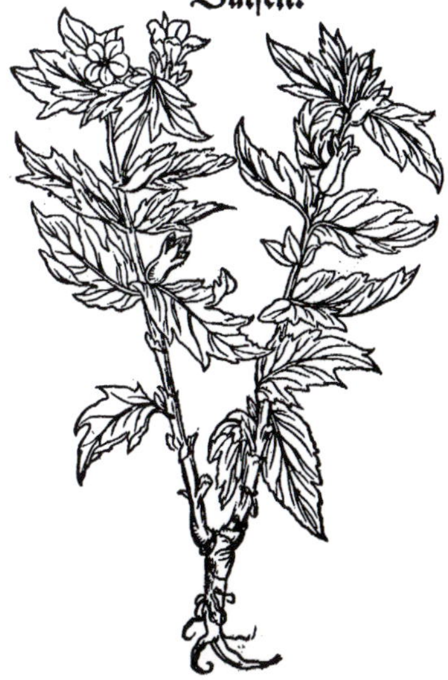

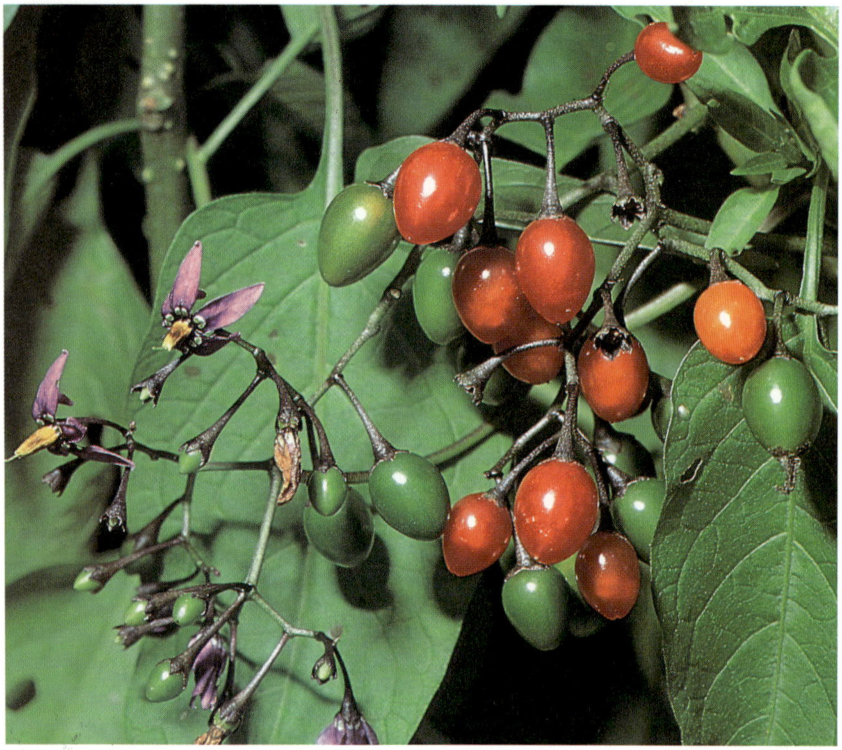

1 **Bittersüßer Nachtschatten** ***Solanum dulcamara***

Anwendung: Bilsenkraut gehört zu den wirklich gefährlichen Giftpflanzen und darf nicht gesammelt werden. Die Droge (Hyoscyami folium) wird jedoch in einigen beruhigenden oder krampflösenden Fertigarzneien gegen Bronchialasthma, Koliken und die Parkinsonsche Krankheit eingesetzt.

1 Bittersüßer Nachtschatten ☠

Solanum dulcamara
Nachtschattengewächse
Solanaceae

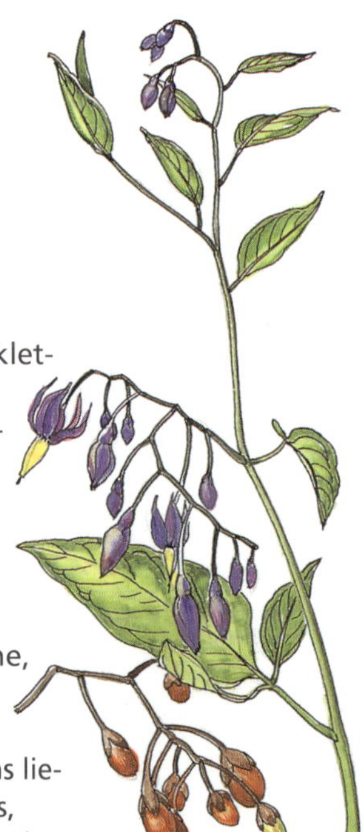

Beschreibung: Ausdauernder, kletternder, 50–150 cm hoher Halbstrauch, Stengel am Grunde verholzt; Blätter eiförmig-lanzettlich; Blütenkrone dunkelviolett, kegelförmig verwachsene Staubblätter goldgelb, Blütezeit VI–VIII; Beeren glänzend rot; feuchte Gebüsche, Auwälder, Hecken.
Wissenswertes: Eine Erklärung des merkwürdigen Namens lieferte bereits Tabernaemontanus, denn die bitteren Stengel schmecken erst bei längerem Kauen süß. Verwendet wurde die Pflanze vor allem in der Zaubermedizin (daher auch der alte Volksname „Alpranke"). Man glaubte, durch Umhängen der Stengel sein Vieh heilen oder Babys in der Wiege vor Zauberei zu schützen.
Inhaltsstoffe: Steroidalkaloide (Solanine, Saponine), Gerbstoffe.
Anwendung: Der Bittersüße Nachtschatten ist giftig und sollte nicht gesammelt werden. Dennoch gibt es für die Stengel eine Reihe volksmedizinischer und homöopathischer Anwendungen als schweiß- und harntreibendes, Asthma- und Abführmittel, äußerlich bei chronischen Ekzemen, Hauterkrankungen und Rheuma.

2 Kleinblütiger Gelber Fingerhut ☠

Digitalis lutea
Braunwurzgewächse
Scrophulariaceae

Beschreibung: Ausdauernde, 50–100 cm hohe Staude, Stengel und

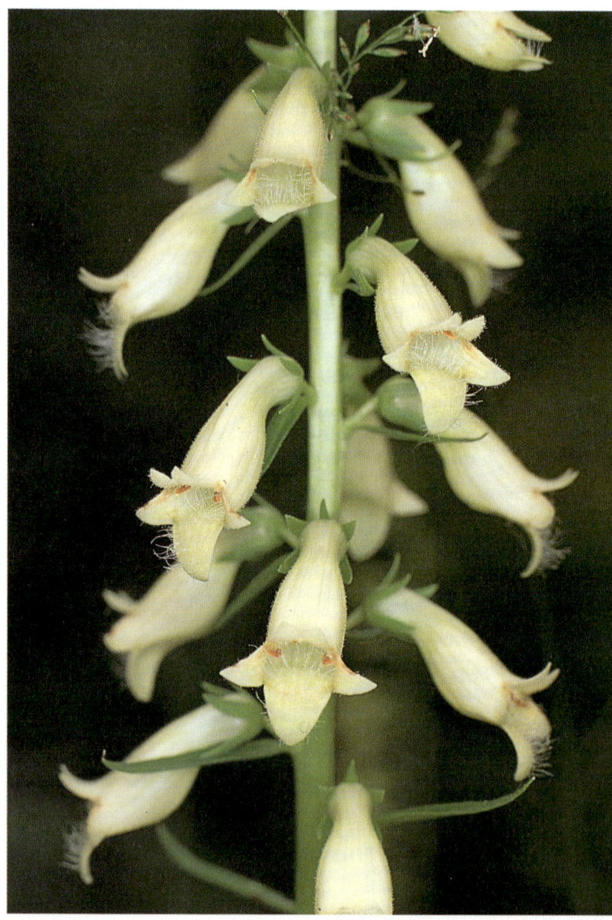

2 **Kleinblütiger Gelber Fingerhut** ***Digitalis lutea***

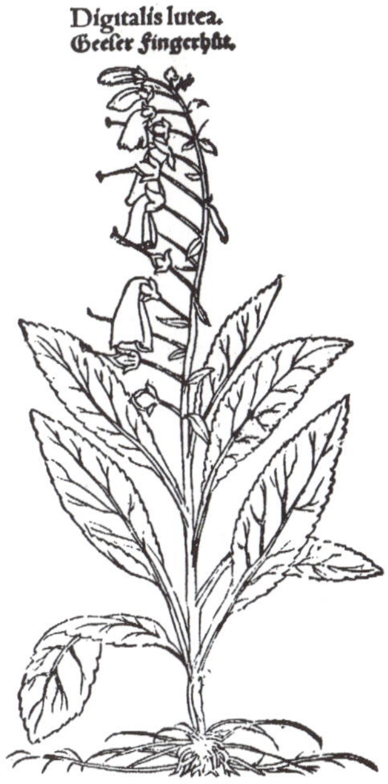

Blattstiele kahl; Blütenkrone gelb, innen behaart, 2–2,5 cm, Blütezeit VI–VIII; Waldränder, buschige Abhänge. *Digitalis lutea* ist geschützt!
Wissenswertes: Der Kleinblütige Gelbe und der Großblütige Fingerhut *(Digitalis grandiflora)* enthalten die gleichen herzwirksamen Glykoside wie der Rote Fingerhut, werden aber medizinisch kaum verwendet. Da sich der Wollige Fingerhut *(Digitalis lanata)* besser anbauen läßt und mehr Wirkstoffe enthält, konzentriert sich das Interesse der pharmazeutischen Industrie zunehmend auf diese südosteuropäische Art.
Inhaltsstoffe: Herzwirksame Glykoside, Saponine, Flavonoide.
Anwendung: Der Kleinblütige Gelbe Fingerhut ist giftig und darf nicht gesammelt werden. Siehe Roter Fingerhut.

3 **Roter Fingerhut** ☠

Digitalis purpurea
Braunwurzgewächse
Scrophulariaceae

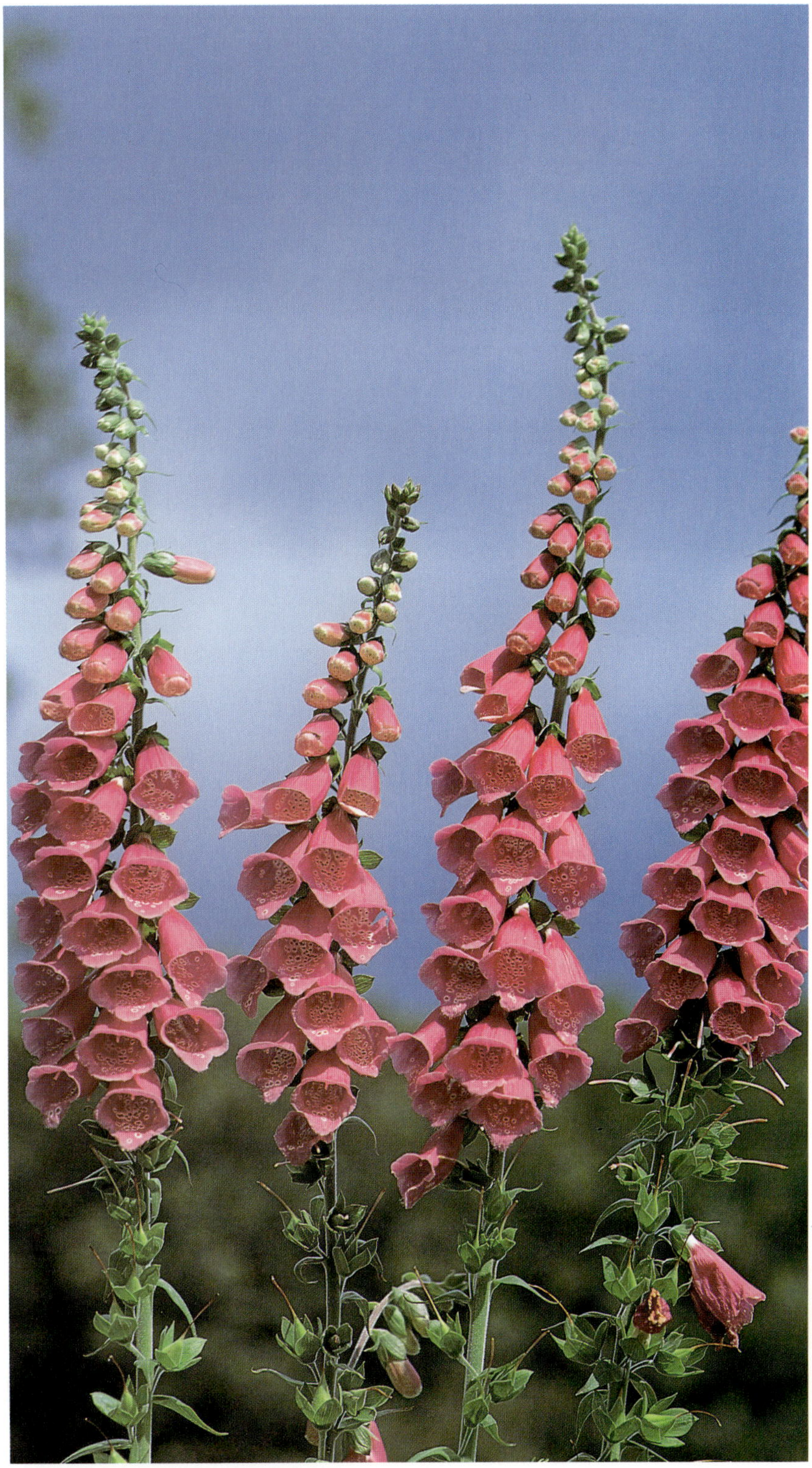

3 **Roter Fingerhut** ***Digitalis purpurea***

Beschreibung: Zweijährige, 40–150 cm hohe Pflanze mit aufrechtem, unverzweigtem Stengel; Blätter eiförmig-lanzettlich in grundständiger Rosette, obere kleiner, wechselständig; 6 cm lange, purpurrote Blüte, innen dunkel gefleckt, Blütezeit VI–VII; Kahlschläge.
Wissenswertes: Ausnahmsweise waren es einmal die Iren des 5. Jahrhunderts und nicht die Griechen, die eine Heilpflanze entdeckten – wobei sicher die Verbreitung des Fingerhuts entscheidend war. Allerdings wurde die Pflanze zunächst äußerlich bei Wochenbettfieber,

Geschwülsten oder Wunden aufgelegt. In Deutschland beschreibt ihn als erster L. Fuchs in seinem Kräuterbuch. Seine heutige medizinische Verwendung verdankt der Fingerhut dem englischen Arzt W. Withering (1785), der sich auf die Aufzeichnungen eines „Kräuterweibleins“ bezieht.

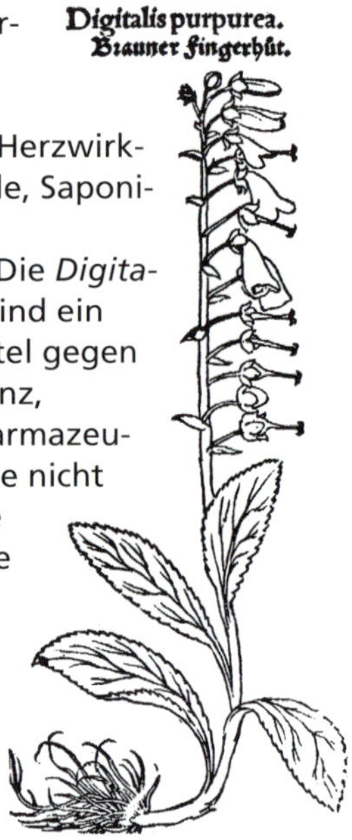

Inhaltsstoffe: Herzwirksame Glykoside, Saponine.

Anwendung: Die *Digitalis*-Glykoside sind ein wichtiges Mittel gegen Herzinsuffizienz, wobei die pharmazeutische Industrie nicht die komplette Pflanzendroge (Digitalis purpureae folium), sondern isolierte, reine Glykoside (etwa Digitoxin) verwendet. Auch die Homöopathie schätzt den Fingerhut sehr. Bis auf äußerliche Anwendungen (Wundheilung) ist die Droge in der Volksmedizin unbekannt. Die letale Dosis wird auf 1 g pro kg Körpergewicht geschätzt, doch kommen wegen des bitteren Geschmacks der Pflanze Vergiftungen sehr selten vor. Wer mag, kann diese attraktive Pflanze auch aus Samen im Staudenbeet ziehen, muß allerdings damit rechnen, daß sie sich freigiebig selbst aussät.

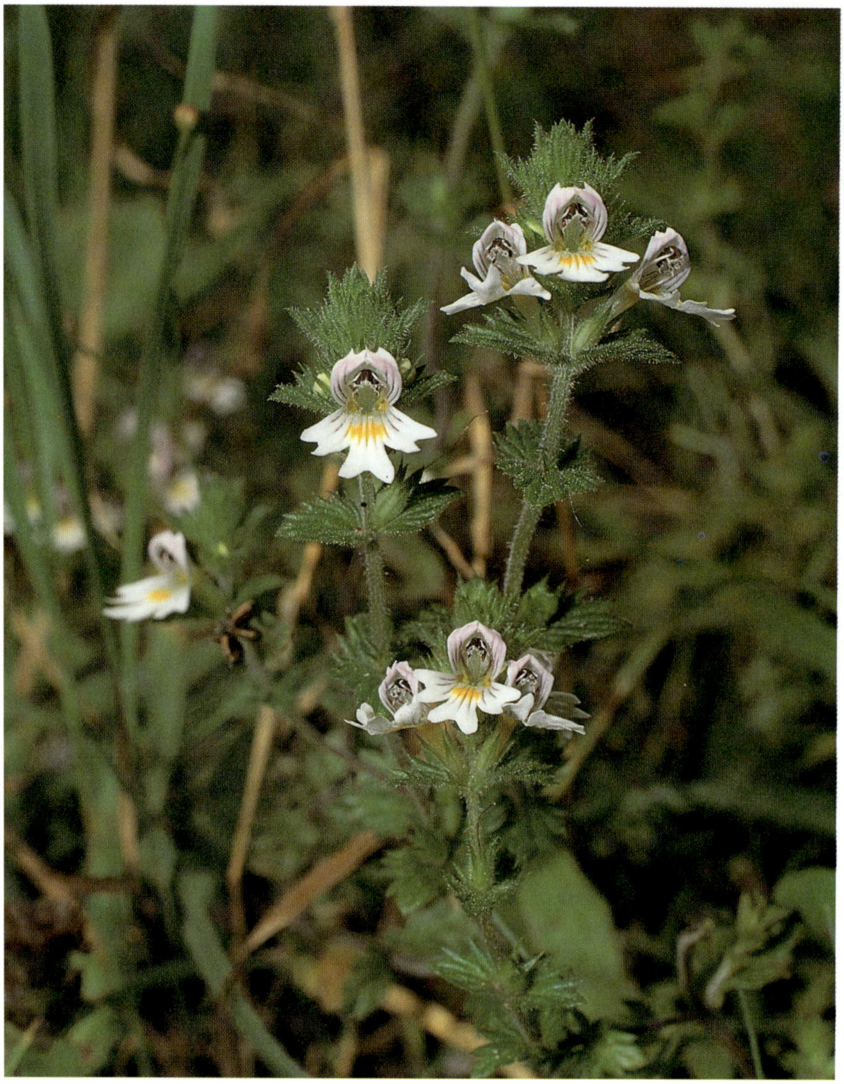

1 **Gemeiner Augentrost** *Euphrasia rostkoviana*

1 Gemeiner Augentrost

Euphrasia rostkoviana
Braunwurzgewächse
Scrophulariaceae

Beschreibung: Einjährige, 5–25 cm hohe Pflanze mit dicht beblättertem Stengel; Blätter sitzend, gekerbt-gesägt; weiße, lila geäderte Blüten mit gelbem Schlundfleck in Ähren, Blütezeit VI–X; Grasgesellschaften.

Wissenswertes: Schon die erste sichere Nennung des Augentrostes im „Gart der Gesundheit“ (1485) bezieht sich auf Heilung von Augenleiden. Gegen »blöde und tunckle Augen« taucht die Pflanze dann in allen Kräuterbüchern wieder auf. Hintergrund dieser Rezepte dürfte wohl die Ähnlichkeit der Blütenunterlippe mit Augenwimpern gewesen sein (Signaturenlehre). Auf den Almen war der Augentrost andererseits gar nicht gerne gesehen, was sich in zahlreichen Volksnamen wie „Milchdieb“ oder „Wiesenwolf“ niederschlug. In der Tat ist er ein Halbschmarotzer, der Wiesengräsern Wasser und Nährstoffe entzieht.

Inhaltsstoffe: Iridoidglykoside (Aucubin, Catalpol, Euphrasid, Ixorosid), Phenylpropanglykoside, Flavonoide, Gerbstoffe, Alkaloide u. a.

Anwendung: Das Kraut (Herba Euphrasiae) wird zur Blütezeit gesammelt und im Schatten getrocknet. Die Droge ist volksmedizinisch bei Husten und Heiserkeit, vor allem

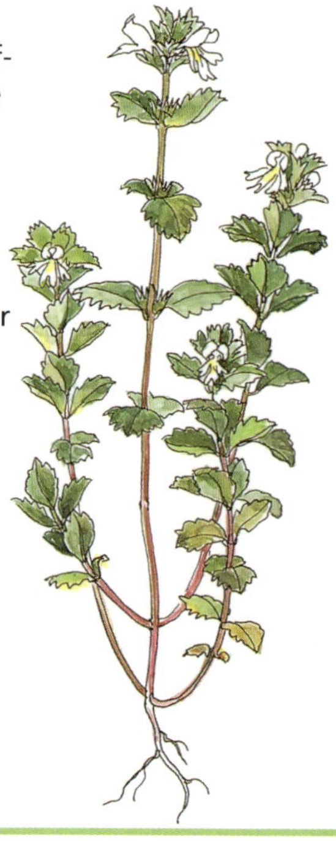

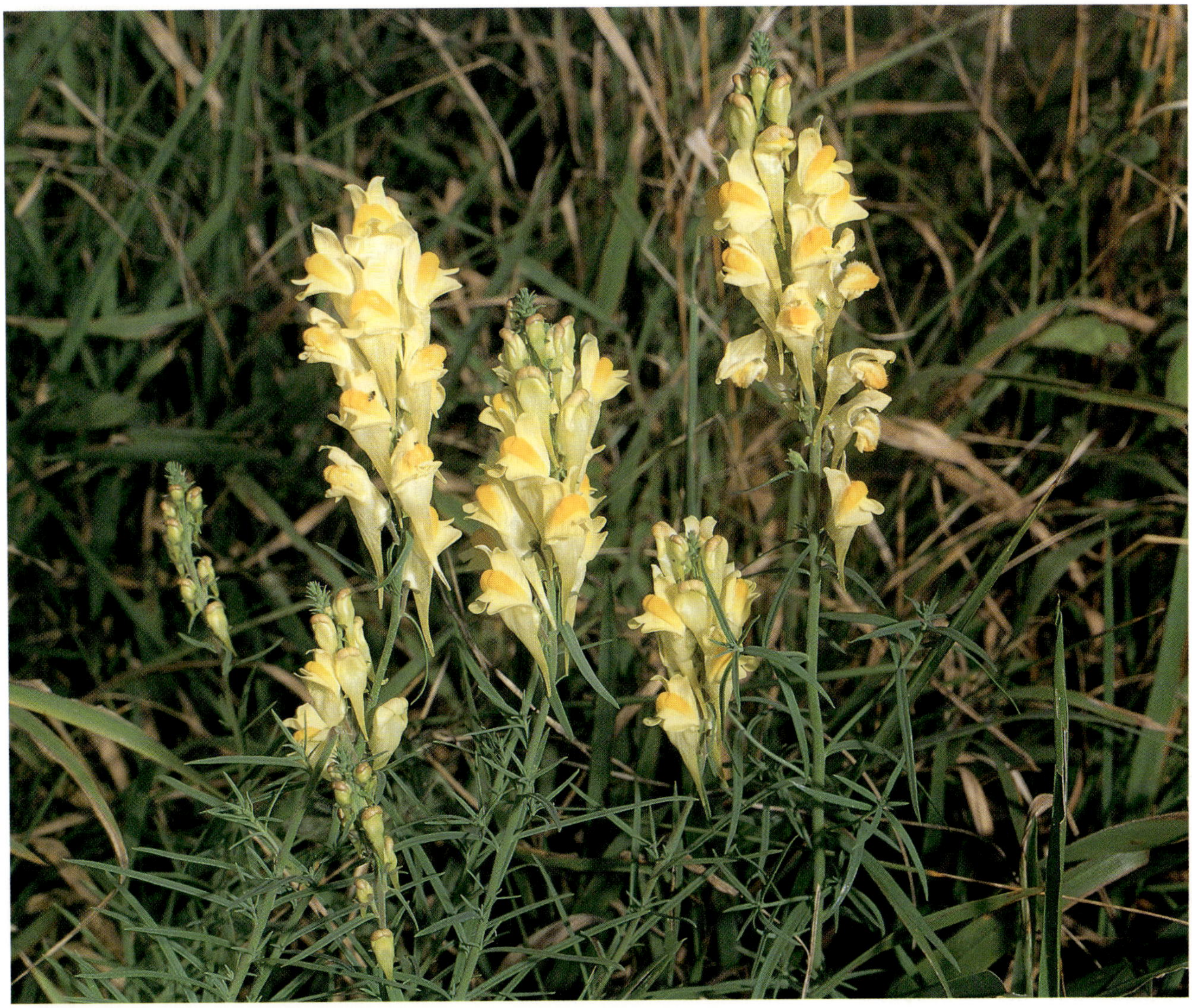

2 **Gemeines Leinkraut** *Linaria vulgaris*

jedoch zu Augenspülungen (Entzündungen, Müdigkeit, Gerstenkorn) in Gebrauch. Für einen Tee nimmt man 1 gehäuften Teelöffel der Droge, übergießt mit kochendem Wasser und gießt nach 5–10 Minuten durch ein Teesieb ab. Die Lösung zum Spülen der Augen darf nur sehr dünn angesetzt werden (0,1 g pro Tasse), doch sind Fertigpräparate erhältlich.

2 Gemeines Leinkraut

Linaria vulgaris
Braunwurzgewächse
Scrophulariaceae

Beschreibung: Ausdauernde, 20–40 cm hohe Staude mit dicht beblättertem Stengel; Blätter lineal-lanzettlich, Rand oft umgerollt; schwefelgelbe Blüten mit 2–3 cm langem Sporn in Trauben, Unterlippe orange gefleckt, Blütezeit VI–IX; Brachäcker, Wegränder, Mauern.
Wissenswertes: Das Leinkraut gehört zu den sogenannten Beruf- oder Beschreikräutern. Hexen konnten mit ihrem „bösen Blick" andere Menschen verzaubern („beschreien"). Dagegen half dann nur der Gegenzauber mit einem Berufkraut.
Inhaltsstoffe: Flavonglykoside (Linarin, Pektolinarin).
Anwendung: Gesammelt wird das blühende Kraut (Herba Linariae). In der Volksmedizin wird die Droge bei Verstopfung, Hämorrhoiden und als wassertreibendes Mittel verordnet. In Milch gekochtes Kraut soll als Umschlag bei Geschwüren und Hautausschlägen helfen. Eine sehr alte und heute vergessene Verwendung ist, mit dem getrockneten Kraut Insekten zu vertreiben. Diese Wildstaude ist im Bauerngarten eine echte Alternative zu den hochgezüchteten Löwenmäulchen.

Scheißkraut.

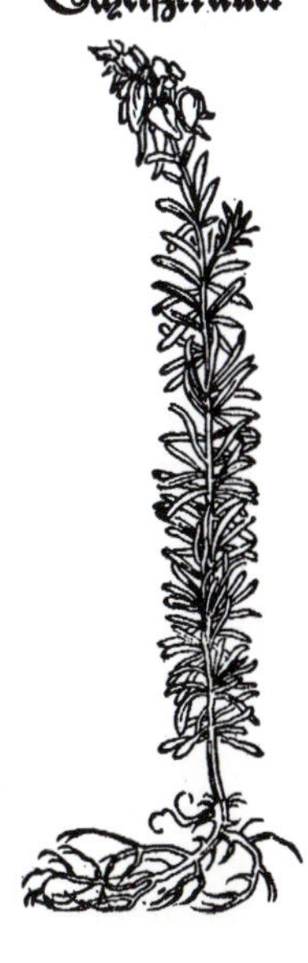

1 Großblütige Königskerze

Verbascum densiflorum
(V. thapsiforme)
Braunwurzgewächse
Scrophulariaceae

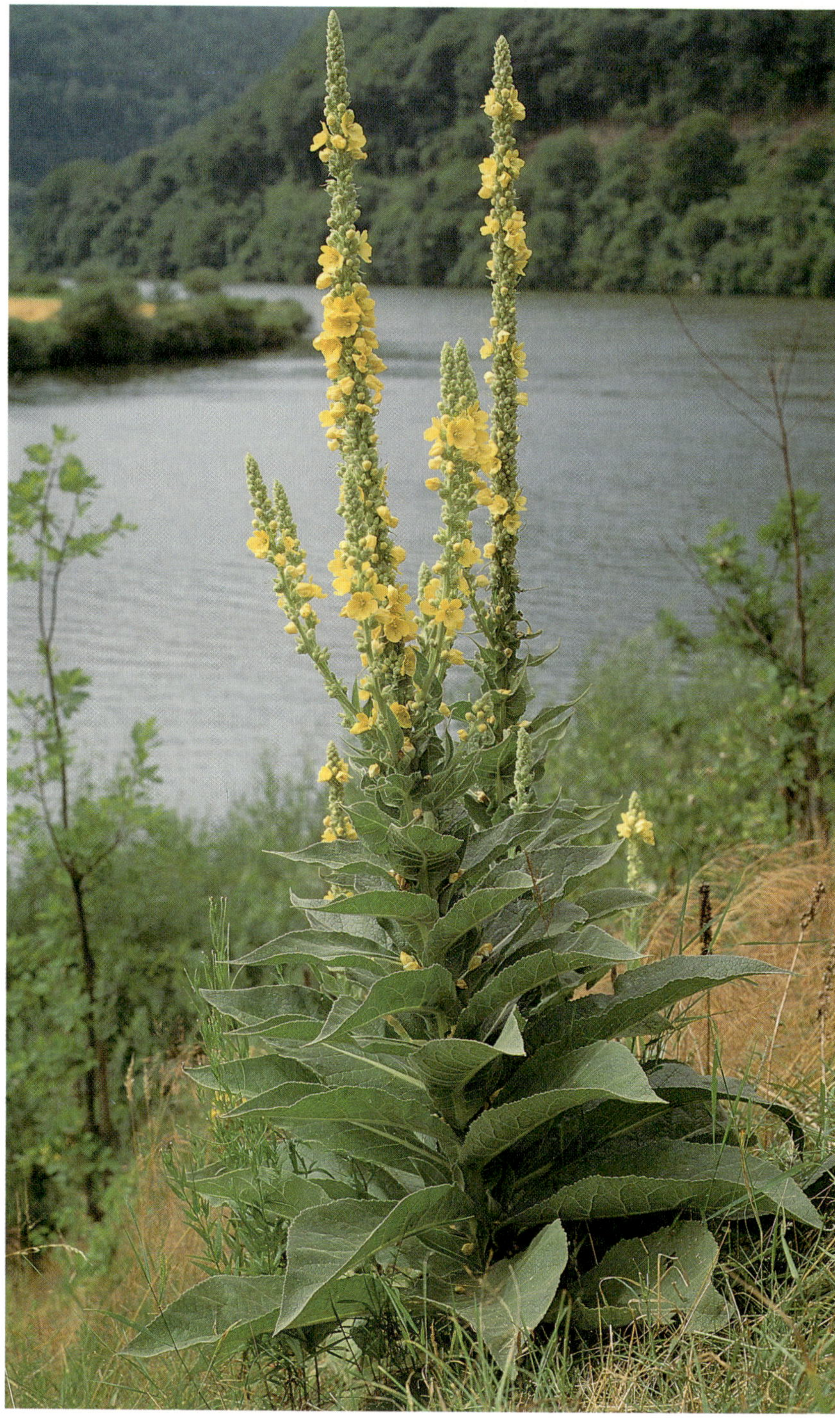

1 **Großblütige Königskerze** ***Verbascum densiflorum***

Beschreibung: Zweijährige, 80–200 cm hohe Pflanze mit sehr geradem, aufrechtem Stengel; Blätter gekerbt, gelbfilzig, am Stengel herablaufend; hellgelbe, 3,5–4 cm breite Blüten in dichten, drüsig behaarten Trauben, Blütezeit VII–IX; Wegraine, Bahndämme, Schuttplätze, Kahlschläge.
Wissenswertes: In den antiken Schriften (Dioskurides und Plinius) wird die Königskerze zwar erwähnt, doch ist unklar, welche Art gemeint ist. Nutzen soll sie bei Durchfall, Quetschungen und Zahnschmerz. Ein späterer römischer Schriftsteller erwähnt, daß Gallier damit die Gicht wegzaubern. Selbst als Fackel scheint sie verwendet worden zu sein (»so mans mit hartz oder bech überstreycht, brennet es wie eine kertz«, schreibt O. Brunfels). Später kennt man sie dann wie heute als Wundmittel und Tee gegen den Husten. Wegen ihrer Größe wurde die Königskerze regelmäßig in die Kräutersträuße zu Mariä Himmelfahrt eingebunden.

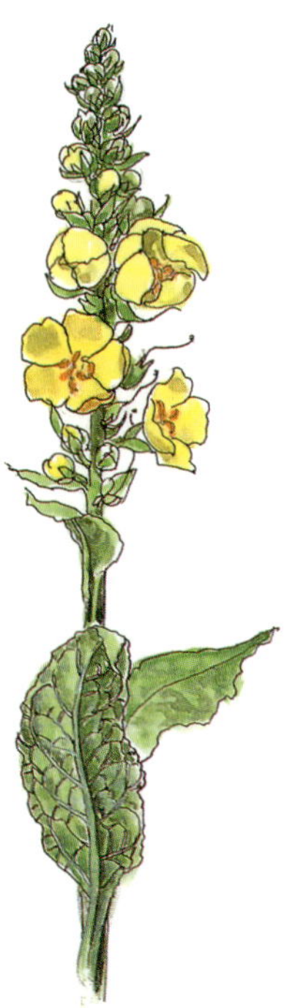

Inhaltsstoffe: Schleim, Iridoidglykoside (Aucubin, Catapol u. a.), Saponine, Flavonoide (Apigenin, Luteolin, Kämpferol, Rutin), Kaffeesäure, Sterole.
Anwendung: Die Blüten (Flores Verbasci) werden von Juli bis September gesammelt und im Schatten getrocknet (dürfen nicht braun werden). Die Droge wirkt auswurffördernd bei Erkältung und Husten, wird in der Volksmedizin aber auch als harntreibend angesehen (Tee: 2 Eßlöffel mit kochendem Wasser übergießen, nach 10–15 Minuten durch ein Teesieb geben). Äußerlich soll sie bei Rheuma und Wunden helfen. Die Droge ist in Fertigarzneien und Fertigtees enthalten.

2 Wald-Ehrenpreis

Veronica officinalis
Braunwurzgewächse
Scrophulariaceae

Beschreibung: Ausdauernde, 15–30 cm hohe Staude mit niederliegendem bis aufsteigendem Stengel; Stengelblätter breit-lanzettlich

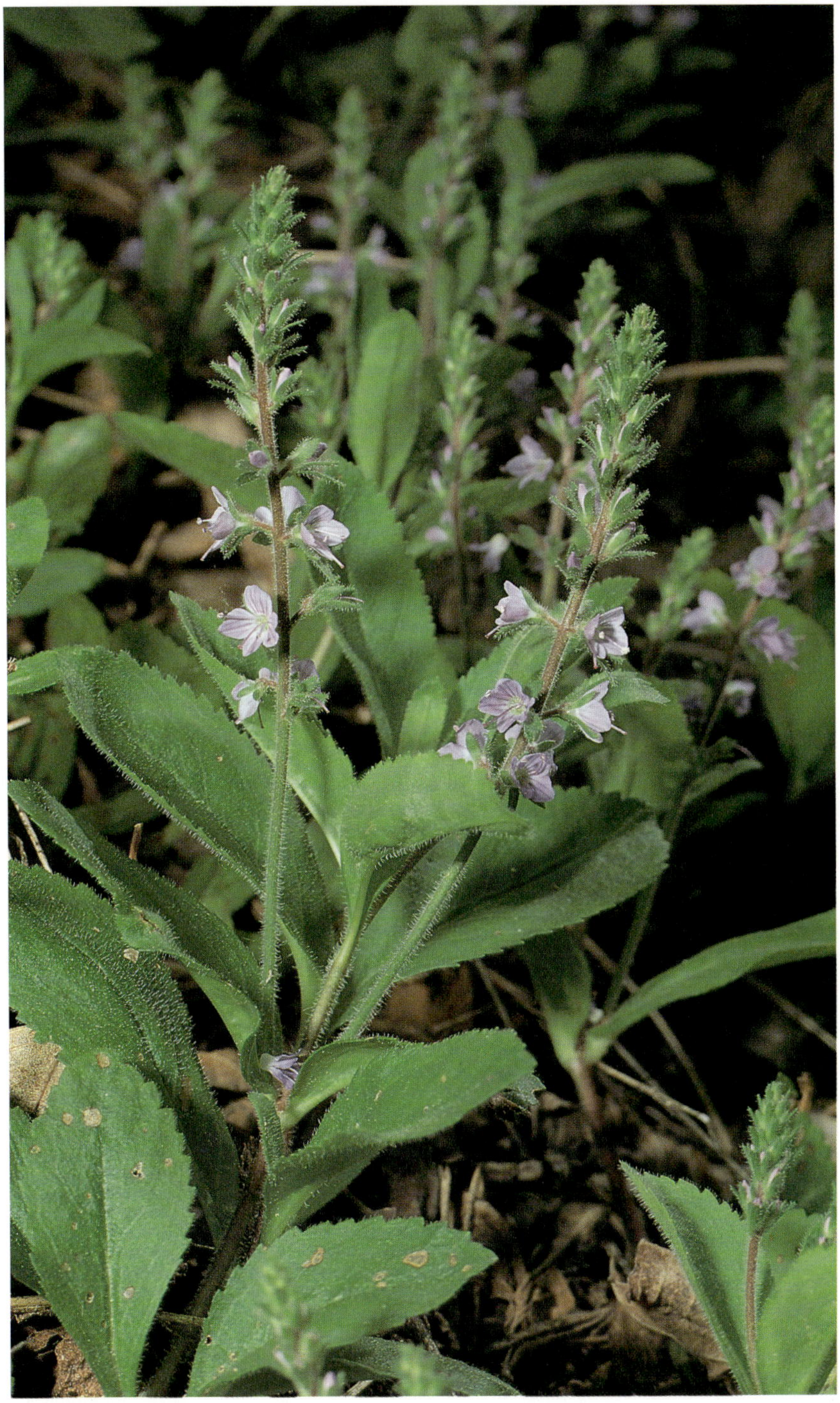

2 **Wald-Ehrenpreis** ***Veronica officinalis***

bis verkehrt-eiförmig, sehr kurzgestielt; Blüten in blattachselständigen Trauben, Blütezeit VI–VIII; trockene Wälder, Heiden.
Wissenswertes: Obwohl die antiken Schriftsteller den Ehrenpreis nicht erwähnten, war er als Heilpflanze so begehrt, daß H. Bock schreibt: »Unsere Doctores brauchen das kraut auch / wiewol sie nicht in der geschrifft davon wissen / lernen täglich von den Empirischen Weibern.« Damit spielt Bock ausdrücklich auf das große Wissen der Weisen Frauen an. Heute ist die einstmals hochgepriesene Pflanze nicht mehr offizinell und wird nur noch vereinzelt in der Volksmedizin verwendet.

Veronica mas.
Erenbreiß mennle.

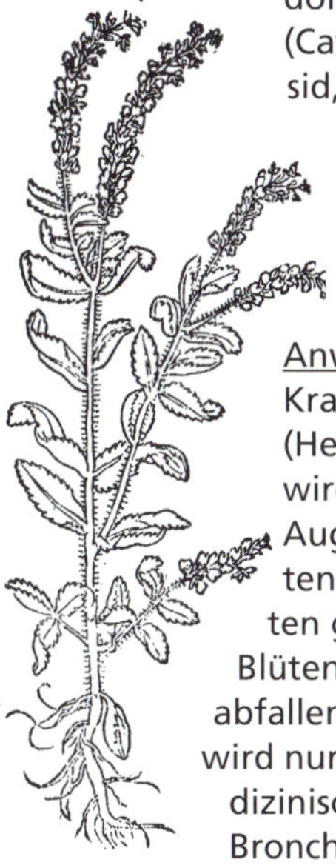

Inhaltsstoffe: Iridoidglykoside (Catapol, Veronicosid, Verprosid u. a.), Flavonoide, Gerbstoffe, Chlorogensäure, Kaffeesäure.
Anwendung: Das Kraut mit Blüten (Herba Veronicae) wird von Juni bis August abgeschnitten und im Schatten getrocknet (die Blüten sollten nicht abfallen). Die Droge wird nur noch volksmedizinisch bei Husten, Bronchitis und Gicht verwendet. Auch appetitanregende und schweißtreibende Wirkung wird ihr nachgesagt. Auf 1 gehäuften Teelöffel wird kochendes Wasser gegossen und nach 10 Minuten abgeseiht.

3 **Spitz-Wegerich**

Plantago lanceolata
Wegerichgewächse
Plantaginaceae

Beschreibung: Ausdauernde Staude mit grundständigen Blättern in Rosette, Blätter länglich-lanzettlich; Blüten in gedrungenen, zylindrischen Ähren auf kahlem, bis 50 cm hohem Stengel, Blütezeit V–IX; Fettwiesen, Rasen.
Wissenswertes: Wegericharten werden zwar von Dioskurides erwähnt, doch scheint diese Pflanze bereits den Germanen bekannt gewesen zu sein. Während des gesamten Mittelalters war der Wegerich, mit dem bereits der angelsächsische Neunkräutersegen beginnt (»Und du, Wegerich, Mutter der Pflanzen«), eine hochgeschätzte Heilpflanze. Vielfältig sind auch die mit Zauber verbundenen Rezepte: Wegerich befreit von Fieber, löst Liebeszauber (nach Hildegard von Bingen allerdings nur dann, wenn zusätzlich ein Abführmittel genommen wird!), macht giftfest und anderes mehr.

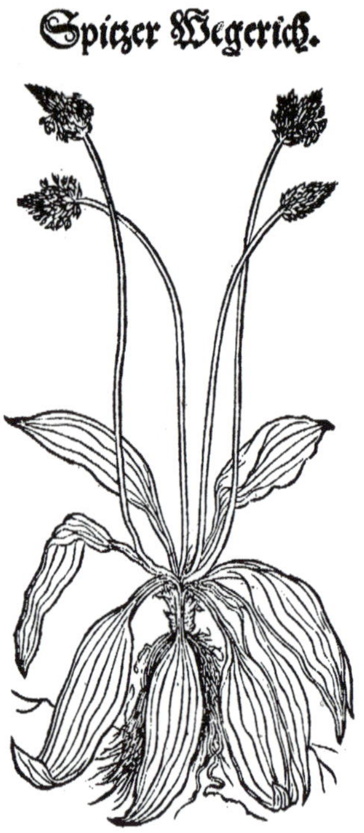

Im Volksbrauch wird Wegerich häufig bei Fußkrankheiten in die Schuhe oder zwischen die Zehen gelegt, ein Rezept, das schon eine Handschrift des 12./13. Jahrhunderts anführt (»swaz siechtuomes dû an den füezen hâst, sô nim wegerich«).
Inhaltsstoffe: Iridoidglykoside (Aucubin, Catapol, Asperulosid), Schleim, Gerbstoffe, Phenolcarbonsäuren, Chlorogensäure, Flavonoide, Mineralstoffe.
Anwendung: Die Blätter (Folia Plantaginis [lanceolate]) werden von Mai bis September gesammelt und rasch in der Sonne getrocknet. Die Droge wird bei Katarrhen der oberen Atemwege und Entzündungen im Mund-Rachenraum verordnet und ist in entsprechenden Fertigarzneien und -tees enthalten (2 Eßlöffel mit kochendem Wasser übergießen, nach 10 Minuten durch ein Teesieb abgießen). Der Preßsaft wirkt antibakteriell; vielleicht erklärt sich daher die volksmedizinische Verwendung bei Quetschungen und als Wundmittel. Überliefert ist auch eine appetitanregende, krampflösende und harntreibende Wirkung. Die fein geschnittenen, frischen Blätter lassen sich in eine Kräutersuppe oder Bechamelsoße einrühren.

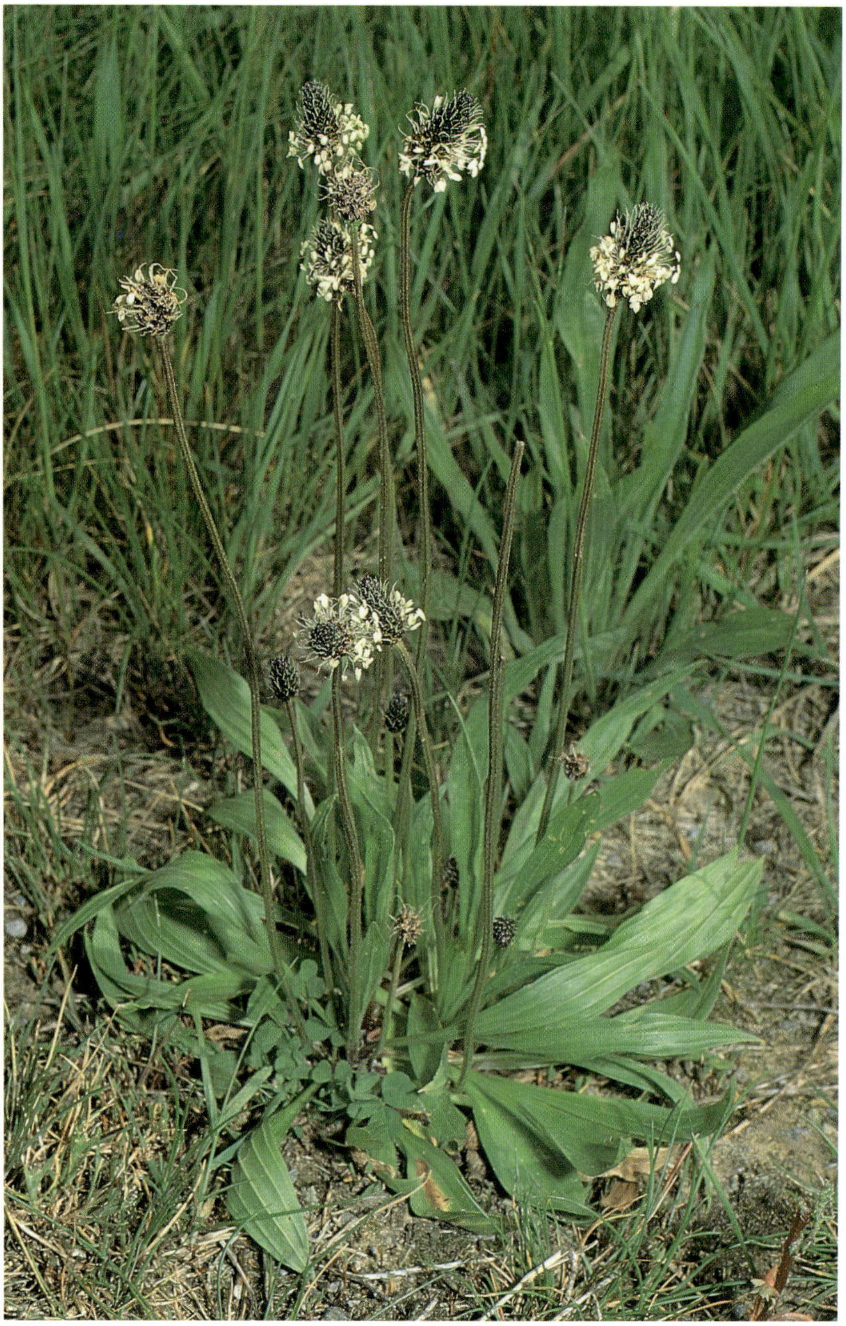

3 **Spitz-Wegerich** ***Plantago lanceolata***

1 Gemeine Schafgarbe

Achillea millefolium
Korbblütengewächse
Asteraceae

Beschreibung: Ausdauernde, bis 70 cm hohe, aromatisch duftende Pflanze; kriechender Wurzelstock; aufrechter Stengel; Blätter mehrfach gefiedert („tausendblättrig"), Stengelblätter sitzend; Blütenstände in Trugdolden, Röhrenblüten weiß bis gelblich-weiß, Zungenblüten weiß, rosa überlaufen, Blütezeit VI–X; Fettwiesen und Weiden, Halbtrockenrasen, Wege und Raine, sonnige Standorte.
Wissenswertes: Der wissenschaftliche Gattungsname leitet sich von Achilles ab, der bei dem heilkundigen Zentaur Chiron von der wundheilenden Wirkung erfuhr. Nach einer anderen Deutung war es Aphrodite, die dem Held Schafgar-

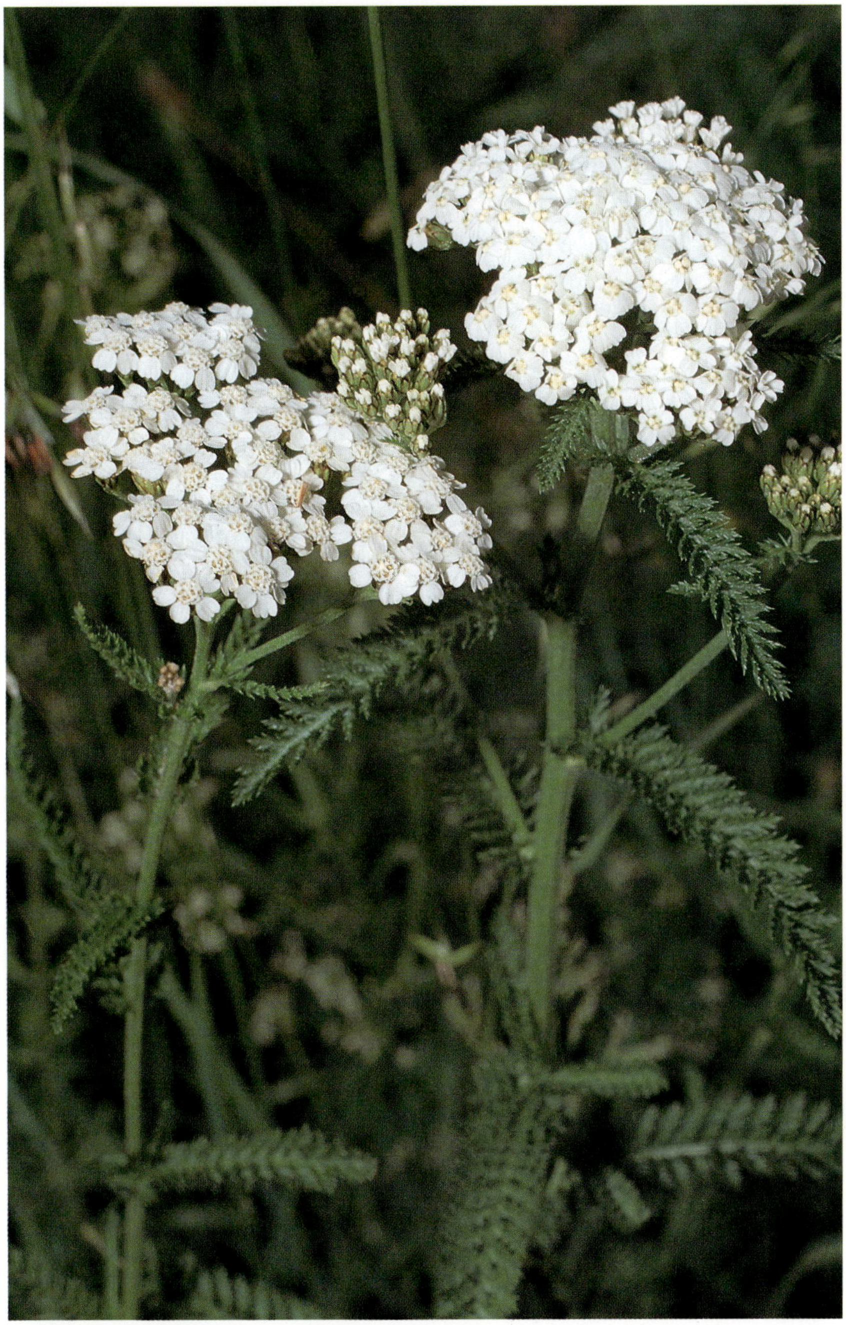

1 **Gemeine Schafgarbe** ***Achillea millefolium***

be auf die schmerzende Wunde legte. Der griechische Arzt Dioskurides nennt die Pflanze Soldatenkraut und erzählt, daß damit Wunden ausgewaschen werden. Dieser Verwendungszweck ist auch im deutschen Mittelalter wohlbekannt, etwa bei Hildegard von Bingen. Der deutsche Namen spielt auf Schafweiden an: Die Tiere fressen das Kraut, lassen aber den Blütenstand stehen. Merkwürdig sind die überlieferten Nutzungen. Nach dem Römer Marcellus muß bei andauernden Augenentzündungen die Pflanze mit Wurzel ausgerissen und zu einem Ring gebogen werden. Der Kranke schaut durch und pflanzt das Kraut wieder ein. Wenn es anwächst, sind auch die Augenschmerzen verschwunden. Im deutschen Volksbrauch ist die Schafgarbe Teil der geweihten Kräutersträuße, die zu Mariä Himmelfahrt gesammelt und

Schaaffripp oder Gerwel.

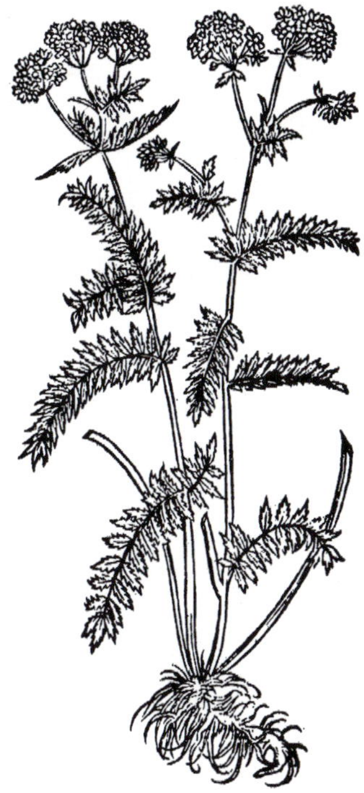

im Haus aufbewahrt werden. Im Fenster aufgehängt, halfen sie angeblich gegen die Pest.
Inhaltsstoffe: Ätherisches Öl (Chamazulen, Cineol, Thujon, Pinen, Sabinen, Campher, Isoartemisiaketon), Achillein, Flavonoide, phenolische Säuren, Cumarine, Tannin-Gerbstoffe; die Inhaltsstoffe wildwachsender Schafgarbe variieren in Menge und Zusammensetzung.
Anwendung: Der Stengel (Herba Millefolii) und die Blütenköpfe (Flores Millefolii) werden von Juni bis September gesammelt. Sie sind entzündungshemmend und leicht antiseptisch, regen die Verdauung an, helfen bei Appetitlosigkeit, Entzündungen, Durchfall und Blähungen. Äußerlich wird die Droge bei Geschwüren, schlecht heilenden Wunden und Hämorrhoiden angewandt. Von einer längeren Einnahme der Droge – sie ist Bestandteil mancher pharmazeutischer Präparate – ist abzuraten. Der frische Pflanzensaft kann insbesondere bei Allergikern Hautreizungen hervorrufen. (Tee: 2 g mit kochendem Wasser übergießen, 10–15 Minuten ziehen lassen). Junge Blätter passen zu Kräuterquark.

1 Färber-Hundskamille

Anthemis tinctoria
Korbblütengewächse
Asteraceae

Beschreibung: Zweijährige bis ausdauernde, 60–80 cm hohe Pflanze; Blätter doppelt fiederteilig, unterseits kurz anliegend behaart; Zungen- und Röhrenblüten gelb, Köpfchen 2–5 cm breit, Blütezeit VI–IX; Steppenhänge, Weinberge.
Wissenswertes: Der Farbstoff aus den Blütenköpfchen war früher so begehrt, daß die Pflanze kultiviert wurde.
Inhaltsstoffe: Farbstoff.
Anwendung: Die Blütenköpfchen ergeben mit Alaun als Beizmittel einen goldgelben Farbstoff.

2 Große Klette

Arctium lappa
Korbblütengewächse
Asteraceae

Beschreibung: Zweijährige, 30–180 cm hohe Pflanze mit markigem, rinnig gefurchtem Stengel; große, gestielte Blätter; rotviolette Blüten (nur Röhrenblüten) in kugeligen Köpfen, 3–5 cm breit, Blütenhüllblätter hakig, Blütezeit VII–VIII; Wurzel bis 1 m tief; Wegränder,

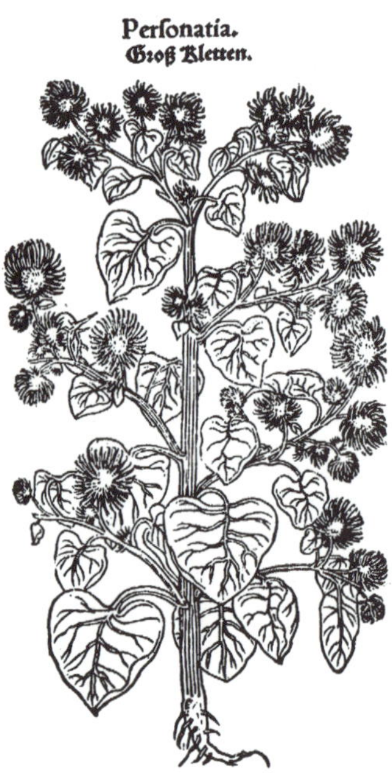

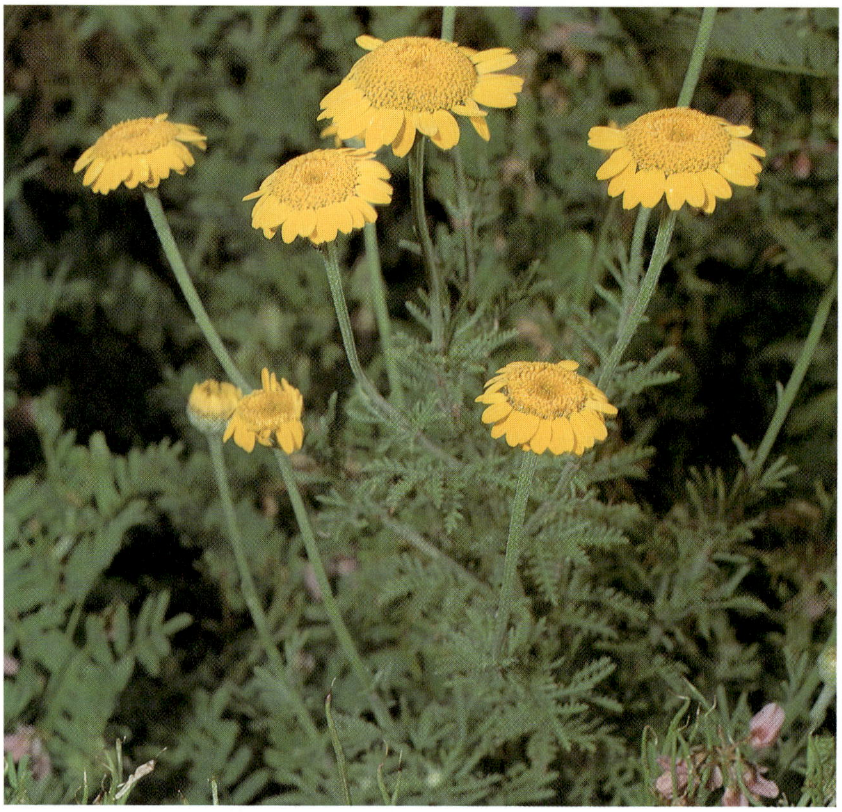

1 **Färber-Hundskamille** ***Anthemis tinctoria***

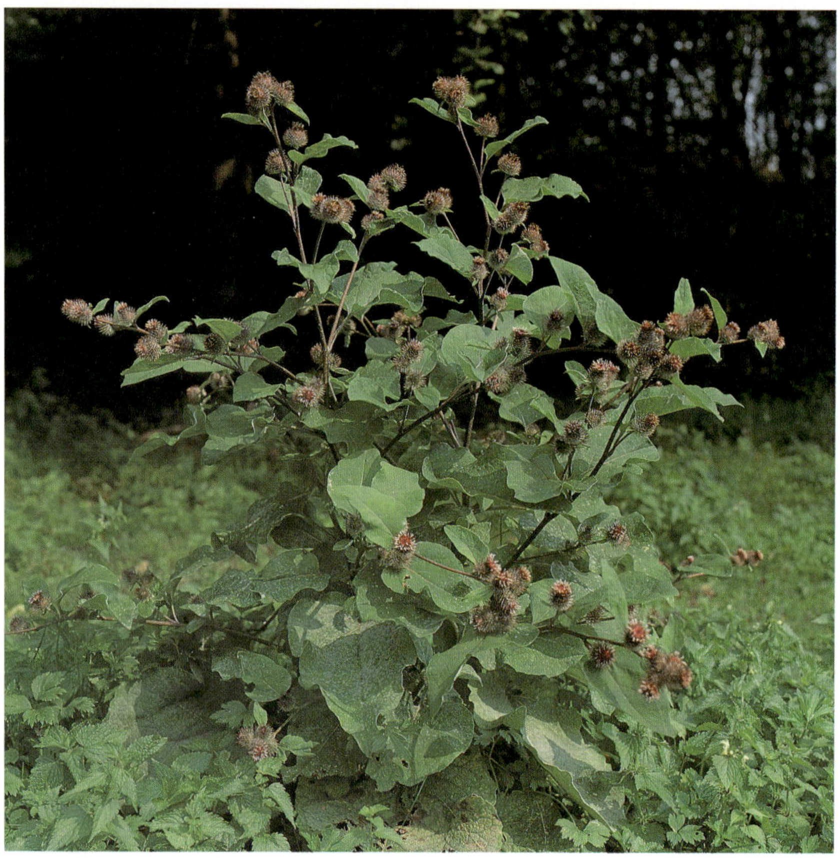

2 **Große Klette** ***Arctium lappa***

Ufer, liebt stickstoffreiche Böden.
Wissenswertes: Paracelsus empfiehlt die Pflanze als Haarwuchsmittel, doch dürfte – nach der Signaturenlehre – wohl eher das Aussehen des Blütenköpfchens der Vater des Gedankens gewesen sein. Die lindernde Wirkung bei Hautkrankheiten, Rheuma, Gicht und Arthritis war den Kräuterkundigen aber bekannt. Hildegard von Bingen, die von dem Kraut sagt, es »hat keinen Nutzen«, empfiehlt in Wein eingelegte Blätter bei Nierensteinen.
Inhaltsstoffe: Inulin (Kohlenhydrat) in der Wurzel, ätherisches Öl, Polyacetylene, Schleime, Bitterstoffe, Kaffeesäure.
Anwendung: Die Wurzel (Radix Bardanae) der stengellosen, einjährigen Pflanze wird im Oktober bis November, die der hochwachsenden, zweijährigen Pflanze im April bis Mai ausgegraben und getrocknet. Die Droge gilt in der Volksmedizin als keimtötend (Wundheilung) und soll bei Hautkrankheiten wie Akne, Flechten oder Juckreiz, aber auch bei Gelenkrheuma, Leber- und Gallenstörungen helfen (Tee: 1 gehäuften Teelöffel mehrere Stunden in Wasser stehen lassen, durch Teesieb abgießen). Junge Triebe (bis Mai) eignen sich als Wildgemüse, die Blattstiele werden wie Spargel gegessen. Aus den Samen wird Speiseöl hergestellt. Für ein Hautöl zerreibt man frische Blätter, läßt sie 24 Stunden in Olivenöl ziehen, filtriert und preßt noch möglichst viel Öl heraus.

3 Arnika, Berg-Wohlverleih ☠

Arnica montana
Korbblütengewächse
Asteraceae

Beschreibung: Ausdauernde, 30–60 cm hohe, aromatisch duftende Pflanze; Grundblätter ganzrandig, in Rosette; behaarter Stengel mit wenigen, kleinen Blättern; ein bis wenige Blütenköpfchen, 6–8 cm breit, innen Röhren-, außen Zungenblüten, Köpfchenboden behaart, dunkel-dottergelbe Blüten, Blütezeit V–VIII; trockene Matten, Heiden, Gebirge, kalkmeidend. Geschützt!

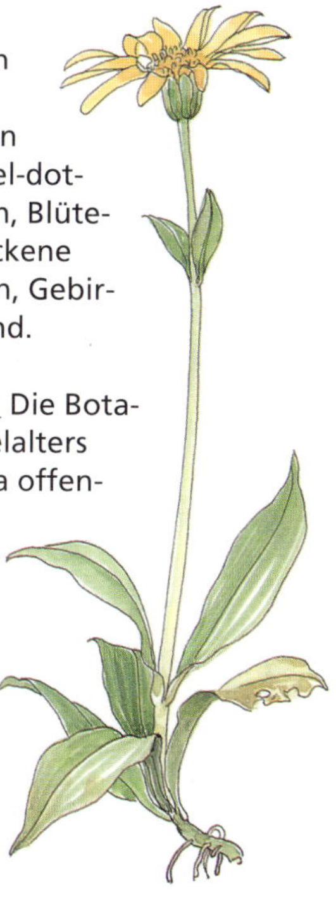

Wissenswertes: Die Botaniker des Mittelalters kannten Arnika offensichtlich nicht. Die erste Nennung erfolgt erst 1561 bei K. Gesner. Dann aber taucht Arnika als Heil- und Zauberpflanze regelmäßig auf. Gegen den Bilmesschnitter, einen Korndämon, steckte man Arnika rund um das Feld. Auf dem Dachboden sollte sie vor Blitzschlag schützen. Früher gehörte Arnika-Tinktur auch in jede Hausapotheke, um kleine Quetschungen und Abschürfungen zu behandeln. Dank ihrer leicht fiebersenkenden Wirkung galt Arnika als „Chinin der armen Leute". Goethe schätzte seine Arnika-Herztropfen eher als Anregung. *Calendula officinalis* enthält die gleichen Wirkstoffe und kann in jedem Garten angepflanzt werden.
Inhaltsstoffe: Sesquiterpenlactone, Helenalinester, Flavonoide, Chamissonolide, ätherisches Öl, Zimtsäuren, Cumarine, Polyacetylene.
Anwendung: Die Blüten (Flores Arnicae) und der Wurzelstock (Radix Arnicae) regen Herz und Kreislauf an. Die Droge ist jedoch wegen ihres Gehaltes an Helenalinester leicht giftig (Pulsbeschleunigung, Herzklopfen, Atemnot) und gehört nur in die Hand des Arztes. Arnika-Tinktur (1 Teil der Droge auf 10 Teile 70%igen Alkohol) wird äußerlich bei Quetschungen und Blutergüssen angewandt, sie ist zudem Bestandteil mancher Kosmetika, Haarwaschmittel und Badezusätze.

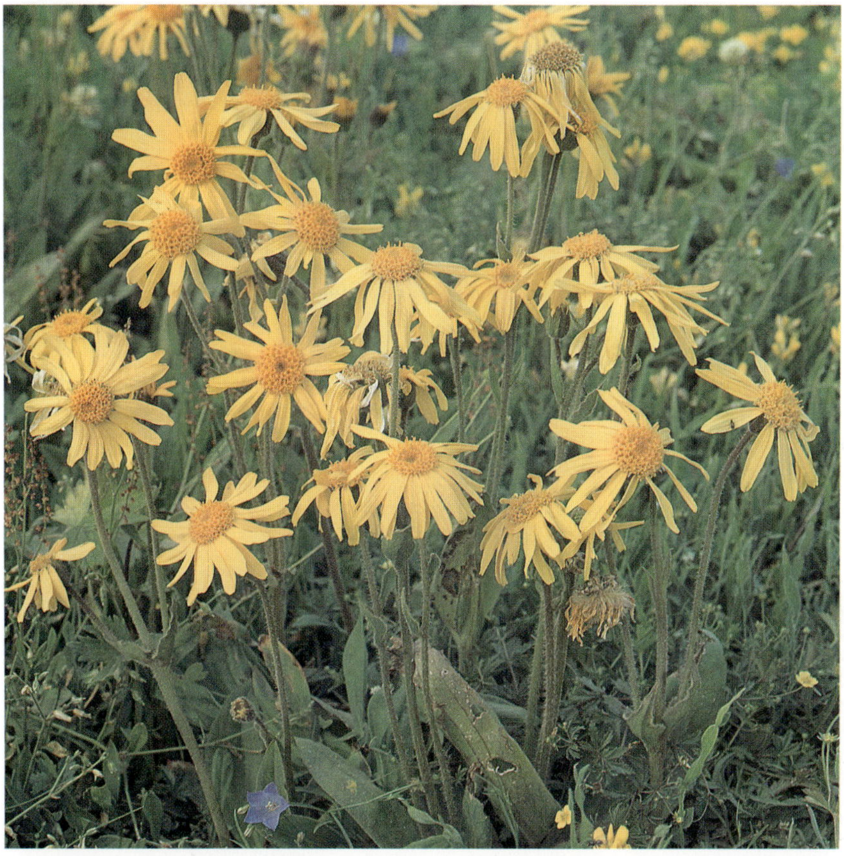

3 **Arnika** ***Arnica montana***

Kräuterkissen und

Der Wunsch des Menschen, sich zu schmücken, zu pflegen und sein Erscheinungsbild zu unterstreichen, dürfte so alt sein wie die Menschheitsgeschichte. Dabei erschöpft sich kosmetische Körperpflege nicht allein in dem Bestreben, das andere Geschlecht zu beeindrucken, sondern dient auch dazu, das eigene Wohlbefinden und Selbstwertgefühl zu steigern. Getrocknete Kräuter mit ätherischen Ölen oder im Handel erhältliche, extrahierte Pflanzenöle tun hier wahre Wunder. In den Regalen der Buchhandlungen steht eine stattliche Reihe von Titeln über Naturkosmetik; wir können hier aus Mangel an Platz leider nur mit einigen „Schnuppertips“ dienen.

Duftsträuße und Duftkerzen

Im Zimmer aufgestellte Duftsträuße, die nach Schönheit der trockenen Pflanzen ausgewählt und mit duftenden Kräutern angereichert werden, schaffen eine angenehme Atmosphäre. Von Zeit zu Zeit sparsam mit Duftölen beträufelt, behalten sie monatelang ihren Zauber. Den gleichen Zweck erfüllen Duftkerzen. Dazu wird weißes

Papprollen (etwa von Toilettenpapier) geben gute Kerzenformen ab. Nach Erkalten des Wachses wird die Rolle aufgeschnitten und vorsichtig entfernt (vorheriges Einölen erleichtert diese Prozedur).

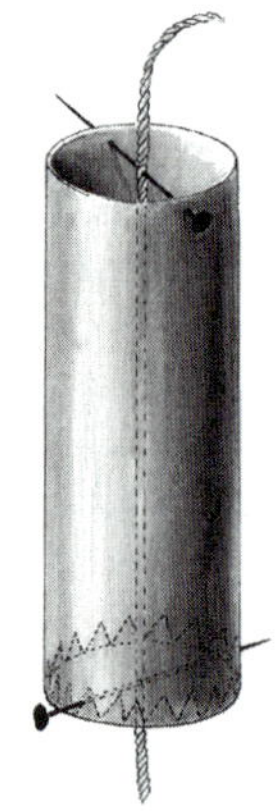

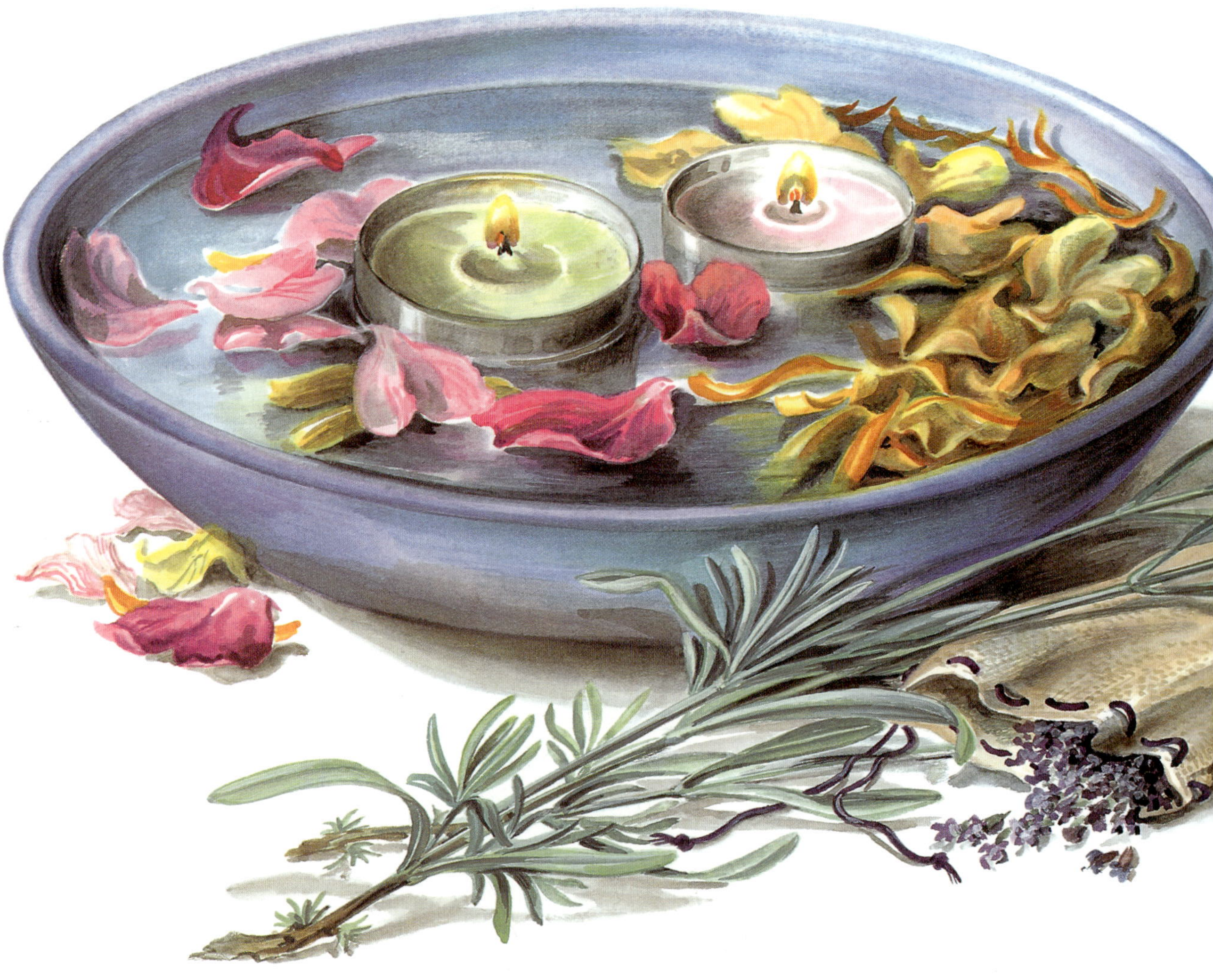

Solch eine Schale mit Blütenblättern und duftenden Kerzen spricht Augen und Nase gleichermaßen an.

feine Parfüms

oder pastellfarbenes Wachs im Wasserbad geschmolzen und mit Pflanzenöl vermischt. Eine unten mit Pappe gut verschlossene Rolle (Küchen- oder Toilettenpapier) dient als Kerzenform. Ziehen Sie den Docht durch ein Loch am Boden und spannen Sie ihn mit zwei Nägeln oben und unten straff. Nun wird das flüssige Wachs eingefüllt und kann erkalten. Auch ein nicht mehr gebrauchtes Gläschen gibt eine gute Kerzenform ab (hier muß der Docht unten mit einem Gewicht beschwert werden). Auf die gleiche Weise können abgebrannte Teelichter wieder gefüllt werden. In einer mit Wasser gefüllten, flachen Keramikschale, auf der einige Blütenblätter schwimmen (Malve, Rose, Ringelblume), sehen solche Kerzen sehr hübsch aus.

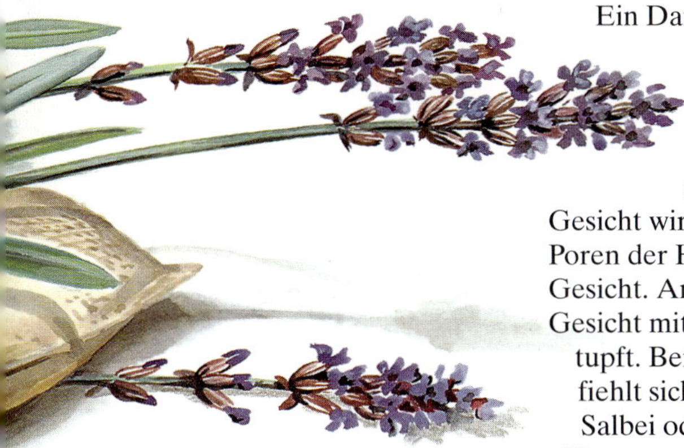

Duftpotpourris und Kräuterkissen

Potpourris sind sorgfältig zusammengestellte Mischungen verschiedenster Duftkräuter (denken Sie an attraktive Blüten), die sichtbar in dicht schließenden Gläsern aufbewahrt und bei Gelegenheit geöffnet werden. Auch hier steigern einige Tropfen käuflicher Pflanzenöle die Wirkung beträchtlich. Duftkissen oder -säckchen werden mit den gleichen Kräutern gefüllt und entfalten ihre aromatische Kraft in Wäscheschrank oder Zimmer. Südfranzösische Gefühle erweckt ein Lavendelsäckchen: eine Hälfte Lavendelblüten, die andere Hälfte Rosen, Rosmarin und Thymian, angereichert mit wenig Nelkenduftöl und Lavendelöl.

Dampf- und Kräuterbad

Ein Dampfbad (eine Handvoll getrockneter Kräuter mit einem Liter kochendem Wasser übergießen und unter einem Handtuch auf das Gesicht wirken lassen) öffnet die Poren der Haut und entspannt das Gesicht. Anschließend wird das Gesicht mit Kosmetiktüchern abgetupft. Bei unreiner Haut empfiehlt sich Arnika, Rosmarin, Salbei oder Thymian, bei müder Haut etwa Boretsch, während Johanniskraut, Kamille, Lavendel oder Lindenblüte jeglichem Hauttyp seine Frische wiedergeben.

Wer nach einem harten Tag Körper und Seele etwas Gutes tun möchte, sollte es mit einem Kräuterbad versuchen (Kräuter in ein Leinensäckchen füllen, in die Badewanne legen und heißes Wasser einlaufen lassen). Nehmen Sie einmal Kamille, Lavendel, Melisse, Rosen oder anregenden Rosmarin. Wie bei den Potpourris intensivieren nach Geschmack zugegebene Kräuteröle das Entspannungserlebnis.

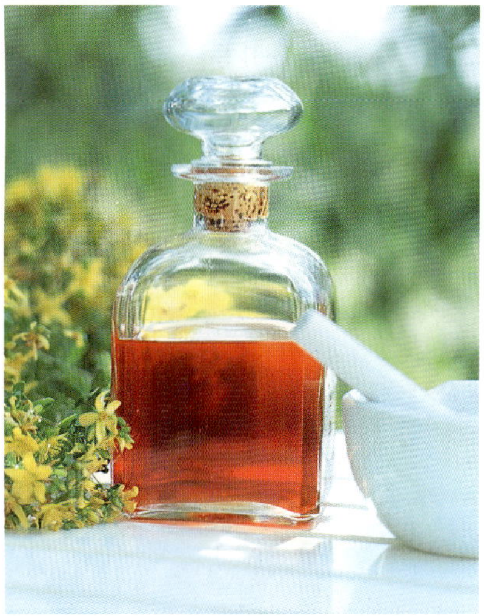

Die sattrote Farbe läßt keinen Zweifel zu: Johanniskrautöl wartet darauf, sonnenverbrannter Haut Linderung zu verschaffen.

Parfüm

Die Meisterschaft professioneller Parfümeure werden wohl nur die wenigsten erreichen – ein Versuch schadet aber nicht. Zu 25 ml reinem Alkohol kommen tropfenweise ätherische Öle hinzu. Die Mischung muß etwa zehn Tage lang dunkel stehen bleiben und wird anschließend mit $^1/_2$ Liter destilliertem Wasser verdünnt. Nach weiteren drei bis vier Wochen ist Ihr ganz persönliches „Eau de …“ fertig. Welche Duftnote Sie wählen, richtet sich nach Ihrem Typ – wählen Sie unter den handelsüblichen Ölen. Beachten Sie jedoch die Grundregel aller Würz- und Parfümmischungen: Eine hervortretende Note, die durch begleitende Düfte nur unterstrichen werden sollte, ist stets besser als ein wahlloses Durcheinander.

1 **Eberraute**

Artemisia abrotanum
Korbblütengewächse
Asteraceae

Beschreibung: Ausdauernder, 1 m hoher Halbstrauch mit zitronenartigem Duft; Blätter doppelt fiederspaltig mit feinen Endzipfeln, graugrün, unterseits silbrig behaart, obere ungeteilt; kleine, kugelige, gelblich-weiße Blütenköpfchen, Blütezeit VII–X; Gartenpflanze.

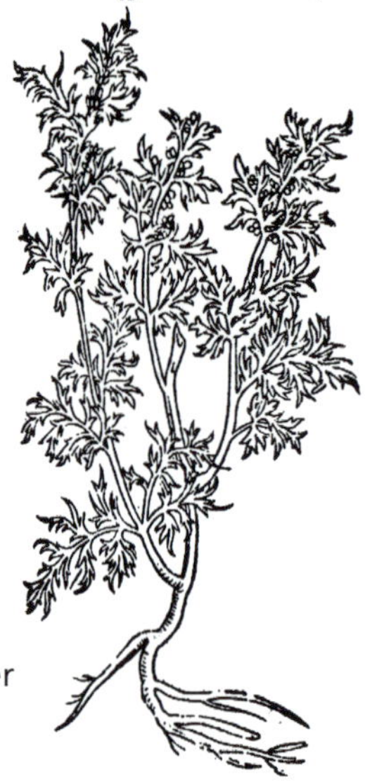

Wissenswertes: Walahfrid Strabo pflanzte die Eberraute in seinem Klostergärtchen als Mittel gegen Gicht und Rheuma. Im Volksbrauch gehörte sie zu den hexenabwehrenden Pflanzen und war fester Bestandteil der Kräutersträuße zu Mariä Himmelfahrt. Andererseits ist in Protokollen von Hexenprozessen zu lesen, daß neben anderen Zutaten auch Eberraute von angeblichen Hexen zu Zauberwasser verarbeitet wurde.
Inhaltsstoffe: Ätherisches Öl (Absinthol, Artemisiaketone), Bitterstoff, Gerbstoff, Rutin, Abrotin, Cumarine.
Anwendung: Die Blättchen werden im Juli und August gesammelt. Sie werden heute fast ausschließlich in der Volksmedizin oder Homöopathie verwendet und sollen die Magen- und Gallesaftproduktion anregen sowie bei Drüsenschwellungen und Erschöpfungszuständen Linderung bringen. Eberraute eignet sich aber auch als Bratenwürze oder zu fettem Fleisch (etwa statt Beifuß zur Gans). In kleineren Mengen (etwas bitterer Geschmack) können die feingehackten Blätter auch Soßen, Quark oder Remouladen aromatisieren. Die getrocknete Pflanze paßt in Duft- und Kräutersträuße (angeblich vertreibt ein Duftsäckchen mit Eberraute unter dem Kopfkissen den Kopfschmerz). Da die Eberraute nur selten verwildert vorkommt, muß sie aus Stecklingen im Garten gezogen werden (duftend neben einer Gartenbank).

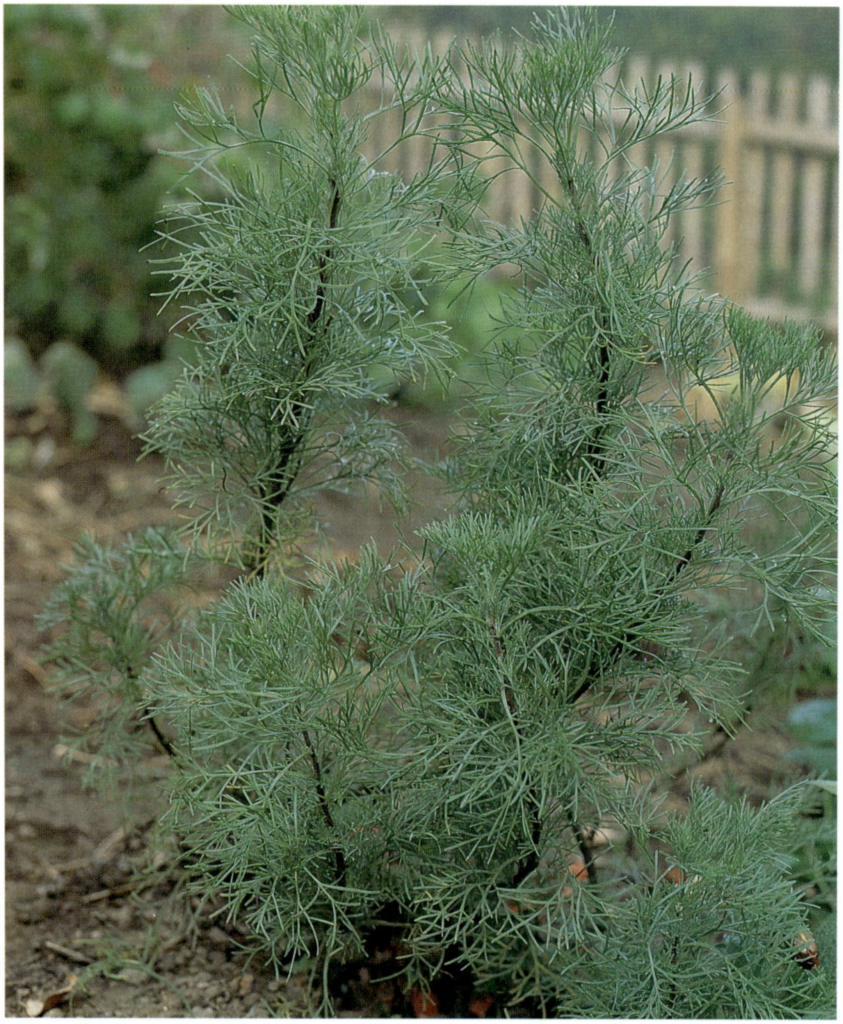
1 **Eberraute** ***Artemisia abrotanum***

2 **Wermut**

Artemisia absinthium
Korbblütengewächse
Asteraceae

Beschreibung: Ausdauernde, 60–120 cm hohe Pflanze, seidig-filzig behaart, etwas unangenehm riechend; Stengel am Grunde verholzt, Blätter 2- bis 3fach gefiedert; gelbe Röhrenblüten in 3–4 mm langen, nickenden Blütenköpfen, umgeben von silbergrauen Hüllblättern, Blütezeit VII–IX; mäßig trockene, nährstoffreiche Lehm- oder Tonböden (Weinberge), verwildert aus Kultur.
Wissenswertes: Erwähnt wird der Wermut schon im Papyrus Ebers. Plinius berichtet, daß die Sieger der Wagenrennen Wermut tranken. Nach römischem Vorbild mischten die Mönche des Mittelalters Wermut in ihre Tinte, um die wertvollen Schriften vor Mäuse- und Insektenfraß zu schützen. In der mittelalterlichen Medizin war Wermut hochgeschätzt. Hildegard von Bingen kennt ihn als Wickel gegen Kopfschmerzen, bei Schwächezuständen, Brustschmerz und Husten. Im Volksglauben nimmt Wermut einen breiten Raum ein. Er sollte Bienenstiche ab-

wehren, war Bestandteil der geweihten Kräutersträuße zu Mariä Himmelfahrt, schmückte Gräber und Totenbahren, sein Rauch schützte Kinder vor dem Teufel, und durch Abbeißen der Staude ließen sich Krankheiten auf sie übertragen. Der Wermutlikör Absinth war die Modedroge des Fin de siècle, der viele Maler und Dichter verfielen. Bei regelmäßigem Genuß rief er akute Krämpfe und Lähmungen, chronisch die Degeneration des Gehirns und zuletzt völligen Verfall hervor. In Deutschland ist Absinth seit 1921 verboten. Die italienischen Wermutweine sind dagegen – in Maßen genossen – unbedenklich; sie enthalten die harmlosen Bitterstoffe. Der Name dürfte sich von „wermuoda" (wärmende Wurzel) ableiten. Der „Wermutstropfen" der Lutherbibel spielt übrigens nur auf die Bitterkeit an; unser Wermut wächst nicht in Palästina.

Inhaltsstoffe: Ätherisches Öl (Thujon, Sabinylacetat, Cineol, Bisabolol), Bitterstoff Absinthin, Flavonoide.

Anwendung: Das Kraut (Herba Absinthii) wird zur Blütezeit gesammelt und im Schatten getrocknet. Die Droge gilt als magenstärkend, appetitanregend, harntreibend und verdauungsfördernd (Tee: 1 Teelöffel pro Tasse, 10 Minuten ziehen lassen). Die Droge darf nicht überdosiert oder über längere Zeit (von schwangeren Frauen gar nicht!) eingenommen werden. Früher wurde sie regelmäßig bei Eingeweidewürmern verordnet. Eine Reihe von Magenbittern enthält Wermut. In der Küche sollte Wermut eher sparsam verwendet werden, doch verfeinert ein mitgegartes Blatt Eisbein oder Hammel. Wermut gehört schon wegen seiner silbergrauen Schönheit in jeden Kräutergarten und kann in Staudengärtnereien erworben oder aus Stecklingen gezogen werden.

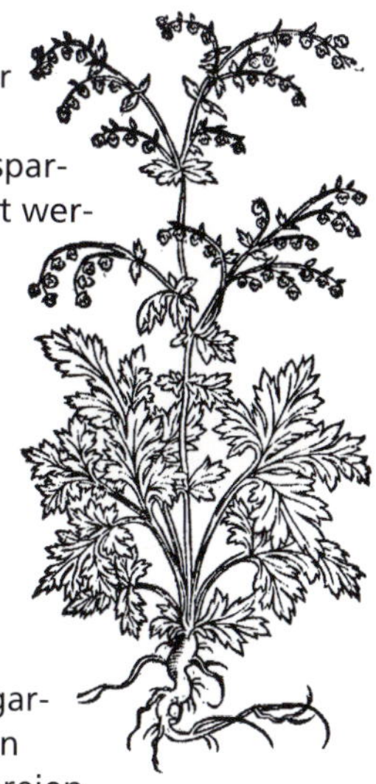

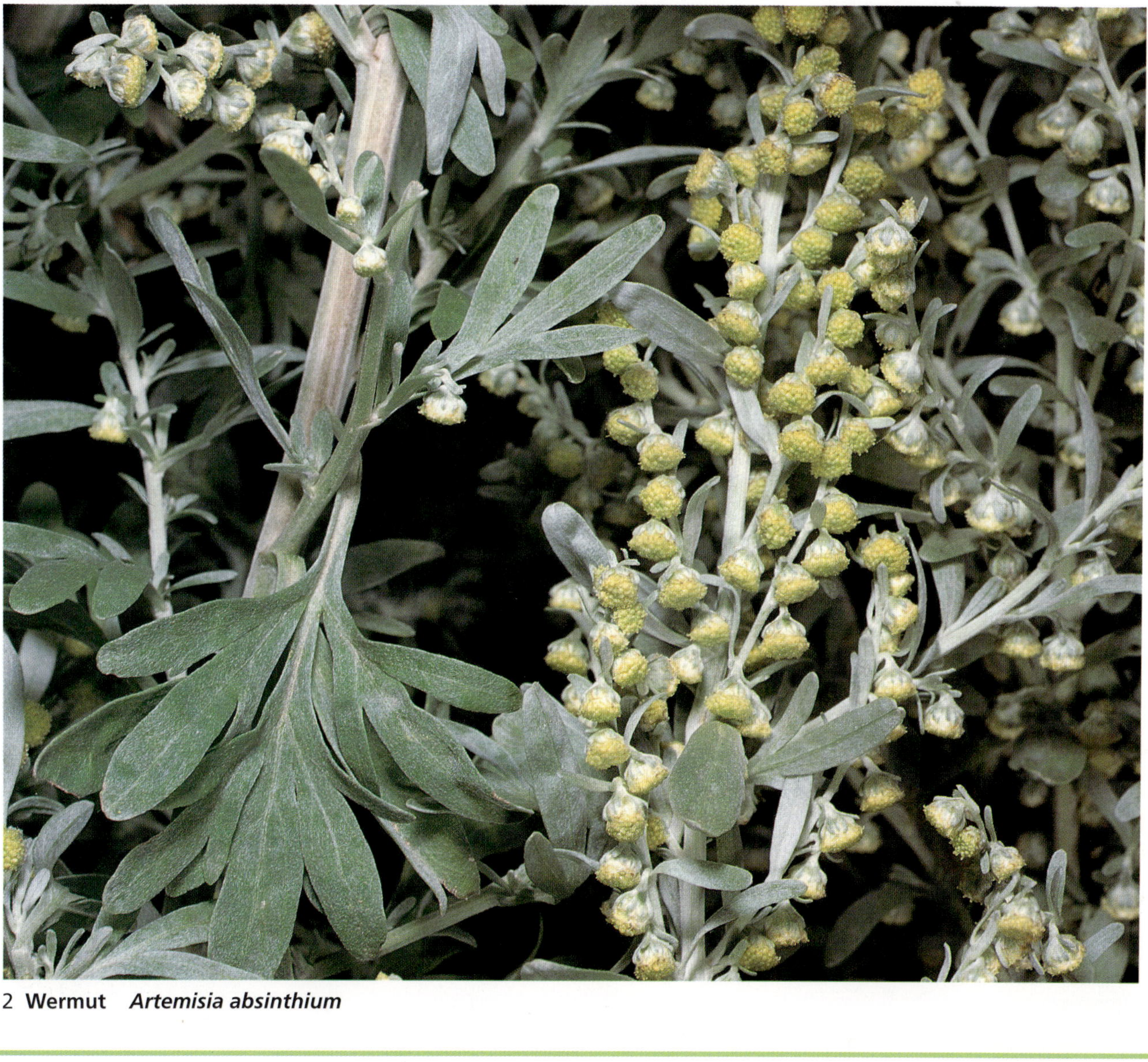

2 **Wermut** ***Artemisia absinthium***

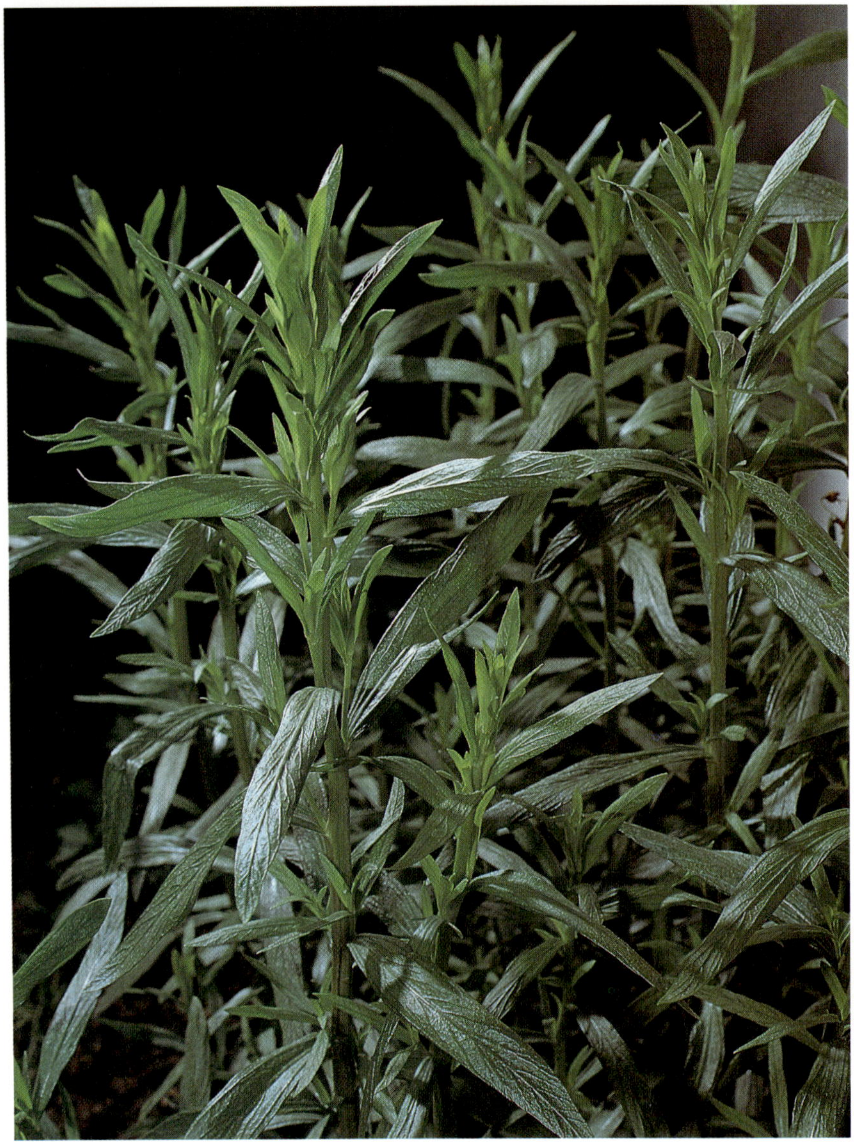

1 Estragon *Artemisia dracunculus*

1 Estragon

Artemisia dracunculus
Korbblütengewächse
Asteraceae

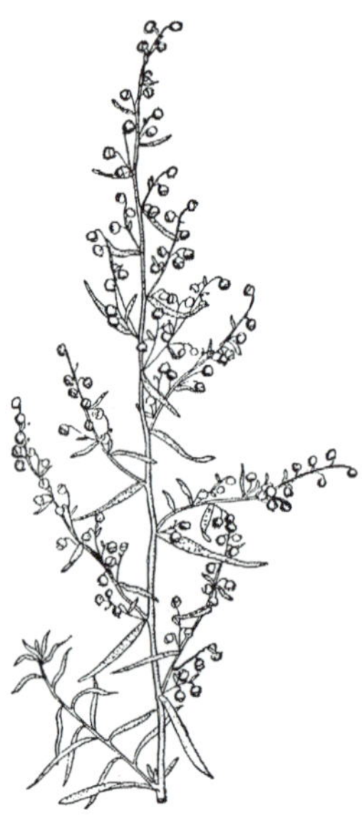

Beschreibung: Ausdauernde, 50–120 cm hohe, aromatisch duftende Staude; Blätter lanzettlich, ganzrandig; 3 mm breite, unscheinbare Blütenköpfchen, Blütezeit VIII–X; Gartenpflanze.

Wissenswertes: Estragon stammt wohl aus Zentralasien, kommt aber wild auch in Nordamerika vor. Er wurde erstmals von den Chinesen erwähnt (2. Jahrtausend v. Chr.), dann verliert sich zunächst seine Spur. Im Mittelalter wird er von den Arabern als Heil- und Gewürzpflanze benutzt, und seit dem 13. Jahrhundert kennen ihn die Italiener. Über Frankreich, wo die Küche ohne dieses Gewürz nicht auskommt, dürfte er nach Deutschland gelangt sein. Vor allem Jean de la Quintinie, der Direktor der Gärten Ludwigs XIV., setzte sich für den Estragon ein. Der Artname leitet sich vom arabischen „tharchûn" ab und wurde dann über „tarcon" und „dragone" zum „Drakonkraut" (also Drachenkraut) vieler Kräuterbücher. Die Bezeichnung Estragon stammt aus dem Französischen.

Inhaltsstoffe: Ätherisches Öl (Phellandren, Ocimen, Methylchavicol), Gerbstoff, Bitterstoff.

Anwendung: Blätter und Zweigspitzen (Herba Dracunculi) gelten in der Volksmedizin als harntreibend und verdauungsfördernd. Weitaus wichtiger ist der Estragon als Gewürz. Er kann – möglichst frisch – für Soßen (Sauce Béarnaise), Suppen, Salate, Ragouts, Eierspeisen, Fisch, Kräuterbutter und Marinaden verwendet werden. Insbesondere für Kräuteressig und -senf oder zum Einlegen von Gurken ist Estragon gut geeignet. Grundsätzlich kann er auf der Fensterbank gezogen werden, er wird allerdings recht groß.

2 Gemeiner Beifuß

Artemisia vulgaris
Korbblütengewächse
Asteraceae

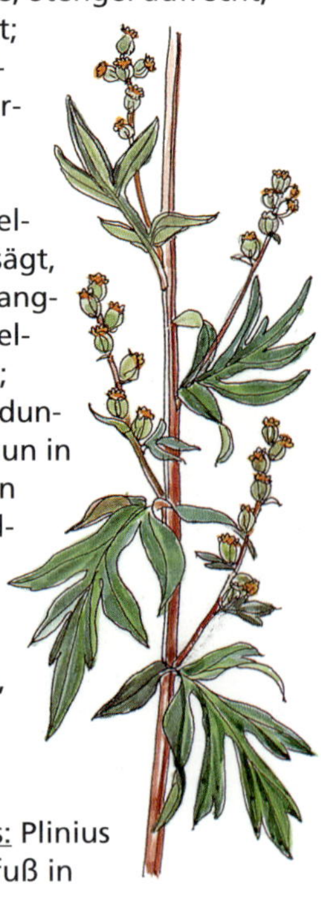

Beschreibung: Ausdauernde, 90–150 cm hohe, aromatisch riechende Pflanze; Stengel aufrecht, reich verzweigt; Blätter dunkelgrün, nur unterseits behaart, Fiedern der unteren Stengelblätter tief gesägt, Grundblätter langgestielt, Stengelblätter sitzend; Röhrenblüten dunkelgelb bis braun in 2–6 mm langen Körbchen, Hüllblätter filzig, Blütezeit VII–IX; Ufer, Wege, Ödland, Schutt, stickstoffliebend, sehr häufig.

Wissenswertes: Plinius empfiehlt Beifuß in

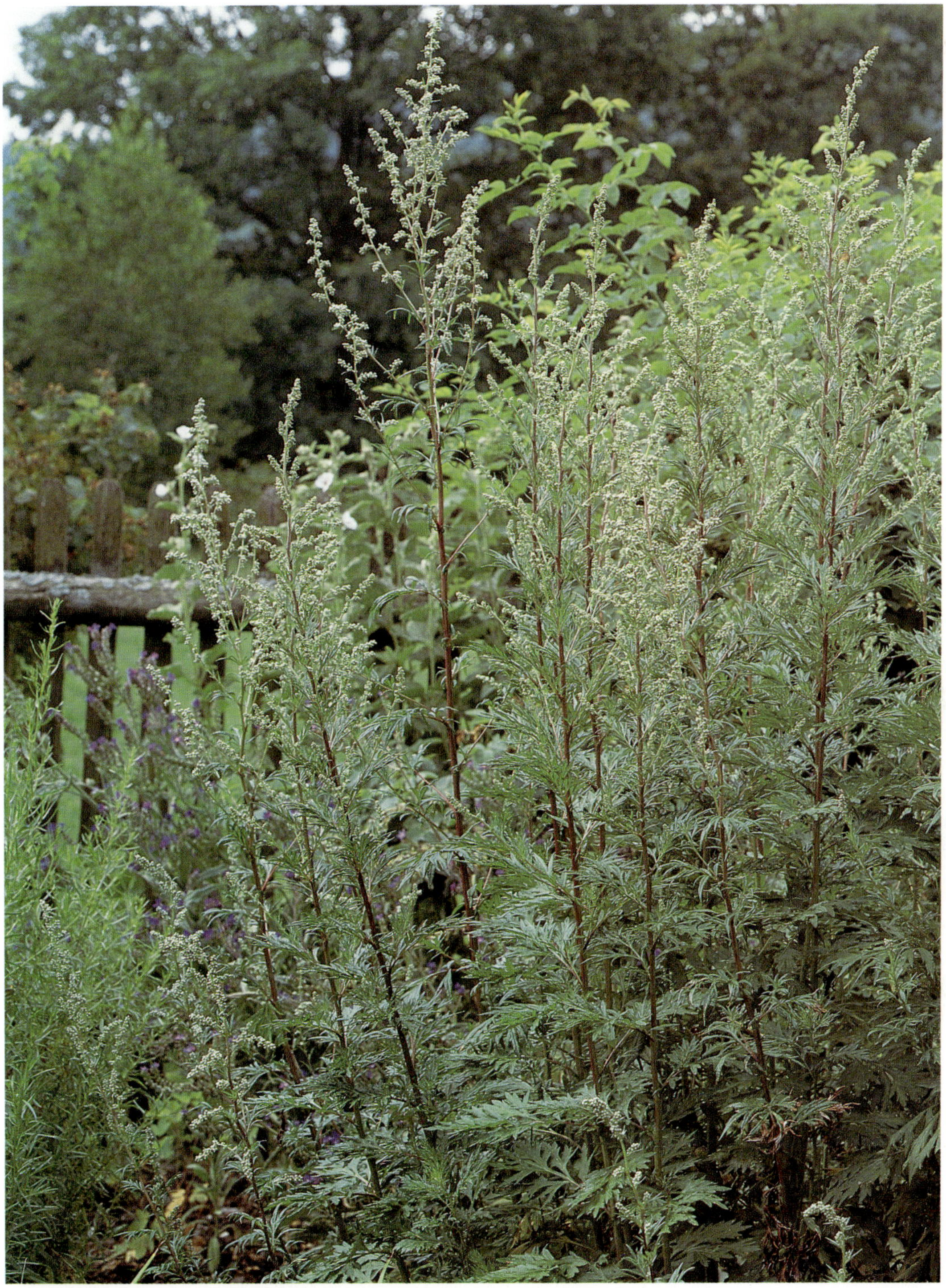

2 **Gemeiner Beifuß** ***Artemisia vulgaris***

auch in geweihte Kräutersträuße zu Mariä Himmelfahrt aufgenommen und dient der Abwehr von Hexenzauber.
Inhaltsstoffe: Bitterstoff, Gerbstoff, ätherisches Öl (Cineol, Campher, Linalool), Flavonolglykoside, Cumarine.
Anwendung: Das Kraut (Herba Artemisii) wird mitsamt den geschlossenen Blütenkörbchen gesammelt und getrocknet. Die Droge wirkt appetitanregend, verdauungsfördernd und als mildes Schlafmittel (Tee: 1 Teelöffel mit kochendem Wasser übergießen, 8–10 Minuten ziehen lassen), sollte jedoch nicht dauerhaft eingenommen werden. In manchen homöopathischen Medikamenten gegen Epilepsie ist Beifuß enthalten, und das Öl findet Verwendung für Parfüms und Seifen. In der Küche eignet sich das Kraut mit den Blüten als Suppen-, Soßen-, Fleisch- (insbesondere Ente, Gans und Wildschwein) und Pilzgewürz. Es schmeckt würzig bis leicht bitter und sollte stets mitgekocht werden. Wie der Wermut ist auch Beifuß unverzichtbar für den häuslichen Kräutergarten.

den Schuhen als Mittel gegen Ermüdung. Die Kelten, Germanen und Slawen kennen, wie später der deutsche Volksbrauch, das Gürten mit Beifuß zur Sonnwendfeier. Wird der Gürtel ins Feuer geworfen, ist man vor Erkrankungen sicher, doch warnt schon H. Bock vor solchem Aberglauben. Der angelsächsische Neunkräutersegen des 11. Jahrhunderts nennt den Beifuß »Una heißt du, das älteste der Kräuter«. Im christlichen Mittelalter gilt er dann als Mittel gegen den Veitstanz, Steinleiden, Hämorrhoiden, Nervenschmerzen und Hysterie, wird aber

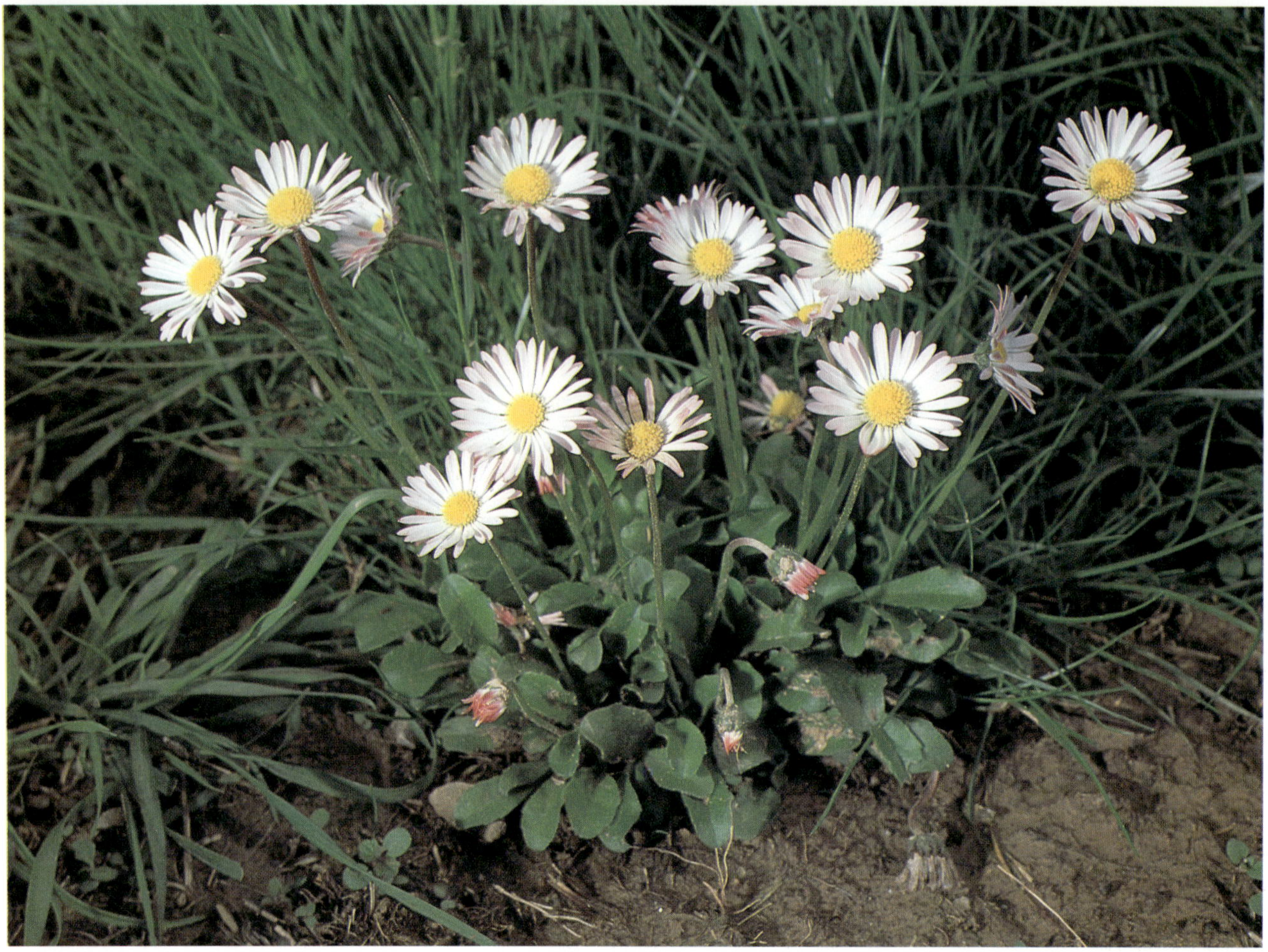

1 Gänseblümchen *Bellis perennis*

1 Gänseblümchen

Bellis perennis
Korbblütengewächse
Asteraceae

Beschreibung: Ausdauernde, 5–20 cm hohe, oft wintergrüne Staude; Blätter rosettig, spatelförmig, vorn abgerundet; Blütenköpfchen 10–25 mm breit, gelbe Röhren- und weiße Zungenblüten, Blütezeit I–XII; verbreitet.
Wissenswertes: Das heute allgegenwärtige Gänseblümchen war früher weitaus seltener, denn erst die häufig gemähten Grünanlagen bieten ihm genügend Licht für die Entfaltung. Es war beliebt für Liebesorakel (liebt mich, liebt mich nicht …). In den bildlichen Darstellungen des christlichen Mittelalters symbolisierte das Maßliebchen die Jungfrau Maria.
Inhaltsstoffe: Saponine, Gerbstoff, Bitterstoff, Schleim, ätherisches Öl.
Anwendung: Die Blüten (Flores Bellidis) werden in der Volksmedizin bei Husten und Bronchitis, Leber- und Gallebeschwerden verwendet, während die Homöopathie die Pflanze eher bei Verstauchungen, Quetschungen und Hautkrankheiten einsetzt. Sicher ungewöhnlich ist es, im Frühling aus den frischen Blättern einen Wildkrautsalat oder -gemüse zuzubereiten.

Bellis minor sylvestris.
Maßlieben.

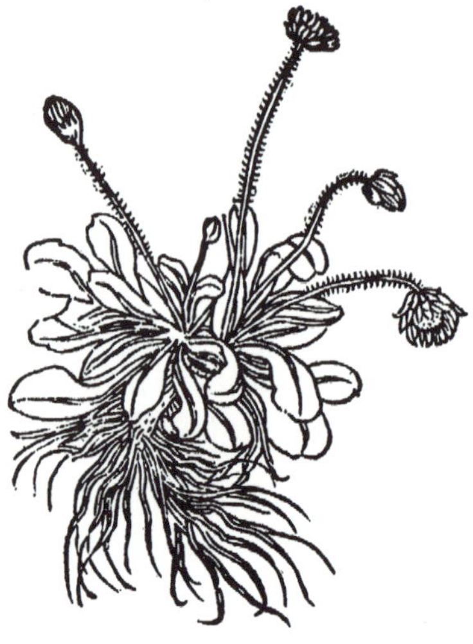

2 Gemeine Ringelblume

Calendula officinalis
Korbblütengewächse
Asteraceae

Beschreibung: Einjährige, 30–50 cm hohe Pflanze; Stengel drüsig behaart; Blätter spatelförmig; Blütenköpfe endständig, 2–5 cm breit, Zungenblüten orangegelb, Blütezeit VI–IX; Gartenpflanze.
Wissenswertes: Die Ringelblume stammt aus dem Mittelmeergebiet, ist aber nur selten verwildert. Bei Vergiftungen empfehlen Hildegard

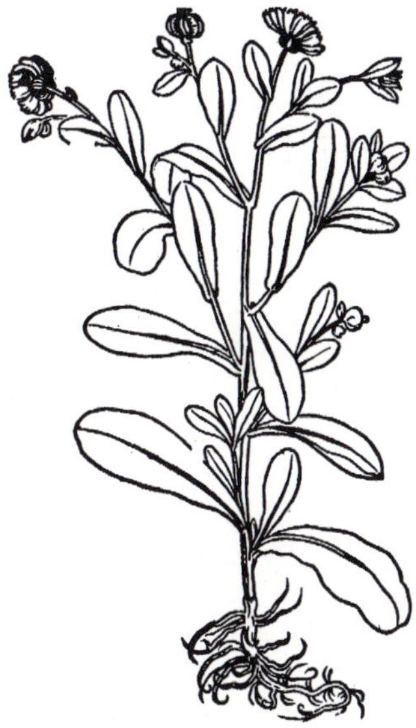

von Bingen und Albertus Magnus einen warmen Ringelblumen-Umschlag auf den Magen. Im Volksglauben dient die Ringelblume nicht nur dem beliebten „liebt mich, liebt mich nicht …", sondern auch direkt als Liebeszauber. Wer die Wurzel im Schuh mit sich trägt, hat Erfolg beim anderen Geschlecht; oder komplizierter: In die Erde, die der Fuß der/des Geliebten berührt hat, wird in einem Blumentopf Ringelblume gesät. Die Liebe hält, so lange die Blume blüht. Andererseits waren Ringelblumen auch Totenblumen, die auf Friedhöfen standen. Statt mit teurem Safran färbte man im Mittelalter die Speisen mit Ringelblumenblüten.

Inhaltsstoffe: Ätherisches Öl (Menthon, Terpinen), Gerbstoff, Bitterstoffe, Flavonoide, Oleanolsäureglykoside, Triterpenalkohole (Amyrin, Calenduladiol, Arnidiol), Carotenoide als Blütenfarbstoff.

Anwendung: Die Zungenblüten (Flores Calendulae) werden von Juni bis September gesammelt und im Schatten getrocknet, sind aber nicht lange haltbar. Wie die Arnikatinktur wird Ringelblume äußerlich für die Wundheilung, bei Quetschungen und Prellungen eingesetzt. Innerlich angewandt ist die Droge krampflösend und schweißtreibend, sie lindert Galle- und Leberleiden (Tee: 1 Teelöffel mit kochendem Wasser übergießen, nach 5–10 Minuten durch ein Teesieb geben). Im Bauerngarten ist die Ringelblume eine Zierpflanze, die sich leicht aussäen läßt (April bis Mai). Als Zutat zu Salaten oder Reis setzen ihre Blütenblätter interessante, farbliche Akzente.

3 Färber-Saflor, Färberdistel

Carthamus tinctorius
Korbblütengewächse
Asteraceae

Beschreibung: Einjährige, 30–120 cm hohe Pflanze; Blätter kahl, am Rande fein stachelig gezähnt, Hülle des Blütenstandes deutlich stachelspitzig; Köpfchen goldgelb, später orange, Blütezeit VII–IX; Gartenpflanze, selten verwildert.

Wissenswertes: Bereits die Ägypter und Babylonier kannten den Färber-Saflor und dessen Samenöl. Im Mittelalter avancierte er zur wichtigen Färbepflanze und wurde auf Feldern angebaut. Betrügerische Händler versuchten immer wieder, den teuren Safran mit den ähnlich gefärbten Einzelblüten des Saflors zu „strecken".

Inhaltsstoffe: Roter und gelber Farbstoff.

Anwendung: Gesammelt werden die Blütenköpfchen nach dem Aufblühen. Wer den Färber-Saflor verwenden möchte, muß die Pflanze im Garten anbauen oder die getrockneten Blüten kaufen. Wolle färbt sich in Gelb- und Grüntönen. Mit geringen Mengen der Blüten lassen sich Reisspeisen färben.

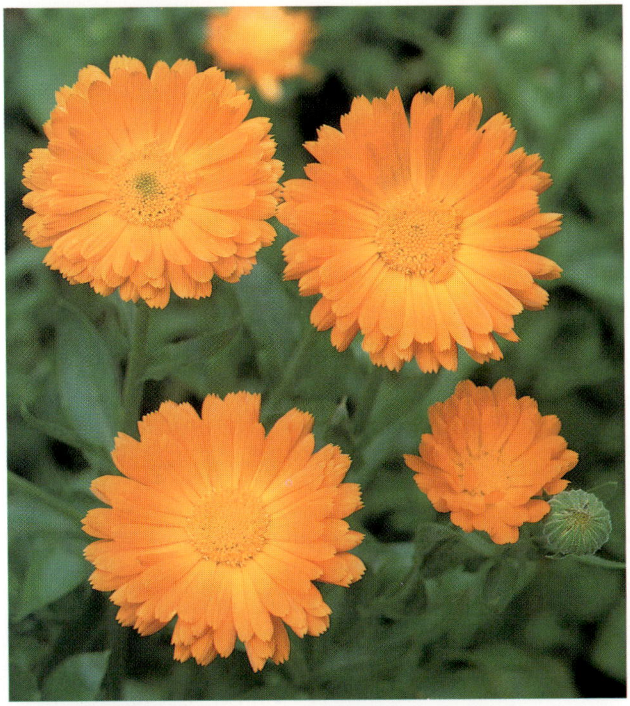

2 **Gemeine Ringelblume** ***Calendula officinalis***

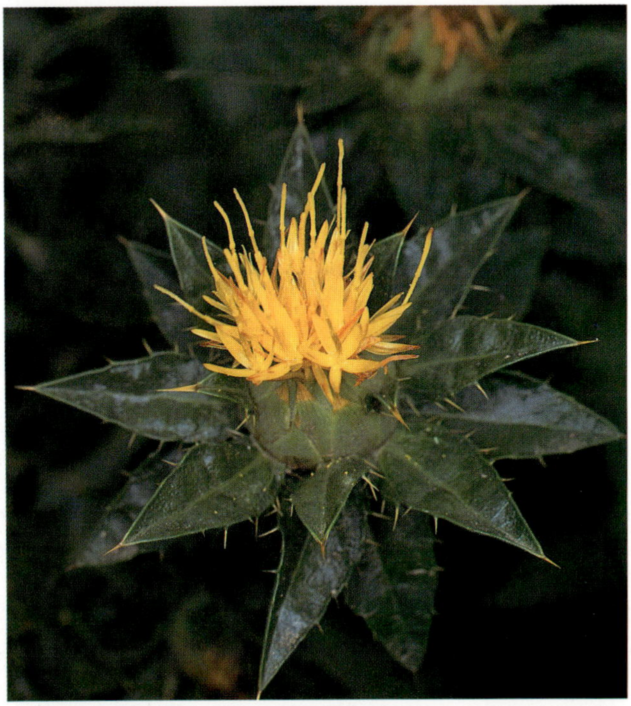

3 **Färber-Saflor** ***Carthamus tinctorius***

1 **Kornblume**

Centaurea cyanus
Korbblütengewächse
Asteraceae

Beschreibung: Einjährige, 30–90 cm hohe Pflanze; lanzettliche, 5 mm breite Blätter; Blüten in großen, einzelnen Köpfchen, Blütezeit VI–IX; Kornfelder, Schuttplätze.
Wissenswertes: Seit der jüngeren Steinzeit war die Kornblume regelmäßiger Begleiter der Getreideflur, ist heute aber wegen des Herbizideinsatzes stark zurückgegangen. Eine große Bedeutung als Heilpflanze hatte die Kornblume nie, doch destillierten die Apotheker noch im 17. Jahrhundert aus Kornblumen ein „Brillenbrechwasser", das angeblich die Sehkraft wiederherstellen konnte. Genausowenig erfolgversprechend ist ein altes Sympathiemittel: Wer mit der rechten Hand eine Kornblume ausreißt und sie erwärmt, der stillt sein Nasenbluten – sofern das am Fronleichnamstag passiert. In der Blumensprache steht die schwindende Schönheit des verbleichenden Blaus für ein wankelmütiges Herz.
Inhaltsstoffe: Cyanocentaurin, Polyacetylene.

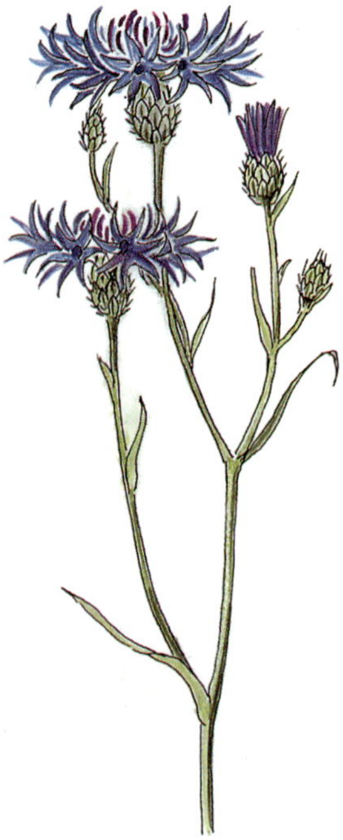

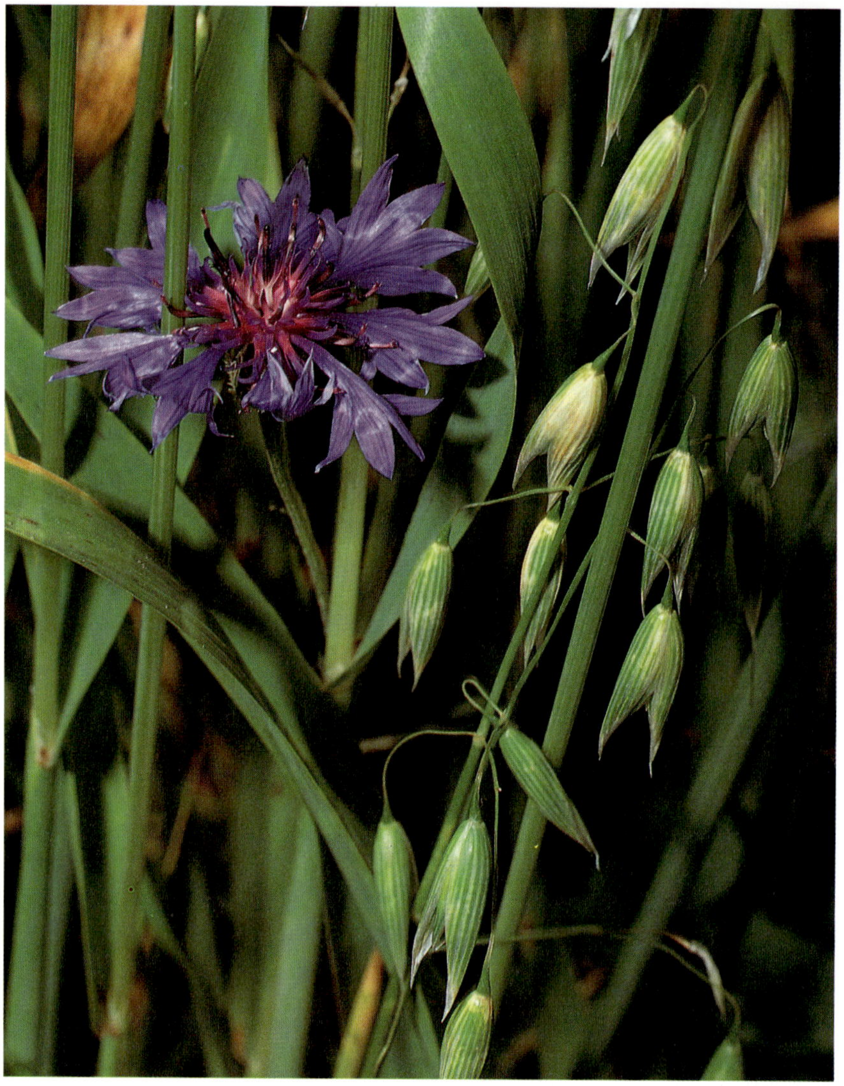

1 **Kornblume** *Centaurea cyanus*

Anwendung: Die Blüten (Flores Cyani) werden nur selten in der Volksmedizin verwendet. Sie gelten als harntreibend, beruhigend bei Verdauungsstörungen und werden äußerlich bei Bindehautentzündungen und Kopfschuppen genutzt. Kommerziell taucht die Kornblume fast ausschließlich als sogenannte Schmuckdroge in Teemischungen auf.

2 **Römische Kamille**

Chamaemelum nobile (Anthemis nobilis)
Korbblütengewächse
Asteraceae

Beschreibung: Ausdauernde, 10–30 cm hohe Staude; 2–5 cm lange, doppelt fiederteilige Blätter; orangefarbene Scheibenblüten, weiße bis gelbliche Zungenblüten. Blütezeit VI–X; Straßenränder, feuchte Wiesen.
Wissenswertes: Obwohl die Römische Kamille teilweise sogar kultiviert wird, ist sie pharmakologisch nicht so gut untersucht wie die Echte Kamille.
Inhaltsstoffe:

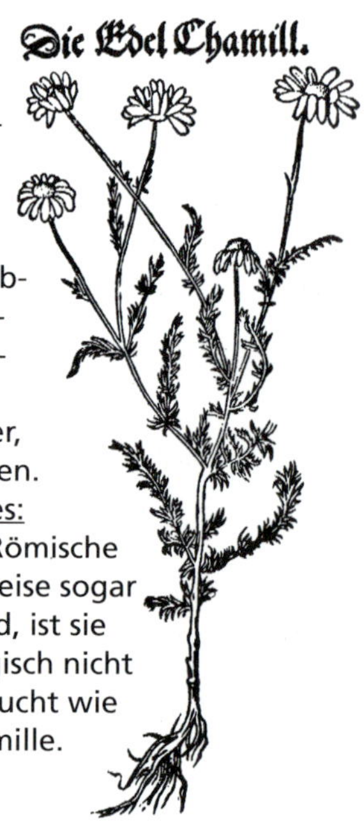

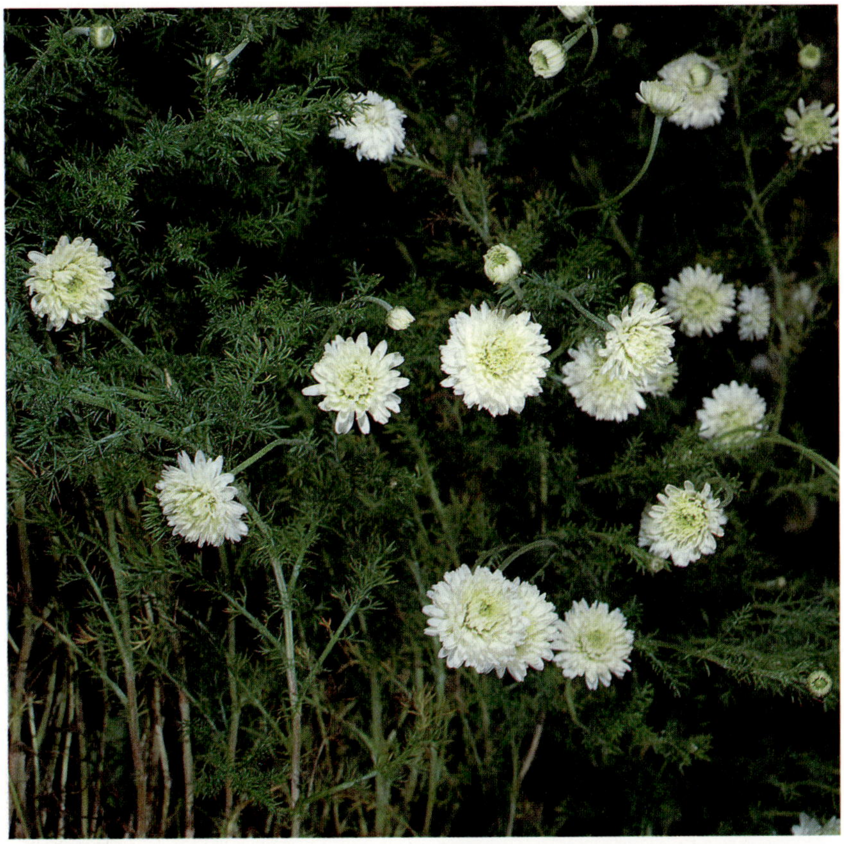

2 **Römische Kamille** ***Chamaemelum nobile***

Ätherisches Öl (Angelica-, Methacryl-, Tiglin-, Isobuttersäureester), Sesquiterpenlactone, Flavonoide (Apigenin, Quercitrin, Apiin) u. a.
Anwendung: Die Blüten (Flores Chamomillae Romanae) werden von Juli bis August gesammelt und im Schatten getrocknet. Die Droge wird bei Menstruationsbeschwerden, als appetitanregendes, verdauungsförderndes und beruhigendes Mittel sowie äußerlich zu Mund- und Wundspülungen gebraucht (Tee: 2 Teelöffel mit kochendem Wasser übergießen, nach 10 Minuten abseihen). Ein Kamillenbad pflegt und bleicht blonde Haare.

3 Balsamkraut

Chrysanthemum (Tanacetum) balsamita
Korbblütengewächse
Asteraceae

Beschreibung: Ausdauernde, 100 cm hohe, aromatisch duftende Staude; Blätter breit-lanzettlich, gleichmäßig gesägt oder gekerbt; Köpfchen in lockeren Doldenrispen, Blütezeit VIII–X; Gartenpflanze.
Wissenswertes: Heute ist diese orientalische, einstmals hochgeehrte Heil- und Gewürzpflanze fast vergessen. Sie wuchs schon im Klostergarten auf der Insel Reichenau, wo die Mönche ihre Wurzel zur besseren Verdauung nutzten. Später zierte das Balsamkraut viele Bauerngärten, aber auch Friedhöfe mit seinem Duft.
Inhaltsstoffe: Ätherisches Öl (Borneol und andere Komponenten), Bitterstoff.
Anwendung: Balsamkraut würzt Pfann- oder Eierkuchen, kann als erfrischender Tee genossen oder zu Kräutersäckchen und Potpourris gemischt werden (riecht etwa so wie Melisse). Wie andere duftende Pflanzen paßt Balsamkraut gut neben eine Gartenbank – in Reichweite der Hände.

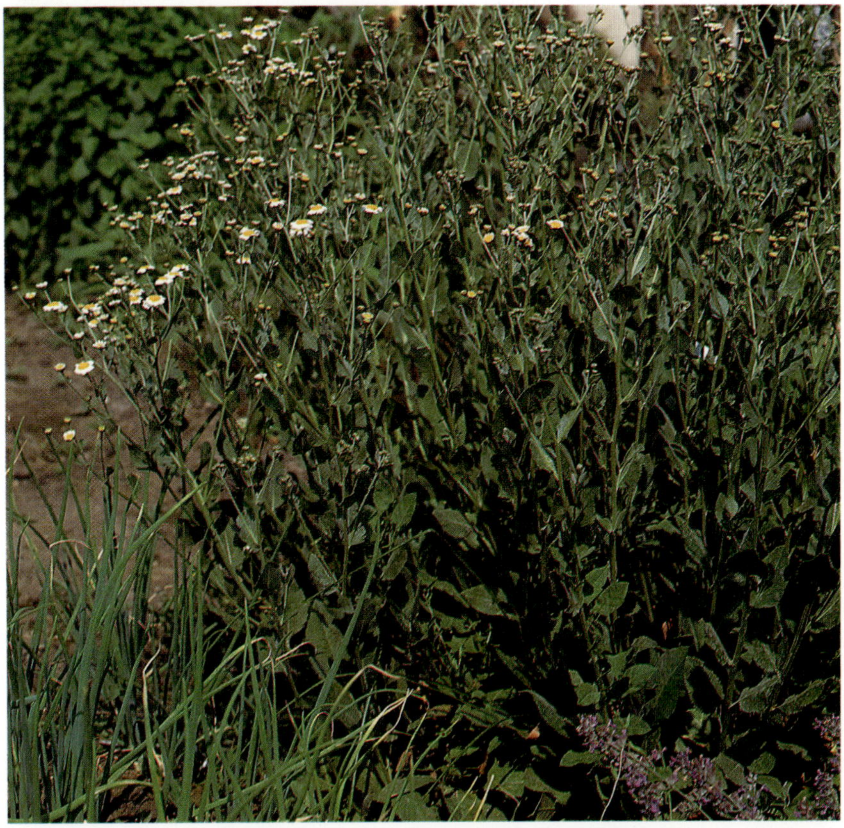

3 **Balsamkraut** ***Chrysanthemum (Tanacetum) balsamita***

1 **Mutterkraut**

Chrysanthemum (Tanacetum) parthenium
Korbblütengewächse
Asteraceae

Beschreibung: Ausdauernde, 25–60 cm hohe Staude mit leicht widerlichem Geruch; Blätter tief fiederteilig; 1,5–2,5 cm breite Köpfchen mit rundlichen Zungenblüten, Blütezeit VI–VIII; Gartenpflanze, teilweise verwildert.
Wissenswertes: Das Mutterkraut stammt aus dem Balkan und Orient. Plinius erklärt in seiner Naturgeschichte den Namen so: Einstmals fiel der Lieblingssklave des Perikles von einem Tempeldach und verletzte sich schwer. Im Traum erschien Perikles die Göttin Athene („parthenos“, die Jungfrau) und zeigte ihm das heilende Kraut. Hildegard von Bingen ist da realistischer, sie empfiehlt es für Krankheiten der „Eingeweide“.
Inhaltsstoffe: Ätherisches Öl (Campher, Borneol und andere Bestandteile), Bitterstoff.
Anwendung: Das Kraut (Herba Parthenii) wird in der Volksmedizin etwa wie die Kamille eingesetzt, doch fehlen ihm deren wertvolle Bestandteile. Äußerlich sollen Umschläge bei Quetschungen und

Artemisiæ ramosæ altera species.
Mûterkraut.

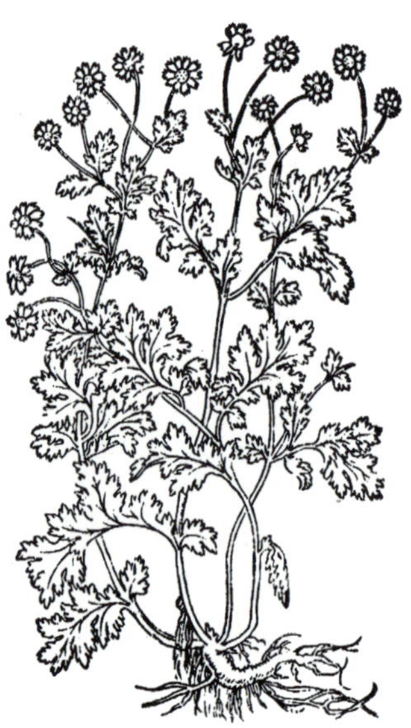

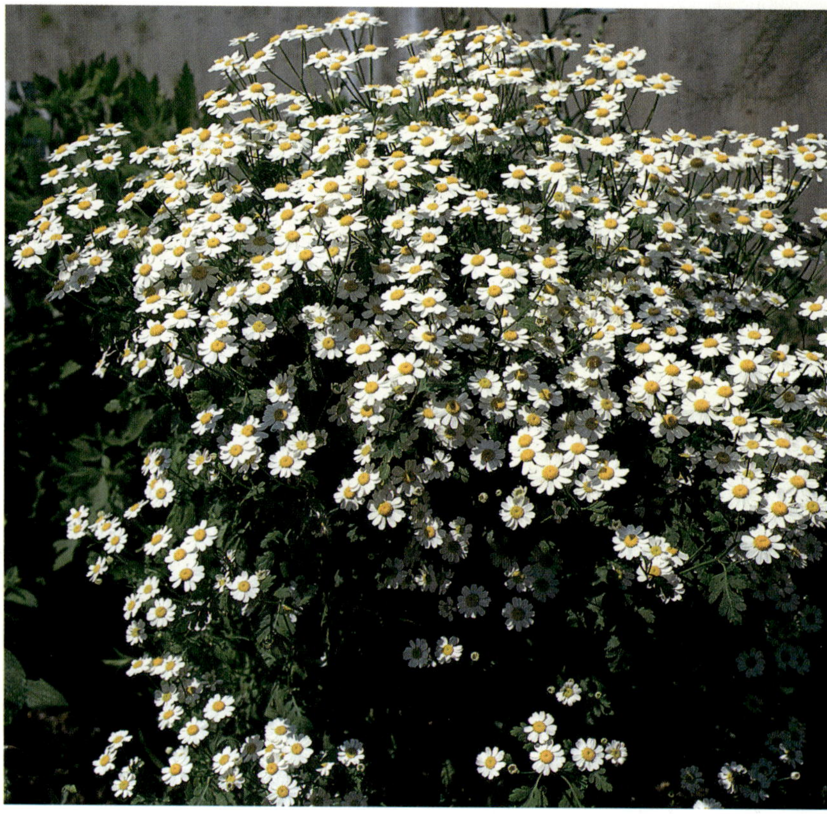

1 **Mutterkraut** ***Chrysanthemum (Tanacetum) parthenium***

Schwellungen helfen. Mutterkraut sieht im Bauerngarten recht hübsch aus und kann gegen Ungeziefer in Trockensträuße eingebunden werden.

2 **Rainfarn**

Chrysanthemum (Tanacetum) vulgare
Korbblütengewächse
Asteraceae

Beschreibung: Ausdauernde, 60–130 cm hohe, aromatisch duftende Pflanze; kantiger Stengel; Blätter doppelt fiederspaltig, drüsig; goldgelbe, halbkugelige, 7–12 mm breite Körbchen in dichten Doldenrispen, nur Röhrenblüten, Blütezeit VII–IX; Auwälder, Hecken, Wegränder, Kulturland auf nährstoffreichen Lehmböden.
Wissenswertes: An stark besonnten Standorten stellt der Rainfarn seine Blätter senkrecht nach Süden (Kompaßpflanze). Die Klassiker erwähnen ihn nicht, erst Karl der Große empfiehlt seinen Anbau. Früher galt der Rainfarn als ausgezeichnetes Mittel gegen Eingeweidewürmer (Wurmkraut) und wurde äußerlich gegen Läuse und Ungeziefer verwendet (sogar als Bestandteil von

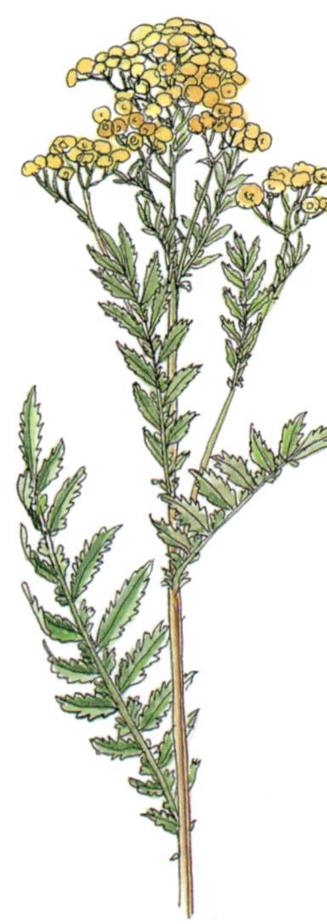

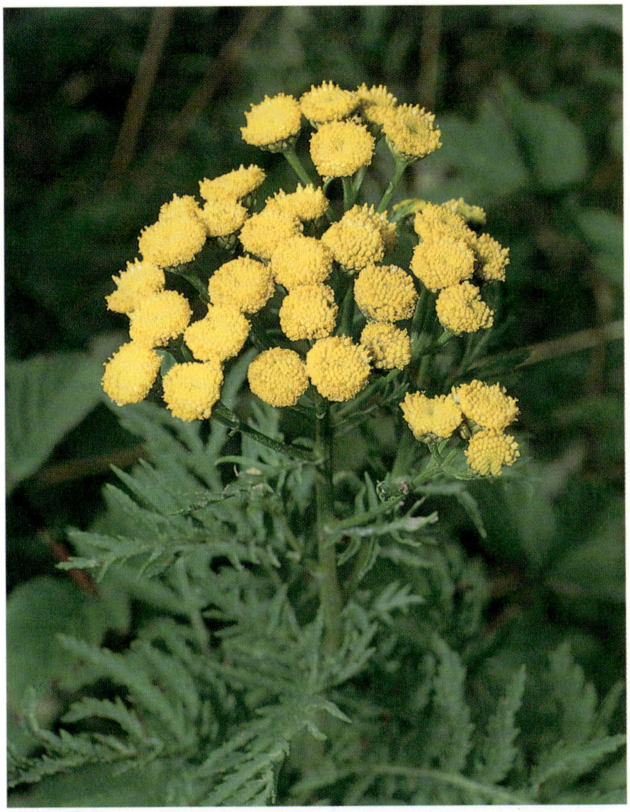

2 **Rainfarn** ***Chrysanthemum (Tanacetum) vulgare***

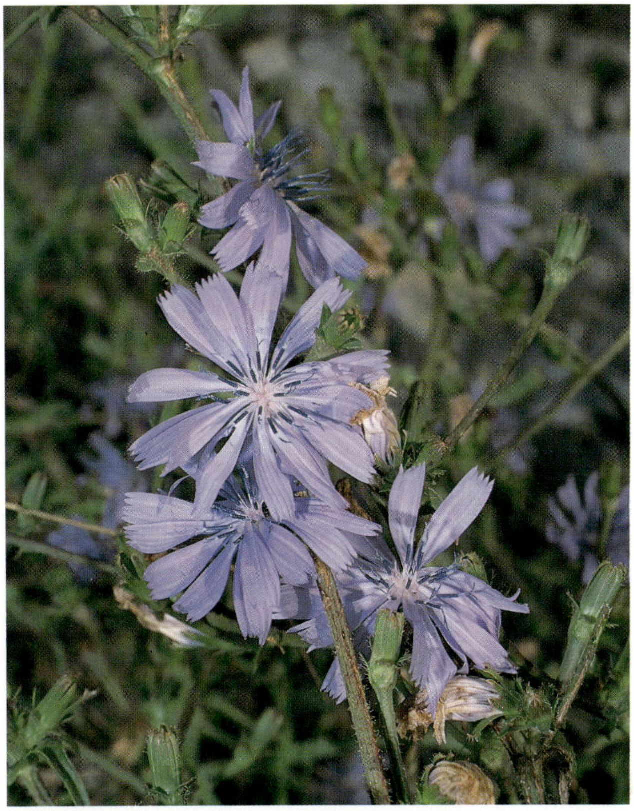

3 **Gemeine Wegwarte** ***Cichorium intybus***

Salben zum Einbalsamieren der Toten). Wie durch manch andere stark duftende Pflanze glaubte man sich mit Rainfarn vor Hexen und Zauberern zu schützen (Kräutersträuße zu Mariä Himmelfahrt). Bei Gewitter im Kamin verbrannte, trockene Stengel sollten das Haus vor dem Blitz schützen.
Inhaltsstoffe: Ätherisches Öl, Bitterstoffe (Tanacetin); einige Rassen enthalten das giftige Thujon (siehe Wermut).
Anwendung: Die Blätter (Herba Tanaceti) und Blüten (Flores T.) werden von Juni bis September gesammelt und im Schatten getrocknet. Die Droge wirkt appetitanregend und verdauungsfördernd. In duftenden Trockensträußen und Kräuterkissen kann Rainfarn noch verwendet werden, doch als Gewürz für Hammel und Wild ist er kaum noch in Gebrauch. Zwar verwendet die pharmazeutische Industrie das Öl, doch sollte wegen des möglichen Thujongehaltes auf Selbstmedikation besser verzichtet werden.

3 Gemeine Wegwarte

Cichorium intybus
Korbblütengewächse
Asteraceae

Beschreibung: Ausdauernde, 30–130 cm hohe Pflanze mit weißem Milchsaft; verdickte, tief reichende Wurzel; Grundblätter tief gesägt, Unterseite behaart, Stengelblätter länglich-lanzettlich, sitzend bis stengelumfassend; nur Zungenblüten (hellblau, selten weiß oder rötlich) in 3–4 cm breiten Köpfchen, Blütezeit VII–IX; Wegränder, Weiden.
Wissenswertes: Die Blütenköpfchen der Wegwarte öffnen sich gegen 6.00 Uhr und schließen sich etwa um die Mittagszeit. Die Wegwarte wird nicht nur seit alters medizinisch genutzt – Galen nannte sie „Freundin der Leber" –, sondern spielt daneben eine wichtige Rolle im Brauchtum. Nach einer Volkssage ist sie ein verzaubertes Mädchen, das treu am Wegesrand auf den Geliebten wartet. Berührt man den Partner mit der Wurzel, darf man sich dessen Liebe sicher sein. Gräbt man die Wurzel mit einem Holz aus, in das der Blitz eingeschlagen hat, soll sie gegen Unheil schützen, während die Blüten unverzichtbarer Bestandteil der Kräutersträuße zu

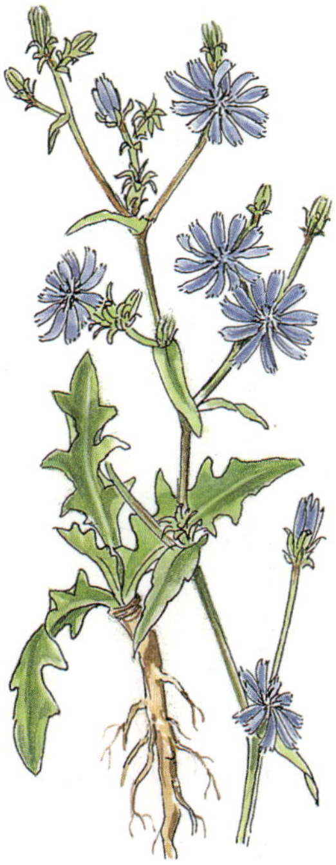

Mariä Himmelfahrt waren. Aus der gerösteten Wurzel braute man bis in unsere Zeit den „Blümchenkaffee" als Kaffee-Ersatz. Friedrich der Große forcierte den Anbau der Wegwarte in Preußen. Der Chicorée ist eine bleiche Kulturvarietät.
Inhaltsstoffe: Bitterstoffe (Intybin), Inulin, wenig ätherisches Öl, Harze, Glykoside.
Anwendung: Die Wurzel (Radix Cichorii) der Vorjahrespflanze wird im Herbst, die Blätter und Blüten werden zur Blütezeit gesammelt und getrocknet (als Tee 2–4 g pro Tasse). Die Droge wirkt appetitanregend und sekretionsfördernd, hilft bei Gallensteinen, Verdauungsschwäche, ist leicht harntreibend und abführend. Zusammen mit Löwenzahnblättern eignen sich die jungen Blättchen als Wildsalat.

1 Benediktenkraut

Cnicus benedictus
Korbblütengewächse
Asteraceae

Beschreibung: Einjährige, 40–60 cm hohe, behaarte Pflanze; Blätter tief

Atractylis hirsutior.
Cardobenedict.

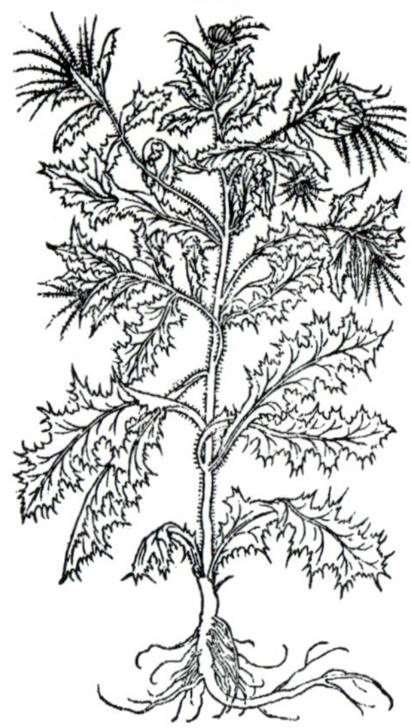

gesägt mit distelartig stacheligen Rändern, obere Blätter stengelumfassend; gelbe Blüten, Blütezeit VI–VII, äußere Blütenhüllblätter mit langem Stachel; dicke Pfahlwurzel; Wegränder auf mäßig feuchtem, kalkhaltigem Boden, sonnige Plätze.
Wissenswertes: Die Pflanze stammt aus dem Mittelmeergebiet, ist aber aus Kulturen verwildert. Zusammen mit Weinraute, Wachskerzen und Salz unter der Schwelle vergraben, vertreibt sie den Teufel und schützt vor Zauberei.
Inhaltsstoffe: Bitterstoff Cnicin, Flavonoide, Inulin, ätherisches Öl (Cymen, Fenchon), Gerbstoffe.
Anwendung: Die Wurzel wird vor dem Austreiben (April) oder nach der Blüte (Juli bis September) ausgegraben und an der Sonne getrocknet, ebenso die frischen Blätter (Herba Cardui benedicti). Die Droge hilft bei Appetitlosigkeit, Blähungen, Verdauungsstörungen, regt den Stoffwechsel an und beschleunigt – als frischer Pflanzensaft äußerlich angewandt – die Wundheilung. Sie ist Bestandteil von Magentees, Bitterlikören und alkoholischen Kräuterextrakten (Tee: 2 Teelöffel mit kochendem Wasser übergießen, 5–10 Minuten ziehen lassen; vor den Mahlzeiten).

2 Wasserdost

Eupatorium cannabinum
Korbblütengewächse
Asteraceae

Beschreibung: Ausdauernde, 50–150 cm hohe Staude; Blätter

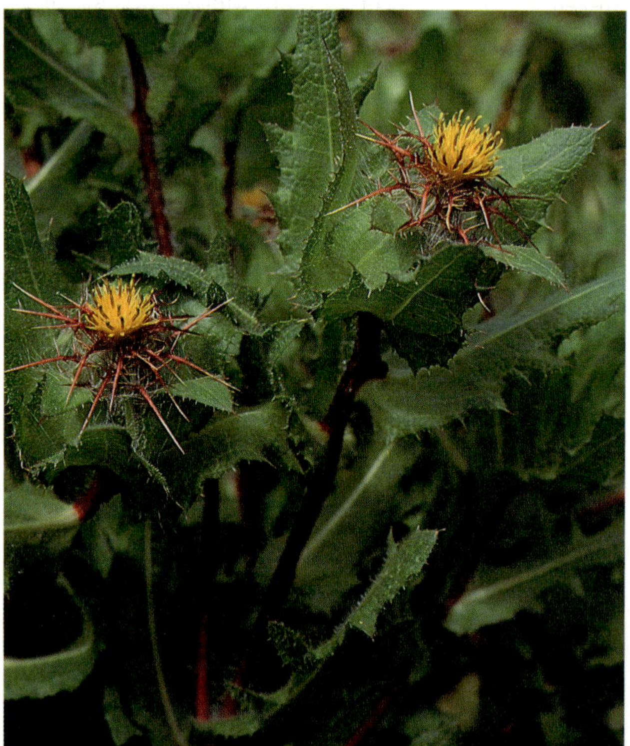

1 **Benediktenkraut** ***Cnicus benedictus***

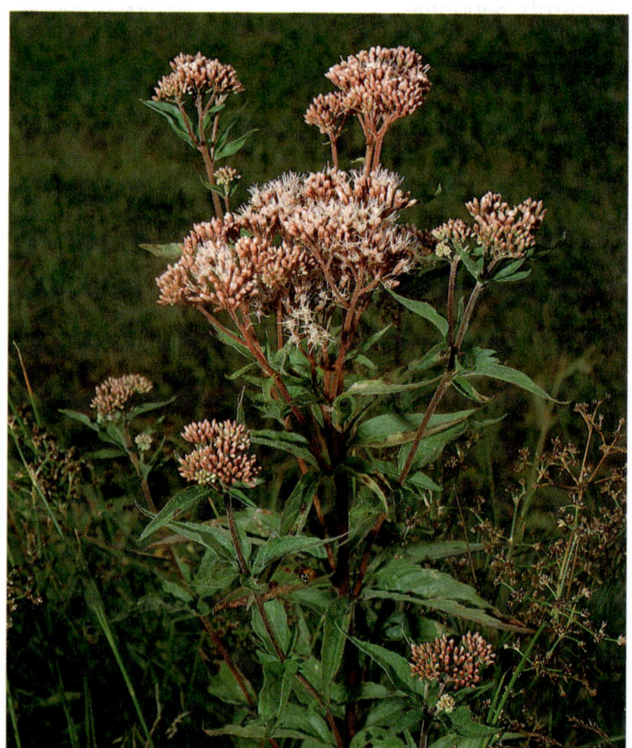

2 **Wasserdost** ***Eupatorium cannabinum***

handförmig in 3–7, 5–10 cm lange, schmale Lappen geteilt; Blüten in 4- bis 6blütigen Köpfchen, rosa, selten weiß mit herausragenden, rosa-gelblichen Narben, Blütezeit VII–IX; feuchte Stellen im Wald, Kahlschläge.

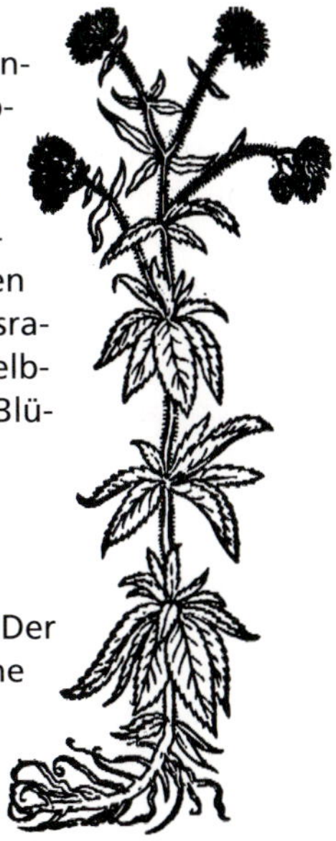

Wissenswertes: Der wissenschaftliche Name erinnert an den König Mithridates Eupator (123–64 v. Chr.). Dioskurides und Plinius nennen ihn als den ersten, der Leberschwellungen mit Wasserdost kurierte. Im Volksbrauch gehörte er zu den Kräutern im geweihten Kräuterbüschel zu Mariä Himmelfahrt. Sehr alt ist der Glaube, die Pflanze schütze gegen den Blitz („Donnerkraut").
Inhaltsstoffe: Euparin, Eupatoriopikrin, Lactucerol, ätherisches Öl, Gerbstoff, Saponine.
Anwendung: Das Kraut (Herba Eupatorii cannabini) wird von Juli bis September gesammelt und im Schatten getrocknet. Die Droge gilt als abführend, harntreibend, als Brechmittel und soll Leber- und Gallefunktion anregen. In modernen Präparaten werden die Polysaccharide der Pflanze in der Rekonvaleszenz und bei grippalen Infekten zur Stärkung der körpereigenen Abwehr verwendet.

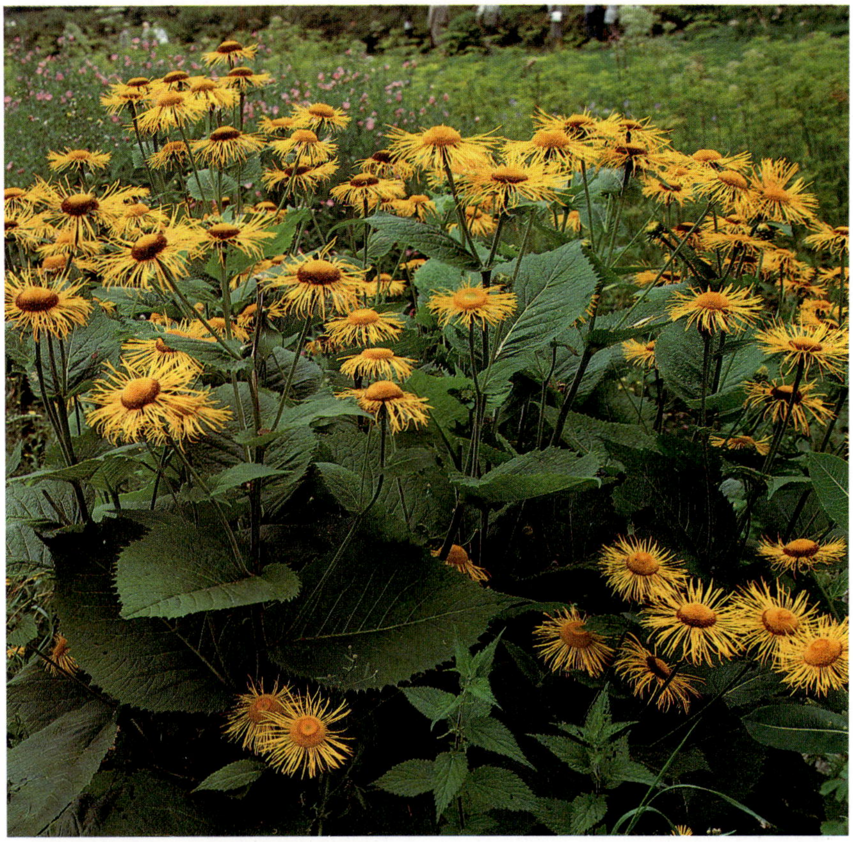

3 **Echter Alant** *Inula helenium*

3 Echter Alant

Inula helenium
Korbblütengewächse
Asteraceae

Beschreibung: Ausdauernde, 60–200 cm hohe Pflanze; kräftiger, behaarter Stengel; 40–80 cm große rosettige Grundblätter, Unterseite graufilzig, obere Blätter kleiner, sitzend bis stengelumfassend; Blütenköpfchen 6–7 cm breit, innere Röhrenblüten hell-, äußere Zungenblüten goldgelb, Blütezeit VII–IX, innere Hüllblätter spatelartig verbreitert; mächtiger, bis 3 kg schwerer Wurzelstock; relativ selten; feuchte Ufer, Gebüsche, Kulturland.
Wissenswertes: Der Alant dürfte aus Asien stammen, ist aber seit langem

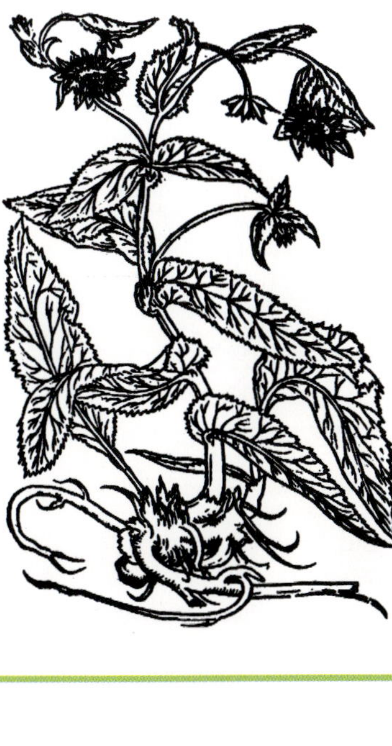

in Mittel- und Südeuropa eingeführt und aus Kloster- und Bauerngärten verwildert. Nach einer antiken Sage soll er aus Tränen der Helena entstanden sein, doch ist es denkbar, daß Plinius eigentlich eine andere Pflanze meinte. Immerhin bauten schon die Römer den Alant feldmäßig an. Vor allem als Alantwein eroberte er im Mittelalter als Mittel gegen Lungenleiden und als Allheilmittel die Apotheken, so daß Lonicerus schrieb: »Alantwein benimt Zorn und Traurigkeit.« Im 15. Jahrhundert ist sogar eine Herzoglich Bayerische Alantweinsiederei belegt. Der Volksglaube kennt den Alant als Mittel gegen Alpdrücken, und man hängte ihn zum Schutz vor Pestluft auf. Früher nutzte man die Wurzel als blau färbenden Farbstoff.
Inhaltsstoffe: Inulin, ätherisches Öl (Helenin, Alantol), Bitterstoffe.
Anwendung: Im Herbst werden die drei- bis vierjährigen, aromatisch duftenden Wurzelstöcke (Radix Inulae) ausgegraben und in

der Sonne getrocknet (gegebenenfalls kleinschneiden). Die Droge wirkt schleimlösend und auswurffördernd bei Asthma und Bronchitis, außerdem hilft sie bei Appetitlosigkeit (Tee: 1 gehäuften Teelöffel mit kochendem Wasser übergießen, 10–15 Minuten ziehen lassen, mit Honig süßen). Alant ist in Hustentees, -bonbons, Kräuterlikör, Magenbitter oder Arzneien gegen chronische Bronchitis enthalten. Alantwein setzt man mit 50 g Wurzeln auf 1 Liter Weiß- oder Rotwein 7 Tage lang an, filtriert und süßt nach Geschmack mit Honig.

1 Echte Kamille

Matricaria recutita (M. chamomilla)
Korbblütengewächse
Asteraceae

Beschreibung: Einjährige, 15–30 cm hohe Pflanze mit Kamillegeruch; Blätter 3fach fiederteilig, linealisch-schmale Fiedern; Köpfchen endständig, 10–20 mm breit, Köpfchenboden hohl, außen weiße Zungen- (bald umgeschlagen), innen gelbe Röhrenblüten, Blütezeit V–IX; Äcker, Wegraine und Ödland auf nährstoffreichen Böden.
Wissenswertes: Kamille wuchs im Mittelalter in jedem Klostergarten und wurde in der Volksmedizin ähnlich wie heute verwendet. Als besonders wirksam galt die am Johannistag gesammelte Blüte. Daß auch Ärzte die Pflanze kannten und schätzten, beschreibt H. Bock mit den Worten: »Die gantz gemein Chamill ist der Doctor Recipe eins.« Auf vielen Madonnenbildern (etwa von Lucas Cranach d. Ä.) ist die heilkräftige Kamille abgebildet.
Inhaltsstoffe: Ätherisches Öl (Bisabolol, Matricin bzw. Chamazulen nach Destillation in heißem Wasser, Chamaviolin), Cumarin (Herniarin), Flavone und Flavonole (Apigenin, Luteolin).
Anwendung: Die Blüten (Flores Chamomillae) werden kurz nach dem Aufblühen von Mai bis August gesammelt und in dünner Schicht im Schatten getrocknet. Äußerlich angewandt hilft Kamille bei Entzündungen, Augenentzündungen (Spülung) oder Hals- und Mandelinfektionen (Gurgeln). Kamillentee lindert Magenschmerzen, Krämpfe und Katarrhe der Verdauungsorgane und fördert den Schlaf (Tee: 1 Eßlöffel mit kochendem Wasser übergießen, nach 10 Minuten durch ein Teesieb geben, gleich trinken). Die Droge ist in Tinkturen und Salben gegen Haut- und Schleimhauterkrankungen enthalten. Bei Schnupfen hilft Inhalation von heißen Kamilledämpfen (5 Teelöffel auf 1 Liter kochendes Wasser). Kamille kann im zeitigen Frühjahr oder Spätsommer ausgesät werden.

2 Zypressenkraut

Santolina chamaecyparissus
Korbblütengewächse
Asteraceae

Beschreibung: Immergrüner, 40–60 cm hoher, weißfilzig behaarter Halbstrauch; kleine, graufilzige Blättchen; Blüten in kugeligen Köpfchen, Blütezeit VII–VIII. Gartenpflanze.
Wissenswertes: Das Zypressenkraut stammt aus dem Mittelmeergebiet und wird bei uns vielfach in Stein-

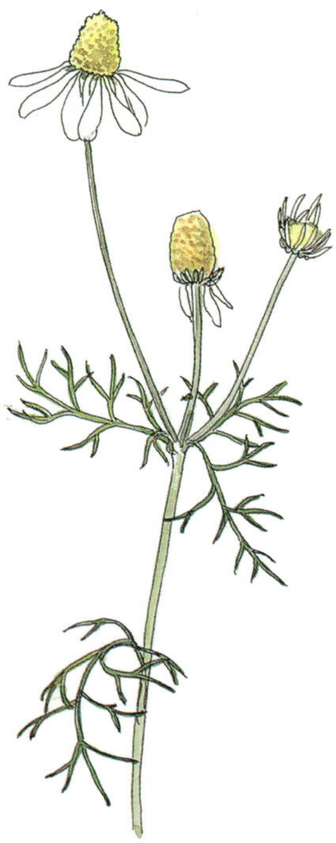

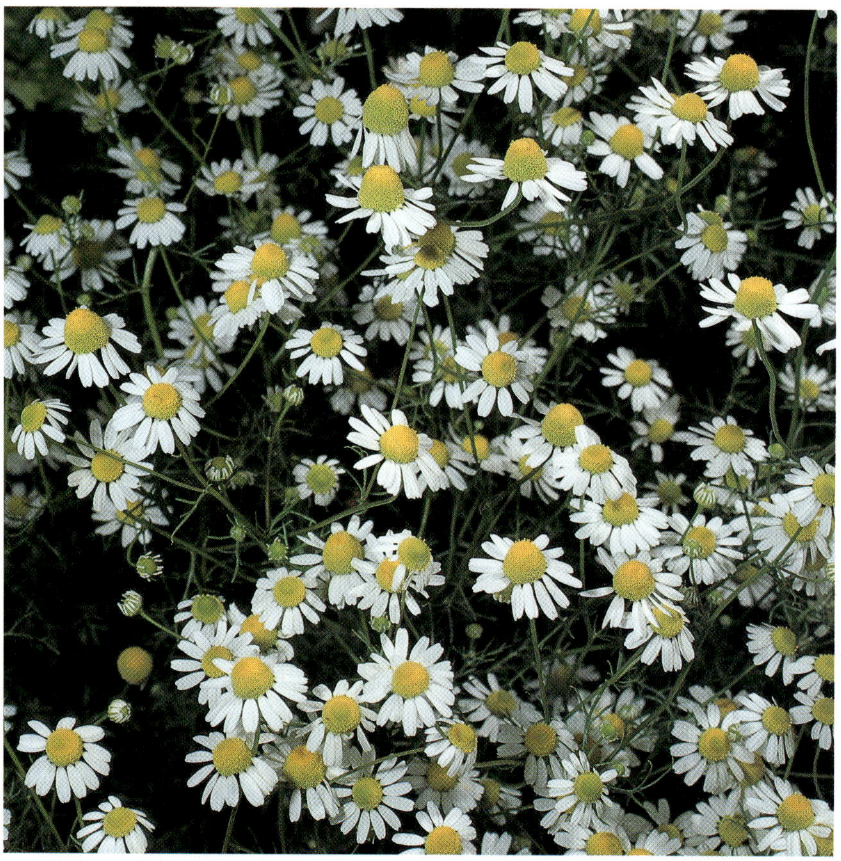

1 **Echte Kamille** ***Matricaria recutita***

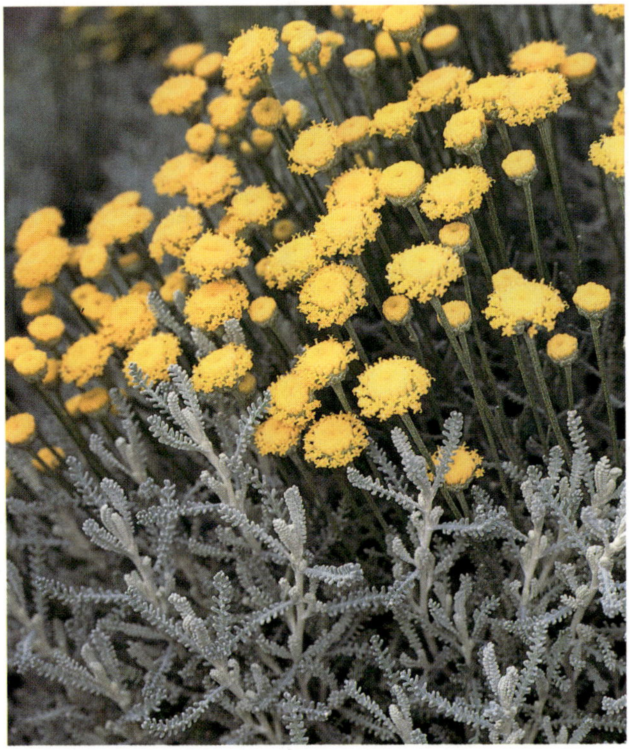

2 **Zypressenkraut** *Santolina chamaecyparissus*

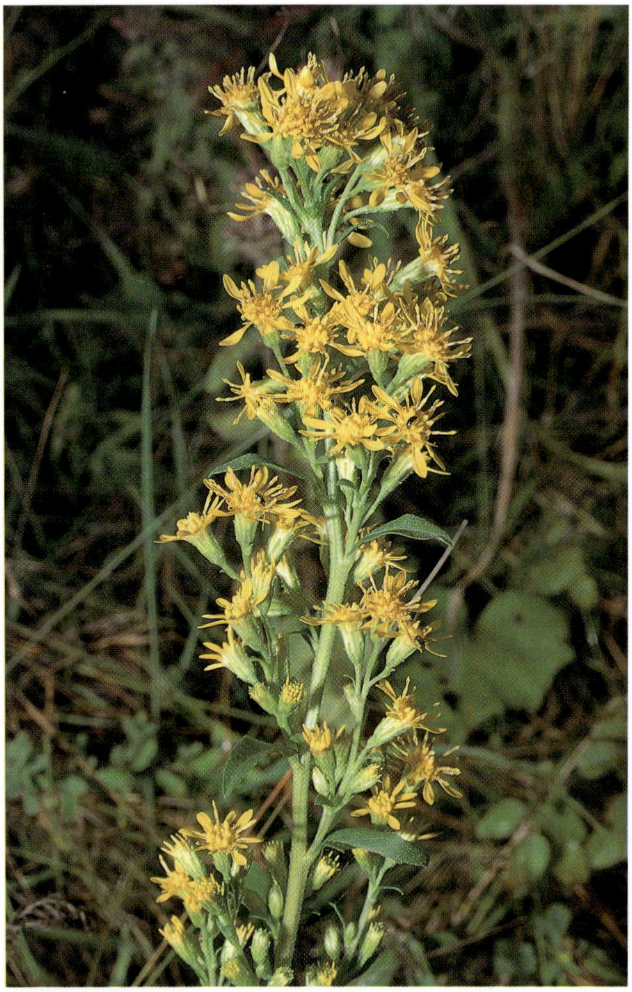

3 **Echte Goldrute** *Solidago virgaurea*

gärten oder als Beeteinfassung gezogen.
Inhaltsstoffe: Ätherisches Öl (Thujon).
Anwendung: Wer mag, kann sich aus den Blättern einen anregenden und krampflösenden Tee kochen (1 Teelöffel mit kochendem Wasser übergießen), weitaus besser eignet sich das Zypressenkraut jedoch für Trockensträuße. Das strenge Aroma schreckt außerdem Ungeziefer ab.

3 Echte Goldrute

Solidago virgaurea
Korbblütengewächse
Asteraceae

Beschreibung: Ausdauernde, 60–100 cm hohe Pflanze; runder, aufrechter, wenig verzweigter Stengel; untere Blätter etwa elliptisch, nach oben zu schmaler werdend; zahlreiche, 7–10 mm breite Köpfchen in reich verzweigter Rispe, Röhren- und Zungenblüten gelb, Blütezeit VII–X; kriechender Wurzelstock; lichte Wälder und Waldränder, Heiden, Weiden auf lockeren, tiefgründigen, kalkhaltigen Böden.

Wissenswertes: Die Echte Goldrute ist ein einheimischer Vertreter, während *S. gigantea* und *S. canadensis* erst im 19. Jahrhundert aus Amerika einwanderten und sich teilweise epidemisch vermehrten. Letztere soll von den Indianern bei Heilung von Schlangenbissen verwendet worden sein.
Inhaltsstoffe: Flavonoide (Quercetin, Rutin, Quercitrin, Kämpferol), Anthocyanidine, Saponine, Gerbstoffe.
Anwendung: Die Blätter (Herba Virgaureae) werden zur Blütezeit von noch nicht aufgeblühten Pflanzen gesammelt und im Schatten getrocknet. Die Droge wirkt harntreibend, entzündungshemmend (Harnblase), hilft bei Steinleiden der Harnwege und äußerlich bei der Wundheilung. Einen Auszug bereitet man mit 2–3 Teelöffeln getrocknetem Kraut auf 1 Tasse Wasser (über Nacht ziehen lassen). Goldrute kann, in Wasser eingeweicht und 1 Stunde gekocht, zum Färben von Wolle verwendet werden (100 g getrocknete Pflanzen auf 100 g Wolle). Je nach Vorbehandlung mit Alaun, Kupfer- oder Eisensulfat färbt sich die Faser goldgelb bis grünoliv.

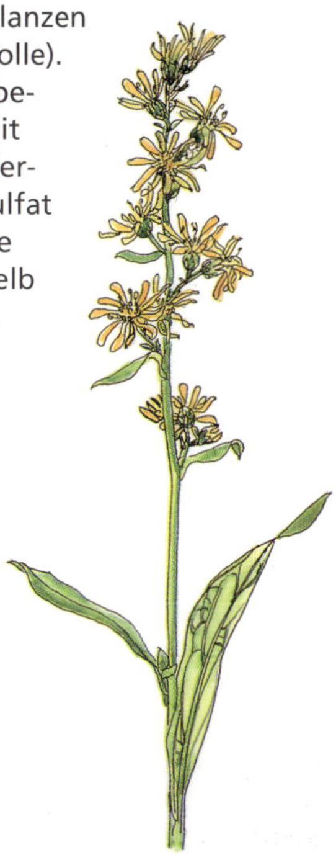

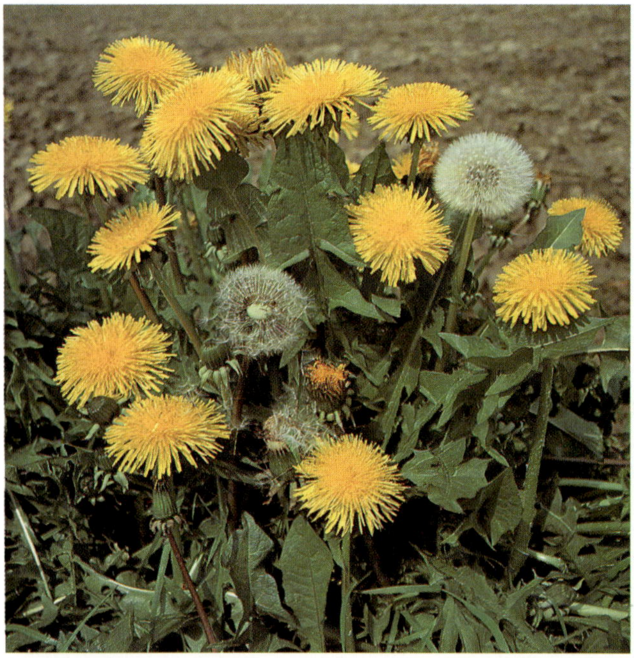

1 **Gemeiner Löwenzahn** *Taraxacum officinale*

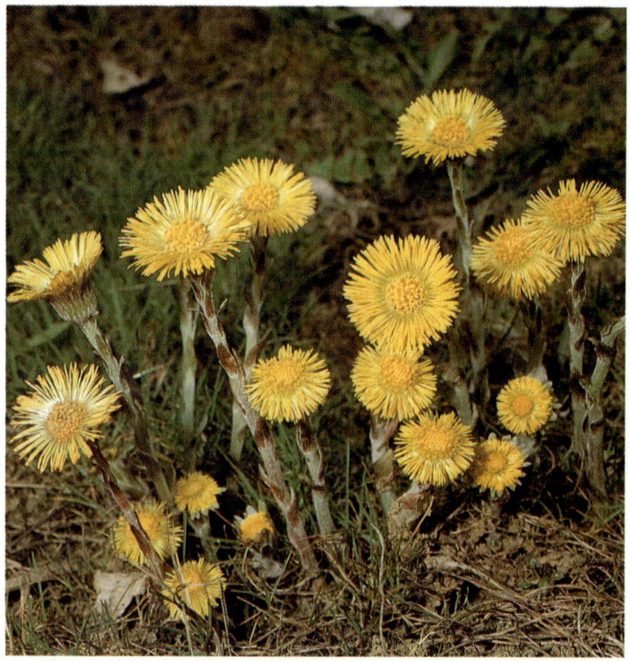

2 **Huflattich** *Tussilago farfara*

1 Gemeiner Löwenzahn, Kuhblume

Taraxacum officinale
Korbblütengewächse
Asteraceae

Beschreibung: Ausdauernde, 10–50 cm hohe Pflanze mit weißem Milchsaft; blattloser, hoher Stengel; Blätter in grundständiger Rosette, grob gesägt: pfahlartige, sehr tief reichende Wurzel; endständiges, einzelnes, 3–6 cm breites Köpfchen mit gelben Zungenblüten, Blütezeit IV–VII, flugfähige Achänen (Pusteblume); Fettwiesen, Wegränder auf nährstoffreichen, tiefgründigen Böden.
Wissenswertes: Die heutige starke Verbreitung von Löwenzahn auf Wiesen und Weiden beruht auf der reichlichen Düngung und frühen Mahd, wodurch andere, später blühende Kräuter unterdrückt werden. Die Wurzel diente, ähnlich wie die der Wegwarte, geröstet als Kaffee-Ersatz. In der Volksheilkunde wurde Löwenzahn vielfältig verordnet – dafür sprechen auch 500 bis 600 Volksnamen – bei Wassersucht, Leberleiden, Stoffwechselstörungen, Hautleiden, Rheuma und Verdauungsstörungen. Der Milchsaft sollte Warzen und Sommersprossen verschwinden lassen, und mit den Blüten ließ sich die Butter gelb färben.
Inhaltsstoffe: Bitterstoff (Taraxacin), Kautschuk, Triterpene, Sterole, Flavonoide, Schleim, Inulin in der Wurzel.
Anwendung: Der Wurzelstock (Radix Taraxaci) wird von Februar bis April oder von August bis September ausgegraben (begrenzt haltbar), die Blätter (Folia T.) werden vor der Blüte gesammelt und getrocknet. Die Droge regt die Nierentätigkeit und Galleabsonderung an und wird in galleanregenden Arzneien und Kräuterteemischungen verwendet (Tee: 1 Teelöffel mit kochendem Wasser übergießen, nach 10 Minuten durch ein Teesieb geben). Aus den jungen Blättern (30 Minuten in kaltem Salzwasser mildert die Bitterkeit) bereitet man einen vitaminreichen Wildsalat (Estragonessig, Öl, Salz und Pfeffer), kann sie aber auch als Würze zu Salaten und Kräutersoßen mischen. Geschlossene Knospen dienen als Kapernersatz.

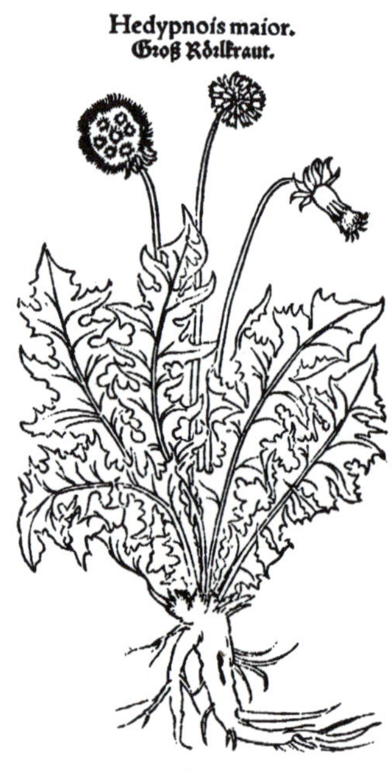

2 Huflattich

Tussilago farfara
Korbblütengewächse
Asteraceae

Beschreibung: Ausdauernde, 5–20 cm hohe Pflanze; Blätter erscheinen erst nach der Blüte, herzförmig bis rundlich, Unterseite behaart; gelbe, männliche Röhrenblüten und etwa 200 schmale, gelbe, weibliche Zungenblüten, Köpfchen nicken nach dem Verblühen; Blütezeit III–IV; kriechender Wurzelstock; feuchte, lehmige Äcker und Wegränder, Pionierpflanze.

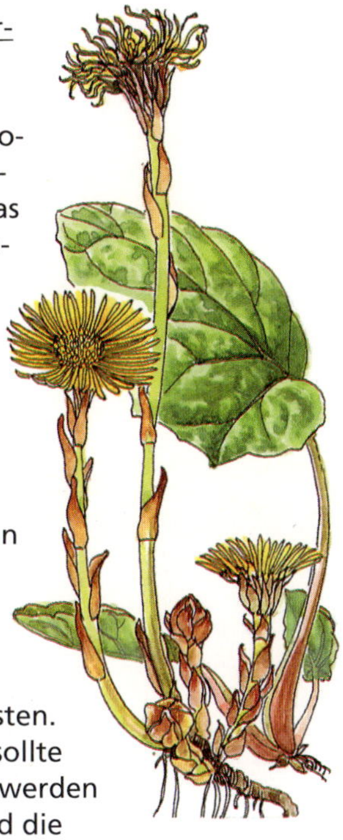

Wissenswertes: Huflattich, den schon Hippokrates empfiehlt, ist das wahrscheinlich älteste Mittel gegen Husten (tussis = Husten). Früher rauchte man seine getrockneten Blätter bei Raucherhusten. Huflattich sollte Darmbeschwerden lindern, und die Blätter sollten als Kompressen die Wundheilung beschleunigen. Hildegard von Bingen nennt ihn, zusammen mit Wein, als gutes Mittel nach »unmäßigem Genuß mancher Speisen«.
Inhaltsstoffe: Schleime, Flavonoide, Inulin, Gerbstoffe, Pyrrolizidinalkaloide (krebserregend und hepatotoxisch).
Anwendung: Gesammelt wurden die Blüten (Flores Farfara) und Blätter (Herba F.). Wegen seines Gehalts an Pyrrolizidinalkaloiden sollte Huflattich vom Kräutersammler besser gemieden werden.

3 **Knoblauch**

Allium sativum
Liliengewächse
Liliaceae

Beschreibung: Ausdauernde, bis 70 cm hohe Zwiebelpflanze; Blätter bis 15 mm breit; Zwiebel mit Nebenzwiebeln („Zehen“); weiße, langgestielte Blüten in Scheindolde; Blütezeit VI–VIII; Gartenpflanze.
Wissenswertes: Knoblauch wird schon in ägyptischen Grabmälern dargestellt, angeblich (laut Herodot) gehörte er für die Arbeiter an der Cheopspyramide zur täglichen Nahrung. Während Pythagoras den Knoblauch „König der Gewürze“ nannte, war Zettel in Shakespeares „Sommernachtstraum“ da ganz anderer Meinung: »Eßt keine Zwiebel, keinen Knoblauch, denn wir sollen süßen Odem von uns geben.« Gerade wegen seines alle Poren durchdringenden Geruchs galt der Knoblauch jedoch seit alters als Abwehrmittel gegen Vampire und Hexen (bereits in der Edda erwähnt). Da sich eine aufgehängte Zehe mit der Zeit schwarz verfärbt, glaubte man, Knoblauch zöge das Böse an. Seit Dioskurides wird er immer wieder als Heilpflanze und Gegengift erwähnt – »der gepaurn triaker« (Theriak der Bauern) nennt ihn K. von Megenberg. Die moderne Medizin hat nachgewiesen, daß Knoblauch in der Tat den Cholesterinspiegel und Blutdruck senkt sowie die Gerinnung der Blutplättchen verhindert.
Inhaltsstoffe: Lauchöl (mit dem geruchlosen Alliin, wird im Körper zu Allicin abgebaut).
Anwendung: Knoblauchöl wirkt desinfizierend, verdauungsfördernd und beugt Bluthochdruck und Arteriosklerose vor (Fertigpräparate auch ohne Geruch). Die alte Volksmedizin kennt den Knoblauch zudem als Wurmmittel, gegen Asthma, Gelbsucht, Hautausschläge und bei Schlangenbissen. Zitrone, Petersilie oder Pfeffer-Minze neutralisieren den strengen Knoblauchgeruch. Im Frühling (auch Herbstpflanzung ist möglich) in den Garten gesteckte Zehen können nach Verwelken der Blätter geerntet und verbraucht werden. Außerdem vertreibt zwischengepflanzter Knoblauch Schnecken und Mäuse. Knoblauch paßt zu Salaten, Mayonnaisen, gedünstetem Gemüse und fettem Fleisch (Cholesterin) oder – feingehackt mit Kräuterbutter – als Brotaufstrich.

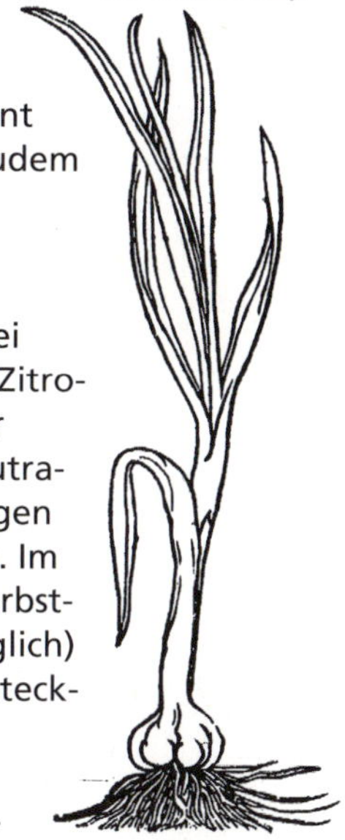

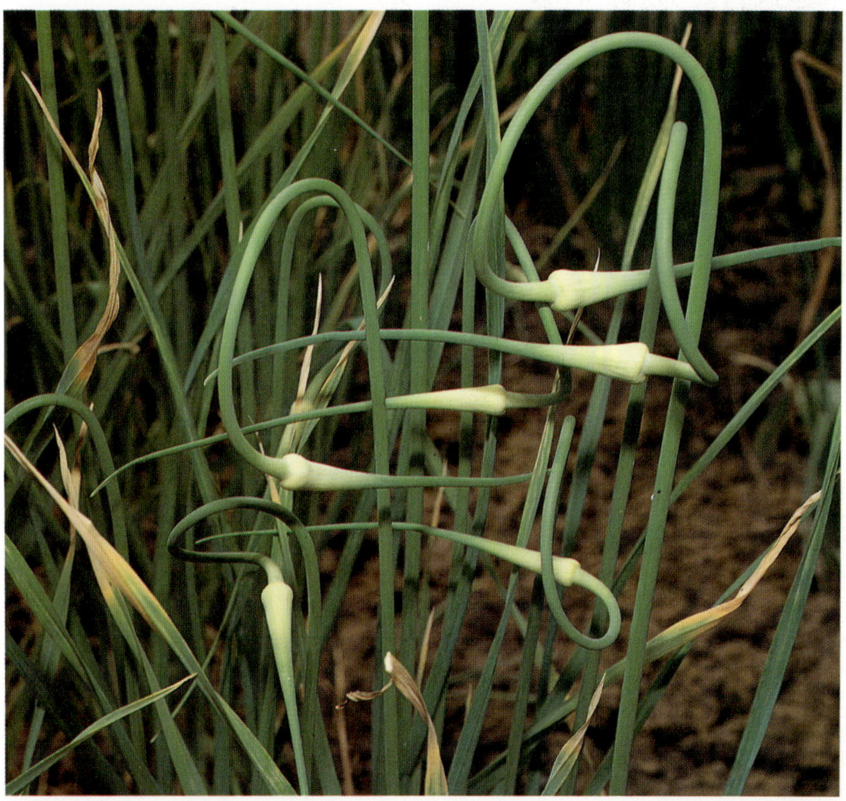

3 **Knoblauch** *Allium sativum*

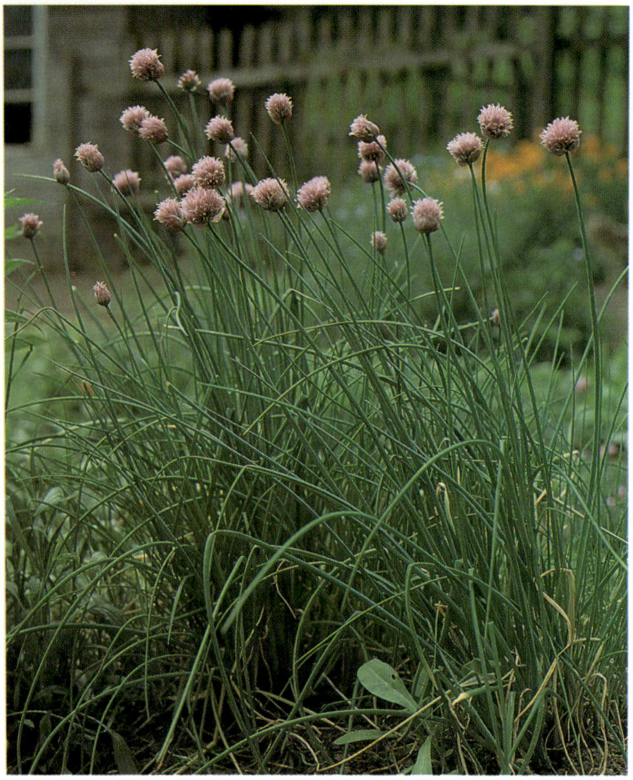

1 **Schnittlauch** ***Allium schoenoprasum***

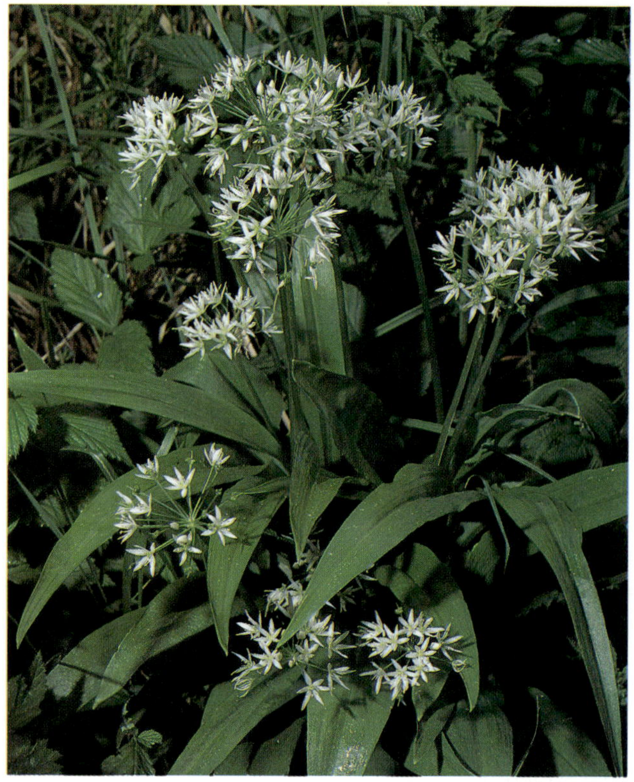

2 **Bärenlauch** ***Allium ursinum***

1 Schnittlauch

Allium schoenoprasum
Liliengewächse
Liliaceae

Beschreibung: Ausdauernde, 15–50 cm hohe Zwiebelpflanze; Blätter röhrig-hohl; Blüten in kugeligen Scheindolden, Blütezeit VI–VIII; Gartenpflanze, ursprünglich wohl steinige Ufer und Flußschotter.
Wissenswertes: Schnittlauch als Heilpflanze scheint heute kaum denkbar, doch noch L. Fuchs empfiehlt ihn bei Nasenbluten oder mit Honig gegen den Biß giftiger Tiere, kennt allerdings auch die leicht blähende Wirkung von Schnittlauch: »Lauch macht vil bläst vnnd wind.« Andere Kräuterbuchautoren erwähnen ihn nicht einmal.
Inhaltsstoffe: Lauchöl (deutlich weniger als Knoblauch), Vitamin C.
Anwendung: Das frische, zu Röllchen geschnittene Kraut gehört in Salate, Suppen, zu Fisch, Rührei oder einfach auf ein Quark- oder Butterbrot. Schnittlauch ist recht anspruchslos und kann im Garten oder auf der Fensterbank gezogen werden. Beschnittene Pflanzen treiben neue Blätter aus. Als Beetbegrenzung gepflanzter Schnittlauch sieht hübsch aus, doch sollte dann ein Teil der Pflanzen Blüten bilden dürfen (Blütenstiele sind relativ hart und eignen sich nicht für die Küche).

2 Bärenlauch

Allium ursinum
Liliengewächse
Liliaceae

Beschreibung: Ausdauernde, 20–40 cm hohe Zwiebelpflanze mit 3kantigem Stengel und Knoblauchgeruch; 2–3 kurzgestielte, länglich-elliptische Blätter; schneeweiße Blüten in flacher bis halbkugeliger Dolde, Blütezeit IV–VI; feuchte Laubwälder.
Wissenswertes: In Pfahlbausiedlungen des Bodensees findet sich zwar kein Knoblauch, dafür aber der heimische Bärenlauch, dessen Geschmack offensichtlich bereits die jungsteinzeitlichen Siedler schätzten.

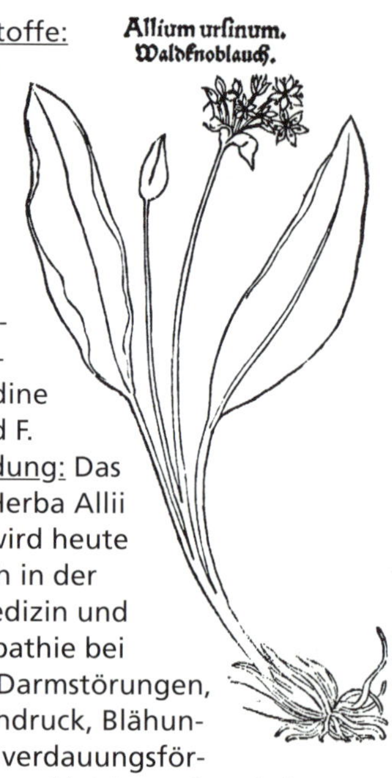

Inhaltsstoffe: Lauchöl (Alliin, Vinyldisulfid, Vinylpolysulfide), Flavonoide, Prostaglandine A, B und F.
Anwendung: Das Kraut (Herba Allii ursini) wird heute nur noch in der Volksmedizin und Homöopathie bei Magen-Darmstörungen, Bluthochdruck, Blähungen, als verdauungsförderndes und leicht antiseptisches Präparat verwendet. Als Gewürz mit mildem Knoblauchgeschmack nimmt man die gesamte Pflanze; sie schmeckt frisch deutlich schärfer als gekocht und wird wie Knoblauch Salaten, Soßen und Gemüse hinzugefügt. Eingelegt in klaren Korn ergibt sie ein geistiges Getränk.

3 **Herbst-Zeitlose** ☠

Colchicum autumnale
Liliengewächse
Liliaceae

Beschreibung: Ausdauernde, 5–40 cm hohe Pflanze mit unterirdischer Knolle; Blütezeit VIII–XI, Perigonblätter zu einer langen Röhre verwachsen, Blätter erscheinen erst im nächsten Frühjahr; Auwälder, Wiesen.
Wissenswertes: Colchicin ist ein Zellgift, das die Zellteilung unterbindet. Es wird in der Züchtungsforschung und Zellbiologie eingesetzt. Im Vergiftungsfall kommt es zu Erbrechen, Durchfällen, Kapillarerweiterung und über die Lähmung der Muskeln zum Atemstillstand und Tod. Die von den antiken Griechen erwähnten Pflanzen dürften nahe Verwandte unserer Herbst-Zeitlose sein. Hildegard von Bingen und H. Bock kannten die Pflanze genau und warnten ausdrücklich vor dem Genuß. Allerdings scheint man sie genutzt zu haben, um »allerlei leuß (Läuse) darmit zu vertreiben« (Bock). Die damalige Volksmedizin nutzte die Zwiebel als Zaubermittel gegen Kinderblattern, Kopfweh, ansteckende Krankheiten und sogar gegen die Pest.

Colchici folia & semen.
Zeitlosen mit blettern vnd somen.

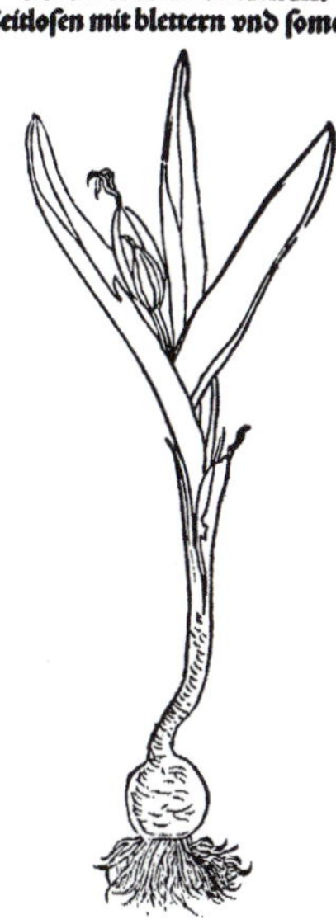

Inhaltsstoffe: Colchicin und andere Alkaloide.
Anwendung: Die giftige Herbst-Zeitlose wird heute nur noch in der Homöopathie (Gicht, Rheuma, Magen- und Darmkrankheiten) verwendet und sollte vom Kräutersammler strikt gemieden werden. Die tödliche Dosis für einen Erwachsenen beträgt 5 g Samen, für Kinder 1–1,5 g. Die Pflanzendroge war früher als Schmerzmittel in Gebrauch.

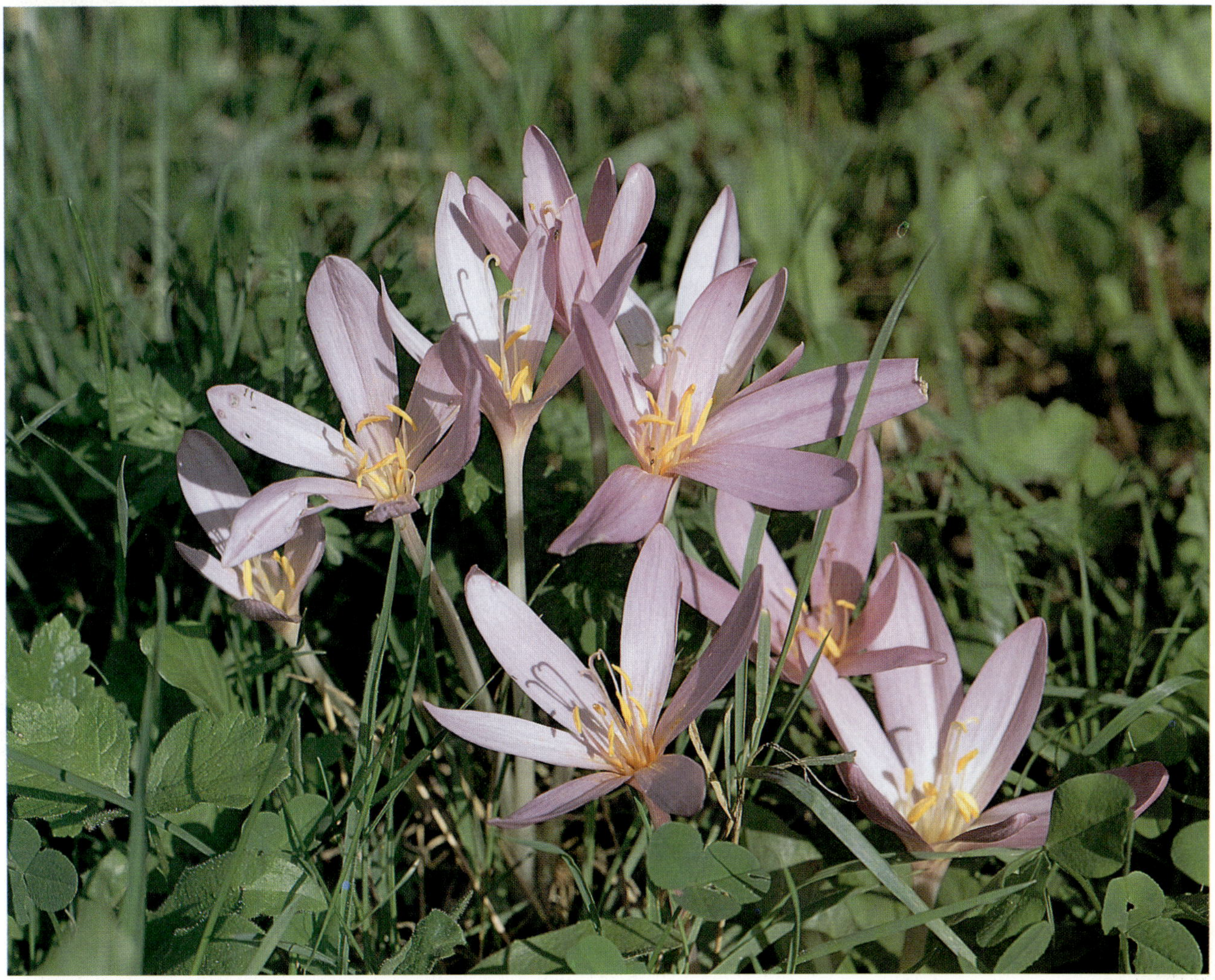

3 **Herbst-Zeitlose** ***Colchicum autumnale***

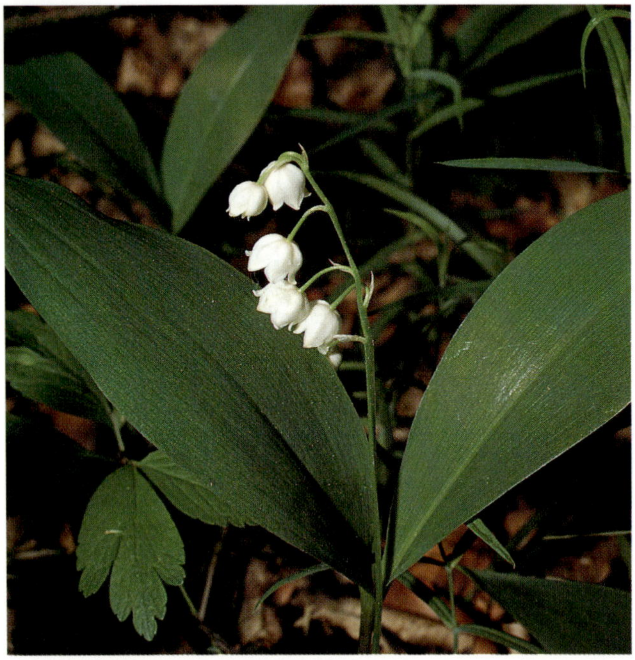

1 Maiglöckchen *Convallaria majalis*

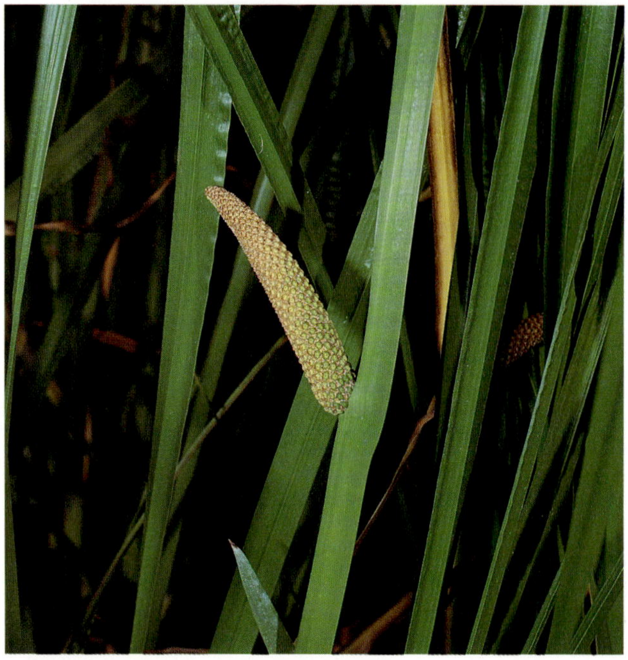

2 Kalmus *Acorus calamus*

1 Maiglöckchen ☠

Convallaria majalis
Liliengewächse
Liliaceae

Beschreibung: Ausdauernde, 10–20 cm hohe Pflanze; 2 elliptisch-lanzettliche Laubblätter, 8–20 cm lang; Blüten nickend in einseitswendigen Trauben, Blütezeit V–VI; Frucht eine rote Beere; lichte Laubwälder. Geschützt!
Wissenswertes: Den höchsten Giftgehalt haben Blüten und Samen, wobei sich die Zusammensetzung des Giftes je nach geographischem Vorkommen unterscheidet. In den Schriften der griechischen Antike taucht das Maiglöckchen nicht auf, wird dann aber in den Kräuterbüchern oder dem „Destillierbuch" von H. Brunschwyg (1500) ausführlich behandelt. Viele Ärzte tragen auf bildlichen Darstellungen ein Maiglöckchen in der Hand (etwa Kopernikus). Es scheint ein allgemeines Stärkungsmittel für Herz und Hirn gewesen zu sein und galt im Volksglauben darüber hinaus auch als sicheres Schönheitsmittel. Maiglöckchen stehen für Glück in der Liebe, und in manchen Sagen weist eine Weiße Jungfrau mit einem Strauß Maiglöckchen auf einen verborgenen Schatz hin. Zu Zeiten, da Schnupftabak noch in Mode war, waren Maiglöckchenstiele Bestandteil des „Schneeberger Schnupftabaks".
Inhaltsstoffe: Herzwirksame Glykoside (Convallotoxin, Convallotaxol, Convallosid), Saponine.
Anwendung: Die Maiglöckchendroge (Herba Convallariae) wird in der Medizin als herzwirksames Medikament eingesetzt (heute allerdings in Form isolierter Wirkstoffe), in der Homöopathie auch als harntreibendes Mittel bei Wasseransammlungen. Sie ist giftig und darf nicht gesammelt werden. In der alten Volksmedizin galten Maiglöckchenblüten als Mittel gegen Augenentzündungen (Signatur einer Träne). Maiglöckchenöl ist Bestandteil mancher Duftwässer oder Parfüms.

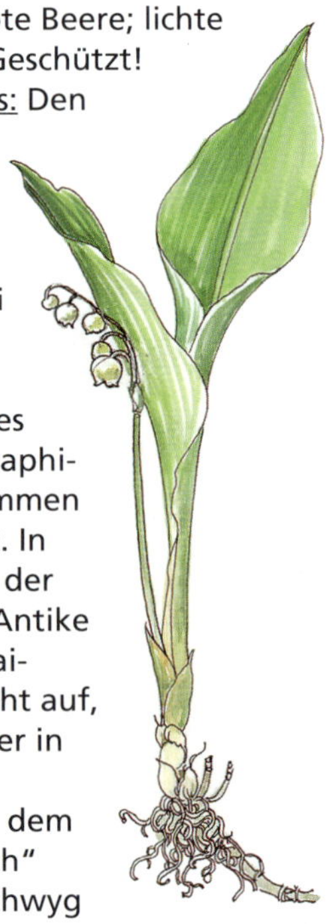

2 Kalmus

Acorus calamus
Aronstabgewächse
Araceae

Beschreibung: Ausdauernde, 60–120 cm hohe Pflanze mit dickem, aromatisch riechendem Rhizom; 3kantiger Stengel; schmale, schwertförmige, 1 m lange Blätter; grünliche Kolben mit winzigen Blüten, Blütezeit VI–VII; Gräben, Teiche, Ufer. Geschützt!
Wissenswertes: In ägyptischen Papyri wird Kalmus unter dem Namen

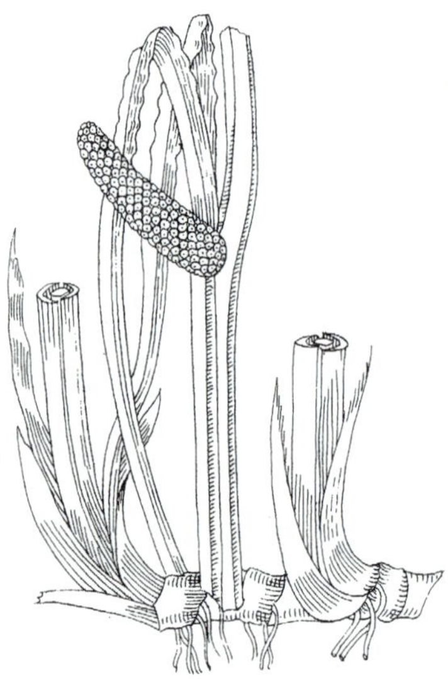

„kanu" als Räuchermittel aufgeführt, im Griechenland des 13. Jahrhunderts v. Chr. (Pylos) diente er dann als Parfüm. Andere Quellen geben an, erst Alexander der Große hätte die Pflanze aus dem Orient mitgebracht. Die Beschreibung von Dioskurides bezieht sich jedoch eindeutig auf den Kalmus. Die Autoren der ersten Kräuterbücher (Brunfels, Bock, Fuchs) kennen ihn nur als exotische Droge; offensichtlich war diese ostasiatische Pflanze damals bei uns noch nicht verbreitet. Erst Mattioli, der ein Exemplar von Angerius Busbequius (kaiserlicher Gesandter am türkischen Hofe) zugeschickt bekam, bildet ihn ab. Im 17. Jahrhundert breitete sich der Kalmus in Deutschland aus. Heute gilt er als eingebürgert, vermehrt sich allerdings nur vegetativ, denn er bildet keine Früchte. Im Volksbrauch spielt Kalmus nur eine geringe Rolle, etwa als Abwehrzauber gegen Schlaganfall, Behexung oder als Streu für Fronleichnamsprozessionen.
Inhaltsstoffe: Ätherisches Öl (Sesquiterpene, Phenylpropane), Bitterstoffe (Acoron), Gerbstoffe, Schleim.
Anwendung: Die Droge (Rhizoma Calami) wirkt beruhigend auf Magen und Kreislauf und wird in der Volksmedizin auch zur Beruhigung der Nerven, bei Appetitlosigkeit und Erschöpfung verwendet (im Orient als Aphrodisiakum). Amerikanischen Pflanzen fehlt das *cis*-Isoasaron, das in dem Verdacht steht, Krebs zu erzeugen. Für einen Tee wird 1 gestrichener Teelöffel der Droge mit kochendem Wasser übergossen und nach 3–5 Minuten abgeseiht. Kalmus hat einen würzig-bitteren, ingwerartigen Geschmack und wird Würzmischungen (Curry) nur beigefügt. Die früher beliebte, kandierte Kalmuswurzel ist heute nicht mehr üblich.

3 **Gemeine Quecke**

Agropyron repens
Süßgräser
Poaceae

Beschreibung: Ausdauerndes, 20–150 cm hohes Gras mit kriechender Grundachse; schlaffe, grüne oder blau bereifte Blätter, Nerven scheinen im Gegenlicht weiß durch; Deckspelzen mit kurzer, gerader Granne, Blütezeit VI–VII; Ödland, Strand, Gärten.
Wissenswertes: Die Quecke ist wohl eher als Garten„unkraut" bekannt, das aus unterirdischen Achsen austreibt und sich allen Ausrottungsversuchen widersetzt. Als Heilpflanze läßt sie sich jedoch einer sinnvollen Verwendung zuführen. Bei einer so großen Familie wie den Süßgräsern ist es kaum ein Wunder, daß sich nicht mehr feststellen läßt, welches Gras etwa Theophrast oder Dioskurides und die Autoren der Kräuterbücher eigentlich meinen. Vielleicht hat schon Walther von der Vogelweide sein Liebesorakel (»Mich hât ein halm gemachet frô«) an der Quecke abgezählt? Tabernaemontanus hat jedoch wirklich die Quecke gekannt. Er nennt nicht nur die „richtige" medizinische Anwendung, sein »Quecken-, Rech- oder Hundtsgraß« scheint auch damals ein Problem gewesen zu sein: »Unsere Ackerleuth reutens als ein Unkraut auß / unnd tragens haufenweis auff die Straßen, damit es vertilget wird.«
Inhaltsstoffe: Wurzel mit Triticin (Polysaccharid), Schleim, Saponinen, Zuckeralkoholen, ätherischem Öl (Agropyren), Kieselsäure; Blüten mit Flavonoiden, Pflanzensäuren, Gerbstoffen, ätherischem Öl, Cumarinen.
Anwendung: Die Wurzel (Rhizoma Graminis) wird im Frühjahr oder Frühherbst ausgegraben und getrocknet. Die Droge ist harntreibend bei Blasen- und Nierenleiden und dient bei Bronchialkatarrhen als reizmilderndes Hustenmittel (Tee: 5 Teelöffel mit kochendem Wasser übergießen, nach 5–10 Minuten durch ein Teesieb geben). Die Volksmedizin setzt sie zudem bei Gicht, Rheuma und Hautkrankheiten ein.

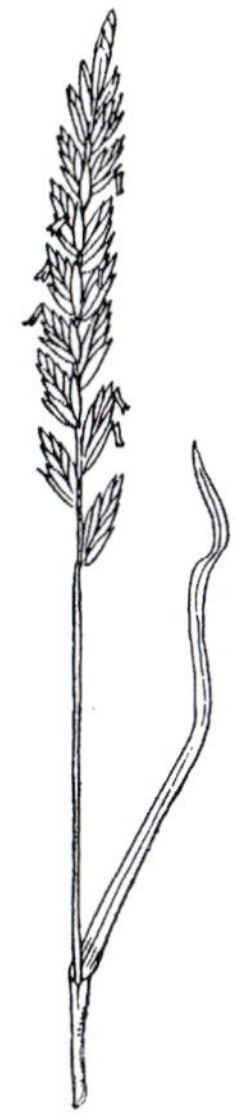

Die Blüten (Flores Graminis) werden nur in der Volksmedizin als schmerzlindernde Bäder (500 g mit 3–4 Liter kochendem Wasser übergießen, 1 Minute kochen, 30 Minuten ziehen lassen, abseihen und dem Badewasser zugeben) oder zur Inhalation bei Erkältungskrankheiten verwendet (5–10 g auf 1 Liter kochendes Wasser).

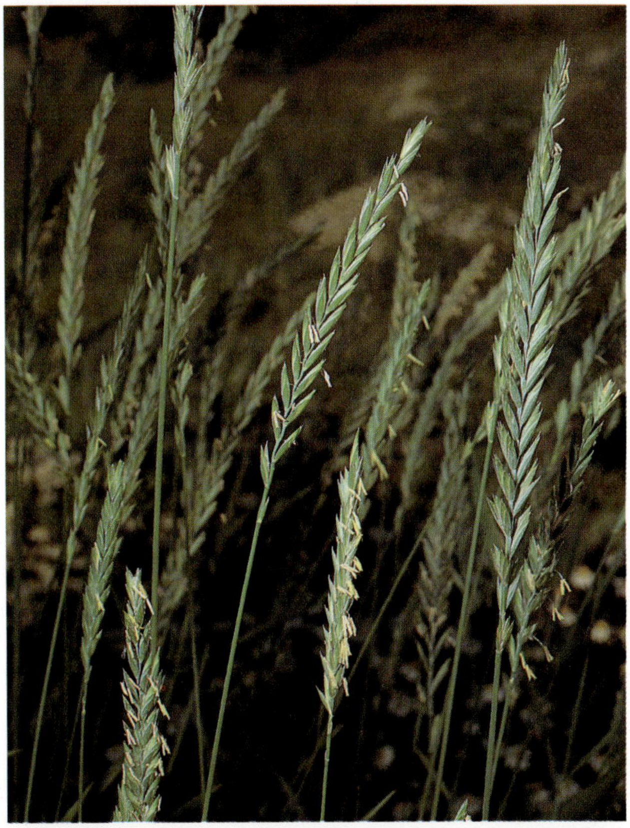

3 **Gemeine Quecke** ***Agropyron repens***

SAMMELKALENDER

Der Sammelkalender ist nach Jahreszeiten (Sammelzeiten) gegliedert. Die Pflanzen werden alphabetisch nach ihren deutschen Namen aufgelistet; verwendete Pflanzenteile und mögliche Anwedungen (**H** = Heilpflanze, **K** = Küchenkraut, **G** = Gewürzpflanze, **F** = Färbepflanze) werden genannt. Unter „Küchenkraut" wurden die kulinarisch nutzbaren Gemüse-, Salat- und Obstpflanzen zusammengefaßt (genaue Angaben in den jeweiligen Pflanzenporträts). Die hier nicht erwähnten Giftpflanzen finden Sie in der Tabelle auf Seite 19.

Frühling

Deutscher Name	Wiss. Name	Pflanzenteile	H	K	G	F
Bärenlauch	*Allium ursinum*	Kraut	●		●	
Beinwell, Gemeiner	*Symphytum officinale*	Blätter	●			
Benediktenkraut	*Cnicus benedictus*	Wurzel	●			
Besenginster	*Sarothamnus scoparius*	Kraut	●			●
Bibernelle, Große	*Pimpinella major*	Wurzel	●			
Birke, Hänge-	*Betula pendula*	Blätter	●			●
Brennessel, Große	*Urtica dioica*	Blätter	●	●		
Brunnenkresse, Echte	*Nasturtium officinale*	Blätter	●	●	●	
Erdbeere, Wald-	*Fragaria vesca*	Blätter	●			
		Früchte		●		
Estragon	*Artemisia dracunculus*	Blätter			●	
Fieberklee	*Menyanthes trifoliata*	Wurzel	●			
Fingerkraut, Gänse-	*Potentilla anserina*	Kraut	●	●		
Gänseblümchen	*Bellis perennis*	Blätter	●	●		
Gundermann	*Glechoma hederacea*	Kraut	●	●		
Hauhechel, Gewöhnliche	*Ononis spinosa*	Wurzel	●			
Himbeere	*Rubus idaeus*	Blätter	●			
Hopfen	*Humulus lupulus*	Sprosse		●		
Johannisbeere, Schwarze	*Ribes nigrum*	Blätter	●			
		Früchte		●		
Klette, Große	*Arctium lappa*	Wurzel	●			
		Triebe		●		
Knoblauchsrauke	*Alliaria petiolata*	Blätter	●		●	
Knöterich, Vogel-	*Polygonum aviculare*	Kraut	●			
Löwenzahn, Gemeiner	*Taraxacum officinale*	Blätter		●	●	
		Wurzel	●			
Lungenkraut, Echtes	*Pulmonaria officinalis*	Kraut	●	●		
Malve, Wilde	*Malva sylvestris*	Blätter	●	●		
Mistel	*Viscum album*	Blätter	●			
Nelkenwurz, Echte	*Geum urbanum*	Wurzel	●		●	
		Kraut		●		
Ochsenzunge, Gemeine	*Anchusa officinalis*	Blätter		●		
Quecke, Gemeine	*Agropyron repens*	Wurzel	●			
Salbei, Echter	*Salvia officinalis*	Blätter	●		●	
Sauer-Ampfer, Großer	*Rumex acetosa*	Blätter		●	●	
Sauerdorn	*Berberis vulgaris*	Wurzel	●			
		Holz, Wurzel				●
		Früchte		●		
Sauerklee, Wald-	*Oxalis acetosella*	Blätter			●	
Schlehe	*Prunus spinosa*	Blüten	●			
Schlüsselblume, Wiesen-	*Primula veris*	Blüten, Wurzel	●			
Sternmiere, Vogel-	*Stellaria media*	Kraut	●	●		
Stiefmütterchen, Gewöhnliches	*Viola tricolor*	Kraut	●			
Taubnessel, Weiße	*Lamium album*	Blätter		●		
Thymian, Garten-	*Thymus vulgaris*	Kraut	●		●	
Tripmadam	*Sedum reflexum*	Kraut			●	
Veilchen, März-	*Viola odorata*	Kraut	●	●		
Waldmeister	*Galium odoratum*	Kraut	●		●	
Wegerich, Spitz-	*Plantago lanceolata*	Blätter	●		●	

Deutscher Name	Wiss. Name	Pflanzenteile	H	K	G	F
Weinraute	*Ruta graveolens*	Kraut	●		●	
Wundklee, Gewöhnlicher	*Anthyllis vulneraria*	Kraut	●			
Zypressenkraut	*Santolina chamaecyparissus*	Kraut	●			

Sommer

Deutscher Name	Wiss. Name	Pflanzenteile	H	K	G	F
Andorn, Gemeiner	*Marrubium vulgare*	Kraut	●			
Anis	*Pimpinella anisum*	Blätter			●	
Arnika	*Arnica montana*	Blüten, Wurzel	●			
Augentrost, Gemeiner	*Euphrasia rostkoviana*	Kraut	●			
Balsamkraut	*Chrysanthemum balsamita*	Kraut			●	
Bärwurz	*Meum athamanthicum*	Wurzel	●		●	
Basilikum	*Ocimum basilicum*	Kraut	●		●	
Beifuß, Gemeiner	*Artemisia vulgaris*	blühendes Kraut	●		●	
Benediktenkraut	*Cnicus benedictus*	Wurzel	●			
Besenheide	*Calluna vulgaris*	Kraut	●			●
Bibernelle, Große	*Pimpinella major*	Blätter			●	
Blaubeere	*Vaccinium myrtillus*	Früchte	●	●		
		Blätter	●			
Bockshornklee, Griechischer	*Trigonella foenum-graecum*	Samen	●		●	
Bohnenkraut, Winter-	*Satureja montana*	Blätter	●		●	
Boretsch	*Borago officinalis*	Blätter, Blüten	●		●	
Brombeere, Echte	*Rubus fruticosus*	Früchte		●		
		Blätter	●			
Dill	*Anethum graveolens*	Kraut			●	
Dost	*Origanum vulgare*	Kraut, Blüten	●		●	
Eberraute	*Artemisia abrotanum*	Blätter			●	
Ehrenpreis, Wald-	*Veronica officinalis*	blühendes Kraut	●			
Eibisch, Echter	*Althaea officinalis*	Blätter	●			
Eisenkraut	*Verbena officinalis*	Kraut	●			
Enzian, Gelber	*Gentiana lutea*	Wurzel	●			
Erdrauch, Gemeiner	*Fumaria officinalis*	Kraut	●			
Estragon	*Artemisia dracunculus*	Blätter			●	
Fenchel, Echter	*Foeniculum vulgare*	Blätter		●	●	
Frauenmantel, Gewöhnlicher	*Alchemilla vulgaris*	Kraut	●			
Geißraute	*Galega officinalis*	Kraut	●			
Ginster, Färber-	*Genista tinctoria*	Kraut	●			●
Goldrute, Echte	*Solidago virgaurea*	Blätter	●			●
Herzgespann, Echtes	*Leonurus cardiaca*	Kraut	●			
Himbeere	*Rubus idaeus*	Früchte		●		
Hirtentäschelkraut, Gewöhnliches	*Capsella bursa-pastoris*	Kraut	●			
Holunder, Schwarzer	*Sambucus nigra*	Blüten	●			
		Früchte		●		
Hopfen	*Humulus lupulus*	weibl. Blüten	●			
Hundskamille, Färber-	*Anthemis tinctoria*	Blüten				●
Johanniskraut, Tüpfel-	*Hypericum perforatum*	Kraut, Blüten	●			
Kamille, Echte	*Matricaria recutita*	Blüten	●			
Kamille, Römische	*Chamaemelum nobile*	Blüten	●			
Kapuzinerkresse	*Tropaeolum majus*	Blätter	●		●	
		Blüten		●		
Knoblauchsrauke	*Alliaria petiolata*	Blätter	●		●	
Knöterich, Vogel-	*Polygonum aviculare*	Kraut	●			
Königskerze, Großblütige	*Verbascum densiflorum*	Blüten	●			
Koriander	*Coriandrum sativum*	Früchte	●		●	
Kornblume	*Centaurea cyanus*	Blüten	●			
Kreuzdorn, Echter	*Rhamnus cathartica*	Früchte	●			
Kümmel, Echter	*Carum carvi*	Früchte	●		●	

Deutscher Name	Wiss. Name	Pflanzenteile	H	K	G	F
Labkraut, Wiesen-	*Galium mollugo*	Wurzel				●
Lavendel, Echter	*Lavandula angustifolia*	Blüten	●			
		Blätter			●	
Leinkraut, Gemeines	*Linaria vulgaris*	Kraut	●			
Liebstöckel	*Levisticum officinale*	Blätter			●	
Linde, Sommer-	*Tilia platyphyllos*	Blüten	●			
Löwenzahn, Gemeiner	*Taraxacum officinale*	Wurzel	●			
Mädesüß, Echtes	*Filipendula ulmaria*	Blüten	●		●	
Majoran	*Majorana hortensis*	Blätter			●	
Malve, Wilde	*Malva sylvestris*	Blätter	●			
		Blüten	●	●		
Mauerpfeffer, Scharfer	*Sedum acre*	Kraut	●			
Melisse	*Melissa officinalis*	Blätter	●		●	
Minze, Pfeffer-	*Mentha x piperita*	Blätter	●		●	
Minze, Wasser-	*Mentha aquatica*	Blätter	●		●	
Mutterkraut	*Chrysanthemum parthenium*	Kraut	●			
Ochsenzunge, Gemeine	*Anchusa officinalis*	Wurzel				●
Odermennig, Gewöhnlicher	*Agrimonia eupatoria*	Kraut	●			
		Blüten				●
Pastinak	*Pastinaca sativa*	Wurzel	●	●		
Petersilie, Garten-	*Petroselinum crispum*	Früchte	●			
Preiselbeere	*Vaccinium vitis-idaea*	Blätter	●			
		Früchte		●		
Quecke, Gemeine	*Agropyron repens*	Blüten	●			
Ringelblume, Gemeine	*Calendula officinalis*	Blüten	●	●		
Rose, Hunds-	*Rosa canina*	Früchte	●	●		
Rosmarin	*Rosmarinus officinalis*	Blätter	●		●	
Saflor, Färber-	*Carthamus tinctorius*	Blüten		●		●
Salbei, Echter	*Salvia officinalis*	Blätter	●		●	
Salbei, Muskateller-	*Salvia sclarea*	Blätter			●	
Sauer-Ampfer, Großer	*Rumex acetosa*	Blätter	●		●	
Schachtelhalm, Acker-	*Equisetum arvense*	Kraut	●			
Schafgarbe, Gemeine	*Achillea millefolium*	Kraut, Blüten	●		●	
Sellerie, Echter	*Apium graveolens*	Knolle		●		
Senf, Acker-	*Sinapis arvensis*	Blätter			●	
Steinklee, Echter	*Melilotus officinalis*	Kraut	●		●	
Sternmiere, Vogel-	*Stellaria media*	Kraut	●	●		
Stiefmütterchen, Gewöhnliches	*Viola tricolor*	Kraut	●			
Taubnessel, Weiße	*Lamium album*	Blüten	●			
Tausendgüldenkraut, Echtes	*Centaurium erythraea*	Kraut	●			
Thymian, Feld-	*Thymus pulegioides*	Kraut	●		●	
Thymian, Garten-	*Thymus vulgaris*	Kraut			●	
Tripmadam	*Sedum reflexum*	Kraut			●	
Veilchen, März-	*Viola odorata*	Wurzel	●			
Waid, Färber-	*Isatis tinctoria*	Blätter				●
Wasserdost	*Eupatorium cannabinum*	Kraut	●			
Wau, Färber-	*Reseda luteola*	Kraut				●
Wegerich, Spitz-	*Plantago lanceolata*	Blätter	●		●	
Wegwarte, Gemeine	*Cichorium intybus*	Blätter	●	●		
		Blüten	●			
Weidenröschen, Schmalblättriges	*Epilobium angustifolium*	Kraut		●		
Weinraute	*Ruta graveolens*	Kraut			●	
Weißdorn, Eingriffeliger	*Crataegus monogyna*	Blätter, Blüten	●			
Wermut	*Artemisia absinthium*	Kraut	●		●	
Wiesenknopf, Kleiner	*Sanguisorba minor*	Kraut		●	●	
Ysop	*Hyssopus officinalis*	Blätter	●		●	
Zypressenkraut	*Santolina chamaecyparissus*	Kraut	●			

Herbst

Deutscher Name	Wiss. Name	Pflanzenteile	H	K	G	F
Alant, Echter	*Inula helenium*	Wurzel	●			
Anis	*Pimpinella anisum*	Früchte	●		●	
Baldrian, Arznei-	*Valeriana officinalis*	Wurzel	●			
Beinwell, Gemeiner	*Symphytum officinale*	Wurzel	●			
Besenginster	*Sarothamnus scoparius*	Kraut	●			
Bibernelle, Große	*Pimpinella major*	Wurzel	●			
Bockshornklee, Griechischer	*Trigonella foenum-graecum*	Samen	●		●	
Eibisch, Echter	*Althaea officinalis*	Wurzel	●			
Engelwurz, Echte	*Angelica archangelica*	Wurzel	●			
Fenchel, Echter	*Foeniculum vulgare*	Samen	●			
Goldrute, Echte	*Solidago virgaurea*	Blätter	●			
Hauhechel, Gewöhnliche	*Ononis spinosa*	Wurzel	●			
Hirtentäschelkraut, Gewöhnliches	*Capsella bursa-pastoris*	Kraut	●			
Hopfen	*Humulus lupulus*	weibl. Blüten	●			
Klette, Große	*Arctium lappa*	Wurzel	●			
Knoblauch	*Allium sativum*	Zwiebel		●	●	
Knöterich, Vogel-	*Polygonum aviculare*	Kraut	●			
Lein, Echter	*Linum usitatissimum*	Samen	●			
Liebstöckel	*Levisticum officinale*	Wurzel	●			
		Blätter			●	
Mistel	*Viscum album*	Blätter	●			
Quecke, Gemeine	*Agropyron repens*	Wurzel	●			
Rose, Hunds-	*Rosa canina*	Früchte	●	●		
Sanddorn	*Hippophae rhamnoides*	Früchte		●		
Schlehe	*Prunus spinosa*	Früchte		●	●	
Schlüsselblume, Wiesen-	*Primula veris*	Wurzel	●			
Seifenkraut, Gewöhnliches	*Saponaria officinalis*	Wurzel	●			
Sellerie, Echter	*Apium graveolens*	Früchte	●			
Senf, Acker-	*Sinapis arvensis*	Samen			●	
Senf, Schwarzer	*Brassica nigra*	Samen	●		●	
Senf, Weißer	*Sinapis alba*	Samen	●	●	●	
Tripmadam	*Sedum reflexum*	Kraut			●	
Wacholder, Heide-	*Juniperus communis*	Früchte	●		●	
Wegerich, Spitz-	*Plantago lanceolata*	Blätter	●		●	
Wegwarte, Gemeine	*Cichorium intybus*	Wurzel	●			
Weißdorn, Eingriffeliger	*Crataegus monogyna*	Früchte		●		

Ganzjährig (durch Zimmerkultur können weitere Gewürzpflanzen in diese Kategorie fallen)

Deutscher Name	Wiss. Name	Pflanzenteile	H	K	G	F
Bohnenkraut, Sommer-	*Satureja hortensis*	Blätter			●	
Gänseblümchen	*Bellis perennis*	Blüten	●			
Kerbel, Garten-	*Anthriscus cerefolium*	Blätter			●	
Petersilie, Garten-	*Petroselinum crispum*	Blätter			●	
Schnittlauch	*Allium schoenoprasum*	Blätter			●	

Literaturverzeichnis

Faber, S.: Hobbykurs Kosmetik. W. Heyne, München 1993.

Faure, P.: Magie der Düfte. Artemis, München 1990.

Fischer, M., Haller, S.: Kosmetik aus dem Garten. Franckh-Kosmos, Stuttgart 1993.

Frohne, D., Pfänder, H. J.: Giftpflanzen. Wissenschaftliche Verlagsgesellschaft, Stuttgart 1983.

Gööck, R.: Das Buch der Gewürze. Mosaik, München 1977.

Hildegard von Bingen. Naturkunde. O. Müller, Salzburg 1980.

Laux, H. E. u. H., Tode, A.: Gewürzpflanzen. Franckh-Kosmos, Stuttgart 1993.

Marzell, H.: Zauberpflanzen. Hexentränke. Franckh-Kosmos, Stuttgart 1963.

Marzell, H.: Geschichte und Volkskunde der deutschen Heilpflanzen. Wissenschaftliche Verlagsgesellschaft, Stuttgart 1967.

Ritter von Perger, K.: Deutsche Pflanzensagen. A. Schaber, Stuttgart 1864.

Schmeil, O., Fitschen, J.: Flora von Deutschland. Quelle & Meyer, Heidelberg 1993.

Schönfelder, P. u. J.: Der Kosmos Heilpflanzenführer. Franckh-Kosmos, Stuttgart 1991.

Seitz, P.: Die Gartenapotheke. Franckh-Kosmos, Stuttgart 1992.

Seitz, P.: Duftpflanzen. Franckh-Kosmos, Stuttgart 1992.

Seitz, P.: Küchenkräuter. Franckh-Kosmos, Stuttgart 1992.

Stoffler, H.-D.: Der Hortulus des Walahfrid Strabo. Wissenschaftliche Buchgesellschaft, Darmstadt 1985.

Wichtl, M. (Hrsg.): Teedrogen. Wissenschaftliche Verlagsgesellschaft, Stuttgart 1989.

Winnewisser, S.: Düfte selber mixen. rororo, Reinbek 1993.

Bildnachweis

Farbfotos:
D. Aichele (S. 1 u, 17 o, 27 l, 29, 30 u, 31 o, 33, 34 beide, 36, 37 o, 38, 40, 41 r, 44 beide, 45 o, 46, 47, 49 o, 51, 54, 57, 60, 63 r, 67, 68/69, 73 beide, 75 beide, 77, 87, 88, 90, 92 beide, 93, 94 o, 99, 101, 105 r, 110 l, 120, 121, 124–126 o, 134, 136, 139 beide, 140 r, 143 r, 146 r, 148 l),
Deutsches Apotheken-Museum (S. 6, 7),
F. Hecker (S. 18 u),
R. König (S. 3 u),
H. E. Laux (S. 3 o, 4 o, 16 o, 21, 23, 25 o, 31 u, 35, 41 l, 42 beide, 50, 52, 53, 61, 62 l, 65, 66, 69 u, 72, 78 beide, 80 beide, 81, 83, 84 beide, 86 beide, 89 l, 94/95, 95 o, 97 o, 103 beide, 107, 108 o, 109 beide, 110/111, 111 r, 112, 113, 114 u, 118/119, 129, 135 r, 138, 143 l, 145),
W. Layer (S. 28 l, 147),
T. Marktanner (S. 4 u, 32, 97 u, 117 r),
M. Pforr (S. 1 or, 16 u, 19, 27 r, 37 u, 43 u, 70, 100, 118 l)
Reinhard-Tierfoto (S. 1 ol, 13 beide, 14 beide, 15, 24, 25 u, 39, 48, 56 o, 68 l, 74, 76, 82 beide, 85, 102, 105 l, 116, 119 r, 122, 126 u, 130, 133, 135 l, 137 u, 141, 146 l),
P. Schönfelder (S. 28 r, 30 o, 45 u, 49 u, 56 u, 59, 62/63, 79, 89 r, 91, 96, 98, 104, 108 u, 114 o, 117 l, 123, 132, 137 o, 142, 144 r, 148 r, 149),
H. Schrempp (S. 17 u, 18 ol, 20 beide, 43 o, 55, 58, 64, 106, 115, 127, 131, 140 l, 144 l),
W. Willner (S. 3 M, 71).

Farbzeichnungen:
M. Golte-Bechtle (S. 44, 60, 70, 82/83, 99 o, 116, 128/129, 136, 139),
R. Hofmann (S. 12, 29 beide, 33, 35–37, 39–41, 45, 47, 48, 51, 55–57, 59, 64, 65 beide, 67, 71, 72, 77, 88, 91, 92 beide, 95, 99 u, 101, 113, 118, 120, 122, 127, 132, 138, 142, 143, 145, 148),
nach einer Vorlage von B. P. Kremer (S. 11 u).

Schwarzweißabbildungen:
M. Golte-Bechtle (S. 128),
G. Goßner (S. 26, 32, 36, 50 r, 62, 75, 77, 98, 100, 112, 116, 132, 148, 149),
aus dem Archiv (S. 84),
historische Holzschnitte (S. 7 ol, 16, 22, 27, 28, 30 beide, 31, 34, 38, 39, 46, 48, 50 l, 52–54, 57, 58, 61, 66, 69, 73 beide, 76, 78–81, 85–90, 93–97, 102–104, 106, 107, 110, 113, 115 beide, 117, 119–121, 123–126, 130, 131, 134–136, 138, 140, 141 beide, 144–147).

Abbildungen aus historischen Kräuterbüchern
(S. 5, 7 or, 8, 9 beide, 10, 11 o 18 or, 21 o).

Register

A*chillea millefolium* 124 f.
Acker-Schachtelhalm 26 f.
Acker-Senf 67
Aconitum napellus 17, 19 ff., 28
Acorus calamus 148 f.
Aethusa cynapium 19, 88
Agrimonia eupatoria 32
Agropyron repens 149
Alant, Echter 141 f.
Alchemilla vulgaris 34 f.
Alliaria petiolata 62
Allium sativum 145
– *schoenoprasum* 146
– *ursinum* 146
Alraune 21
Althaea officinalis 76 f.
Anchusa officinalis 96
Andorn, Gemeiner 104
Anethum graveolens 78 f.
Angelica archangelica 79 f.
Anis 89
Anthemis nobilis 136 f.
– *tinctoria* 126
Anthriscus cerefolium 80
Anthyllis vulneraria 45
Apium graveolens 80 f.
Arctium lappa 126 f.
Aristoteles 8
Arnica montana 19, 127
Arnika 19, 127
Artemisia abrotanum 130
– *absinthium* 130 f.
– *dracunculus* 132
– *vulgaris* 132 f.
Arznei-Baldrian 95 f.
Atropa belladonna 19 ff., 116
Attich 18 f., 94
Augentrost, Gemeiner 120 f.

Bärenlauch 146
Bärwurz 87
Baldrian, Arznei- 95 f.
Balsamkraut 137
Basilikum 106 f.
Bauerngarten 12 f.
Beifuß, Gemeiner 132 f.
Beinwell, Gemeiner 98 f.
Bellis perennis 134
Benediktenkraut 140
Berberis vulgaris 19, 28 f.
Berberitze 19, 28 f.
Berg-Wohlverleih 19, 127
Bergzabern, Jakob Dietrich von 10

Besenginster 19, 48 f.
Besenheide 68 f.
Betula pendula 52
Bibernelle, Große 89 f.
Bibernelle, Kleine 90
Bilsenkraut 19 ff., 117 f.
Birke, Hänge- 52
Birke, Weiß- 52
Bitterklee 92
Bittersüßer Nachtschatten 18 f., 118
Blaubeere 70 f.
Blauer Eisenhut 17, 19 ff., 28
Bock, Hieronymus 9
Bockshornklee, Griechischer 49 f.
Bohnenkraut, Sommer- 113
Bohnenkraut, Winter- 113
Borago officinalis 96 f.
Boretsch 96 f.
Brassica nigra 62 f.
Brennessel, Große 53 f.
Brombeere, Echte 40 f.
Brunfels, Otto 8 f.
Brunnenkresse, Echte 65 f.
Brustwurz 79 f.

Calendula officinalis 134 f.
Calluna vulgaris 68 f.
Capitulare de Villis 8, 11
Capsella bursa-pastoris 63 f.
Carthamus tinctorius 135
Carum carvi 81 f.
Centaurea cyanus 136
Centaurium erythraea 90 f.
– *minus* 90 f.
Chamaemelum nobile 136 f.
Chelidonium majus 19, 29
Chrysanthemum balsamita 137
– *parthenium* 138
– *vulgare* 138 f.
Cichorium intybus 139 f.
Cnicus benedictus 140
Colchicum autumnale 19, 147
Conium maculatum 17, 19, 84
Convallaria majalis 19, 148
Coriandrum sativum 84 f.
Crataegus laevigata 35
– *monogyna* 35
Cytisus scoparius 19, 48 f.

Datura stramonium 19 ff., 116 f.
Digitalis lutea 118 f.
– purpurea 19, 119 f.
Dill 78 f.
Dioskurides 8
Dost 107 f.
Duftkerzen 128 f.
Duftpotpourris 129
Duftsträuße 128

Eberraute 130
Echte Brombeere 40 f.
Echte Brunnenkresse 65 f.
Echte Engelwurz 79 f.
Echte Goldrute 143
Echte Kamille 142
Echte Nelkenwurz 37
Echter Alant 141 f.
Echter Eibisch 76 f.
Echter Fenchel 85 f.
Echter Kreuzdorn 19, 77 f.
Echter Kümmel 81 f.
Echter Lavendel 101 f.
Echter Lein 73 f.
Echter Salbei 111 f.
Echter Sellerie 80 f.
Echter Steinklee 47
Echtes Herzgespann 102 f.
Echtes Lungenkraut 97 f.
Echtes Mädesüß 35 f.
Echtes Tausendgüldenkraut 90 f.
Ehrenpreis, Wald- 122 f.
Eibisch, Echter 76 f.
Einfrieren 25
Eingriffeliger Weißdorn 35
Eisenhut, Blauer 17, 19 ff., 28
Eisenkraut 115
Engelwurz, Echte 79 f.
Enzian, Gelber 91
Epilobium angustifolium 51
– *parviflorum* 51
Equisetum arvense 26 f.
Erdbeere, Wald- 36 f.
Erdrauch, Gewöhnlicher 30 f.
Estragon 132
Eupatorium cannabinum 140 f.
Euphrasia rostkoviana 120 f.

Färberdistel 135
Färber-Ginster 46 f.
Färber-Hundskamille 126
Färber-Saflor 135
Färber-Waid 64 f.
Färber-Wau 68
Feld-Thymian 113 f.
Felsen-Fetthenne 31 f.
Fenchel, Echter 85 f.
Fetthenne, Felsen- 31 f.
Fieberklee 92
Filipendula ulmaria 35 f.
Fingerhut, Kleinblütiger Gelber 118f.
Fingerhut, Roter 19, 119 f.
Fingerkraut, Gänse- 38
Flachs 73 f.
Foeniculum vulgare 85 f.
Fragaria vesca 36 f.
Frauenmantel, Gewöhnlicher 34 f.
Fruchtlikör 43
Fruchtschnaps 43
Fruchtwein 43
Fuchs, Leonhart 9
Fumaria officinalis 30 f.

Gänseblümchen 134
Gänse-Fingerkraut 38
Galega officinalis 45 f.
Galium mollugo 92 f.
– *odoratum* 93
Garten-Kerbel 80
Garten-Petersilie 88 f.
Garten-Thymian 114 f.
Gefleckter Schierling 17, 19, 84
Geißraute 45 f.
Gelber Enzian 91
Gelee 43
Gemeine Ochsenzunge 96
Gemeine Quecke 149
Gemeine Ringelblume 134 f.
Gemeine Schafgarbe 124 f.
Gemeine Wegwarte 139 f.
Gemeiner Andorn 104
Gemeiner Augentrost 120 f.
Gemeiner Beifuß 132 f.
Gemeiner Beinwell 98 f.
Gemeiner Löwenzahn 144
Gemeines Leinkraut 121
Genista tinctoria 46 f.
Gentiana lutea 91
Geum urbanum 37
Gewöhnliche Hauhechel 48
Gewöhnlicher Erdrauch 30 f.
Gewöhnlicher Frauenmantel 34 f.
Gewöhnlicher Odermennig 32
Gewöhnlicher Wundklee 45
Gewöhnliches Hirtentäschelkraut 63 f.
Gewöhnliches Seifenkraut 55 f.
Gewöhnliches Stiefmütterchen 61
Ginster, Färber- 46 f.
Glechoma hederacea 99
Goldrute, Echte 143
Griechischer Bockshornklee 49 f.
Großblütige Königskerze 122
Große Bibernelle 89 f.
Große Brennessel 53 f.
Große Klette 126 f.
Großer Sauer-Ampfer 58
Großer Wiesenknopf 44
Gundelrebe 99
Gundermann 99
Gurkenkraut 96 f.

Hänge-Birke 52
Hahnemann, Samuel 15
Hauhechel, Gewöhnliche 48
Heidelbeere 70 f.
Heide-Wacholder 27
Herbst-Zeitlose 19, 147
Herzgespann, Echtes 102 f.
Hildegard von Bingen 8
Himbeere 41 f.
Hippokrates 5
Hippophae rhamnoides 50 f.
Hirtentäschelkraut, Gewöhnliches 63 f.
Hoher Steinklee 47
Holunder, Schwarzer 94 f.
Holunder, Zwerg- 18 f., 94
Hopfen 52 f.
Hortulus 11
Huflattich 144 f.
Humulus lupulus 52 f.
Hundskamille, Färber- 126
Hundspetersilie 19, 88
Hunds-Rose 39 f.
Hyoscyamus niger 19 ff., 117 f.
Hypericum perforatum 59
Hyssopus officinalis 100

Inula helenium 141 f.
Isatis tinctoria 64 f.

Johannisbeere, Schwarze 32
Johanniskraut, Tüpfel- 59
Juniperus communis 27

Kalmus 148 f.
Kamille, Echte 142
Kamille, Römische 136 f.
Kapuzinerkresse 74
Karl der Große 8,11
Kerbel, Garten- 80
Kleinblütiger Gelber Fingerhut 118 f.
Kleinblütiges Weidenröschen 51
Kleine Bibernelle 90
Kleiner Wiesenknopf 44
Klette, Große 126 f.
Knoblauch 145
Knoblauchsrauke 62
Knöterich, Vogel- 57 f.
Königskerze, Großblütige 122
Konservieren 23 ff.
Koriander 84 f.
Kornblume 136
Kräuterbad 129
Kräuterbeet im Kleinen 82 f.
Kräuteressig 108
Kräuterkissen 129
Kräuteröl 108 f.
Kräuterspirale 13
Kreuzdorn, Echter 19, 77 f.
Kreuzdorn, Purgier- 19, 77 f.
Kümmel, Echter 81 f.
Kuhblume 144

Labkraut, Wiesen- 92 f.
Lamium album 100 f.
Lavandula angustifolia 101 f.
Lavendel, Echter 101 f.
Ledum palustre 19, 69

Lein, Echter 73 f.
Leinkraut, Gemeines 121
Leonurus cardiaca 102 f.
Levisticum officinale 86 f.
Liebstöckel 86 f.
Linaria vulgaris 121
Linde, Sommer- 75 f.
Linde, Winter- 75 f.
Linum usitatissimum 73 f.
Löwenzahn, Gemeiner 144
Lonicerus 10
Lonitzer, Adam 10
Lungenkraut, Echtes 97 f.

Mädesüß, Echtes 35 f.
März-Veilchen 59 ff.
Maiglöckchen 19, 148
Majoran 103 f.
Majorana hortensis 103 f.
Malva sylvestris 77
Malve, Wilde 77
Mandragora officinarum 21
Marmelade 42
Marrubium vulgare 104
Matricaria chamomilla 142
– *recutita* 142
Mattioli, Pietro Andrea 10
Mauerpfeffer, Scharfer 31
Melilotus altissimus 47
– *officinalis* 47
Melissa officinalis 104 f.
Melisse 104 f.
Mentha aquatica 105 f.
– *x piperita* 106
– *pulegium* 105
Menyanthes trifoliata 92
Meum athamanticum 87
Minze, Pfeffer- 106
Minze, Polei- 105
Minze, Wasser- 105 f.
Mistel 19, 54 f.
Mohn, Schlaf- 18 f., 29 f.
Muskateller-Salbei 112 f.
Mutterkraut 138

Nachtschatten, Bittersüßer 18 f., 118
Nasturtium officinale 65 f.
Nelkenwurz, Echte 37

Ochsenzunge, Gemeine 96
Ocimum basilicum 106 f.
Odermennig, Gewöhnlicher 32
Ononis spinosa 48
Origanum majorana 103 f.
– *vulgare* 107 f.
Oxalis acetosella 72 f.

***P**apaver somniferum* 18 f., 29 f.
Paracelsus 9 f.
Parfüm 129
Pastinaca sativa 87 f.
Pastinak 87 f.
Petersilie, Garten- 88 f.
Petroselinum crispum 88 f.
Pfeffer-Minze 106
Pimpinella anisum 89
– *major* 89 f.
– *saxifraga* 90
Plantago lanceolata 123 f.
Plinius 8
Polei-Minze 105
Polygonum aviculare 57 f.
Porst, Sumpf- 19, 69
Potentilla anserina 38
Preiselbeere 71
Primel, Wiesen- 72
Primula veris 72
Prunus spinosa 38 f.
Pulmonaria officinalis 97 f.
Purgier-Kreuzdorn 19, 77 f.

Quecke, Gemeine 149
Quendel 113 f.

Rainfarn 138 f.
Reseda luteola 68
Rhamnus cathartica 19, 77 f.
Ribes nigrum 32
Ringelblume, Gemeine 134 f.
Römische Kamille 136 f.
Rosa canina 39 f.
Rose, Hunds- 39 f.
Rosmarin 110 f.
Rosmarinus officinalis 110 f.
Roter Fingerhut 19, 119 f.
Rubus fruticosus 40 f.
– *idaeus* 41 f.
Rumex acetosa 58
Ruta graveolens 74 f.

Saflor, Färber- 135
Salbei, Echter 111 f.
Salbei, Muskateller- 112 f.
Salvia officinalis 111 f.
– *sclarea* 112 f.
Sambucus ebulus 18 f., 94
– *nigra* 94 f.
Sammeln 15 f., 22 f.
Sanddorn 50 f.
Sand-Thymian 113
Sanguisorba minor 44
-officinalis 44
Santolina chamaecyparissus 142 f.
Saponaria officinalis 55 f.
Sarothamnus scoparius 19, 48 f.
Satureja hortensis 113
– *montana* 113
Sauer-Ampfer, Großer 58
Sauerdorn 19, 28 f.
Sauerklee, Wald- 72 f.
Schabziegerklee 49 f.
Schachtelhalm, Acker- 26 f.
Schafgarbe, Gemeine 124 f.
Scharfer Mauerpfeffer 31
Schierling, Gefleckter 17, 19, 84
Schlaf-Mohn 18 f., 29 f.
Schlehe 38 f.
Schlüsselblume, Wiesen- 72
Schmalblättriges Weidenröschen 51
Schnittlauch 146
Schöllkraut 19, 29
Schwarzdorn 38 f.
Schwarze Johannisbeere 32
Schwarzer Holunder 94 f.
Schwarzer Senf 62 f.
Sedum acre 31
– *reflexum* 31 f.
Seifenkraut, Gewöhnliches 55 f.
Sellerie, Echter 80 f.
Senf, Acker- 67
Senf, Schwarzer 62 f.
Senf, Weißer 66 f.
Sinapis alba 66 f.
– *arvensis* 67
Solanum dulcamara 18 f., 118
Solidago virgaurea 143
Sommer-Bohnenkraut 113
Sommer-Linde 75 f.
Spitz-Wegerich 123 f.
Stechapfel 19 ff., 116 f.
Steinklee, Echter 47
Steinklee, Hoher 47
Stellaria media 56 f.
Sternmiere, Vogel- 56 f.
Stiefmütterchen, Gewöhnliches 61
Strabo, Walahfrid 8
Sumpf-Porst 19, 69
Symphytum officinale 98 f.

Tabernaemontanus 10
Tanacetum balsamita 137
– *parthenium* 138
– *vulgare* 138 f.
Taraxacum officinale 144
Taubnessel, Weiße 100 f.
Tausendgüldenkraut, Echtes 90 f.
Thymian, Feld- 113 f.
Thymian, Garten- 114 f.
Thymian, Sand- 113
Thymus pulegioides 113 f.
– *serpyllum* 113
– *vulgaris* 114 f.
Tilia cordata 75 f.
– *platyphyllos* 75 f.
Tollkirsche 19 ff., 116
Trigonella foenum-graecum 49 f.
Tripmadam 31 f.
Trocknen 23 f.
Tropaeolum majus 74
Tüpfel-Johanniskraut 59
Tussilago farfara 144 f.

***U**rtica dioica* 53 f.

***V**accinium myrtillus* 70 f.
– *vitis-idaea* 71
Valeriana officinalis 95 f.
Veilchen, März- 59 ff.
Verbascum densiflorum 122
– *thapsiforme* 122
Verbena officinalis 115
Veronica officinalis 122 f.
Viola odorata 59 ff.
– *tricolor* 61
Viscum album 19, 54 f.
Vogel-Knöterich 57 f.
Vogel-Sternmiere 56 f.

Wacholder, Heide- 27
Waid, Färber- 64 f.
Wald-Ehrenpreis 122 f.
Wald-Erdbeere 36 f.
Waldmeister 93
Wald-Sauerklee 72 f.
Wasserdost 140 f.
Wasser-Minze 105 f.
Wau, Färber- 68
Wegerich, Spitz- 123 f.
Wegwarte, Gemeine 139 f.
Weidenröschen, Kleinblütiges 51
Weidenröschen, Schmalblättriges 51
Weinraute 74 f.
Weiß-Birke 52
Weißdorn, Eingriffeliger 35
Weißdorn, Zweigriffeliger 35
Weiße Taubnessel 100 f.
Weißer Senf 66 f.
Wermut 130 f.
Wiesenknopf, Großer 44
Wiesenknopf, Kleiner 44
Wiesen-Labkraut 92 f.
Wiesen-Primel 72
Wiesen-Schlüsselblume 72
Wilde Malve 77
Winter-Bohnenkraut 113
Winter-Linde 75 f.
Wohlverleih, Berg- 19, 127
Wundklee, Gewöhnlicher 45

Ysop 100

Zeitlose, Herbst- 19, 147
Zweigriffeliger Weißdorn 35
Zwerg-Holunder 18 f., 94
Zypressenkraut 142 f.